Liebesaffären zwischen Problem und Lösung

Gunther Schmidt

Hypnosystemisches Arbeiten in schwierigen Kontexten

Elfte Auflage, 2026

Reihengestaltung: Uwe Göbel
Redaktion: Uli Wetz
Satz: Drißner-Design u. DTP, Meßstetten
Printed in Germany
Druck und Bindung: CPI books GmbH, Leck

MIX
Papier | Fördert gute Waldnutzung
FSC® C083411

CPI klimaneutral
Mehr Bäume.Weniger CO_2

Elfte Auflage, 2026
ISBN 978-3-8497-0191-8 (Printausgabe)
ISBN 978-3-8497-8285-6 (ePUB)

Bibliografische Information der Deutschen Nationalbibliothek:
Die Deutsche Nationalbibliothek verzeichnet diese Publikation
in der Deutschen Nationalbibliografie; detaillierte bibliografische
Daten sind im Internet über http://dnb.d-nb.de abrufbar.

Informationen zu unserem gesamten Programm, unseren Autoren
und zum Verlag finden Sie unter: **https://www.carl-auer.de/**
Dort können Sie auch unseren Newsletter abonnieren.

Inhalt

Geleitwort

Die meisten Angehörigen unserer systemisch-therapeutischen Zunft kennen Gunther Schmidt als einen hinreißenden Redner, dem die Ideen und Worte nie auszugehen scheinen. Das bekundet sich nicht zuletzt in den vielen Audiokassetten, die inzwischen von ihm im Handel sind. Dass er auch gut schreiben kann, wissen vergleichsweise wenige. Es werden viel mehr sein, wenn sich das Erscheinen dieses Buches erst einmal herumgesprochen hat.

Ich selbst habe Gunther Schmidt viel zu verdanken. Vor bald einem Vierteljahrhundert begann unsere Zusammenarbeit an der damals von mir geleiteten Abteilung für psychoanalytische Grundlagenforschung und Familientherapie der Universität Heidelberg. Die Arbeit, die uns immer wieder begeisterte und uns immer wieder zu neuen Einsichten verhalf, vollzog sich in einem Team von zumeist nur vier Mitarbeitern.

Darin waren gerade Gunthers Begeisterung und Innovationsfreude ansteckend. Und er lieferte noch einen ganz speziellen Beitrag: Als einziges Teammitglied hatte er den legendären Hypnotherapeuten Milton H. Erickson persönlich kennen gelernt. Er vermochte uns schnell zu belehren, dass Hypnose keine magische Zirkustrickserei ist, die sich anbietet, um passiv gebaute Menschen einzulullen und zu manipulieren – dies eine Vorstellung, die auch Freud geteilt und bewogen haben könnte, sich von der Hypnose ab- und der Psychoanalyse zuzuwenden. Vielmehr vermochte mich Gunther bald zu überzeugen, dass die Hypnotherapie, die er von Milton H. Erickson lernte und dann selbst als systemischer Therapeut weiter entwickelte, nicht nur therapeutisch ungewöhnlich wirksam sein kann, sondern auch unserer Fähigkeit zu autonomem Handeln keinen Abbruch tut, vielmehr diese Fähigkeit noch auszuweiten vermag.

Aber es liegt mir fern, Gunther als Hypnotherapeuten einzuordnen. Angesichts seiner lebendigen Neugier und Energie, die ihn immer wieder neue Forschungs- und Praxisbereiche erschließen lassen, entzieht er sich allen Etikettierungen. Das werden auch die vielen Leser und Leserinnen, die ich diesem Buch wünsche und die es sicher auch finden wird, bestätigen.

Helm Stierlin
Mai 2004

Vorwort

WAS LANGE WÄHRT, WIRD ENDLICH WAHR?

Seit Jahren drängen mich Freunde und Kollegen, ich solle doch endlich einmal meine Arbeiten zum hypnosystemischen Ansatz in Buchform bringen. Zwar fand ich die Idee grundsätzlich auch gut, da ich aber immer wieder neue Projekte anging und es mir einfach wichtiger war, einige andere Visionen umzusetzen (wie z. B. den Aufbau der hypnosystemischen Psychosomatik an der Fachklinik am Hardberg in Siedelsbrunn und die SysTelos-Klinik in Bad Hersfeld), habe ich dieses Vorhaben immer wieder in die so genannte Zukunft geschoben.

Dabei konnte ich mich immer wieder damit trösten, dass ja viele der Konzepte und Interventionsideen, die ich über die Jahre entwickelt habe, auf Audiocassetten oder als Video-Editionen erschienen sind. Andererseits hat diese Haltung mit dazu beigetragen, dass inzwischen viele Kollegen, die bei mir an diversen Weiterbildungen und Ausbildungsprogrammen teilgenommen haben, diese Konzepte von mir übernommen und in eigenen Veröffentlichungen verwendet haben. Dies hat mir die Ehre beschert, für mindestens acht solcher Bücher ein Vorwort zu schreiben, was ich auch gerne getan habe, weil dort wenigstens die Quellen fair zitiert wurden. Dafür möchte ich mich bei den Kollegen bedanken.

Allerdings gab es auch andere Phänomene, so z. B., als vor einigen Jahren ein vorher von mir als Freund angesehener Mensch die Inhalte eines meiner Seminare mit dem (von Bernhard Trenkle und mir entworfenen) Titel „Familientherapie ohne Familie" als Teilnehmer aufgezeichnet hatte. Wie sich schließlich herausstellte, hatte er ohne Rücksprache und Zustimmung sowohl den Titel als auch die Inhalte meines Seminars in seinem Buch verwendet und als von ihm stammend ausgegeben. Ich muss gestehen, dass es mir nicht sofort gelang, dieses Verhalten meines Bekannten (den ich seitdem auch nicht mehr nahe stehen lasse) als Ehrung meiner Originalbeiträge auf seine (verschämte?) Art anzusehen. Da hilft, wie mein Sohn mir empfiehlt, am besten die buddhistische Haltung des Nicht-Anhaftens.

Schon um nicht mehr mit gequältem Gesicht auf die Fragen danach, wann denn nun endlich ein Buch von mir erscheine, reagieren zu müssen, habe ich mich nun doch entschlossen, dieses hier vorzulegen. Neben einer ausführlichen Einführung enthält es verschiedene Artikel zu diversen Schwerpunktthemen in unterschiedlichen Anwendungsfeldern des hypnosystemischen Konzepts. Diese Artikel sind in ihrer Ursprungsform im Verlauf der letzten 20 Jahre in verschiedenen Büchern und Fachzeitschriften erschienen. Sie stellen eine kleine Auswahl aus meinen Veröffentlichungen dar, die repräsentativ sowohl für psychotherapeutische als auch für Organisationskontexte sein können. Zwar hätte man noch viele weitere Artikel aufnehmen können, aber das hätte den Rahmen des Buches gesprengt. Vielleicht gibt es ja irgendwann noch einmal ein ähnliches Projekt … Die Artikel wurden aktualisiert, aber im Wesentlichen in der Originalfassung belassen. Diese Entscheidung wurde mit Bedacht getroffen, um den Lesern auch die Möglichkeit zu geben, Entwicklungen nachvollziehen zu können, die sich in 20 Jahren vollzogen haben. So braucht auch, wer sich für diese Konzepte interessiert, nicht mehr mühsam durchs Netz zu surfen, um die bisher verstreuten Artikel (hoffentlich) genießen zu können.

Mein Freund Bernhard Trenkle charakterisiert mich gerne mit der Bemerkung, er habe gehört, dass ich vor einiger Zeit selbst etwas irritiert gewesen sei, als ich auf dem Weg zu einer professionellen Verpflichtung beim Blick aus dem Fenster des ICE-Speisewagens im entgegenkommenden ICE im dortigen Speisewagen mich selbst habe sitzen sehen, auf dem Weg zu einer anderen professionellen Verpflichtung an einem anderen Ort. Ich kann dazu nur sagen, dass mich diese Legende ehrt, ich wahrscheinlich (unbewusst) zwar auch seit langer Zeit an dem Phänomen der Bilokalisation arbeite, so weit nun aber doch nicht gediehen bin.

Mit einem hat Bernhard allerdings Recht: Ich war viel unterwegs in den letzten Jahren. Bei dem Versuch, die diversen Kontexte einigermaßen zufrieden stellend auszujonglieren, habe ich immer wieder dazu geneigt, die Vollendung dieses Buches zu verschieben – zumal ich selbst der Meinung war (und es immer noch bin), dass man nicht jede Idee und jede Interventionsstrategie, die man entwickelt hat, sofort an die große Glocke hängen muss und sich ob ihrer vermeintlichen Bedeutungsschwere quasi gleich ethisch verpflichtet fühlen muss, sie der breiten Öffentlichkeit kundzutun. Letztlich war es mir doch eine große Hilfe, so konsequent mahnende (und manchmal auch quälende) Erinnerungshilfen dafür zu bekommen.

Deshalb möchte ich mich bei allen, die nicht locker ließen, wenn ich sie vertröstet habe, sehr herzlich bedanken. Insbesondere gilt dieser Dank Helm Stierlin, Fritz Simon, Gunthard Weber, Bernhard Trenkle, Bernd Schmid und Jeffrey Zeig. Und ich hoffe auch, dass Helm Stierlin so jetzt endlich das Gefühl entwickeln kann, mich „sauber" zitieren zu können und nicht immer auf (für ihn) so exotische Audio-Publikationen verweisen zu müssen.

Gunther Schmidt
im Juli 2004

Einführung

Der Weg vom systemischen zum hypnosystemischen Ansatz

In diesem Buch möchte ich einige der vielen Chancen beschreiben, die sich im Feld der Psychotherapie und der Beratung von Individuen, Teams und Organisationen durch hypnosystemische Konzepte eröffnen. Ich habe diesen Begriff „hypnosystemisch" vor ca. 20 Jahren geprägt, um eine spezifische Form der Integration systemisch- konstruktivistischer und ericksonscher Hypnotherapiekonzepte zu kennzeichnen, für deren differenzierte Ausgestaltung ich mich engagiere, seit ich 1979 das Glück hatte, an Milton Ericksons unbeschreiblicher Verbindung von Genius, Fleiß und riesiger Erfahrung teilhaben zu dürfen.

In den weiteren Kapiteln bietet das Buch Artikel zu diversen Anwendungsfeldern der hypnosystemischen Arbeit. Da ich den Vorzug genieße, auch begünstigt durch meine beiden Berufe als Diplomvolkswirt und Facharzt für psychotherapeutische Medizin, in unterschiedlichsten Kontexten als Psychotherapeut, Berater, Coach, aber auch als Führungskraft zu arbeiten, konnte ich die hier beschriebenen Konzepte in all diesen Kontexten anwenden. Die dabei gemachten Erfahrungen fließen ein in die verschiedenen Kapitel. Diese Artikel wurden in ihrer ursprünglichen Form im Laufe meiner professionellen Entwicklung zu verschiedenen Zeiten geschrieben und in verschiedenen Büchern und Fachzeitschriften veröffentlicht. Sie wurden für das hier vorliegende Buch überarbeitet und aktualisiert. Sie sind in sich selbst jeweils als geschlossene Gestalt nebeneinander gestellt und erheben gerade nicht den Anspruch, aufeinander aufzubauen. Da und dort werden die Leser und Leserinnen deshalb auch bemerken, dass sich bestimmte wesentliche Aspekte des hypnosystemischen Konzepts in ihnen manchmal in unterschiedlicher Beleuchtung wieder finden, eine hoffentlich eher hilfreich wirkende, das kontextbezogene Verständnis des Konzepts vertiefende Redundanz. Dabei habe ich aber Wert darauf gelegt, dass ihre ursprünglichen Grundaussagen erhalten blieben, schon deshalb, damit auch meine eigene Entwicklung deutlich nachvollziehbar wird, hin zu immer mehr Transparenz, Achtung und, ja, sogar einer gewissen Demut vor der autonomen Kompetenz der Klienten und Klientinnen, mit denen ich arbeiten durfte. Ein für mich wichtiger Wahlspruch ist: „Wer einigermaßen der Gleiche bleiben will, muss sich ständig verändern." Und bedeutsam ist für mich Maturanas Urteil: „Leben ist ein Erkenntnis gewinnender Prozess" (1982). Ständige Lernprozesse als der entscheidende Wirkstoff für Lebendigkeit resultieren daraus. Dieses Buch soll auch ein wenig überprüfbar machen, ob es mir möglich war, solche (hoffentlich hilfreichen) Lernprozesse zu machen.

Durch die Verbindung dieser beiden zentralen Konzepte (und ihre Anreicherung durch diverse andere wichtige Einflüsse wie z. B. Psychodrama, Ideen aus Gendlins *Focusing* (1981), Transaktionsanalyse und Körpertherapien wie z. B. Hakomi) lässt sich das Spektrum von Beschreibungs- und Interventionsmöglichkeiten, welches wir aus den „klassischeren" systemisch-konstruktivistischen Ansätzen kennen, deutlich erweitern. Dadurch ergeben sich sehr viel mehr Chancen, die professionellen Angebote in Therapien und Beratungsprozessen passgenau auf die Einzigartigkeit der Kundensysteme abzustimmen und ihnen so würdigend gerecht zu werden. Mit „klassischer" meine ich hier Modelle wie z. B. den Mailänder Ansatz (Boscolo, Cecchin, Prata, Selvini Palazzoli) und dessen diverse Weiterentwicklungen, die Konzepte unserer so genannten *Neuen Heidelberger Schule* (Stierlin, Simon, Weber, Schmidt, Retzer, Schweitzer u. a.), so genannte narrative Ansätze wie z. B. der Gruppe um Goolishian und Anderson, Hoffmann, Tomm, White, Andersen (Reflecting Team) u. v. a. Dabei dürfte es ja ohnehin Konsens darüber geben, dass es „die" systemische Therapie oder Beratung nicht gibt, sondern sich ihre Geschichte auszeichnet durch das vielfältige, gleichzeitige Blühen vieler Ausdifferenzierungen der Grundansätze.

Zum Titel des Buches

Als Teil dieser Integration zum hypnosystemischen Modell erweist es sich oft als besonders wichtig, die Prozesse, welche bisher von den Klienten und Klientinnen und ihrem Beziehungssystem als „Symptome", „Probleme" erlebt und bezeichnet wurden, aus einer kompetenzfokussierenden Perspektive zu beleuchten. Solche Symptome lassen sich dann verstehen und behandeln nicht als reines Defizit, sondern als (oft unterbewusste) Interventionen im Dienste bestimmter Bedürfnisse, in ihren Auswirkungen können sie als beziehungsgestaltende Kompetenzen bewertet werden. Dadurch verändert sich typischerweise die Auftragsdynamik in einer Therapie oder Beratung nachhaltig. So können dann Aufträge entwickelt werden, die sowohl den bisher bewusst wahrgenommenen Zielen als auch den Anliegen gerecht werden können, die bisher (mehr unbewusst) durch die Symptome repräsentiert wurden. Die so genannten Probleme stehen dann nicht mehr in massivem Gegensatz zu den gewünschten „Lösungen", sondern beide Aspekte lassen sich ergänzen und verbinden sich zu optimierten, zieldienlichen Synergieprozessen. So kann Therapie bzw. Beratung mehr zur Versöhnung bisher antagonistischer Kräfte und zu ganzheitlicheren Entwicklungen beitragen. Um dies besonders herauszuheben, habe ich diesem Buch gezielt seinen zugegebenermaßen etwas romantizierenden Titel gegeben, der eben darauf hinweisen soll, wie „Problemmuster" und „Lösungsmuster" erfreuliche, über ihr ursprüngliches Wesen hinausgehende Entwicklungen (im schönsten Falle „Liebesbeziehungen mit Folgen") anregen können.

Grundannahmen des hypnosystemischen Ansatzes

In diesem Buch möchte ich Sie nicht langweilen mit weiteren endlosen Entwürfen zur Systemtheorie. Davon gibt es schon genug, zweifellos auch sehr verdienstvolle. Viele Interessierte in der Praxis der Therapie und Beratung aber, das erlebe ich noch immer fast täglich, stöhnen angesichts der ihnen als Ungetüme erscheinenden hochkomplexen Theoriegebirge und rätseln darüber, mehr oder weniger konfusioniert, was das alles denn für ihre konkrete Arbeit heißen könnte. Deshalb geht es mir vor allem darum, den Theoriehintergrund systemischer und hypnotherapeutischer Ansätze praxisorientiert zu übersetzen, damit daraus viele konkrete Handlungsschritte abgeleitet werden können. Als Mittel dafür möchte ich den Weg meiner eigenen Entwicklung hin zum hypnosystemischen Ansatz nutzen.

So werde ich hier die theoretischen Prämissen nur relativ kurz skizzieren. Die systemischen Grundannahmen dürften inzwischen den meisten Lesern und Leserinnen ohnehin eher vertraut sein (außerdem gibt es dazu sehr bewährte Arbeiten, z. B. von Schlippe u. Schweitzer 1996, Mücke 2002 u. a.).

Der Systemische Ansatz

Die inzwischen sehr weit verbreiteten systemischen Beratungskonzepte haben ihre Wurzeln in der Tradition der Familientherapie (Hoffman 1982; von Schlippe u. Schweitzer 1996). Im Laufe der letzten 25 Jahre haben sie sich aber darüber hinaus zu einem allgemeineren Metakonzept entwickelt, innerhalb dessen systemisch-familientherapeutische Arbeit nur ein (wenn auch relativ wichtiges) Anwendungsfeld ist.

Heute werden systemische Konzepte nicht nur für die Beratung von Familien, sondern auch intensiv für die Beratung anderer sozialer Systeme genutzt. Insbesondere auch in der Anwendung auf Organisations- und Teamberatung hat sich geradezu ein Boom entwickelt, wobei aber stringente und konsistente Modelle für die systemische Arbeit mit Teams noch relativ selten sind.

In die Entwicklung der systemischen Konzepte sind viele Anleihen aus unterschiedlichen Wissenschaftszweigen eingeflossen, z. B. aus der Biologie und Medizin (von Bertalanffy, Cannon), der Kybernetik, der Physik, der Synergetik (Haken) u. a. Wichtige Theorien für die modernen systemischen und hypnotherapeutisch-lösungsorientierten Konzeptionen sind die *Theorie der Selbstorganisation lebender Systeme (Autopoiese)* (Maturana, Varela), der *Radikale Konstruktivismus* (von Glasersfeld) und der *Soziale Konstruktionismus* (Gergen 1996). Letzterer beschäftigt sich damit, wie jeweils Realitäten in wechselseitigem Austausch, im gemeinsamen Aushandeln der Beteiligten konstruiert werden.

Systemische Prämissen

Menschliche Erlebnis- und Verhaltensweisen erfolgen immer in Zusammenhang mit und in Bezug auf andere Menschen und andere Umweltkräfte. Die relevante Grundeinheit, die es zu betrachten gilt, ist, über den individuellen Organismus hinausgehend, das ganze Ökosystem, in das er eingebettet ist. Das Ökosystem umfasst zumindest den Organismus und die ganze biosoziale und physikalische Umgebung, d. h. Menschen, Tiere, Pflanzen, geografische Faktoren usw. (Guntern 1984). Ohne diese ökosystemischen Umgebungsbedingungen ist ein Organismus nicht verstehbar, sein individuelles Sein nicht denkbar.

Vom ursprünglichen Wortsinn her bedeutet „System" etwas, was zusammen- *(syn)* -steht *(stamein)* oder -liegt *(histamein)*. Eine gängige Definition lautet: „ein Satz von Elementen und Objekten zusammen mit den Beziehungen zwischen diesen Objekten und ihren Merkmalen" (Hall u. Fagen 1956). Hiermit wird intensiv auf Wechselwirkungen fokussiert und nicht auf den Elementen inhärente „Eigenschaften". Es sind diese Wechselwirkungen, die den Zusammenhalt des Systems gewährleisten. Diese Organisation der Wechselwirkungsmuster sind genauso wesentlich wie die einzelnen Elemente des Systems. Diese Wechselwirkungen (oder auch Beziehungen) laufen nicht planlos und zufällig ab, sondern folgen bestimmten *Regeln*. Für lebende Systeme wird angenommen, dass die Regeln darauf ausgerichtet sind, das System dazu fähig zu machen und sein Bestehen auch ganz darauf auszurichten, dass es sich in sich selbst organisierender Weise selbst reproduziert (Autopoiese, siehe Maturana 1982). Leben reproduziert sich selbst, die wichtigste Aufgabe des Lebens scheint das (nach der Thermodynamik unwahrscheinliche) Produzieren von Leben zu sein. Dies wird durch den Aufbau von Negentropie-Ordnungsprozessen gewährleistet – so „trotzen Organismen gerade dem zweiten thermodynamischen Hauptsatz und produzieren Ordnung statt Entropie" (Willke 1991, S. 98 f.). So schaffen lebende Systeme gegen die Wirkung starker Außenkräfte „über hyperzyklische, metabolische und schließlich Sinn konstituierende Prozesse … unwahrscheinliche Zustände und organisierte Komplexität", die „Gesetzmäßigkeiten aufweist, welche sich nicht auf die Gesetz der Physik reduzieren lassen" (ebd.).

Damit also ein lebendes System sein Leben sichern und sein Leben reproduzieren kann, entwickelt es selbstrückbezüglich Regeln, die seinen Aufbau auch erst wieder ermöglichen und die u. a. auch wieder dafür sorgen sollen, dass die Regeln weiter aufrechterhalten werden. Da dies aber wieder in Auseinandersetzung mit einer sich ständig fluktuierend ändernden Umwelt geschieht, reicht es nicht aus, die bisherigen Regeln alle starr zu belassen (Homöostase), sondern einen Teil der Regelungen muss das System auch immer wieder in Abstimmung mit der Umgebung verändern (Morphogenese), um gerade zu sichern, dass seine Stabilität weiter ermöglicht wird: „Wer eini-germaßen der Gleiche bleiben will, muss sich ständig verändern …“ Es geht also immer um die optimale Balance zwischen Homöostase- und Morphogenesetendenzen im Austausch mit der Umwelt.

Im sozialen Bereich weisen diese Fähigkeiten z. B. alle jene gewordenen Gruppen auf, die sich als funktionale Einheiten mit Zielen entwickelt haben und sich an darauf abgestimmten Regeln orientieren. Familien, aber auch andere Gruppen, ebenso z. B. Therapeut-Patient-Beziehungen können so als lebende soziale Systeme verstanden werden. Auch diese Systeme sind natürlich wieder in größeren Systemen vernetzt. Allerdings kann es bei sozialen Systemen auch häufig solche geben, die von vornherein darauf ausgelegt sind, für bestimmte Ziele zu wirken und sich dann auch gerade als Teil ihrer sinnvollen Organisation selbst wieder aufzulösen, z. B. Projektorganisationen, Hilfsorganisationen, die nur für die Abwicklung einer bestimmten Notsituation gegründet wurden, oder eben auch Therapeuten-Patienten-Systeme etc. Der Zweck des „Lebens“ solcher Systeme ist eben dann nicht der Selbstzweck, ihr Überleben auf Dauer zu sichern, genau das würde vielleicht eher Probleme schaffen. Dies stellt einen wichtigen Unterschied zu biologischen lebenden Systemen dar, sowohl im Hinblick auf das Verständnis der Organisation und Dynamik solcher Systeme als auch auf die Bildung eventueller Interventionen. Deshalb sollten biologische Systemmodelle (z. B. Homöostasemodelle aus der Medizin) nicht platt übertragen werden auf die Betrachtung sozialer Systeme.

Individuelle Erlebens- und Verhaltensprozesse werden also auch aufgefasst als Phänomene, die sich in Interaktionsnetzwerken ereignen und auf die solche Regelungen einwirken. Sie können nicht mehr nur aus Betrachtungen des „Ich“, „Selbst“ usw. beschrieben werden. Dabei üben alle an einer Interaktion Beteiligten wechselseitig (oft synchron) Einfluss aufeinander aus, sie bestimmen auch immer wechselseitig die jeweiligen Bedingungen der anderen im Interaktionsfeld. Sie wirken mit all ihren Beiträgen ständig als intensives Feedback füreinander. Linear-kausale Zuschreibungen im Sinne vom „Dies war die Ursache, dies die Wirkung“ (z. B. eines Verhaltens) stellen eine willkürliche und verzerrende Interpunktion dar (Watzlawick, Beavin u. Backson 1967), die sofort auch wieder rückbezüglich das Geschehen beeinflusst (z. B. eine Schuldzuweisung). Bei Prozessen, in denen die „Wirkungen" auf die „Ursachen" zurückwirken und so aus den „Ursachen" wieder „Folgen" werden und umgekehrt, spricht man von zirkulären Prozessen (Bateson 1982).

Noch einmal zusammengefasst, sind für systemisch orientiertes Arbeiten in Therapie und Beratung wichtige Aspekte:

Zirkularität: Nicht nur der individuelle Zustand einzelner Mitglieder ist wichtig, sondern besonders die Beziehungen und Wechselwirkungen zwischen ihnen sind es. Jedes Verhalten jedes Beteiligten ist gleichzeitig Ursache und Wirkung des Verhaltens der anderen Beteiligten (Zirkularität). So ist es auch wenig sinnvoll, bestimmte „Charaktereigenschaften" zu definieren, zu sagen, eine Person „sei" so, sondern ihr „Sosein" wird verstanden als Teil eines Wechselwirkungsprozesses, einer Interaktion in ihrem systemischen Sinnzusammenhang.

Kommunikation: Eine wichtige Betrachtungs- und Gestaltungsebene ist die Art, wie Kommunikation wechselseitig geregelt wird, ebenso die Art, wie diese Kommunikation psychische und biologische Abläufe beeinflusst und wie diese wiederum die Kommunikation beeinflussen (Feedbackschleifen). Hierbei muss besonders berücksichtigt werden, wer wie wann mit wem als zum relevanten System gehörend oder nicht dazugehörend betrachtet wird (System-Umwelt-Grenzen).

Kontext: Alles gewinnt seine Bedeutung, seinen Sinn und seine Wirkung erst in seinem Situationszusammenhang, seinem (ökosystemischen) Kontext. Werden verallgemeinernde, aus den jeweiligen Kontexten gerissene Beschreibungen vorgenommen, etwa bei psychopathologischen oder Organisationsdiagnosen, erscheinen viele Phänomene in ihrem Sinn als nicht mehr verstehbar.

Dies hat gravierende Folgen für die Beteiligten selbst, aber auch für Berater, die Aufträge erhalten, die auf der Basis solcher aus dem Kontext gerissenen Verallgemeinerungen und Individualisierungen erteilt werden. Ob zum Beispiel etwas als Kompetenz, als verstehbarer, womöglich wertschätzbarer Lösungsversuch oder gar als adäquate Lösung für bestimmte Ziele unter bestimmten Situationsbedingungen verstanden werden kann oder ob genau das gleiche Phänomen eher als Inkompetenz, Krankheit, Versagen gesehen wird, hängt ausschließlich vom Kontextrahmen ab, in den man es stellt und in dem man es sieht. Erlebte (oder erlebt zu unserer Zeit) beispielsweise jemand als Mitglied einer Kultur mit dionysischen Ritualen, in der zum Zweck religiöser, „höherer" Ziele (ekstatische Erfahrungen) intensivster Alkoholkonsum (oder der Konsum anderer Hilfsmittel zum Erreichen von Ekstase, z. B. Peyote, Ayahuasca etc.) praktiziert wird, einen enormen Kontrollverlust, so gilt dies als beglückende und bereichernde Erfahrung, die den Erlebenden ehrt und ihm in seiner Gemeinschaft eine bedeutsame Position sichert. Praktiziert jemand in unserer Gesellschaft einen physiologisch völlig identischen Kontrollverlust aber in einer Kneipe (also in einem anderen Kontext), die offensichtlich nicht einen gleichwertigen rituellen Sinnzusammenhang repräsentiert wie ein tief in der Tradition eines sozialen Systems verwurzeltes religiöses Ritual, dann gilt dies eher als ekelhafte, beschämende, ja kranke Verhaltensweise, die den Erlebenden tendenziell sogar aus der Gemeinschaft der als gleichwertig Geltenden ausgrenzt.

Deshalb ist es für kompetenzorientiertes systemisches Arbeiten von überragender Bedeutung, dass die relevanten Beobachter alle Phänomene so beschreiben und so mit Zielaspekten und Kontextbedingungen in Zusammenhang stellen, dass sichtbar werden kann, wofür (z. B. für welche Ziele, für welche Situationen) ein bestimmtes Verhalten überhaupt als Kompetenz verstanden werden könnte (Prinzip der *Kontextualisierung* und der *Utilisation*).

„Krankheit" wird, insbesondere auch psychische und psychosomatische, dies folgt aus solchem Verständnis, nicht als „wirklich wahres" Phänomen angesehen, sondern ebenfalls als Konstrukt. Aber: Gerade das Konstrukt „Krankheit" kann eminent wichtiges Organisationselement eines Systems werden, deshalb sollte aus dieser konstruktivistischen Sicht keineswegs zwangsläufig geschlossen werden, man solle z. B. in einer Therapie das Konstrukt „Krankheit" zielgerichtet auflösen, um so die Menschen zu unterstützen, aus dem Erleben herauszukommen, ausgelieferte Opfer zu sein (wie dies heute noch häufig in der systemischen Therapie praktiziert wird – übrigens gerade von unserer Heidelberger Gruppe vorgeschlagen, siehe z. B. Retzer 1991). Darüber wird später noch mehr zu reden sein (siehe die Kapitel über Sucht bzw. Depression).

Konstruierte „Wirklichkeit" (= wirksames Erleben): Wirklichkeit wird durch die Art konstruiert, wie etwas von etwas anderem unterschieden wird, wie es bezeichnet, wie es erklärt und wie es bewertet wird (Spencer-Brown 1969). Wird etwas zum Beispiel als Defizit bewertet und wird in erster Linie darauf geschaut, was fehlt, was sich an Unerwünschtem abspielt, ohne dass auf Ausnahmen davon hingewiesen würde (z. B. auf Fälle, in denen etwas Gewünschtes, „Erfolgreiches" ablief), oder wird es mit vielen Verallgemeinerungen versehen („immer", „nie" etc.), wird damit das Bewusstsein aller Beteiligten auf diese Sichtweisen hin eingeengt, quasi „hypnotisch gefärbt", auch das der Berater. Dann können vorhandene Kompetenzen und erfolgreiche Lösungsversuche nicht mehr gesehen oder viel undeutlicher werden; dies bewirkt dann auch ein Erleben von weniger Kompetenz und Selbstvertrauen.

Muster und Regeln: Werden in einem System solche Wirklichkeitskonstruktionen gestaltet durch miteinander verkoppelte Beiträge, die sich regelhaft wiederholen, wird die Beschreibung dieser Verkoppelungen von Beiträgen in Wechselwirkung „Muster" genannt. Typische „Bausteine" solcher Muster sind z. B. die Art, wie ein Phänomen *beschrieben* wird, wie ihm *Bedeutung gegeben wird,* z. B durch *Erklärungen, Bewertungen, Schlussfolgerungen,* welche *Lösungsversuche* daraus abgeleitet werden und welche Reaktionen darauf wieder gewählt werden, welches *Verhalten,* welche *emotionale Reaktion* usw. Dies sind Ebenen der Musterbildung, die auch in den interaktionellen Austausch einfließen. Ich nenne sie „Makromuster".

Gleichzeitig läuft aber immer im internalen Erlebnissystem der Beteiligten eine Vielzahl von Prozessen ab, auch in regelhafter Weise. Diese sind für die Wahrnehmung und Verarbeitung all dieser Außenreize zentral, ich nenne sie „Mikromuster". In der Diskussion der hypnotischen Prozesse erlangen gerade diese „Mikromuster" größte Bedeutung.

Jedes System zeigt Tendenzen, Muster stabil zu halten *(Homöostase),* da dies Orientierung und offensichtlich auch Sicherheit gibt. Jedes System braucht aber auch in einer sich ständig ändernden Umwelt Musteränderungen *(Morphogenese),* da es sonst nicht überleben kann. Die Regelungen in sozialen Systemen wirken auf das Erleben der Beteiligten, und dies wirkt wieder auf die Regelungen zurück.

Typische Regelungsbereiche, die wir in lebenden individuellen und sozialen Systemen immer wieder finden, sind z. B. Definition und Auswahl der Beteiligten (wer gehört dazu, wer nicht?); Zielentwicklungsprozesse; die Art, wie Ziele kommuniziert werden; Entwicklung der Schritte zum Ziel; wie und worüber wird kommuniziert bzw. darf kommuniziert werden? Grenzbildungen innen, zwischen den Teilbereichen des Systems; Nahtstellen – Koordination intern, wie verbinden sich die abgegrenzten Innenbereiche wieder? Aspekte der Wertschätzung, Förderung, Motivation der Beteiligten; Absprucheregelungen; Rollenverteilung; Entscheidungsregeln bzw. Hierarchieprozesse; Feedbackregelungen; Konfliktregelungen; informelle Begegnungsrituale; Grenzbildung nach außen; Nahtstellen – Koordination nach außen (z. B. Nachbarn, Freunde, Kunden, andere Teams).

Der Weg durch wichtige Spielarten der Praxis von systemischer Therapie und Beratung

Die hier aufgeführten Grundprämissen systemischer Konzepte sagen noch nicht, quasi sich selbst erklärend, was sie nun für die therapeutische Praxis heißen. Die komplexen systemtheoretischen Konstrukte müssen übersetzt werden auf praktisches Handeln in Therapie und Beratung. In diesen Kontexten geht es in aller Regel eben nicht darum, schöne akademische Metabeschreibungen zu entwerfen in Bezug darauf, wie man die Dynamik von Systemen verstehen könnte. So etwas wäre in Therapie oder Beratung allenfalls einmal ein Mittel zum Zweck. Vielmehr sind dies immer Kontexte, in denen Menschen in aller Regel mit spezifischen Anliegen kommen und eine professionelle Dienstleistung in Auftrag geben. Diese Kunden und Kundinnen (in manchen Kontexten wie z. B. dem „Gesundheitswesen“ – welches wohl besser „Krankheitswesen“ genannt würde – werden sie immer noch z. B. „Patienten“ und „Patientinnen“ genannt) kommen mit der berechtigten Erwartung, dass dann auch von den Auftragnehmern (Therapeuten und Therapeutinnen, Berater und Beraterinnen) spezifisch etwas geleistet wird, das ihren Anliegen dient. Alle Maßnahmen und Angebote an die Kunden sollten konsequent daraufhin geprüft werden, ob sie diesen Anliegen effektiv dienen, die Güte eventueller Interventionen sollte auch daran abgelesen werden. Wir brauchen also eine auftragseffektive Umsetzung systemischer Theorie in die Praxis.

In den meisten Fällen werden an Therapeuten bzw. Berater Aufträge mit Veränderungserwartungen herangetragen. Wie dann damit umgegangen wird, hängt wieder davon ab, wie man sich a) die Entstehung und Aufrechterhaltung von Problemen und Symptomen und b) die Entwicklung von Veränderung und, daraus folgernd, c) die Rolle und Aufgaben von Therapeuten bzw. Beratern vorstellt.

In den diversen „traditionelleren" Therapieverfahren gibt es typischerweise bestimmte Annahmen darüber, was für eine hilfreiche, gesundheitsförderliche Entwicklung in der Therapie nötig sei. Diese heben je nach Konzept auch sehr unterschiedliche, teilweise sich auch widersprechende Aspekte hervor, z. B. die Idee, man müsse zunächst im therapeutischen Prozess die „Übertragung" sich entwickeln lassen, die man dann zu analysieren habe, um die Genese der Probleme im geschichtlichen Kontext zu „verstehen" und „durchzuarbeiten", emotionale Prozesse müssten aktiviert, eventuelle emotionale „Blockaden" aufgelöst, Lerndefizite aufgefüllt werden etc.

In der systemischen Arbeit aber geht man davon aus, da ja jede Realität ohnehin als jeweils konstruiert verstanden wird, dass ein Problem Ausdruck von ungünstig wirkenden Realitätskonstruktionen (individuell und interaktionell) in bestimmten Kontexten ist. Hinzu kommt als wichtiges Kriterium, wie man sich aus systemischer Perspektive das Erzeugen von Information vorstellt. Information entsteht aus dieser Sicht jeweils durch das Bilden von Unterschieden, Information ist der Prozess und das Ergebnis von Unterschiedsproduktion. Deshalb versucht alle Therapie, „im weitesten Sinne die Beschreibungen zu verändern, über die Wirklichkeit erfahren wird". Sie erscheint als „ein gemeinsames Ringen um Wirklichkeitsdefinitionen. Alle psychologischen Maßnahmen verändern, wenn sie erfolgreich sein sollen, die Art und Weise, wie in der Familie übereinander, über Probleme, über psychische Störungen, Krankheit und die damit zusammenhängenden Optionen gesprochen wird. Sie verändert also die den Betroffenen gemeinsamen Sinnstrukturen im Kontext eines jeweiligen Systems" (von Schlippe 1995, S. 23 f.). Dies sollte nicht nur kognitiv, sondern auch durch konkrete leibliche Erfahrungen geschehen.

Dieses Grundverständnis nun lässt wieder viel Raum dafür, wie man Veränderungen anregen könnte. Die Entwicklungsgeschichte der Familientherapie allgemein und der systemischen Therapie im Besonderen weist da viele teilweise übereinstimmende, teilweise recht weitgehend voneinander abweichende Konzeptionen auf, die auf Anwender (wie ich durch viele entsprechende Kommentare bei vielen Weiterbildungen und Supervisionen weiß) häufig nicht hilfreich, sondern eher verwirrend wirken. Ich selbst hatte die Gelegenheit (und das Glück?), seit Mitte der 1970er-Jahre praktisch alle relevante Entwicklungen der Familientherapie und der systemischen Therapie und Beratung ganz hautnah in Theorie, vor allem aber in gelebter Praxis mitmachen zu dürfen. Zunächst durch die weltweit intensive Vernetzung, betrieben von Helm Stierlin, und später dann durch unsere gemeinsamen Aktivitäten als Heidelberger Gruppe hatten wir die in dieser Zeit einmalige Situation, dass praktisch alle international wichtigen und führenden Vertreter und Vertreterinnen der Familientherapie und der systemischen Konzeptionen zu uns nach Heidelberg kamen und wir voneinander lernen konnten. Ich selbst, ursprünglich Diplomvolkswirt, hatte meinen Beruf gewechselt und noch Medizin studiert, ausschließlich deshalb, weil mich die Ansätze, Probleme nicht mehr nur aus einem „gestörten" individuellen Prozess heraus zu erklären, sondern in einen kontextuellen Sinnzusammenhang zu stellen, ungemein faszinierten, insbesondere im Bereich der Therapie von Psychosen.

Die, geschichtlich gesehen, zeitlich aufeinander folgenden Modellvorstellungen leben nämlich mit durchaus noch recht kraftvollem Eigenleben wie verwandte, aber mutierte Spezies im Reich von Fauna und Flora unverdrossen nebeneinanderher.

Die mehr geschichtlich orientierten Mehrgenerationen-Familientherapiemodelle wie die von M. Bowen, I. Boszormenyi-Nagy, die frühen Bindungs-/Ausstoßungs-/Delegationskonzepte von Helm Stierlin oder die Vorstellungen von N. Paul (hinsichtlich unbewältigter Trauerprozesse in Familien, die zu Symptomen führen können) fordern wieder mehr die Beachtung des Kontenausgleichs der Schuld- und Verdienstkonten und die Beachtung der familiären „Vermächtnisse" etc. Gerade diese Sichtweisen finden sich dann übrigens wieder in den Konzepten der „richtigen Ordnung" von Bert Hellinger – allerdings oft, ohne dass dies auch genügend transparent gemacht würde, was gerade der dort so hochgehaltenen Idee, die jeweiligen Vorgänger zu würdigen, ja gar nicht entspricht.

In den Anfangsjahren unserer Heidelberger Gruppe orientierten wir uns vorrangig an diesen *Mehrgenerationenkonzepten*. Dementsprechend war unsere Arbeit geprägt von den Bemühungen, die ganze Familie mit mehreren Generationen in einen Diskurs des Verstehens der Familiengeschichte, der Würdigung und des Ausgleichs von Verdiensten und der Versöhnung einzuladen. Dies erfolgte in oft vielen, in relativ kurzen Abständen (ca. zwei bis drei Wochen) aufeinander folgenden Sitzungen. Die Erfolge waren teilweise beeindruckend, nicht selten bewegte sich aber auch wenig.

Dann gewannen, teilweise auch bei uns, die mehr von normativen Funktionsvorstellungen durchdrungenen Modelle mehr Einfluss, wie z. B. die der strukturalistischen Familientherapie (Minuchin), der direktiven strategischen Therapie (Haley, Madanes), die davon ausgehen, dass es grundsätzlich funktionalere Organisationsformen in Familien gibt (klare Generationsgrenzen, Vermeiden von Triangulationen etc.), für deren Umsetzung sich die Therapeuten auch engagieren sollten. Diesen Vorstellungen folgend, versuchten wir, die Familien dazu zu bewegen, wieder klare familiäre Hierarchien aufzubauen, die Kinder aus Konfliktdreiecken herauszuhalten, Generationsgrenzen zu stärken und die Eltern anzuhalten, sich auf eine gemeinsame Linie den Kindern gegenüber zu einigen. In „family lunches" (Minuchin) mit Familien von anorektischen Mädchen z. B. versuchten wir, die Eltern dazu zu bewegen, sich so lange gemeinsam zu engagieren, bis sie die Indexpatientinnen wieder zum Essen gebracht hatten.

Die Therapeuten gerieten dadurch aber sehr stark in die Rolle der Vertreter bestimmter Normvorstellungen. Ich erlebte dies immer wieder als Gestaltung von ungleichen Beziehungen, in denen die Therapeuten auch beanspruchten, die „Wissenden", die Experten zu sein, die besser als die Familien selbst wussten, was für diese gut sei und was sie deshalb auch gefälligst zu machen hätten. Mit dieser Rolle fühlte ich mich überhaupt nicht wohl. Immer hatte ich den Eindruck, dass ein solches Vorgehen der Einzigartigkeit und den (kontextbezogen sehr unterschiedlichen) Bedürfnissen und Aufträgen der jeweiligen Familien einfach nicht genug dient. Die Maxime, an der ich mein Handeln ausrichten wollte (dies gilt, noch viel konsequenter als damals, auch heute) war: „Gehe mit Menschen so um, wie du selbst gerne hättest, dass man mit dir umgeht, insbesondere dann, wenn du auf das Wohlwollen anderer angewiesen bist." Unseren Umgang mit den Klienten und ihren Familien erlebte ich, obwohl sehr gut gemeint, häufig aufgrund dieser Expertenposition ihnen gegenüber als nicht dieser Maxime entsprechend.

In den systemisch-konstruktivistischen Therapie- und Beratungsmodellen, die wir seit ca. 1977 in engem Austausch mit der *Mailänder Gruppe* (Selvini, Boscolo, Cecchin, Prata) zum zentralen Modell unserer Arbeit machten (die als der Ansatz der *Neuen Heidelberger Gruppe* bekannt wurde), wurde dann immer konsequenter davon ausgegangen, dass man keineswegs unbedingt z. B. die Geschichte (weder die individuelle noch die familiäre) ganz „verstehen" oder „aufarbeiten" müsse oder in so massiver Form wie z. B. bei Minuchin von einer übergreifend „richtigen oder funktionalen" Organisation des Systems ausgehen könne. Dennoch waren die Vorstellungen klarer Grenzen zwischen den Generationen, klarer Kommunikation etc. wichtige Orientierungspunkte. Auch die späteren Entwicklungen in der Arbeit von Mara Selvini Palazzoli weisen noch in diese Richtung, wenn sie konsequent immer wieder die „ubiquitäre Verschreibung" anbot, mit der z. B. Eltern dazu gebracht werden sollten, eine klare Grenze zu anderen Subsystemen in der Familie aufzubauen.

Zentrale Basis der Arbeit war aber die Sicht (da alles Erleben, auch Probleme, als Ausdruck von Mustern angesehen wird), dass allgemein Veränderung jeweils dadurch passiert, dass Unterschiede in bisherige Muster (Vernetzungen) eingeführt werden. Wo und wie diese Unterschiede gebildet und in die Organisation des Systems implementiert werden können, ist dabei noch nicht spezifisch eingegrenzt, die Unterschiede sollten nur bedeutsam sein („Unterschiede, die einen Unterschied machen"), könnten sich aber z. B. darauf beziehen, dass ein bestimmtes Verhalten geändert wird, Bewertungen oder Beschreibungen von Phänomenen (wie z. B. von „Krankheiten") verändert werden, Abläufe zeitlich oder örtlich verändert werden etc.

Auch in diesem Vorgehen war die Art, wie die Gespräche gestaltet und Interventionen gebildet wurden, dabei natürlich sehr geprägt davon, wie man sich die Entwicklung und Aufrechterhaltung von Symptomen vorstellte. Als vorrangig wurde damals angesehen, dass lebende Systeme, um ihr Überleben zu sichern, vor allem versuchen, ihre Homöostase aufrechtzuerhalten und alle Abweichungen davon durch (negatives) Feedback wieder auf den Ausgangswert zu bringen (der Aspekt der Morphogenese war noch nicht genug als bedeutsam berücksichtigt). Und: Wenn diese Homöostase durch irgendwelche Ereignisse stark gestört wird, kann dies bei Beteiligten im System massiven Stress auslösen, der z. B. auch zu Symptomen führen kann. Diese Symptome wiederum wirken aber wie ein Feedback im System auf seine Organisation ein, sehr oft sogar so, dass sie zur alten Homöostase zurückführen. Wenn z. B. in einer Familie die

Eltern auseinander streben und von Familienmitgliedern die Gefahr einer Trennung empfunden wird und gerade in dieser Phase eine adoleszente Tochter mit einem Hungerstreik beginnt, der dann als Anorexie diagnostiziert wird, kann dies als so gefährliche Notsituation in der Familie erlebt werden, dass alle zentripetalen Bewegungen gebremst werden, die den Familienbestand gefährden könnten. Um der Gefahr zu begegnen, kann die Familie als „Notgemeinschaft" wieder zu mehr Kohäsion finden, können die alten Bindungskräfte wieder aktiviert werden, kann das System sich wieder stabilisieren, nun aber mit Einbau des Problems „Anorexie".

Diese Sicht führte uns dazu, dem Symptom intensiv zuzuschreiben, es habe jeweils eine homöostatische Funktion in der und für die Familie. Daraus wieder wurde geschlossen, dass dann die Aufträge, welche uns die Familien gaben, mit großer Wahrscheinlichkeit äußerst widersprüchlich, ja paradox seien, z. B. in der Art: „Helft uns schnell, die Symptome zu ändern und aufzulösen, wagt es aber ja nicht, dies zu tun, denn dies würde unsere Homöostase gefährden." Die Aufträge wurden als Doublebind (Zwickmühle) empfunden, das nur dadurch wieder aufgelöst werden konnte, dass die Therapeuten selbst noch geschickter als die Familien paradox vorgingen (dementsprechend lautete auch der Titel des damals als Pionierwerk angesehenen Buches der Mailänder Gruppe: *Paradoxon und Gegenparadoxon*). „Paradoxe Interventionen" waren z. B. Vorschläge an die Klienten, gezielt das für eine umschriebene Zeit zu machen, was sie als Ziel der Therapie gerade auflösen wollten (z. B.: „Wir finden, dass es noch zu früh ist, die Symptome jetzt schon abzulösen. Damit Sie die Zusammenhänge besser verstehen können, die bisher zu diesen qualvollen Depressionen beigetragen haben, möchten wir Sie bitten, jeden Abend von 18 bis 19 Uhr sich darauf zu konzentrieren, in dieser Zeit besonders depressiv zu sein und dabei alle Gedanken und sonstigen Prozesse, die dazu beitragen können, genau zu registrieren"). Diese auch als „Symptomverschreibung" bekannten Interventionen sollten die bisherige Organisation des Systems unterbrechen, bisherige Lösungsversuche bremsen und neue Strategien anregen, oft auch um den Widerstand der Klienten und ihrer Familien gegen Veränderung zu unterlaufen und zum Gegenteil zu provozieren.

Diese Perspektive führte fast zwangsläufig dazu, dass wir systemischen Therapeuten aus meiner Sicht praktisch alle in eine milde paranoide Haltung den Familien gegenüber gerieten. Die Interviews und Interventionen wurden aus einer strategisch-distanzierten Haltung zum Teil mit elaborierter Raffinesse gestaltet. Wir führten die Interviews strikt nach unseren Vorstellungen. Die Gespräche waren wie ein Ritual aufgebaut: a) Zunächst wurden schon vor der Sitzung von den Therapeutenteams Hypothesen darüber gebildet, welche Muster in den Familien wahrscheinlich das Problem aufrechterhalten könnten (bei uns waren es üblicherweise vier Therapeuten, zwei, die das Interview führten, und zwei Beobachter hinter der Einwegscheibe); dann folgte b) das Interview selbst (ca. 90 Minuten), in dem die Therapeuten, abgeleitet aus diesen Hypothesen, viele zirkuläre Fragen stellten als Instrument dafür, möglichst viele Informationen über die problemerhaltenden Muster zu gewinnen; daran schloss sich c) die Beratung zusammen mit den Beobachtern an. Hierbei wurden die gewonnenen Informationen als Grundlage genutzt für die Beschreibung von Mustern, die wir als problemstabilisierend ansahen. Daraus wurden dann die Interventionen abgeleitet, die (z. B. als positive Umdeutungen von bisher als „krankhaft" angesehenen Phänomenen oder als „paradoxe Intervention") bewirken sollten, dass die Familien sich in hilfreicher Weise neu organisierten. Diese Interventionen wurden dann d) durch die Interviewer als Schlusskommentar an die Familien übermittelt. Dabei wurde sehr darauf geachtet, nur diesen Kommentar zu geben und dann keinesfalls noch weiter mit den Familien zu reden, aus der Befürchtung heraus, dies könne die Wirkung der Interventionen behindern.

Den Familien wurde nicht transparent erläutert, welche Hypothesen wir jeweils hatten und welche Absichten wir mit den Interventionen verbanden. Das wurde schon deshalb als sehr wichtig angesehen, weil wir ja davon ausgingen, die Familien würden jede transparente Information über unser Vorgehen und überhaupt jede ausführlicher Konversation über die zirkuläre Befragung und den Schlussinterventionskommentar hinaus sofort mit Gegenregulation zur Wiederherstellung der alten Homöostase (und damit zur Restabilisierung der Symptome) beantworten.

Ich erinnere mich an eine mich sehr beeindruckende Situation, als Mara Selvini Palazzoli wieder einmal in Heidelberg bei uns zu Besuch war (in der *Abteilung für Familientherapie,* deren Leitung Helm Stierlin innehatte). Sie beklagte sich dabei einmal, es sei in den letzten Jahren immer schwieriger geworden mit ihrer Arbeit, da sie so bekannt und erfolgreich geworden sei. Es käme jetzt öfter vor, dass Familien schon ganz gelassen kommentieren würden: „Aha, Sie machen jetzt wohl eine paradoxe Intervention mit uns, so wie Sie das in ihrem Buch beschreiben …" Ich fragte mich dabei, was es eigentlich für eine merkwürdige Konzeption ist, wenn Menschen Angebote für die Gestaltung ihres Lebens bekommen und man dabei davon ausgeht, sie dürften nicht vollständig eingeweiht sein in das, worum es da geht, die Anbieter der Intervention aber sehr wohl. Diese Aspekte von asymmetrischer Beziehungsgestaltung kamen mir überheblich und letztlich die Klienten abwertend vor. Für mich war zweifelsfrei klar, dass ich selbst so nicht behandelt werden wollte und sicher auch mit großem Widerstand auf solche Angebote reagiert hätte. Und auch wenn wir damit oft erstaunliche, ja spektakulär anmutende Erfolge (i. S. von Symptomverbesserungen oder -auflösungen) erzielen konnten, hatte ich den Eindruck, dass wir weit unter den Möglichkeiten blieben, die ich in dem Grundmodell einer systemisch-konstruktivistischen Konzeption angelegt sah.

Ein aus meiner Sicht schwer wiegendes Manko unserer (damals meist noch so häufig als möglich die Familie von Indexklienten einbeziehender) Arbeit war auch, dass entgegen unserer Absicht sehr häufig die Kooperation mit uns von den beteiligten Klientensystemen als ein deutlicher Hinweis darauf erlebt wurde, dass die Familie wahrscheinlich doch in erheblichem Maß ein wichtiger Problemkontext sei, dass quasi die Familie ein „Herd der Störung" sei (entsprechend der Idee „Patient Familie" von H. E. Richter). So wurden viele Therapien von den Beteiligten im Familiensystem eher als Tribunal denn als wertschätzende Hilfe erlebt. Das wollten wir zwar nicht, aber gemäß unserer eigenen Konzepte mussten wir zerknirscht einräumen, dass die Bedeutung einer Botschaft eben immer die Empfänger und nicht die Sender der Botschaft bestimmen. Ebenso sehr missfiel mir, dass aufgrund der Prämissen, an denen wir uns orientierten, letztlich die Familien als sehr defizitär beschrieben wurden. Gleichzeitig gingen wir ja aber davon aus, dass unsere Interventionen die Familien anregen könnten, in Selbstorganisation hilfreiche Entwicklungen zu gestalten. Ohne diese Annahme wären unsere Interventionen weder logisch noch ethisch haltbar gewesen. Wenn Familien, Paare oder einzelne Klienten aber zu solchen selbst organisierten Entwicklungen fähig sein konnten (was uns ja in vielen Therapien klar demonstriert wurde), dann konnte aus meiner Sicht diese Einschätzung der Klienten und ihrer Familien als defizitär nicht stimmen.

Die Entwicklungen im Feld der systemischen Ansätze seit Mitte der 1980er-Jahre haben schon viele dieser für mich problematischen Annahmen und Haltungen relativiert oder aufgelöst. Immer deutlicher wurde uns, gerade auch durch viele Reaktionen von Klienten, dass wir die Bedeutung, die sie unseren Angeboten gaben, mehr berücksichtigen mussten. Manchmal reagierten Klienten und ihre Familien recht irritiert und mit Widerstand darauf, wenn wir von Anfang der Zusammenarbeit an zügig viele Fragen zu ihrem Familiensystem stellten. Dies machte uns immer klarer, dass wir unsere eigenen Angebote kritischer beleuchten mussten. Die Idee, eine Familientherapie zu machen, war z. B. in vielen Familien durchaus umstritten. Wenn wir dann von Beginn an familientherapeutisch vorgingen, wirkte sich das aus, als ob wir Partei für die Mitglieder ergreifen würden, die für Familientherapie waren, und damit aber auch parteiisch gegen andere in der Familie würden. Dies führte eher zu mehr Konflikten in der Familie, unsere Beiträge veränderten also die familiäre Dynamik. Die Annahme, dass wir durch unsere Fragen herausarbeiten könnten, „wie die Familie ist", erwies sich als völliger Trugschluss. So wurde immer deutlicher, dass wir niemals herausfinden konnten, „wie die Familie ist". Indem wir ihnen begegneten und auch durch die Art, wie wir ihnen begegneten, trugen wir unentrinnbar zu Veränderungen bei, sodass die Familie, die wir sahen, niemals die gleiche Familie war, die sich bei sich zu Hause organisierte. Wir als „Beobachter" des Systems bewirkten Veränderungen des zu beobachtenden Systems durch unsere Beobachtungen. *Die Theorie des Beobachters oder die Kybernetik der Kybernetik (Kybernetik 2. Ordnung)* wurde zentrale Basis unserer Arbeit (von Foerster 1981, 1993; Schiepek 1991; Tomm 1994). Familiendiagnosen und Systemdiagnosen generell erschienen nun als immer zweifelhafter, denn der diagnostische Prozess veränderte ja schon an sich wieder das, was man diagnostizieren wollte. Wir legten nun viel mehr Wert darauf, mit den Familien achtungsvoll ihre Ansichten dazu ernst zu nehmen, ob Therapie überhaupt sinnvoll sei, und auch dazu, was eventuell dort besprochen, was aber auch nicht besprochen werden sollte. Ein wichtiger Teil der Arbeit wurde es, mit den Familien zusammen die Therapiekooperation gemeinsam auszuhandeln und zu planen.

Dabei stellte es sich z. B. oft heraus, dass es für die Familien viel hilfreicher war und unsere Kooperation viel konstruktiver wurde, wenn wir unsere Angebote nicht mehr „Familientherapie" nannten, ja oft sogar gar nicht mehr „Therapie", sondern mit den Betroffenen für sie passendere Etikettierungen entwickelten. Wir erkannten es also als relevanter an, die autonomen Weltmodelle der Betroffenen zu beachten.

Definition „Therapie" und „Beratung"

Ich verwende deshalb in diesem Buch auch immer die Begriffe „Therapie" und „Beratung" nebeneinander. Die jeweiligen Bezeichnungen für eine entsprechende Kooperation stellen aus systemisch-konstruktivistischer Sicht immer nur Realitätskonstruktionen dar, keine Wahrheiten. Es ergibt deshalb auch keinen Sinn, sie genau abgrenzen zu wollen mit Beschreibungen aus sich selbst heraus (z. B. „Im Gegensatz zu Beratung ist Therapie …"). Geprüft werden sollte immer, welche Etikettierung („Therapie", „Beratung", „Coaching", „begleitende Supervision", „unterstützende Familiengespräche" oder was auch immer) die Kooperation optimal unterstützen würde. Die Begriffe sind also zieldienlich zu gebrauchen. Deshalb werde ich in dieser Einführung der Einfachheit halber nur noch von „Therapeuten" und „Therapeutinnen" reden.

Der Begriff „Therapie" z. B. müsste dann aber, wie die hier ausführlich zu diskutierenden Ideen der Aufmerksamkeitsfokussierung zeigen, jeweils sehr kritisch behandelt werden. Denn üblicherweise assoziieren die meisten Menschen in unserer Kultur damit auch, dass jemand, der in Therapie geht, irgendwie durch Defizite oder Pathologie gekennzeichnet ist. Dies stellt aus der hier vertretenen Sicht natürlich keine Wahrheit, wohl aber eine sehr wirksame Realitätskonstruktion dar, die solche Realitäten mit schafft, welche sie dann wieder auflösen will.

Bei der jeweiligen Begriffswahl sind natürlich auch wichtige Kontextfaktoren zu beachten; soll z. B. die Krankenkasse eine jeweilige Kooperation als bezahlungspflichtig akzeptieren, muss sie „Psychotherapie" genannt werden, und deren Kontraktbedingungen sind zu beachten. Die möglicherweise inhaltlich gleichen Interaktionen der Kooperationspartner würden in einem beruflichen Kontext vielleicht eher als „Coaching" bezeichnet. Gemeint ist hier in allen Fällen, mit denen wir uns beschäftigen, die Kooperation zwischen Auftraggebern und Auftragnehmern (unter Berücksichtigung der für beide Seiten relevanten Kontextbedingungen). Diese sollte sich orientieren an den Aufträgen und Zielvorstellungen, welche die Auftraggeber einbringen, aber auch andere eventuell wichtige Auftraggeber (wie z. B. Gesetzgeber, Rentenversicherer) und ihre Ziele müssen beachtet werden, ebenso die eigenen ethischen Werte der Therapeuten. Dann sollte mit den direkten Auftraggebern differenziert ausgehandelt werden, welche Ziele und Schritte dahin in einer Kooperation sinnvoll sein könnten. Zentral dabei sollte sein, dass man sich gemeinsam nur an Zielen orientiert, die mit der erlebbaren Eigenkompetenz der Beteiligten realisierbar sind (sonst trägt die Kooperation zum Erleben von Insuffizienz und Versagen bei). Jeder Schritt in dieser Kooperation sollte wieder auf seine Wechselwirkungen hin mit allen von den direkt Beteiligten als relevant angesehenen Kontextfaktoren geprüft werden, und von dort aus sollten wieder die nächsten Schritte gemeinsam abgestimmt werden.

Auch die immer einflussreicher werdenden Konzepte der Autopoiese (Maturana 1982; Maturana u. Varela 1987) verstärkten die beschriebenen Haltungsänderungen intensiv. Die Erkenntnisse aus der biologischen Erforschung von Wahrnehmungsprozessen und der Selbstorganisation lebender Systeme zeigen, dass lebende Systeme ihre Wahrnehmung als innere, autonom selbst organisierte Prozesse gestalten, also von außen zu keinem Erleben gezwungen werden können. Ebenso machen sie deutlich, dass jede Beschreibung, die z. B. ein Mensch macht, nicht abbildet, wie es „da draußen wirklich ist“, sondern seine Entwürfe des „da draußen“ abbildet. („Alles, was gesagt wird, wird von einem Beobachter gesagt.“) Auch dies weist auf die Problematik von Diagnosen hin, die besonders dann keinen Sinn mehr haben, wenn sie behaupten, sie würden beschreiben, wie das Beobachtete „ist“. Sie beschreiben vielmehr die Prozesse des Beobachters.

Eine weitere wichtige Konsequenz der Autopoiesekonzepte war für uns, dass die Vorstellungen der frühen systemischen Arbeit, nämlich dass der Kontext so zentral sei, dass er praktisch das Erleben der Beteiligten darin bestimme, deutlich relativiert werden mussten. Wenn es keine „instruktiven Interaktionen“ gibt (also Interaktionen, die Beteiligte zu einem bestimmten Erleben oder Verhalten zwingen können), ist der Kontext als einladende Umwelt zwar wichtig, aber es bleibt viel Raum für die autonome Antwort des Individuums darauf. Die Autopoiese brachte also das Individuum wieder viel mehr in den Fokus unserer Aufmerksamkeit. Folgerichtig wurden unsere Angebote wieder viel flexibler, es musste nicht mehr die ganze Familie kommen, systemisch orientierte Einzeltherapie wurde ein immer häufiger als sehr sinnvoll angesehenes Instrument. In dieser Phase unserer Arbeit – und aus meiner Sicht ist das bis heute in vielen Anwendungsfeldern systemischer Arbeit so – wurden zentrale Implikationen der Autopoiesetheorie nicht genügend genutzt, z. B. die systematische Betrachtung und Beeinflussung der autopoietisch produzierten Wahrnehmungsprozesse (sowohl der zu Problemen beitragenden als auch der lösungsförderlichen). Diese Implikationen konsequent zu beachten und daraus Interventionshilfen herzuleiten stellt sich, wie ich weiter unten zeigen will, der hypnosystemische Ansatz als eine zentrale Aufgabe.

Ebenfalls sehr hilfreich war dafür z. B. die Idee des „problemdeterminierten Systems" (Anderson a. Goolishian 1988). Die Goolishian-Gruppe schlug damit vor, die Entstehung und Aufrechterhaltung von Problemen nicht mehr als Hinweis auf grundsätzliche Dysfunktionalitäten der Familien anzusehen. Vielmehr könne man auch sagen, dass Phänomene, die später „Problem" genannt werden, einfach auftreten können, manchmal vielleicht sogar durch Zufall (oder durch eine unglückliche Verkettung von Ereignissen, die etwa zu einem Unfall führen, etc.). Als Reaktion darauf bilden sich dann Interaktionen um das Phänomen herum, es werden Kommunikationsakte gebildet, die das Phänomen sogar zu lösen versuchen, aber (sogar ungewollt) bewirken, dass das Phänomen aufrechterhalten oder gar verstärkt wird. So gesehen, bildet sich quasi um das Problemphänomen herum ein System (System hier verstanden als Geflecht von Wechselwirkungen in Beziehungen, nicht unbedingt als die Familie), redundante Muster führen immer wieder den Prozessen, die als „Problem" erlebt werden, Energie zu.

Mit dieser Sicht vom „problemdeterminierten System" konnte nun diese quasi detektivische, teilweise Misstrauen auslösende Sicht auf Familien aufgegeben werden. Man musste nicht mehr befürchten, dass die Familien mit vehementer Kraft versuchen wollten, ihre dysfunktionalen, die Symptome funktionalisierenden Homöostasemuster aufrechtzuerhalten. Pragmatisch gelassen konnte man nun zusammen mit den Beteiligten schauen, welche Muster eventuell, sogar ungewollt, als Beiträge zur Aufrechterhaltung des Unerwünschten (des „Problems") wirkten, und gemeinsam überlegen, welche Unterschiede im Verhalten, in der Beschreibung und Bewertung etc. das Problem auflösen könnten. Dieses Vorgehen ermöglichte viel mehr praktizierte Wertschätzung der Klientensysteme, als uns das früher möglich war. Auch konnte endlich wieder den am Problem Leidenden viel mehr Empathie entgegengebracht werden, ein Umstand, der mir in unserer früheren Arbeit sehr gefehlt hatte. Allerdings empfand ich auch diese Entwicklung als noch viel zu sehr fokussierend auf die Erlebnisbereiche der „Problemwelt". Solche Fokussierungen können aber wieder eventuell genau eine Organisation der Wahrnehmung bewirken, die dem Problemerleben Energie zuführt. Ich werde diese Bedenken in meinen weiteren Überlegungen ausführlicher begründen.

Auch weitere Entwicklungen im systemischen Feld, wie z. B. das Konzept des „Reflektierenden Teams" (Andersen 1990) und die „narrativen Verfahren" brachten aus meiner Sicht wichtige Fortschritte hin zu einer mehr gleichrangig-achtungsvollen Gestaltung der Beziehung zwischen Klientensystemen und Therapeuten. Beim Reflektierenden Team wurde mehr und mehr auf die Schlussinterventionen im Sinne des Mailänder Modells verzichtet, die Beobachter werden am Ende der Sitzung von den Klientensystemen dabei beobachtet, wenn sie ihre Beobachtungen und Kommentare dazu austauschen. Diese Angebote werden dann ganz in Selbstorganisation von den Klientensystemen „weiterverarbeitet". So wird ihre Autonomie und ihre Eigenkompetenz von vornherein mehr rituell geachtet, die Interventionen der Therapeuten werden nicht mehr quasi „von oben herab" an sie übermittelt, die Klientensysteme selbst werden mehr als Experten für ihr Leben gewürdigt. Allerdings erlebte ich viele Sitzungen nach dem Modell des Reflektierenden Teams als sehr komplexitätserhöhend für die Beteiligten, die Vielfalt der Angebote bewirkte eine sehr breite „Streuwirkung", die aus meiner Sicht viele Chancen für eine kraftvolle, lösungsförderliche Fokussierung ungenutzt lässt.

Die 1990er-Jahre brachten eine intensive Auseinandersetzung mit narrativen Verfahren und ihre Nutzung in der systemischen Therapie. Jetzt wurde mit ihnen der Blick nicht mehr so sehr auf die strukturelle Organisation der Beziehungssysteme gerichtet, sondern darauf, welche „Geschichten“ die Menschen über sich, ihr Leben, die Welt im Allgemeinen, über ihre Möglichkeiten etc. entwerfen und sich dann mit ihnen so identifizieren und sich an ihnen so intensiv orientieren, dass sie zu ihrer subjektiven „Wahrheit“ (also zur wirksamen Wirklichkeitskonstruktion) werden. Probleme und Symptome werden damit gesehen als Ergebnis von Geschichten, die den Betroffenen den Blick auf andere, grundsätzlich mögliche, hilfreichere Geschichten und Entwicklungen verstellen. Die Arbeit in der Therapie oder Beratung konzentriert sich dann darauf, zusammen mit den „Autoren“ durch den Blick auf Lebensereignisse, die andere, hilfreichere „Geschichten“ unterstützen würden, die Geschichten entsprechend umzuschreiben.

Mit den narrativen Verfahren rückte aus meiner Sicht in sehr günstiger Weise noch mehr in den Blick, wie Menschen in autonomer Selbstorganisation (aus hypnosystemischer Sicht würde ich sagen: „in selbsthypnotischer Weise“) ihr Erleben konstruieren und aufrechterhalten. Auch kann mit ihnen intensiv die autonome Autorenkompetenz der Klientensysteme gewürdigt und so eine gleichrangigere Beziehung zwischen Therapeuten und Klienten weiter ausgebaut werden. Wichtige Vertreter dieses Ansatzes wie z. B. H. Goolishian führten ihn aber zu Schlussfolgerungen hinsichtlich der Rolle der Therapeuten, die aus meiner Sicht in ungünstiger Weise das alte Modell der professionellen Experten, die strategisch und sehr raffiniert Interventionen konstruieren, welche die dysfunktionalen Muster „knacken“ sollen, in Schwarz-Weiß bzw. Entweder-oder-Manier einfach nur umdrehten, auf den Kopf stellten. Sie wollten nun nur noch mit „grenzenloser Neugier“ aus einer Haltung des „Nichtwissens“ heraus die Geschichtsentwürfe der Klienten staunend kennen lernen und die eigentlichen Autorenexperten zur Entwicklung neuer Geschichten anregen (Anderson u. Goolishian 1992a). Diese Haltung drückt meines Erachtens viele wertvolle Aspekte aus, z. B. eine gewisse achtungsvolle Demut den autonomen Klienten gegenüber, auch ausgeprägte Toleranz gegenüber anderer als den eigenen „Geschichten“. Aus meiner Sicht spielt sie aber die Kompetenz und die Bedeutungsmöglichkeiten der Therapeuten so herunter, dass ihre Kompetenz, Erfahrung und auch Expertenwissen im Dienste der Klienten oft zu wenig genutzt wird. Ich erinnere mich gut daran, wie Goolishian als Gastreferent bei uns Anfang der 1990er-Jahre in Heidelberg Familien auf der Basis dieses Ansatzes interviewte. Ich und andere Kollegen erlebten dies als eher dahinplätschernden Smalltalk mit den Familien, eher als Gespräche mit Bekannten im Café, ohne klare Fokussierung auf die Anliegen der Familien (die ja immerhin derentwegen gekommen waren, und nicht, um sich gemütlich mal so zu unterhalten). Die Wirkungen, die wir danach von den Familien berichtet bekamen, waren auch eher vernachlässigbar. Meiner Meinung nach wurde so eine sehr bedeutsame und sehr hilfreiche Grundidee für therapeutische Kontexte viel weniger genutzt, als es möglich gewesen wäre.

Der hypnosystemische Ansatz

Mit „hypnosystemisch" wird hier das Modell bezeichnet, welches sich im Laufe der letzten 25 Jahre als Ergebnis meiner Bemühungen herausgebildet hat, systemische Konzepte für Psychotherapie und Beratung (Coaching, Teamentwicklung, Organisationsentwicklung) mit den Modellen der kompetenzaktivierenden ericksonschen Hypno- und Psychotherapie und anderen dazu passenden Konzepten (z. B. aus Psychodrama, Körpertherapien u. a.) zu einem konsistenten Integrationsmodell zu verbinden und weiterzuentwickeln. Sowohl meine eigenen Erfahrungen als auch die vieler Kollegen, die dieses Modell für ambulante oder stationäre Kontexte übernommen haben, zeigen, dass man damit noch wesentlich flexibler, wirksamer und quasi mehr maßgeschneidert auf die einzigartigen Kulturen der jeweiligen Klientensysteme eingehen kann, als dies mit den traditionelleren Verfahren oder den „üblichen" systemischen oder auch hypnotherapeutischen Ansätzen gelingt.

Für mich erschien es geradezu fast zwangsläufig logisch, die systemischen und die ericksonschen Hypnotherapiekonzepte miteinander zu verbinden. Beide gehen von der Idee aus, alle Lebensprozesse mit dem Blick auf eine mögliche Beschreibung von Mustern zu betrachten. Beide verstehen lebende Systeme als sich selbst organisierende, autopoietische Systeme. Erickson kannte zwar diesen Begriff noch nicht, in allen seinen Arbeiten seit den 1930er-Jahren hat er die Autopoiesetheorien aber in Theorie und vor allem in seiner Praxis konsequenter vorweggenommen, als sie bis heute oft sogar in systemischer Arbeit umgesetzt werden. Beide Hypnotherapiekonzepte gehen von fast identischem Verständnis aus, wie Veränderung geschehen kann (nämlich durch die Bildung von Unterschieden in bisher vorherrschenden Mustern). So ist es dann ja auch kein Wunder, dass die wichtigsten Interventionen der systemischen Arbeit über lange Jahre fast alle aus der ericksonschen Hypnotherapie entliehen wurden (Weakland 1983).

Ein wichtiger Vorteil der hypnosystemischen Konzeption ist z. B., dass mit ihr systematisches Arbeiten mit interaktionellen Mustern möglich ist, wie es uns der systemische Ansatz bietet. Gerade die Erkenntnisse der Autopoieseforschung und der modernen Hirnphysiologie zeigen ja, dass die Einflüsse von Kontextbedingungen im System zwar sehr wichtig sind, ein individuelles lebendes System dadurch aber niemals zu einem bestimmten Erleben gezwungen werden kann, sondern sein Erleben in seiner inneren, strukturdeterminierten Selbstorganisation bestimmt wird (Maturana: „Es gibt keine instruktiven Interaktionen"). Damit fordern sie von uns a) die konzentrierte Arbeit mit dem inneren System der Selbstorganisation lebender Systeme und b) die systematische Beachtung und Nutzung aller Prozesse der Wechselwirkung zwischen der Organisation der Innenwelt und den Einflüssen der jeweiligen Umwelten, also der Prozesse der Kopplung zwischen individuellen lebenden Systemen und ihren Umgebungskontexten.

Aus dem Wissen der Hypnotherapie (z. B. darüber, wie dort Erlebnisphänomene beschrieben werden) und durch Anleihen bei diversen Körpertherapiemethoden, Psychodrama, Transaktionsanalyse und Gestalt-, aber auch Verhaltenstherapie (immer mit dem Ziel, diese auf ihre Wirkung hinsichtlich der Gestaltung von Aufmerksamkeitsfokussierung optimal zu nutzen) konnte ich viele äußerst hilfreiche Strategien für die Beschreibung von internalen psychophysiologischen Mustern und die Intervention in sie ableiten und weiterentwickeln. Integriert man systemische und ericksonsche Hypnotherapiekonzepte, verändert das aber auch manche lieb gewordenen, fast schon als Wahrheit angesehenen Annahmen und Vorgehensweisen in beiden Konzepten.

Mit hypnosystemischen Interventionen kann ein System nun sowohl intrapsychisch als auch interaktionell schnell und nachhaltig verändert werden. Mit ihnen können selbst bei als sehr schwer wiegend, „hartnäckig" und chronifiziert geltenden Problemen zufrieden stellende Entwicklungen schnell, kostengünstig und nachhaltig angeregt werden. Dies zeigen in ermutigender Weise die Ergebnisstudien, die wir seit 1997 an der Fachklinik am Hardberg in Siedelsbrunn (wo die Modelle auch stationär umgesetzt werden) durchgeführt haben (vgl. Spilker 1999, 2002, Schauer 2000, Herr 2002, Zwack

2003, Harfst et al. 2004). Und die Ergebnisse, die wir seit 2007 in der sysTelios-Klinik für psychosomatische Gesundheitsentwicklung und Psychotherapie (ebenfalls in Waldmichelbach-Siedelsbrunn) erzielt haben, belegen dies noch deutlicher (z. B. Aas, Goldbeck, Daniels-Wredenhagen et. al. 2025).

Der hypnosystemische Ansatz verbindet, wie ich jetzt begründen will, die zentralen Vorteile dieser Konzepte und vermeidet dabei gleichzeitig die Nachteile.

Auf den ersten Blick allerdings mag es rätselhaft erscheinen, wie Modelle aus der Tradition der Hypnose gerade für die systemische Arbeit nutzbar sein sollten. Auch mir ging es so, als ich begann, mich mit Hypnose und insbesondere mit dem ericksonschen Hypnotherapieansatz zu beschäftigen. Gestoßen war ich auf diese Konzepte zunächst durch Hinweise von Helm Stierlin und dann dadurch, dass ich entdeckte, dass fast alle relevanten Interventionstechniken der damaligen systemischen Therapie (wie z. B. positive Konnotationen, Symptomverschreibungen etc.) ihre Wurzeln in der ericksonschen Hypnotherapie haben. Nachdem ich ab 1977 die Arbeit einiger direkter Schüler von Erickson (J. Zeig, S. Gilligan, P. Carter) in Deutschland kennen gelernt hatte, hatte ich 1979 das Glück, noch bei Milton Erickson selbst lernen zu können. Die Erfahrungen, die ich bei ihm machte, haben mein gesamtes Denken und Handeln, damit natürlich auch mein Verständnis von meiner Arbeit, nachhaltig bis heute verändert. Seitdem versuche ich, die systemischen Therapiekonzepte und die der ericksonschen Hypnotherapie zu einem immer differenzierteren integrativen Modell zu entwickeln. Dies hat die systemische Arbeit, wie in diesem Buch gezeigt wird, sehr verändert, umgekehrt hat sich aber durch meine systemische Sicht auch das Verständnis vieler Hypnotherapievorstellungen verändert (seit Anfang der 1980er-Jahre wirke ich als Ausbilder der *Milton-Erickson-Gesellschaft* mit an der Verbreitung der ericksonschen Ansätze).

Zunächst war ich Konzepten der Hypnose gegenüber äußerst kritisch und abwehrend. Aus meiner Sicht gibt es kein Verfahren im Feld der Psychotherapie, das so überfrachtet ist mit Vorurteilen, Zerrbildern und Missverständnissen wie die Hypnose – denen auch ich unterlag. Diese Vorurteile lassen sich aus ihrer Geschichte und aus vielen Mythen erklären, die auch durch Filme, Cartoons, Bühnenhypnoseshows etc. immer wieder verstärkt werden. Assoziationen zu merkwürdigen Ritualen, die den Eindruck machen, irgendwelche charismatisch machtvoll auftretende Anbieter (Hypnotiseure) würden mithilfe abstruser Kommunikationsformen fast willenlosen, passiv-rezeptiven Klienten (Hypnotisierten) ihren Willen aufschwatzen, beherrschen bis heute die Vorstellungen von Hypnose der meisten Menschen in unserer Kultur, auch vieler Therapeuten. Die Erkenntnisse der Autopoieseforschung und generell der modernen Hirnforschung belegen klar, dass diese Vorurteile weitgehend obsolet sind und dass man von außen letztlich niemanden völlig dazu bringen oder zwingen kann, ein Angebot von außen gegen den eigenen Willen anzunehmen und seinen Inhalt umzusetzen. Ich will hier auf diese geschichtlichen Aspekte nicht weiter eingehen, sondern die hirnphysiologisch gut belegbaren Abläufe charakterisieren, die für unsere Arbeit nützlich sein können.

Die Begriffe „Hypnose" und „Trance"

Schon dadurch, wie diese Begriffe meist verwendet werden, entsteht leicht Verwirrung. Mit dem Begriff „Hypnose" werden in der hypnotherapeutischen Fachwelt üblicherweise alle die Interaktions- und Kommunikationsprozesse gemeint, die rituell eingesetzt werden (entweder als Fremd- bzw. Heterohypnose oder als Selbst- bzw. Autohypnose), um bestimmte Erlebnis- und Bewusstseinszustände anzuregen, die meist als „Trance" bezeichnet werden. „Trance" meint also das gewünschte Ergebnis der Prozeduren, die als „Hypnose" bezeichnet werden. Unter „Trance" wird in unserer Kultur meist verstanden, dass sich jemand passiv-rezeptiv, kataleptisch, tief entspannt, ganz nach innen gerichtet, mit geschlossenen Augen intensiv absorbiert quasi in einer anderen als der üblichen Konsensus-Realitäts-Welt (also der „normalen" Welt) erlebt, oft so „abwesend" oder auch wie schlafend, dass er danach, wenn er sich wieder in das „normale" Alltagswachbewusstsein zurückorientiert, dafür eine Amnesie erlebt. (Der Begriff „Hypnose" wurde 1842 von James Braid vorgeschlagen und von dem griechischen Wort hypnos = Schlaf abgeleitet.) In diesem „Zustand" verändern sich auch physiologische Prozesse, Alphawellen im EEG nehmen zu etc. Sehr detaillierte phänomenologische Beschreibungen solcher „Trance"- Zustände finden sich in allen klassischen Lehrbüchern zur Hypnose (siehe z. B. Kossak 1989; Bongartz u. Bongartz 2000).

Solche Trancezustände werden therapeutisch jeweils als Mittel eingesetzt, um das Erreichen bestimmter gewünschter Ergebnisse zu unterstützen, z. B. Analgesie bei Schmerzen, Entspannung,

Unterstützung bei der Entwöhnung bei Suchtproblemen, hilfreiche Imaginationen bei Ängsten etc.

Wie weltweite anthropologische und ethnologische Studien aber zeigen, ist dieses seit ca. 250 Jahren speziell in Europa kultivierte Verständnis von Trance viel zu eng und zu einseitig (Bongartz u. Bongartz 2000; Goodman 1994). Die Arbeit mit Trance ist überall auf der Welt seit offenbar mindestens 10 000 Jahren wesentlicher Bestandteil praktisch jeder menschlichen Kultur und wurde und wird besonders für Heilungszwecke und bei religiösen Anlässen intensiv genutzt. Das kulturvergleichende Studium zeigt aber deutlich, dass von Gesellschaft zu Gesellschaft sehr unterschiedliche Arten von Prozessen zur Entwicklung von Trance (Induktion) genutzt und auch sehr unterschiedliche Erlebniszustände als Trance erzeugt werden. In Jäger-und-Sammler-Kulturen (die über die längsten Zeiträume der menschlichen Evolution die vorherrschenden Kulturen waren) wurden z. B. so gut wie nie Entspannungstrancen produziert, sondern solche mit viel Bewegung, sozialer Interaktion, mit optimaler körperlicher Spannung, Gesang und Tanz und niemals mit Amnesie etc. Dies ist nicht überraschend, denn Trance war immer ein Mittel zum Zweck und sollte bestimmten Zielen dienen, insbesondere in diesen Kulturen der Vorbereitung erfolgreicher Jagd, auf der man es sicher nicht gebrauchen könnte, ganz entspannt die Aufmerksamkeit auf die eigenen Innenwelt zu richten.

Der traditionelle europäische Trancebegriff sollte also unbedingt erweitert werden. Entspannungstrancen können sehr angenehm und wertvoll sein, bewirken aber keineswegs grundsätzlich immer Hilfreiches. Ob sie hilfreich wirken, hängt ab vom Kontext, für den man Trance als Hilfsmittel einsetzen will, und vom angestrebten Erleben, welches als zieldienlich angesehen wird. Und besonders relevant ist es, ob die Trance einen wichtigen Unterschied einführt in die bisher problemstabilisierenden Muster. Sind diese z. B. gekennzeichnet durch ein relatives Übergewicht an Passivität, Rezeptivität, Entspannung und Introversion und werden diese Tendenzen im Erleben einer Entspannungstrance womöglich verstärkt, würde dies keine Neuinformation bewirken, im besten Fall würde es nichts Relevantes bewirken.

Obwohl die zahlreichen Konzepte zur Hypnose, die es weltweit gibt, zum Teil sehr unterschiedliche Auffassungen repräsentieren, sind sich alle wichtigen Modelle in einigen zentralen Punkten einig. Der wesentlichste für unsere Themen hier ist der eines qualitativen Verständnisses von Tranceprozessen: Es wird davon ausgegangen, dass alles Erleben, welches von den Beteiligten als „Trance" definiert wird, immer gekennzeichnet ist dadurch, dass dabei unwillkürliches Erleben (also Erleben im Sinne von „Es passiert ganz unwillkürlich") vorherrscht, wohingegen im üblichen Wachbewusstsein mehr das Erleben vorherrscht von „Ich mache es willkürlich", also willkürliches Erleben. Trance wird allgemein aufgefasst als Erlebnisweise, in der im Spektrum des Erlebens von willkürlicher Kontrolle zu mehr unwillkürlicher Selbststeuerung des Organismus übergeleitet wird (Beahrs 1982). Subjektiv werden solche Prozesse meist erlebt, als ob sie wie automatisiert abliefen. Sie erscheinen umso intensiver, je mehr das Erleben der Beteiligten absorbiert wird in diese quasi automatisiert ablaufenden Prozesse, je mehr man sich als davon wie erfasst oder als darin „versunken" erlebt. Beschreibt man „Trance"-Prozesse so, findet man übrigens erhebliche Verwandtschaft mit „Flow"-Erlebnissen (Csikszentmihalyi 1996).

Genau dieses Phänomen des Absorbiertseins hat wohl auch den Erfinder des Hypnosebegriffs, James Braid, schon kurz, nachdem er den Terminus „Hypnose" vorgeschlagen hatte, dazu bewegt, ihn wieder zu revidieren und dafür zu werben, an seiner Stelle von „Monoideismus" zu sprechen (also von Konzentriertsein auf wenige oder nur einen Ideenbereich). Diese Revision hatte aber, wie man ja sieht, keinen Erfolg. Ich vermute, dass diese merkwürdige Vorstellung von „Hypnose" als Prozess von Fremdsteuerung, völligem „Weggetretensein" etc. deshalb für viele Menschen so attraktiv war (und auch heute noch immer ist), weil die klassische Vorstellung in den damals herrschenden (und aus meiner Sicht bei vielen Menschen bis heute nachwirkenden) feudalistischen Gesellschaftssystemen mit krassen „Oben-unten"-Verhältnissen so faszinierend angstlustbesetzt war. Außerdem kommt sie den auch heute noch weit verbreiteten Wertesystemen von Fremdsteuerung und Fremdverantwortlichkeit, aber auch der Sehnsucht, quasi aufgehoben zu sein in einem größeren Zusammenhang, in dem man gar nichts mehr selbst tun muss, sehr entgegen.

Werden Tranceprozesse jeweils definiert als solche, bei denen intensives unwillkürliches Erleben vorherrscht, bei denen jemand den Eindruck hat, dass „es wie von alleine passiert", eröffnet sich uns der Blick auf ein weit gespanntes Spektrum von Variationen von Bewusstseins- oder „Trance"-Prozessen. Dies macht die Arbeit im Dienste der Nutzung solcher Prozesse viel flexibler und umfassender, wir können das Wissen davon, wie man hilfreiches Erleben aktiviert, in viel mehr Kontexten anwenden, als wir es mit dem klassischen Tranceverständnis können. Dann wird es auch viel leichter möglich, „Trance" als wichtige Hilfe für aktive Handlungsvorbereitungen im Alltag zu nutzen, die dann Handlungen im „Flow" ermöglicht (also erfüllende Tätigkeiten im Alltag in optimalem Kontakt mit allen dafür hilfreichen Eigenkompetenzen). Im Grunde wird der ganze „Trance"-Begriff abgelöst durch den von „kontextbezogenen und zielbezogenen", mehr oder weniger funktional wirkenden Bewusstseinsprozessen.

Weshalb könnte das Thema „Trance"-Prozess z. B. für therapeutische Aufgaben überhaupt so interessant sein? Alle Forschungen in dem betreffenden Bereich und übrigens auch alle alltägliche Lebenserfahrung zeigen, dass unwillkürliche Prozesse grundsätzlich immer schneller, wirksamer und auch ökonomischer (d. h. mit weniger Energieaufwand) ablaufen als jeder willkürliche Prozess. Will man also ein Erleben oder ein Verhalten nachhaltig für sich entwickeln und einsetzen, empfiehlt es sich sehr, es auf unwillkürlicher Ebene aufzubauen und ablaufen zu lassen. Haben wir in Therapie oder Beratung einen Auftrag, die Klienten dabei zu unterstützen, gewünschtes Erleben aufzubauen, resultiert aus diesem Verständnis folgerichtig die Aufgabe der Therapeuten, systematisch Angebote zu machen, die so viel Aufmerksamkeit als möglich auf dieses gewünschte Erleben fokussieren, um die „Wunschtrance" zu aktivieren.

Verständnis von Problemen und Symptomen als Ergebnis von selbsthypnotischen Tranceinduktionen

Leider aber gibt es nicht nur gewünschte unwillkürliche Prozesse. Bei der Betrachtung von Symptomen zeigt sich sehr deutlich, dass die Kraft des willkürlichen Wollens meist keine Chance hat gegen unwillkürliche Prozesse. Als Symptom (gerade auch als solches, unter dem man leidet) wird immer nur ein Prozess erlebt, den man auf bewusster, willkürlicher Ebene nicht will, der sich aber dennoch machtvoll auf unwillkürlicher Ebene durchsetzt, auch wenn man willkürlich versucht, dies zu verhindern. Solche Prozesse werden meist vom bewussten, willkürlichen Teil unseres Erlebens abgewertet und bekämpft, das bewusste „Ich“ erlebt sich ja als ausgeliefertes Opfer des unwillkürlichen „Es“. Unbewusste, unwillkürliche Prozesse werden deshalb in unserer Kultur von sehr vielen Menschen als bedrohlich, schlecht, anrüchig, dubios angesehen, rationale, kognitive Prozesse werden meist eindeutig als besser und wünschenswerter angesehen. Die Bekämpfungsversuche aber lösen fast nie das Problem, meist verstärken sie es noch (siehe auch z. B. das Kapitel über Wahrgebungen). Werden bei Individuen und / oder in sozialen Systemen Erlebnisprozesse als bedrohlich und unerwünscht angesehen, werden sie aus der akzeptierten Realität „exkommuniziert“. Wenn diese Prozesse aber für Beteiligte trotzdem noch wichtig und sinnvoll erscheinen (z. B. weil sie Interessen dienen, die allerdings nicht offiziell akzeptiert sind), werden sie aus der bewussten, mehr willkürlichen, mit der offiziellen Ich-Identität verbundenen Erlebnisweise dissoziiert, auf unwillkürlicher Es-Ebene aber, die als nicht selbstverantwortlich gilt, werden sie dennoch gelebt – das „Es ist halt passiert“ bekommt die Verantwortung. So entstehen antagonistische und teilweise destruktive Muster; die jeweils offiziellen Ziele eines Systems werden durch diese Muster unterlaufen, schon deshalb, weil eben unwillkürliche Prozesse schneller und wirksamer ablaufen.

Gerade, wenn man etwas schon länger als Problem erlebt, so zeigt die hypnotherapeutische Erfahrung, engt sich typischerweise der Wahrnehmungsfokus der Betroffenen besonders ein, ihre Erlebnisprozesse sind besonders intensiv mit den Problemmustern assoziiert, man kreist um das Problem, es fallen einem meist nur noch Lösungsstrategien ein, die das Problem geradezu stabilisieren oder verstärken, „die Lösung wird zum Problem“ (Watzlawick). Der Fokus ist dann eingeengt wie bei einer klassischen Fixationshypnose, die unwillkürlich mit dem Problemerleben assoziierten Muster herrschen vor.

Da qualitativ solche Symptomprozesse genau so ablaufen, als ob eine „Trance“ mit Vorherrschen von Unwillkürlichem induziert worden wäre, haben S. Gilligan und ich vorgeschlagen, dies „Symptomtrance“ oder „Problemtrance“ zu nennen (Gilligan 1991; Schmidt 1987b, 1992a).

Ein zentrales Grundprinzip ericksonscher Arbeit ist nun in ganz anderer Weise, dass solche unwillkürlichen Prozesse auf unbewusster Ebene quasi autonom (also auch ohne ein dabei aktiv beteiligtes bewusstes, gezieltes Wollen) wirksam werden können. Das so genannte unbewusste Wissen kann so verstanden werden als sehr wichtiger, vertrauenswürdiger Bereich, dessen hilfreiche Kompetenzen man wie eine eigenständig funktionsfähige „Abteilung" nutzen kann. Perspektiven dieser Art drücken eigentlich nur aus, was jeder Mensch in seiner Alltagserfahrung ohnehin aus vielen Episoden kennt.

Oft erlebt man ja z. B., dass man sich nach dem Namen einer Person fragt oder nach einem bestimmten Buch, dies einem dann aber nicht „einfällt" (dieser Begriff weist ja schon darauf hin, dass etwas offenbar von irgendwoher ins Bewusste herein*fällt*). Je mehr man sich dann bewusst bemüht, sich an das Erfragte zu erinnern, desto mehr „entgleitet" es einem. Man gibt dann vielleicht auf und wendet sich anderen Dingen zu. Nach Stunden, man hat vielleicht sogar schon wieder vergessen, dass man sich überhaupt gefragt hat, „fällt" es einem dann doch noch spontan, „wie aus heiterem Himmel", ein, obwohl (besser gesagt, gerade weil) man sich bewusst und willkürlich überhaupt nicht mehr darum bemüht hat, sich zu erinnern. „Es" hat sich, ganz eigenständig und sehr kompetent, für einen erinnert.

Prozesse, die üblicherweise außerhalb der bewussten Wahrnehmung ablaufen, also von ihr dissoziiert waren (so genannte unbewusste Prozesse), äußern sich meist am ehesten durch unwillkürliche Impulse, die so, über den Weg der Unwillkürlichkeit, quasi Besuche mit Informationsangeboten im bewussten Wahrnehmungs- und Kommunikationszusammenhang darstellen. Will man ihren Wert verstehen und sie nutzen, setzt dies einen sehr wertschätzenden Umgang mit ihnen voraus. Dies heißt aber nicht, dass man jedem spontanen Impuls folgen müsste, ratsam ist aber, in respektvollen Dialog mit ihnen zu treten, um mit ihrer Energie zieldienlich für das Gesamtsystem kooperieren zu können.

Dafür wäre es gut, wenn ein Mensch mit seinem so genannten „Ich", d. h. dem willkürlichen, bewussten Wahrnehmungsbereich, der unsere in unserer Kultur gewohnte Alltagsidentität repräsentiert, eine wertschätzende, kooperative Beziehung zu dieser Seite seiner unwillkürlichen Kompetenzen herstellen würde. „Ich" und „Es" (also dieser unwillkürliche, intuitive Bereich) sollten, metaphorisch gesagt, gestaltet werden wie ein kooperatives Team.

Wenn sich ein Mensch einseitig parteiisch macht für die Seite der kognitiven Funktionen, wenn ihre so genannte Rationalität zur vorrangig oder allein gültigen Entscheidungsbasis wird und das „Irrationale" aus dem unwillkürlichen Erlebnisbereich tendenziell vernachlässigt oder abgewertet wird, blockiert er damit einen ganz entscheidenden Teil seiner Wahrnehmungs- und Entscheidungsmöglichkeiten. Die moderne Gehirnphysiologie kann überzeugend nachweisen, dass ohnehin praktisch jeder Entscheidungsprozess zunächst schon auf unbewusster Ebene in den Bereichen des Stamm- und Mittelhirns, insbesondere im limbischen System, vorentschieden ist, bevor er ins bewusste Wahrnehmen dringt (Roth 1997; Damasio 1997). Das Primat des aufgeklärten, rationalen, bewussten Denkens ist schlicht eine Illusion, die aber destruktive Folgen haben kann. „Die Erfahrung mit Patienten [mit Hirnschädigungen; G. S.] lässt darauf schließen, dass die kühle Strategie, die Kant und andere vertreten haben, weit eher der Art und Weise entspricht, wie Patienten mit präfrontaler Schädigung [des Gehirns; G. S.] an Entscheidungen herangehen, als der üblichen Verfahrensweise" (Damasio 1997) gesunder Menschen. Die Großhirnrinde braucht also für erfolgreiche Entscheidungsfindung und Kommunikation dringend die „irrationalen Bereiche" des Gehirns. Über viele Jahrzehnte wurden diese unwillkürlichen Prozesse vor allem erklärt mit dem Konzept des „dreifältigen Gehirns" (Paul MacLean) und damit der Annahme, dass die entwicklungsgeschichtlich älteren Bereiche des Gehirns (Stamm- und Zwischenhirn/limbisches System) vor allem das unwillkürliche Erleben gestalten. Dabei wurde das Stammhirn als „Reptiliengehirn" und das Zwischenhirn als „frühes Säugetiergehirn" verstanden. Diese recht eingängige Vorstellung sollte aber schon immer nur als Metapher verstanden werden und beschreibt die Zusammenhänge zu vereinfacht und auch missverständlich. Die aktuellen Ergebnisse der Gehirnforschung stellen dieses Konzept des „dreifältigen Gehirns" zu Recht in Frage und weisen darauf hin, dass unser Gehirn generell als Netzwerk zu verstehen ist, in welches bei allen seinen Aktivitäten in Wechselwirkung alle Gehirnbereiche einbezogen werden (Feldman Barrett 2023). Dies ändert aber nichts an Positionen wie z. B. die von Gerhard Roth, der schreibt: „Auf das limbische System zu hören ist die klügste Verhaltensweise überhaupt. Die Ebene des Verstandes und der Vernunft [gemeint ist die rational-analytische Vernunft der Großhirnrinde; G. S.] bildet sich in der Hirnentwicklung erst sehr spät aus und erhält auch nie einen im wahrsten Sinne entscheidenden Einfluss auf das Verhalten. Das limbische System benutzt sprichwörtlich den Verstand, um komplexe Situationen differenziert bewerten zu können, gibt aber nie die Letztentscheidung ab" (Roth 2003, S. 143). Der bewusste Verstand wirkt also höchstens als eine Art Berater, der sehr nützlich und wichtig ist. Aber: Der die Entscheidungen fällende „Vorstand" des Systems sitzt im limbischen System, eine Willensfreiheit auf bewusster, willkürlicher Ebene haben Menschen nicht (Roth 2003, S. 145).

Aus hypnosystemischer Sicht erscheint diese Schlussfolgerung von Roth als zu einseitig. Mit ihr könnte der Eindruck entstehen, dass Menschen den unwillkürlichen Prozessen fast ohnmächtig ausgeliefert wären. Zwar sind unwillkürliche Prozesse zunächst immer schneller und stärker als bewusste. Gerade mit den hypnosystemischen Konzepten kann aber sehr klar gezeigt werden, dass Menschen keineswegs nur bestimmt werden von unwillkürlichen Prozessen aus dem limbischen System. Im Gegenteil bieten diese Konzepte viele Strategien, mit denen man Erlebnisprozesse aufbauen kann, mit denen man steuernd sehr wach unwillkürliche Prozesse registrieren kann und dann ganz gezielt bewusst-willentlich optimale, steuernde Beziehungen zu ihnen gestalten kann. So kann dann eine optimale Kooperation zwischen bewusst-willentlichen und unwillkürlichen Prozessen aufgebaut werden. Man kann unwillkürliche Prozesse zwar nicht von vornherein vermeiden, aber mit der aufgebauten Kooperationsbeziehung zwischen Willentlichem und Unwillkürlichem können sehr wohl auch diese unwillkürlichen Prozesse zieldienlich gesteuert und genutzt werden. So entsteht dann eine die gesamte Person in ihrer Menschlichkeit würdigende Dynamik nach innen und nach außen, die Selbstachtung, Selbstwirksamkeit und den inneren Frieden stärkt, was wieder sehr gesundheitsförderlich wirkt und kontext-flexibles Handeln unterstützt.

Dieses intuitive, vorbewusste Wissen repräsentiert sich dort aber auf andere Art, quasi mit einer anderen Sprache als das so genannte bewusste Wissen. Es drückt sich in einer anderen Form von Logik aus (mehr im Sinne von Sowohl-als-auch, also im Gegensatz zur aristotelischen Logik), in Bildern, Empfindungen, mehr oder weniger diffusen Gefühlen, eben in vorsprachlicher, sinnlicher Weise. Aus der

Sicht des älteren Konzepts des „dreifältigen Gehirns" könnte man etwas salopp sagen: „Der Alligator und die Kuh in uns (als Metaphern für Stamm- und Zwischenhirn) haben eben noch keine Sprache." Für unsere rationale, bewusste Denkwelt wirkt dies oft fremd und unverständlich, meist werden die aus der irrationalen Welt kommenden Botschaften in unserer Kultur nicht so ernst genommen oder sogar als Grundlage von Entscheidungsprozessen verpönt. Die moderne ericksonsche Sicht plädiert nun keineswegs dafür, dass dieser intuitive Bereich allein dominieren sollte und die Kompetenzen des bewussten, rationalen Denkens übergehen sollte. Vielmehr stellt sich die Aufgabe, eine wertschätzende Kooperationsbeziehung zwischen diesen verschiedenen Seiten menschlicher Kompetenz aktiv herzustellen und zu nutzen. Dies erfordert den Aufbau und die systematische Beachtung einer Art innerer Moderatorenfunktion im Menschen für diese unterschiedlichen Kulturprozesse in uns, die immer gleichzeitig ablaufen. Nur dann können wertschätzende Verhandlungen und Übersetzungsleistungen zwischen diesen Teilbereichen unserer Kompetenz entstehen und eine ganzheitliche Integration unserer Kompetenzbereiche gewährleistet werden.

Erleben als Ausdruck und Ergebnis von Aufmerksamkeitsfokussierung

Wenn unwillkürliche Prozesse so zentral für menschliches Erleben sind, erscheint es wichtig für Therapie und Beratung, sie systematisch zu nutzen für die gewünschten Ergebnisse, für welche Aufträge erteilt werden. Dies ist das Ziel aller Hypnotherapie. Sie kann beschrieben werden als das systematische und gezielte Arbeiten mit Prozessen der Aufmerksamkeitsfokussierung, insbesondere zur Aktivierung von unwillkürlichen Prozessen (gewünschter Art).

Als Aufmerksamkeitsfokussierung kann die selbst organisierte Form des assoziativen Zusammenfügens von sinnlichen Erlebniselementen bezeichnet werden. Synchron verbunden werden z. B. visuelle Elemente (innere und äußere Bilder, Filme), auditive Elemente, innere und äußere Dialoge, kinästhetische, gustatorische und olfaktorische Eindrücke, Alters- und Größenerleben, Atemmuster, Körperkoordination mit Verhalten, Bewertungen und Bedeutungsgebung. Auch diese Verkopplungen werden als „Muster" bezeichnet. Erleben ist Ergebnis solcher selbst (auf willkürlicher und unwillkürlicher Ebene) zusammengefügter Muster (für ausführlichere Beschreibungen siehe die Kapitel über *Hypnosystemische Kompetenzentfaltung* bzw. *Wahrgebungen*).

Die Kenntnis der Art, wie Aufmerksamkeitsfokussierung geschieht, hilft uns sehr dabei, das Phänomen „Hypnose" und auch „Hypnotherapie" endlich zu entmystifizieren und den Wust undifferenzierter, total verzerrender Vorurteile über diese Verfahren aufzulösen. Milton Erickson betonte zu Recht immer wieder, dass Hypnotherapie nur völlig natürliche, von allen Menschen permanent im üblichen Alltagsleben praktizierte Prozesse nutzt. In einer Hypnotherapie geschieht grundsätzlich eigentlich gar nichts Neues, es kann niemals von außen etwas „in den Menschen hineingebracht" werden, was nicht ohnehin schon längst als gelebtes Potenzial gespeichert ist.

Traditionell wurde in der Hypnotherapie die Fokussierung von Aufmerksamkeit angeregt durch „Suggestionen", die als direkte Anregungen oder Aufforderungen, oft sogar als eine Art von Befehlen kommuniziert wurden. Zwar erweckte das immer wieder den Eindruck, als ob man von außen jemanden zu etwas bringen könnte, auch gegen seinen Willen (Suggestion kommt von *subgerere* = unterschieben). Die Autopoieseforschung zeigt aber klar, dass man niemals jemanden von außen zu einem Erleben zwingen kann, die Bedeutung einer Botschaft wird ohne Ausnahme immer vom Empfänger der Botschaft bestimmt, nicht vom Sender. Deshalb hat der Begriff „Suggestion" in seiner traditionellen Bedeutung keinen Sinn. Jede Fremdsuggestion, so die allgemein geteilte Auffassung im Feld der Hypnotherapie, wirkt immer nur als Selbstsuggestion. Diese Grundannahme veranlasste Milton Erickson dann auch, statt der üblichen direkten „Suggestionen" viele indirekte Strategien zu nutzen, um Menschen zu selbst organisierten Fokussierungsprozessen anzuregen, z. B. „Einstreutechniken", Implikationen, auch Konfusionstechniken, Fragen, welche die Aufmerksamkeit auf einen gewünschten Bereich lenken sollten, besonders auch das Angebot von Metaphern und Symbolen und das Erzählen von Anekdoten, welche eigenständige innere Imaginations- und Fokussierungsprozesse anregen sollten.

Die Theorie lebender Systeme als autonomer, sich selbst organisierender Systeme (Autopoiese) belegt in aktueller wissenschaftlicher Form nur noch einmal, was bei Erickson schon immer selbstverständliche Grundlage der Arbeit war, nämlich dass alle hypnotischen

Induktionsprozesse letztlich immer selbsthypnotische Prozesse sind. Dies lässt sich durch unzählige Alltagsbeispiele belegen. Als besonders nützlich erscheint es mir, dafür das übliche menschliche Träumen als Anschauungsmaterial zu nutzen. Denn was während des spontanen Prozesses eines Traums geschieht, ist dem Erleben sehr ähnlich, das sich auch in einer gelingenden Hypnotherapie entwickelt (im Traum wirkt es oft aber noch intensiver).

Stellen wir uns also vor, wir würden nachts zu Bett gehen und uns schlafen legen. Nehmen wir nun an, dass es uns zu diesem Zeitpunkt ausgezeichnet geht. Wir fühlen uns sehr behaglich, sicher, haben das Gefühl, in unserem Leben würde es zurzeit optimal ablaufen, wir fühlen uns sehr zufrieden und auch körperlich optimal im Lot (denkbar wäre ja ein solches Erleben, nicht wahr?). Sicher werden wir nun, wie bei jedem gewöhlichen Schlaf, unsere üblichen REM-Phasen erleben und träumen. Träumen heißt ja aber im Grunde nur, dass wir in selbst organisierter Weise eine eigene „Multimediashow" (auf allen Sinneskanälen) inszenieren. Wir sind dabei Drehbuchautor, Regisseur, Schauspieler, Beobachter etc. in einem. Die Art aber, wohin wir träumen, welchen quasi Traumfilm wir gerade produzieren, entscheidet nun mit machtvoller Konsequenz über das, was wir erleben, ja sogar, zu wem wir ganzkörperlich werden. Wenn wir z. B. nun einen Albtraum träumen würden, dann kann es uns vorher noch so gut gegangen sein, in Sekunden wird sich nicht nur unsere emotionale Reaktion verändern, sondern auch unsere körperlichen Prozesse werden massiv verändert. In kürzester Zeit ändern sich unser Blutdruck, unser Puls, unsere Atmung, sogar das Blutbild und die Hormonsituation werden nachhaltig verändert, möglicherweise (je nach Trauminhalt) erleben wir Todesangst, einen Schweißausbruch etc. Wenn nun aber, was in Träumen ja oft geschieht, plötzlich selbst organisiert ein anderer Trauminhalt eingespielt wird (Szenenwechsel, quasi *director's cut*), z. B. eine sehr schöne Szene, dann ändern sich wieder in kürzester Zeit alle diese Prozesse, wir werden wieder schnellstens zu jemand anderem, auch ohne verstanden zu haben, woher das vorherige Erleben kam oder ohne es „durchgearbeitet" zu haben. Dies alles ist nur ein Ergebnis davon, wohin wir unsere Aufmerksamkeit ausrichten im Traum. Ein zentrales Element kommt allerdings noch hinzu: Es ist sehr entscheidend, aus welcher Beobachterposition wir das alles erleben. Im üblichen Traum sind wir sehr intensiv assoziiert mit dem, was wir im Traum beobachten.

Würden wir aber z. B. die Methode des „luziden Träumens" nutzen (La Berge 1991; Tholey 1989), bei der man einfach lernt, während des Träumens den eigenen Traum zu beobachten, sich also auf eine Art Metaebene zu begeben und sich so vom Traumgeschehen etwas zu dissoziieren (und dabei auch mehr Willkürlichkeit einzuführen), könnten wir sogar den jeweiligen Traum beeinflussen und unser Erleben mehr wunschgemäß gestalten.

Hypnotherapie macht sich diese natürlichen Prozesse nur zunutze. Dies ist allerdings keine neue Entdeckung. Alle schamanistischen Heilungsprozeduren seit tausenden von Jahren gehen nach dem gleichen Prinzip vor. In der schamanistischen Tradition von Hawai wird dies z. B. kurz zusammengefasst mit dem Spruch: „Energy flows, where attention goes ..." Da, wo die Aufmerksamkeit hingeht, geschehen verwirklichte Physiologie, Denken und Emotion.

Potenzialhypothese

Dieses uns so vertraute, selbstverständliche Geschehen im Traum belegt nun aber auch eindeutig eine zentrale Annahme ericksonscher Arbeit. Wenn wir bedenken, welche enormen Veränderungen wir, je nach Trauminhalt und Beobachterposition im Traum, in unterschiedlichste Erlebnisrichtungen erzeugen können (üblicherweise allerdings, außer während des luziden Träumens, auf unwillkürlicher Ebene, denn wir träumen ja unwillkürlich), dann kann das nur klar heißen, dass wir in uns enorme Potenziale der Erlebnisgestaltung tragen. Genau diese Potenziale versucht die ericksonsche Hypnotherapie zu nutzen. So kommt sie auch zu einer entscheidenden Prämisse, die ich gerne die Potenzialhypothese nenne. Die ericksonsche Hypnotherapie geht von der Grundannahme aus, dass in praktisch allen Fällen die Grundkompetenzmuster, die für eine gesunde Lösung von psychischen, psychosomatischen und/oder interaktionellen Problemen verwendet werden, im Erfahrungsspektrum der Beteiligten gespeichert sind (Erickson u. Rossi 1981; Gilligan 1991; Schmidt 1992b). Jedem Menschen steht eine Vielzahl von Erlebnismustern – meist gespeichert in seinem unbewussten Erlebnisrepertoire – zur Verfügung. Jeder Erlebnisprozess fokussiert selektiv auf bestimmte Wahrnehmungsmöglichkeiten; mit diesen erlebt man sich als assoziiert, andere werden ausgeblendet oder treten in der

Wahrnehmung zurück, sie werden dissoziiert. Dabei bleiben sie aber, selbst wenn sie „vergessen" werden, als Potenzial verfügbar. Dies gilt auch für schon einmal erlebte Kompetenzmuster.

Ein weiteres kleines Beispiel soll diese These untermauern: Milton Erickson erzählte in persönlichen Begegnungen gerne, wie er die Wirkung solcher unwillkürlichen Fokussierung selbst in fast überwältigender Weise erlebt hatte (diese Episode wurde für ihn auch ein wichtiger Startimpuls zur späteren Entwicklung seiner Ansätze). Er war ja durch eine verheerende Polioinfektion im Alter von 17 Jahren (im Jahre 1918) völlig gelähmt. Über viele Monate hinweg lag er völlig ausgeliefert und hilflos im Bett. Seine Eltern, arme Bauern, konnten ihm nicht viel Unterstützung oder teure medizinische Versorgung anbieten. Sie bastelten ihm aber einen Schaukelstuhl, damit er wenigstens etwas Abwechslung erleben konnte. Dafür trugen sie ihn dann jeweils aus seinem Bett in diesen Schaukelstuhl und banden ihn mit Stricken darin fest, damit er nicht herausfiel (er konnte sich ja selbst nicht halten). Da die Familienmitglieder meist alle auf dem Feld arbeiten mussten, ordneten sie jeweils einige Male am Tag jemanden von ihnen ab, der zu Milton ins Wohnhaus ging und sich mit ihm unterhielt und ihn schaukelte. Eines Tages, Milton saß mit seinem Schaukelstuhl mitten im kleinen Wohnzimmer, kam niemand – wohl, weil alle wegen der Ernte so viel zu tun hatten. Milton erzählte mir noch im hohen Alter im Jahr 1979 so intensiv, als ob es erst vor kurzer Zeit geschehen sei, welch enorme Sehnsucht er empfunden habe, doch wenigstens am Fenster sitzen zu können, um hinauszuschauen. Aber es war ihm völlig klar, dass er dafür keine Chance haben würde, völlig gelähmt, wie er war. Mehrere Stunden saß er so da und war seiner Sehnsucht überlassen. Plötzlich schaukelte sein Schaukelstuhl. Zunächst war er sehr irritiert, da er dies ja nicht bewirkt haben konnte (er war ja gelähmt) und jemand anderer auch nicht da war. Dann aber begriff er sehr rasch, dass doch er es gewesen war, der den Schaukelstuhl zum Schaukeln gebracht hatte, allerdings nicht willkürlich. Denn er bemerkte nun auch bewusst, dass er als Ausdruck seiner Sehnsucht offensichtlich stundenlang unwillkürlich und vorbewusst imaginiert hatte, wie er sich zum Fenster „hinschaukelte". Natürlich konnte er damit keine geschädigten Nerven und Muskelaktionen verändern. Aber diese Imagination hatte offenbar sehr wirksam alle unwillkürlichen Muskelaktionen und Bewegungsmuster, zu denen seine unwillkürliche

Muskulatur noch fähig war, wie von allein aktiviert. Nachdem er dies verstanden hatte, fokussierte er konzentriert monatelang permanent auf alle Erfahrungen mit erfolgreichen Bewegungen, an die er sich erinnerte, ebenso auf alle Empfindungerfahrungen. Weiter beobachtete er genau seine kleine Schwester, die gerade laufen lernte, und imaginierte, wie er sich in ihren Körper begeben würde, um genauso laufen zu lernen. Nach mehreren Monaten hatte er so viel von seinen unbewussten und unwillkürlichen Potenzialen aktiviert, dass er tatsächlich wieder laufen konnte und mit intensiver weiterer Übung nach ca. einem Jahr nur noch einen leichten Krückstock rechts brauchte (M. Erickson, persönliche Mitteilung; Rossi 1991). Dass Milton nach diesen Erfahrungen sehr überzeugt war von dem enormen Kompetenzpotenzial in unserem unbewussten Erfahrungsrepertoire und dies auch sehr überzeugend weiter vermitteln konnte, dürfte kaum noch überraschen.

Sogar, wenn jemand lange Jahre sehr unter schweren Symptomen gelitten hat und sich selbst als völlig inkompetent für eine hilfreiche Entwicklung ansieht, trägt er dennoch alle relevanten Potenziale in sich, die für eine hilfreiche Lösung erforderlich sind. Diese wurden, so eben die weitere Annahme, aber offenbar massiv dissoziiert, sodass sie nicht mehr wahrnehmbar und zugänglich sind.

Aus dieser Sicht werden Menschen als „multiple Persönlichkeiten" in einem sehr positiven Sinne gesehen (Schmidt 1986c), bei denen die jeweils gerade gelebte und erlebte „Persönlichkeit" durch die Art der Aufmerksamkeitsfokussierung bestimmt wird. Je nachdem, wohin, d. h. auf welche der vielen möglichen Erlebnisbereiche, gerade fokussiert wird, wird man partiell zu jemand anderem, springt praktisch eine unserer vielen möglichen Persönlichkeitsvarianten ins Bewusstsein und „übernimmt die Regierungsfunktion" (siehe auch Ornstein 1992). Quasi gibt es uns gar nicht als statische Wesen, wir er-finden und er-zeugen uns eigentlich Sekunde für Sekunde unseres Er-Lebens durch Fokussierung von Aufmerksamkeit. Auch Familien, ebenso Organisationen (Schmidt 1992a, b) zeigen eine Vielzahl von Organisations- und Interaktionsmustern und können daher auch als „multiple Familien" beschrieben werden.

Priming

Hypnotisch wirkende Prozesse geschehen aber nicht nur im Traum oder in einer Hypnotherapie. Der gesamte Alltag, auch im wachen

Leben, kann beschrieben werden als eine permanent fluktuierende und synchron zwischen mehr willkürlicher und mehr unwillkürlicher Fokussierung oszillierende Gestaltung der Wahrnehmung. Im Alltag allerdings organisieren die meisten Menschen dies so, dass die bewussten Fokussierungen oft ziemlich stark abgetrennt von den unwillkürlichen ablaufen (die dann unbewusst genannt werden), was ja nur dann zum Problem wird, wenn diese beiden Ebenen völlig konträr wirken und sich behindern (wie z. B. bei Symptomen).

Erkenntnisse darüber, wie massiv Prozesse der Aufmerksamkeitsfokussierung wirken, lassen sich aber nicht nur dank der Konzepte der Hypnotherapie gewinnen.

Auch andere Forschungsergebnisse belegen deutlich, wie intensiv Prozesse der Fokussierung von Aufmerksamkeit menschliches Erleben nicht nur mental, sondern auch physiologisch beeinflussen und gestalten. Viele Forschungen in der Sozialpsychologie, die unter dem Begriff „Priming" subsumiert werden, belegen das eindrucksvoll (Higgins 1996; Bargh et al. 2001; siehe auch Storch u. Krause 2002). „Priming" beschreibt Prozesse, durch die unbewusst physiologische Reaktionen, Haltungen, emotionale Reaktionen und Absichten aktiviert werden können. Zum Beispiel wurden bei psychologischen Experimenten verschiedene Gruppen gebildet, bei denen die Teilnehmer homogene Voraussetzungen mitbrachten, u. a. auch hinsichtlich ihrer körperlichen Befindlichkeit. Einer der Gruppen wurden Wörter zum Thema „Alter" angeboten, aus denen Sätze gebildet werden sollten. Andere Gruppen bekamen Wörter mit der gleichen Aufgabe, aber zu anderen, neutralen Themen. Untersucht wurde aber nicht, wie viele Sätze gebildet wurden, sondern wie lange die jeweiligen Mitglieder der diversen Gruppen brauchten, um nach Verlassen des Raums, in dem der Test stattgefunden hatte, den langen Flur bis zum Ausgang des Gebäudes zu gehen. Dabei stellte sich heraus, dass die Gruppe, die Angebote (also ein Priming) zum Thema „Alter" bekommen hatte, signifikant länger brauchte für den Weg als die Vergleichsgruppen, obwohl die Beteiligten körperlich genauso gut in Form waren. Aufgrund der längeren Kommunikation zum Lebensbereich „Alter" als Fokus wurden offenbar sehr wirksam neuronale Netzwerke gebahnt, die auch zu wirksamen physiologischen Umschaltungen führten, ohne dass dies von irgendjemand aus der Gruppe bewusst angestrebt worden wäre. Die Beteiligten aktivierten also durch diese Fokussierung von Aufmerksamkeit ihr Potenzial, sich älter und langsamer zu bewegen (und wahrscheinlich auch, sich so zu erleben). Das Priming entspricht völlig identisch den Kommunikationsprozessen, die auch in einer Hypnotherapie ablaufen, insbesondere in einer indirekten nach den Konzepten von Milton Erickson. Dort werden keineswegs nur offizielle Tranceinduktionen der klassischen Art genutzt, sondern sogar überwiegend Gespräche, die zielgerichtet immer wieder Themen und Erlebnisprozesse fokussieren, die dem gewünschten Ergebnis dienen sollen („Konversationstrance"). Auch der „Solution Talk" (anstelle von „Problem Talk"), wie ihn S. de Shazer vorschlägt, drückt genau das Gleiche wie das hier beschriebene Priming aus. Priming ebenso wie „Solution Talk" und ähnliche fokussierende Gesprächsgestaltungen können mit indirekter hypnotischer Induktion gleichgesetzt werden.

Wenn man sich einmal klar macht, wie viele solcher fokussierenden Kommunikationsprozesse im Alltag auf uns einrieseln (Nachrichten, Werbung, übliche redundante Kommunikation am Arbeitsplatz, familiäre Kommunikation), wird deutlich, wie oft und wie unterschwellig intensiv wir im Alltag hypnotisiert werden und uns gegenseitig hypnotisieren, aber auch, wie oft wir uns z. B. durch innere Dialoge und andere Selbstkommunikationen selbst hypnotisieren, ohne es zu wollen. Oder wenn wir uns vergegenwärtigen, wie im Gesundheitssystem (welches ich lieber als Krankheitssystem bezeichnen möchte) – auch aufgrund der Bedingungen, welche die Krankenkassen setzen – in krass einseitiger Weise defizit- und pathologiefokussierend über Klienten kommuniziert wird und auch werden muss, wenn die Kasse bezahlen soll, brauchen wir uns nicht zu wundern, wenn alle Beteiligten, Helfer ebenso wie Klienten, einen sehr eingeengten „Tranceblick" entwickeln, sodass kaum noch eventuelle Kompetenzen und Ressourcen bei den Klienten wahrgenommen werden können. Aus diesem Grund habe ich in der Fachklinik am Hardberg in der Abteilung für hypnosystemische Psychosomatik, die ich dort leite, seit langer Zeit eingeführt, dass wir die obligatorischen pathologieorientierten Berichte über Klienten systematisch durch Kompetenzberichte ergänzen, beide auch den Klienten zur Einsicht geben und sie bitten, die jeweilige Wirkung der Berichte auf ihr Erleben zu prüfen. So können wir wenigstens (kompetenzfokussierend gedacht) aus dieser Zwickmühle einen konstruktiven Nutzen machen (siehe auch das Kapitel *Die Klinik als lernende Organisation*).

Die regelhaften Muster im System als Tranceinduktion („Regeltrance")

Auch die Erfahrungen mit den Priming-Experimenten weisen darauf hin, dass wir uns jeden Tag permanent wechselseitig „hypnotisieren" durch kommunikative Angebote, welche die Bahnung von Assoziationen anregen („hypnotisieren" im Sinne von wirksamer Fokussierung von Aufmerksamkeit auf allen Sinneskanälen, die unwillkürliches Erleben aktiviert).

Die Beteiligten in einem System wirken also durch ihre jeweiligen Beiträge als permanente „Einladung" zu bestimmten Fokussierungen auf die anderen ein. Dabei ist kein Beteiligter gezwungen, in einer bestimmten Weise auf die Einladungen der anderen einzugehen, alle sind ja autonome lebende Systeme, wir sind alle Umwelten füreinander, die sich gegenseitig letztlich nicht zu etwas zwingen können. Damit das jeweilige System aber funktionieren kann, werden wechselseitig kontinuierlich Feedbacks produziert, die dazu dienen sollen, die Regelungen zu reproduzieren, die von den Beteiligten als hilfreich oder notwendig für den Bestand des Systems angesehen werden. Diese Feedbacks wirken als intensive Einladung zur Fokussierung der Aufmerksamkeit der Beteiligten auf allen Sinneskanälen und haben den Zweck, bestimmte Glaubenshaltungen aufzubauen und aufrechtzuerhalten im Sinne von „Was ist richtig/falsch, gut/böse?" etc. Und wenn ein Beteiligter aus der Sicht der anderen zu sehr von diesen Regelungen abweicht, wird er eventuell sehr heftiges, ja sogar schmerzhaftes Feedback dafür bekommen – oder besonders belohnendes, wenn er Beiträge liefert, die als sehr dienlich für das System angesehen werden. Auch heftigstes schmerzliches Feedback muss niemanden dazu veranlassen, die als gültig gehandelten Regelungen zu befolgen, ebenso kann sich jemand gegen noch so belohnendes Feedback abgrenzen. Aber mit hoher Wahrscheinlichkeit werden unter diesen Feedbackbedingungen die meisten Beteiligten diese Fokussierungseinladungen damit beantworten, dass sie ihre Wahrnehmung selektiv ausrichten auf alles, was diese Systemregelungen bestätigt. Damit wird aber ihr Erleben indirekt-hypnotisch gestaltet, Erleben und Verhalten werden auch unwillkürlich dem als gültig erlebten System angepasst. So „passiert es ganz unwillkürlich", dass Denken, Fühlen, Physiologie und Verhalten wie von allein systemadäquat ausgerichtet werden, es sei denn, man wäre bereit, dafür einen hohen Feedbackpreis zu bezahlen. Diese Art des systembezogenen Erlebens habe ich „organisationale Regeltrance" genannt.

Selbstverständlich bedeutet dies nicht Trance, wie sie klassisch definiert wird. Aber die geeichte Interaktion führt zu einem Bewusstseinszustand, aus dem wieder ein Verhalten hervorgeht, das genau diesen Bewusstseinszustand bestätigt. Familien mit psychotischen Mitgliedern verhalten sich z. B. oft so, als ob die Regel gälte, dass nichts in der Kommunikation und in den Beziehungen eindeutig und klar definiert werden dürfte. Dies führt, was nach meinem Eindruck von keiner der beteiligten Personen beabsichtigt ist, oft zu Verwirrung und Misstrauen untereinander. Dies wieder verstärkt die Tendenz, nichts zu klären. Eine Familie bat uns z. B., Stillschweigen darüber zu bewahren, dass die Mutter uns in einem Brief über das gestörte Verhalten eines abwesenden Sohnes geschrieben hatte. Alle in der Familie wussten von dem Brief, nur nicht dieser Sohn. Die Befürchtung der anderen war es, der Sohn könne in seiner paranoiden Meinung bestätigt werden, dass hinter seinem Rücken in der Familie etwas geschehe, wenn er von diesem Brief erfahre, der hinter seinem Rücken geschrieben wurde.

Familien, in denen psychosomatische Probleme auftreten, verhalten sich oft so, als ob sie sich an Regeln orientierten wie: „Die Bedürfnisse der anderen sind wichtiger als die eigenen!" – „Man muss sich ganz normal verhalten, darf nicht auffallen oder abweichen." – „Man ist für die anderen mehr verantwortlich als diese für sich." – „Man muss fast alle privaten Dinge gemeinsam machen, darf sich nicht abgrenzen." Trennung wird emotional oft als bedrohlich, gar existenziell gefährlich erlebt. Ähnliches gilt für Konflikte, man orientiert sich intensiv auf Harmonie. Interaktionen, die so geregelt werden, münden oft ein in massivem Unwohlsein, latenter Angst, großer innerer Spannung, Gefühlen von Leere; häufig besteht der Glaube, dass man nie sein darf, wie man wirklich ist, dass so zu sein sogar zu einer Katastrophe führen würde. Das daraus abgeleitete Verhalten bestätigt dann natürlich wieder diesen Bewusstseinszustand.

Ritterman (1983) gibt einige Beispiele, wie in Familien die Interaktion zur Induktion eines pathologisch erscheinenden Bewusstseinszustandes führen kann.

Grundaufgaben einer kompetenzfokussierenden Hypnotherapie

Schon aus dem, was sich in der Gestaltungsdynamik von Träumen zeigt, worauf Priming hinweist und was sich aus der Potenzialhypothese ergibt, kann man ablesen, wie eine Kommunikation aufgebaut sein sollte, die ein gezielt angestrebtes unwillkürliches Erleben aktivieren will. Die zentrale Aufgabe der Therapie und Beratung wird es dann dementsprechend sein, so intensiv und systematisch als möglich Fokussierungshilfen anzubieten, um diese Potenziale wieder zu suchen (Suchprozesse), zu finden und zu aktivieren und dann so nachhaltig als möglich in die gewünschten Lebenskontexte zu assoziieren. Insofern bezeichnen wir die ericksonschen und alle damit verwandten Verfahren als kompetenzorientierte oder kompetenzfokussierende Verfahren. Dazu gehört auch der lösungsfokussierende Ansatz (de Shazer 1989a, 1989b, 1994), dessen wesentlichsten Grundideen und typischen lösungsfokussierenden Interventionen (z. B. „Wunderfragen" oder „Ausnahmefragen") direkt aus den ericksonschen Strategien der „Pseudoorientierung in der Zeit" oder „Altersprogression" abgeleitet sind (Erickson 1954). Sie versuchen, die für den angestrebten Erfolg hilfreichen Erfahrungen durch Reassoziation wieder erlebbar zu machen.

Praktisch alle hypnotherapeutischen Maßnahmen, ob sie nun als offiziell so definierte Tranceinduktionen oder mehr als indirekt fokussierende Gespräche konzipiert sind, werden (bei aller inhaltlich denkbaren Unterschiedlichkeit) dementsprechend letztlich nach ähnlichen Strukturprinzipien aufgebaut:

Eine Induktion soll ja von einem Erlebniszustand (dem gewohnten üblichen Wachzustand) weg und hin zu dem angestrebten Erleben führen – ob dies „Trance" genannt wird oder nicht. Ich will die typischen Schritte im weiteren Verlauf sinnbildlich beschreiben: Das Vorgehen kommt damit einer *Erlebnisreise von einer Situation in eine andere, zum gegebenen Zeitpunkt mehr gewünschte,* gleich. Wollen Therapeuten solche „Reisen" unterstützen, übernehmen sie damit die Rolle von „Reisebegleitern, Reisepartnern, Reiseführern" (wie auch immer man dies nennen will). Will ein Mensch dies selbsthypnotisch gestalten, übernimmt er selbst mit seinen willkürlichen Wahrnehmungsfunktionen diese Rolle.

Pacing und Utilisation

Damit die Reise beginnen kann, muss der Reisepartner zunächst einmal diejenigen, mit denen er reisen will, an ihrem gegenwärtigen Aufenthaltsort abholen. Alle Maßnahmen, die dieser Aufgabe dienen, wurden von Erickson als Beiträge zum Aufbau einer kooperativen „Ja-Haltung" („establishing of a yes-set") bezeichnet. Die Reisebegleiter (z. B. Therapeuten) sollten dafür alle Erlebnisprozesse, auch alle Glaubenshaltungen, Erwartungen, Zielvorstellungen etc. des jeweiligen Gegenübers wertschätzend akzeptieren als ihre achtenswerte, aus guten Gründen so und so gestaltete Erlebniswelt. Diese wird also nicht hinterfragt, die Klienten müssen sich z. B. nicht auf die Sicht der Therapeuten einstellen und etwas an ihrer Sicht ändern, sondern dies erfolgt umgekehrt. Die Therapeuten geben deshalb ihre eigene Position aber nicht auf, auch nicht ihre eigenen Bedürfnisse und Bedingungen, die sie für eine Kooperation brauchen. Sie bieten aber eine kongruent achtungsvolle Begegnung mit einer quasi multikulturellen Toleranz an. Die Begründer des NLP haben diesen äußerst wichtigen Aspekt der Arbeit „Pacing“ genannt (Bandler a. Grinder 1982). Pacing stellt eine Daueraufgabe dar in einer Beratungs- oder Therapiekooperation. Damit man ihr gerecht werden kann, gibt es in der ericksonschen Konzeption eine enorme Vielfalt von Kriterien, mit denen man die Erlebnisorganisation von sich selbst oder anderen differenziert erkennen und beschreiben kann, um so besser auf sie eingehen zu können (einige der wichtigsten Kriterien werden im Kapitel Hypnosystemische Kompetenzentfaltung aufgeführt). Wie ich schon gezeigt habe, erweist es sich auch aus systemischer Sicht als eine der wichtigsten Grundaufgaben in Therapie und Beratung, das Beratungssystem als zieldienliches Kooperationssystem aufzubauen (Kybernetik 2. Ordnung). Pacing-Strategien ermöglichen u. a. wesentlich vielfältigere und differenziertere Möglichkeiten, das Beratungssystem quasi maßgeschneidert abzustimmen auf die einzigartigen Welten der Klienten, aber auch auf die relevanten Kontextbedingungen der Kooperation, so wie wir sie aus den üblichen systemischen Modellen kennen.

Um das Beratungssystem optimal als kompetenzfokussierendes System aufzubauen, sollte ein weiterer wichtiger Aspekt beachtet werden. Kein Phänomen „ist“ an sich eine Kompetenz oder eine Inkompetenz, eine Ressource oder Nichtressource. Jedes Phänomen kann aber als Kompetenz oder Inkompetenz wirken. Dies hängt davon ab, ob es (aus der Sicht des jeweiligen Betrachters) Gewünschtes, den jeweils zugrunde gelegten Zielkriterien Entsprechendes bewirkt und auch dabei in die jeweils als gültig angesehenen Kontextbedingungen (z. B. Moral, Kultur etc.) passt. Dann wirkt es als „Kompetenz“, übrigens ganz unabhängig von der ursprünglich damit verbundenen Absicht des Handelnden. Die Wirkung und die Kontextviabilität bestimmen also „Kompetenz“. Wirkt es nicht zieladäquat und / oder kontextadäquat, gewinnt das jeweilige Phänomen (Denken, Handeln, ja auch Emotion) den „Charakter" von Inkompetenz. Ob etwas als Kompetenz oder Inkompetenz angesehen und genutzt wird, hängt also entscheidend davon ab, wie es beschrieben und bewertet wird und wie man sich dazu in Beziehung setzt. Der jeweilige Beobachter und Bewerter des Phänomens bestimmt also über seine „Eigenschaft".

Für Therapeuten folgt daraus: Wenn sie einen Beitrag dazu leisten wollen, das Beratungssystem als kompetenzfokussierendes, zieldienlich wirksames Kooperationssystem aufzubauen, sollten sie jedes Phänomen, welches von den Klienten angeboten wird, aber auch eigene Beiträge, eigenes Erleben jeweils so beschreiben, bewerten und so damit umgehen, dass es als Kompetenz für Bedürfnisse behandelt werden kann, die für die Zielverwirklichung zu berücksichtigen sind und genutzt werden sollten. Dies wird im ericksonschen Konzept „Utilisation" genannt. Wenn z. B. jemand immer wieder jedes Angebot mit „Ja, aber ...", großen Zweifeln etc. beantwortet, sollte dies behandelt werden als deutliches, kompetentes Verhalten im Dienste von Sicherheitsbedürfnissen des Betreffenden und als Fähigkeit, kritisch zu prüfen und nur das anzunehmen, was auch ganz sicher für die eigene Person passt. Die Therapeuten tragen so dazu bei, eine neue Realität zu erzeugen (wenn ihre Angebote für die Adressaten plausibel erscheinen), welche Kompetenzperspektiven ermöglicht. Diese Fähigkeit sollte dann nicht verändert, sondern genutzt werden als klarer Hinweis darauf, unter welchen Bedingungen jemand kooperieren würde, nämlich wahrscheinlich nur, wenn er viel autonomen Raum für kritische Prüfung und Abgrenzung gegen Angebote der Therapeuten bekommt.

Das Beratungssystem als rituelles Kraftentfaltungs- und Flow-System

Wie ich oben schon gezeigt habe, als ich Probleme verstehbar machte als Zeichen einer (letztlich selbsthypnotisch induzierten) Problemtrance, gehen solche Problemerlebnisprozesse so gut wie immer damit einher, dass sich die Wahrnehmungsmöglichkeiten sehr verengen. Damit erleidet man nicht nur ein Problem, man dissoziiert auch viele Kompetenzen, die man für seine Lösung gut gebrauchen könnte. Tragischerweise führt dies wiederum dazu, dass man so eher Zugang findet zu (bzw. sich assoziiert mit) Zielvorstellungen,

Lösungsideen und Lösungsstrategien, die das Problem gerade wieder verstärken oder stabilisieren, anstatt es wie gewünscht zu lösen. Dies ist ein unwillkürlicher Prozess, man sollte keinem Klienten unterstellen, dass er etwa lieber leiden wolle als lösen. Aussagen wie „Leiden ist leichter als Lösen" (Döring-Meijer 2000 unter Bezug auf B. Hellinger) diffamieren aus meiner Sicht Klienten und werden dem belegbaren Prozess nicht gerecht, dass die Klienten einen hohen Preis bezahlen dafür, dass ihre Erlebnisorganisation so dissoziiert ist. Während des Leids, während man ein Problem erlebt, wird man meist auf fast allen Ebenen der Wahrnehmung zu jemand anderem als derjeninge, als den man sich erlebt, wenn es einem besser geht. Während leidvoller Phasen verändert sich sogar der Hormonhaushalt, man wird quasi dümmer in dem Sinne, dass man eben nur noch eingeengt reagieren kann (Ciompi 1982; Hüther 1999, 2000, 2004; siehe auch das Kapitel Die Klinik als lernende Organisation).

Wenn Menschen, unter dem Eindruck eines Problemerlebens, sich zu einer Beratung oder Therapie entschließen, können wir davon ausgehen, dass sie auch das Ereignis Beratung bzw. Therapie aus der Problemtrance heraus angehen und erleben. Auch ihre Schilderungen des Problems, ihre Zielvorstellungen und ihre Ideen hinsichtlich möglicher Schritte entspringen der Problemtrance und können deshalb leicht wieder ins Problem zurückführen.

Therapeuten haben deshalb die ethische Pflicht, den gesamten Prozess der Zusammenarbeit so mitzugestalten, dass er zu einem Kontext der Wertschätzung, Sicherheit, von Wohlgefühl, ja, von optimalem Flow-Erleben wird (Csikszentmihalyi 1996). Mit Flow ist gemeint, dass sich jemand ganz im Lot fühlt, voller Kraft, Schwung, Elastizität, mit optimal fließender Energie und sich dabei ganz einer Aufgabe widmen kann, quasi erfüllt von ihr und ohne unangenehmen Stress. Lösungsfokussierung und Flow bedeuten dabei aber nicht, dass man sich immer als locker und fröhlich erleben müsste – das würde einer billigen, oberflächlichen und destruktiv wirkenden positivistischen Schönfärberei entsprechen. Da ziehe ich eindeutig Werte des „alten Europa" vor. Es geht darum, jeweils das den Erfahrungen und Kontexten der Beteiligten aus ihrer Sicht angemessenste Erleben zu unterstützen, bei Verlust z. B. Trauer, bei als gefährlich angesehener Unsicherheitssituation (z. B. bei der Arbeit, in Beziehungen) auch den liebevollen, achtenden Umgang mit Angst (anstatt sie abwertend „wegmachen" zu wollen). Alle Gefühlsreaktionen haben kontextbezogen ihren Wert, aus dieser Sicht gibt es keine „negativen"

Gefühle, sondern immer nur solche, die in bestimmten Kontexten die genau stimmige Kompetenz darstellen.

Je mehr jedes Angebot der Therapeuten auf erlebbare Wertschätzung, Sicherheit und Kraft fokussiert, desto eher können die Klienten wieder zu denen werden, die ihre Anliegen endlich wieder aus einer Perspektive anschauen können, die ihnen Zugang zu hilfreichen Ideen ermöglicht. Deshalb sollten Therapeuten sich auch nicht sofort intensiv mit den Problemen beschäftigen, sondern damit, was die Klienten brauchen könnten, um überhaupt eine sichere Beobachterperspektive aufbauen zu können, aus der heraus sie geschützt, sicher, mit Kraft erst ihre Muster betrachten. Es sollten also viele fokussierende Fragen, Einladungen etc. angeboten werden in Richtung dieses Erlebens, z. B.: „Ich frage mich, was Sie im Moment gebrauchen könnten, um wieder mehr Kraft zu spüren, um diese schwierigen Themen einmal mit etwas Abstand, mit etwas Schutz und Zuversicht anzugehen." Oder: „Wie müssten wir denn darüber reden, damit Sie wieder merken können, dass Ihnen dabei quasi der Rücken so gestärkt wird, dass Sie sich überhaupt wieder spürbar vorstellen könnten, etwas Hilfreiches in Gang setzen zu können …" Oder: „Wie nahe an sich dran erleben Sie denn gerade das Problem, wenn Sie sich so bedrängt davon fühlen; und wohin in Ihrer Wahrnehmung, sozusagen wohin im Raum [Dissoziationstechnik] müssten Sie es schieben, stellen etc., damit Sie es ruhig und mit Kraft und Flexibilität anschauen könnten? Welche Ideen würden Ihnen denn dann eher kommen?" So werden die Klienten von Anfang an unterstützt dabei, einen Erlebnisprozess mit mehr Kompetenzzugang aufzubauen, aus dem heraus sie sich viel erfolgreicher und dabei geschützter mit ihren Problemen beschäftigen können. Die Einladungen der Therapeuten dabei entsprechen konsequent den Ideen der ericksonschen Hypnotherapie darüber, wie durch Fragen imaginativ Aufmerksamkeit fokussiert und Erleben aktiviert wird.

L. Reddemann hat diese Sichtweise Anfang der 90er Jahre aus einer Weiterbildung bei mir übernommen und sie in beeindruckend kreativer und konsequenter Weise für eine intensive Revision ihrer Traumatherapiekonzepte genutzt (Reddemann 2002, 2004). Ein zentraler Aspekt davon ist, dass bei traumatisierten Klienten keine Beschäftigung mit der Vergangenheit begonnen wird, bevor sie nicht wirksam eine sichere Beobachterposition aufbauen konnten, aus der heraus dies dann angegangen werden kann.

Der noch immer weit verbreitete Mythos in Beratung und Therapie, dass Klienten einfach genügend Leidensdruck bräuchten, damit sie zu Veränderungen kommen, stellt aus meiner Sicht eines der dümmlichsten Fossilien der Therapiegeschichte dar. Zwar kann es sein, dass man mit erhöhtem Leidensdruck eine stärkere Bereitschaft zur Veränderung entwickelt. Die erlebte Fähigkeit zur Veränderung wird dabei aber immer geringer, da man ja sich stets als schwächer, enger, unfähiger erlebt, je mehr der Leidensdruck steigt. Die erlebte Fähigkeit und gerade dadurch auch fast immer die Motivation für Veränderung werden wesentlich stärker und konstruktiver, wenn man sich aus voller Kraft, Zuversicht, Neugier erlebt. Wie gerade die Flow-Forschungen zeigen, erlahmt dann keineswegs der Wunsch nach Entwicklung. Die uralte psychoanalytische Idee (natürlich auch schon von Psychoanalytikern selbst infrage gestellt), dass Menschen nur auf Triebbefriedigung und Spannungsabfuhr aus wären, lässt sich durch diese Forschungen widerlegen. Gerade wenn man sich im Flow erlebt und das angestrebte Ziel erreicht hat, beginnt man typischerweise, nach der nächsten Herausforderung zu suchen und sie anzugehen. Auch dieser Aspekt legt sehr nahe, die Kooperation in Therapie und Beratung nach Flow-Mustern anzulegen. Dies wird aber auch nur möglich, wenn die angestrebten Anforderungen (Ziele etc.) als mit den eigenen, subjektiv erlebten Kompetenzen realisierbar erscheinen. Deshalb müssen die Ziele entsprechend sorgfältig auf dieses subjektive Kompetenzniveau abgestimmt werden.

Diese Überlegungen zeigen auch deutlich: Völlig unzureichend ist die weit verbreitete Idee in der systemischen Arbeit, dass man – als Intervention – ein System „verstören" sollte und dass sich dann das System hilfreich selbst reorganisieren würde (abgeleitet aus der Autopoiese-Konzeption). Denn wenn ein System verstört ist, erlebt es Verlust an Orientierung und Sicherheit. Dies mündet meist ein in Angst, Stress und Konfusion. Dann aber wieder steigt der Bedarf an Sicherheit, die man schnell zu erreichen versucht durch die unwillkürliche Wahl von Lösungsstrategien, die einem am meisten vertraut sind. Dann werden aber die Lösungsstrategien abgerufen, die schon bisher am meisten mit dem Erleben von Angst und Stress verbunden waren. Und dies sind so gut wie immer aber solche aus undifferenzierteren, inkompetenteren Zeiten, die also Lösungsversuche mit sich bringen, die das System auf ungünstigerem Niveau reorganisieren. Viele Beispiele auch aus politischen Kontexten (Weimarer Republik, Jugoslawien, Irak, Ruanda/Burundi) belegen dies auf tragische Weise. Das System sollte, wenn es schon „verstört“ werden soll, dabei unbedingt und vorrangig viel schützende, Sicherheit schaffende Begleitung angeboten bekommen. Ich spreche auch lieber nicht von „Verstörung“, sondern von Such- und Einladungshilfen, welche die Autoritäten (die Klienten) völlig frei auf Nützlichkeit hin prüfen sollten.

Imaginationsfähige Zielvisionsentwicklung

Will man die Reise erfolgreich gestalten, dürfte es meistens sehr nützlich sein, das Reiseziel zu bestimmen. (Allerdings ist auch denkbar, dass jemand quasi einfach einmal drauflosreisen will, ohne direkt klar inhaltlich definiertes Ziel. Darauf gehen wir gleich noch ein.) Aus ericksonscher Sicht ist diese Zielbestimmung eine zentrale Aufgabe. Da alles Erleben ja Ergebnis von Aufmerksamkeitsfokussierung ist, können die gewünschten Ziele umso eher und wirksamer erreicht werden, je differenzierter in Details des Erlebens sie beschrieben werden können. Denn dann sind sie fokussierbar bzw. imaginierbar, und dies wieder macht sie erst realisierbar. Die Beschreibung der Ziele muss deshalb unbedingt bestimmten Kriterien folgen: Es muss dabei immer beschrieben werden, was sinnlich konkret im Zielerleben da ist (nicht, was dann weg ist), was dann beginnt (nicht, was dann aufhört) und wie dies internal und interaktionell gemerkt werden kann. Würde man die Ziele so beschreiben, dass mehr dabei ausgemalt wird, was weg ist, würde dies zu einer geradezu das Problemerleben verstärkenden Fokussierung beitragen. Sie können ja einmal versuchen, was es bewirkt, wenn Sie z. B. ein Ziel so beschreiben: a) „Ich möchte gerne, dass diese unangenehmen, schmerzhaften Verspannungen endlich weg sind, dass es endlich aufhört mit diesem schmerzhaften Druck und ich nicht mehr eingeengt atme …“ Und: b) „Es wäre sehr schön, wenn sich jetzt bald wieder meine Schultern wohltuend lockern würden, wenn angenehm erfrischende Energie durch meinen Körper strömen würde und ich eine gewisse Leichtigkeit erleben könnte, womöglich verbunden mit einigen erholsam tiefen Atemzügen …“

Dies klingt einfach, für viele Klienten erweist sich das aber als äußerst schwierig. Denn wenn z. B. jemand sehr unter etwas leidet, ist er dabei so von dem unangenehmen Erleben absorbiert, dass er das nur noch weghaben will und wünscht, dass es aufhören soll, so sehr, dass kaum noch andere Gedanken zugänglich erscheinen. Die „Reisezielbestimmung" ist deshalb nicht nur eine Abklärung, damit man dann mit der Arbeit anfangen kann, sie ist eine zentrale Phase der Interventionen.

Um ihr gerecht zu werden, sollten viele Fragen danach gestellt werden, woran die relevanten Beteiligten das gewünschte Ergebnis merken würden. Dabei zeigt es sich sehr oft, dass Klienten sich äußerst schwer tun, dies klar zu formulieren, aber nicht, weil sie etwa inkompetent wären. Ihr Denken führt a) spontan und unwillkürlich immer wieder auf das zurück, was sie „weghaben" wollen, und b) haben sie kein kognitiv bewusst klares Bild vom gewünschten Ergebnis, sie haben eher eine intuitiv ahnende, bewusst noch vage Vorstellung. Deshalb erleben sie es oft als sehr erleichternd und unterstützend, wenn die Therapeuten ihnen differenzierte Fragen dazu stellen und auch durchaus einmal Vorschläge machen. Dies wirkt aber in aller Regel nur dann konstruktiv, wenn diese Fragen und Vorschläge nicht aus einer Haltung des Wissenden angeboten werden, der damit die gültige Realität derer definieren will, denen die Angebote gemacht werden. Die Anbieter sollten sich deshalb als Suchhelfer verstehen, ihre Angebote nur als Sondierungshilfen, welche den eigentlichen Autoritäten in diesem Such- und Findeprozess, nämlich den Klienten, die völlig freie Prüfung und Wahl zubilligen. Ich definiere mich deshalb seit langer Zeit gerne in meinem Rollenselbstverständnis nicht mehr als Therapeut oder Berater, sondern als „Realitätenkellner", welcher diverse „Realitätenmenüs" anbietet, dabei achtungsvoll ethnologisch neugierig die einzigartige Kultur der Gäste bestaunt und dann respektvoll auf die Wahl der Gäste wartet.

Um solche „Menüangebote" hinsichtlich des gewünschten Erlebens machen zu können, kann man unser Wissen darüber nutzen, wie typischerweise Erlebnis- und Wahrnehmungsmuster assoziativ aufgebaut werden. So können viele detaillierte Fragen angeboten werden, nicht nur zu konkretem Verhalten, Denken, Fühlen, zu Kontextbedingungen etc. Die Phänomene, welche in der Hypnotherapie klassischerweise als „Trancephänomene" beschrieben werden (z. B. Kossak 1989; Bongartz 1988; Yapko 1984), können dafür optimal genutzt werden. Gefragt werden kann dann z. B. danach, was mit dem gewünschten Erleben einhergeht (welche *zu Mustern „gewebte"*

Assoziationsketten von Erlebniselementen), z. B. welches Alterserleben, welches Erleben von Größe, Stärke, Beweglichkeit, welches Atemmuster, welche Empfindungen, welche inneren Dialoge, welche inneren bildhaften Vorstellungen, Erinnerungen, Zukunftsfantasien, welches Erleben von Raum, Zeit etc.

Bietet man dies systematisch und gut abgestimmt auf die Haltung der Klienten an, so erweist sich praktisch immer, dass die Fragen dann nicht nur als Fragen wirken, sondern quasi wie Angebote zu geleiteten Imaginationen. Denn die Fragen kann man weder verstehen noch beantworten, wenn man nicht innere Erlebnismuster (Imaginationen) abruft, die ihnen entsprechen. Dies aber wieder wirkt als Einladung zur Aufmerksamkeitsfokussierung (wie Priming) in die gewünschte Richtung, das gewünschte Erleben wird nicht nur erfragt, sondern synchron schon aktiviert. So wird nicht nur das Reiseziel bestimmt, es wird während seiner Bestimmung meist schon mehr oder weniger stark erreicht. *Die Zielklärung wird zur Imagination des Zielerlebens.* Von dort aus könnte es übrigens sehr wohl ausreichen, den Klienten die Einladung anzubieten, in ihrem Alltag immer wieder genau dieses gerade entwickelte Wunscherleben zu reaktivieren oder zu beobachten, wann es spontan, unwillkürlich auftritt. Solche Einladungen sind deshalb sehr sinnvoll, weil der Transfer des Erlebens in den Alltag noch nicht dadurch gewährleistet ist, dass es im Beratungskontext entwickelt wurde, denn der Alltag bietet völlig andere Kontextbedingungen. Da alles Lernen, Gedächtnis und Verhalten aber kontextbezogen abläuft, könnte es im Alltag wieder zurückgedrängt und dissoziiert werden. In der Konzeption von de Shazer wird oft genau so vorgegangen.

Der große Vorteil solcher Fragen ist aber, dass sie als Angebote wirken, die den Befragten die völlige Wahlfreiheit lassen und sie dabei auch noch unterstützen, sich diese auch zu gönnen, jedenfalls dann, wenn die angebotenen Fragen offen gestellt werden. Ich selbst plädiere auch sehr dafür, dass die hier beschriebenen Zusammenhänge, welche zu diesem Vorgehen führen, auch den Klienten von Anfang an völlig transparent erläutert werden (wie eine detaillierte Produktinformation), damit sie ganz gleichrangig „eingeweiht“ sind. In der ericksonschen Tradition wird diese Transparenz von den meisten Anwendern vermieden, da befürchtet wird, das bisherige, gewohnte Denken der Adressaten könnte die erhoffte Wirkung dann behindern oder gar zerstören. Auch Steve de Shazer lehnt solche

Transparenz kategorisch ab (persönliche Mitteilung). Ich habe nur gute Erfahrungen mit ihr, die Kooperation wird dann gleichrangig, wird als achtungsvoller erlebt, und die Kooperationsbereitschaft der Klienten verstärkt sich noch erheblich.

Diese Haltung der Transparenz entspricht außerdem wesentlich mehr meiner ethischen Grundorientierung, mit Menschen so umgehen zu wollen, wie ich auch gerne hätte, dass man mit mir umgeht.

Sehr vorteilhaft wirken die beschriebenen Prozesse der Zielentwicklung auch deshalb, weil sie meist schon unmittelbar erlebbar machen, dass etwas vom Gewünschten zugänglich ist, dass also etwas in die gewünschte Richtung veränderbar ist. Da viele Klienten aber nach langen leidvollen Erfahrungen unterschwellig oder explizit eher glauben, dass ihre Probleme nicht veränderbar sind, bewirken die zieldienlichen Erfahrungen, die schon mithilfe der Zielvisionsfragen aktiviert werden können, oft sofort Hoffnung, Zuversicht und damit auch mehr Kraft und Motivation.

Validierung der Potenzialhypothese und optimale Logistik für die Reise

Noch wesentlich überzeugender und gehaltvoller werden die eben beschriebenen Maßnahmen, wenn der Blick gemeinsam durchaus auch in die Vergangenheit gerichtet wird, aber nicht auf die Problemepisoden, sondern auf Episoden, in denen schon einmal Ähnliches erlebt wurde, wie es in der Zielvision beschrieben wurde, oder sonstige hilfreiche Episoden. Solche findet man praktisch immer, auch wenn sie bisher aus dem Erleben der Betroffenen dissoziiert waren. Mit den gleichen Strategien wie bei der Zielentwicklung können die Erlebnisprozesse, welche mit den hilfreichen Episoden einhergingen, detailliert beschrieben und dabei ebenfalls intensiv reaktiviert werden, sodass sie nicht mehr nur Vergangenheit sind, sondern erlebte Gegenwart werden. Auch dies macht für die Klienten überzeugend erlebbar, dass gewünschte Veränderung möglich ist. Und: Es wirkt sich meist sofort sehr positiv auf ihr Selbstbild aus, denn es macht ihnen wieder klar, dass sie viel mehr nutzbare Potenziale in sich tragen, als sie bisher von sich dachten. Solche Erfahrungen, die man praktisch in jeder Beratung bzw. Therapie machen kann, wenn man nur konsequent darauf fokussiert, bestätigen deutlich unsere Potenzialhypothese.

In dieser Phase wird also mit Bedacht versucht, nicht die Problemvergangenheit, sondern die Kompetenzvergangenheit zu fokussieren. Das Motiv dafür ist selbstverständlich nicht, die Probleme zu bagatellisieren oder einseitig positiv über sie „hinwegzuschwätzen". Aber stellt man viele Fragen, um z. B. das Problemmuster „verstehen" zu wollen, kann dies in fataler Weise zu einer probleminduzierenden Fokussierung beitragen, die den Klienten sicher nicht hilft, es sei denn, es wird auf eine bestimmte Art gemacht, die ich später ausführlich erläutern werde (siehe auch das Kapitel *Hypnosystemische Kompetenzentfaltung*).

Die Ausführungen hier sollten aber nicht so verstanden werden, dass empfohlen würde, auf Gespräche über die Probleme so weit als möglich oder gar ganz zu verzichten. Dies wird zwar in der Konzeption von de Shazer vorgeschlagen. Dort wird immer angestrebt, jeden Problem Talk wenn möglich zu vermeiden (weil er ja das Problemerleben fokussiert) und ganz den Solution Talk (das Gespräch über Kompetenzepisoden) in den Vordergrund zu rücken. Aus der hier vertretenen hypnosystemischen Sicht würde dies aber als massiv einseitige Parteinahme für eine Richtung verstanden, und die Klienten erleben es nach meiner Erfahrung auch sehr oft so. Sie selbst sind ja sehr häufig noch intensiv mit der Problemperspektive assoziiert, einseitiger Solution Talk wirkt sich dann destruktiv aus und erweist sich als krasser Mangel an nötigem Pacing. Wie ich in den meisten der folgenden Kapitel noch zeigen werde, kann man sehr wohl sehr zieldienlich und kompetenzstärkend über die Probleme reden und so viel mehr zu einer als ganzheitlich achtungsvoll erlebten Kooperation beitragen.

Reisen mit dem Transportmittel „Imagination"

Auch wenn schon die „Reisezielbestimmung" tendenziell (oder vollständig) in das gewünschte Erleben einmünden kann, erweist es sich doch oft als notwendig, die Erlebnisprozesse, die als Teil der Zielvision entwickelt wurden, in der weiteren Kooperation zu verstärken und zu stabilisieren. Dies geschieht in maßgeblicher Weise durch Variationen von Imaginationen. Angebote von bildhaften Vorstellungen auf allen Sinneskanälen, nicht nur visuell, werden dabei eingesetzt. Bei den üblichen Imaginationsmethoden wird, nachdem eine Fokussierung nach innen (oft mit geschlossenen Augen) vorgeschlagen wurde, dazu eingeladen, sich die gewünschten Erlebnisse so konkret und plastisch als möglich vorzustellen. Auch für die Ausgestaltung solcher Imaginationen dient wieder als Leitlinie die

Beschreibung der miteinander zu Erlebnisprozessen assoziierten Sinneselemente (wie oben als Assoziationsketten von Erlebniselementen beschrieben).

Wie beim Fokussierungsprozess des Träumens werden damit die gewünschten hilfreichen Ressourcen reaktiviert. Imagination geschieht aber nicht nur durch Träume oder professionelle Imaginationsmethoden (wie z. B. das katathyme Bilderleben o. Ä.). Imaginiert wird bei jedem Sprechakt und bei jeder Kommunikation, auch wenn sie nur nonverbal geschieht, aber auch durch rituelle Bewegungen, Tanz, Gesang und Sprachmuster, die besonders nachhaltig auf die gewünschten Erlebnisbereiche fokussieren. In der ericksonschen Konzeption werden (wie schon erwähnt) neben der hier gerade beschriebenen Art von direkter Imagination viele indirekt angelegte Angebote gemacht. Besonders durch Metaphern, das Erzählen von Anekdoten, die Verwendung von symbolischen Interventionen, von Ritualen, aber auch von nonverbalen (mimischen und gestischen) Angeboten und durch beiläufige Gespräche mit vielen Fragen, die sich aber systematisch mit gewünschten Erlebnisprozessen beschäftigen, versucht man, eigenständige innere „Such-und-Findeprozesse" hinsichtlich der gewünschten Potenziale bei den Klienten anzuregen. Generell, so könnte man sagen, werden alle Angebote als besonders günstig angesehen, die direkt oder indirekt quasi die Sprache des limbischen Systems und anderer entwicklungsgeschichtlich älterer Gehirnbereiche sprechen, denn diese sind am meisten für unwillkürliche Prozesse zuständig, und die sprechen nun mal nicht die kognitive Sprache des Cortex.

Erickson betonte mir gegenüber, dass er in über 50 Jahren Berufspraxis immer konsequent hypnotherapeutisch gearbeitet habe, aber maximal in 25 % seiner Arbeit direkte, „offiziell" als solche definierte Tranceinduktionen genutzt habe. Die üblicherweise bekannten Tranceinduktionen sind also nur ein Sonderfall einer flexiblen, kontextadäquaten Hypnotherapie.

Und nicht nur die Erfahrung des Träumens beweist klar: Um unser jeweiliges Erleben sehr wirksam zu verändern, brauchen wir nicht erst lange herauszufinden, „warum" wir das Bisherige erlebt haben, auch nicht, „woher es kommt", wir brauchen es auch nicht noch einmal emotional zu „durchleben" oder es „durchzuarbeiten".

Wir müssen einfach nur eine andere Art der Aufmerksamkeitsfokussierung gestalten, und sofort reagieren unser Körper und unsere Seele darauf – dies ist äußerst wirksam, und sei unser Erleben vorher z. B. noch so angstvoll oder deprimiert gewesen. Im Traum wird dabei deutlich, dass diese Fokussierungen sogar wortwörtlich umgesetzt werden. Es ist also von höchster Wichtigkeit, wie wir und was wir imaginieren.

Klar beweisbar kann Erleben grundsätzlich auch ohne solche traditionell in der Psychotherapie als notwendig angesehenen Prozeduren verändert werden. Wenn z. B. ein „Verstehen" oder „Durcharbeiten" gewünschte Ergebnisse bringt, dann – so kann man aus der Sicht des Konzeptes der Aufmerksamkeitsfokussierung zeigen – und nur dann, wenn es nachhaltig zu veränderten Prozessen der Fokussierung beiträgt. Viele Klienten, die mir dies schon berichtet haben, wissen aber aus eigener leidvoller Erfahrung, dass auch z. B. 280 Stunden Psychotherapie solche hilfreiche Umfokussierung nicht bewirkt haben. Viele Therapeuten (im Dienste der eigenen Psychohygiene verständlich) interpretieren dies dann wieder als Zeichen der gravierenden „Störung" der Klienten. Ich finde es fairer diesen gegenüber, wenn man ganz pragmatisch sagt, dass die Therapie eben nicht zu einer wirksamen Umfokussierung geführt hat. Diese wäre aber grundsätzlich möglich, wie es sich zeigt, oft in wenigen Sitzungen mit konsequenten Fokussierungsstrategien, wie sie in diesem Buch beschrieben werden.

Die Art, wie auf den diversen Sinneskanälen bewusst und besonders auch unbewusst-unwillkürlich jeweils Aufmerksamkeit fokussiert wird und Assoziationsprozesse gebahnt werden (und die damit massive psychische und physiologische Effekte bewirkt), wird in der ericksonschen Welt auch „Seeding" genannt (Erleben wird „gesät"). Deshalb wird bei allen Angeboten, ob im üblichen Gespräch oder in offiziell als Imagination oder Induktion definierten Angeboten, sehr genau auf die Art der wechselseitig gewählten Sprachmuster geachtet.

Sprachmuster wie „Er ist so …" oder „Ich habe das Problem X …" stellen aus dieser Sicht gravierende Verdinglichungen dar, die lebendig fluktuierende Erlebnisprozesse „einfrieren" oder „betonieren", meist in sehr einengender und hinderlicher Form. Generell kann man zeigen, dass die Art der jeweils genutzten Sprachmuster intensive, sinnlich wirksame Wirklichkeitskonstruktion wird. Fragt man z. B.: „Seit wann ist Herr X depressiv?", erzeugt dies ein anderes Erleben als z. B.: „Seit wann hat sich Herr X entschieden, depressiv zu reagieren?“ Diese Sprachfigur soll mehr fokussieren auf Selbstgestaltungsmöglichkeiten und jemanden unterstützen, wieder hilfreiche andere Muster zu aktivieren. Sie wird in der üblichen systemischen Therapie oft genutzt. Aber sie kann, wie ich aus vielen Rückmeldungen weiß, auch starke Schuldgefühle induzieren und damit zu großen, keineswegs hilfreichen Belastungen beitragen. Die Sprachfigur „Seit wann hat sich offenbar etwas in Herrn X entschieden, etwas niederzudrücken, sodass Herr X dies als Depression erleidet?“ kann wiederum Schulderleben mindern, dennoch auf eigene aktive Prozesse verweisen, die damit auch eher wieder als veränderbar erlebt werden können, dabei gleichzeitig auf den Bereich des Unwillkürlichen fokussieren, wodurch z. B. sehr gut ermöglicht wird, wertschätzend weiterzufragen, was in Herrn X eventuell welche Bedürfnisse haben könnte, die sich durch den Prozess des Niederdrückens zeigen. Damit wird dann möglich, von der „Depression“ weg zu fokussieren hin zu dahinter stehenden wichtigen und wertvollen Bedürfnissen.

Bewusst-unbewusst-Dissoziationen und Fokussierung auf intuitives Wissen

Damit die Reise vom gerade vorherrschenden Erlebnisprozess zum gewünschten optimal angeregt werden kann, werden meist auch gezielt Sprachmuster angeboten, die ein gleichzeitig auf mehreren Ebenen wahrgenommenes Erleben („Mehr-Ebenen-Erleben“) unterstützen sollen. So kann auf das Gewünschte systematisch und intensiv fokussiert werden, ohne dass dies sich antagonistisch auf bzw. gegen das gerade noch vorherrschende Erleben auswirken müsste. Dafür dienen typischerweise Formulierungen, die ein „Sowohl-als-auch“ anstelle eines „Entweder-oder“ anbieten. Zum Beispiel: „Während Sie hier im Moment noch in Ihrem gewohnten Denken mit allen möglichen, vielleicht sogar Sie bedrängenden Themen beschäftigt sind, und das ist doch ganz in Ordnung, das würde wahrscheinlich jedem Menschen so ergehen, könnten vielleicht schon Ihre intuitiven (oder Ihre ‚unbewussten‘) Wahrnehmungsinstanzen beginnen, Erinnerungen auszuwählen, die hilfreiche Schritte enthalten für Ihre Anliegen, zunächst aber vielleicht noch gar nicht bewusst bemerkbar, oder tauchen auch schon bewusst deutlicher wahrnehmbar erste hilfreiche Ideen auf?“

Es ist für mich bis heute immer wieder sehr eindrücklich und faszinierend, wie oft Menschen, die berichten, sie hätten seit Jahren keinerlei hilfreiche Erfahrungen gemacht oder könnten sich an nichts erinnern, was sie je als unterstützend erlebt hätten, in kürzester Zeit plötzlich Zugang zu solchen Erfahrungen erleben, wenn sie nur achtungsvoll dabei unterstützt werden, einerseits die bisherigen Sichtweisen beibehalten zu dürfen und gleichzeitig nach Alternativen zu suchen.

Will man solche Mehr-Ebenen-Prozesse konstruktiv gestalten, erweist es sich als nützlich, ausführlich mit den Klienten auch darüber zu reden, ob und wie sie schon einmal erlebt haben, dass sich etwas in ihnen meldete wie eine Art intuitives Wissen, welches ihnen wertvolle Dienste erwiesen hat. Zum Beispiel dass sie auf etwas, was kognitiv sehr überzeugend klang, mit einem merkwürdigen Gefühl von „Das stimmt nicht für mich" reagierten, auch wenn sie das nicht kognitiv begründen konnten, dann eher dem intuitiven Gefühl folgten – und sich dies später als sehr stimmig und hilfreich erwies. Oder dass sie etwas als sehr stimmig für sich erlebten und danach handelten, auch wenn sie dies nicht kognitiv begründen konnten – und sich dies später als absolut adäquate Reaktion von ihnen erwies. Oder dass sie ein solches Gefühl von Stimmigkeit hatten, dem aber nicht folgten – und sich dies später als fatale Entscheidung erwies. Solche Episoden, die nach meiner Erfahrung jeder Mensch vielfältig gemacht hat, weisen den Weg zu intuitivem Wissen, zu dem, was Damasio (1997) „somatische Marker" nennt. Die gesamte moderne Hirnforschung weist ja mit Nachdruck auf genau diese Kompetenzbereiche hin, wenn sie zeigt, dass die kognitiven Funktionen des Neocortex nur zuarbeitende „Berater" der Zentren des limbischen Systems und der anderen Bereiche im Mittelhirn und Stammhirn sein können (Roth, Hüther, Damasio). Im Focusing werden solche Prozesse „Felt Sense" genannt, mit ihnen kann hervorragend konstruktiv gearbeitet werden (Gendlin 1981).

So kann fokussiert werden auf das, was man „intuitive Kompetenz" oder „intuitive, kluge Steuerungsinstanz in uns" oder „organismisches Wissen" nennen könnte (Erickson sprach in diesem Zusammenhang immer von „Trust your unconscious mind" – womit er genau diese Instanzen in uns meinte). Schon diese Art der Fokussierung bewirkt in den meisten Fällen, dass die Menschen, die sich damit beschäftigen (nicht nur die Klienten, auch die Therapeuten!), gelassener, kraftvoller, zuversichtlicher, selbstbewusster werden.

Wenn dann wieder (wie bei der Entwicklung von Zielvisionen und der Rekonstruktion von hilfreichen Episoden der Vergangenheit) sinnlich detailliert dieses Erleben intuitiver Kompetenz miteinander „ausgemalt“ wird, wird es noch viel intensiver in der Gegenwart erlebt. Dies wieder bietet die aus meiner Sicht entscheidende Chance, die ganze weitere Kooperation als ein die Autonomie, die Eigenkompetenz und die Wahlkompetenz würdigendes und stärkendes Ritual zu gestalten. Denn dann können alle eigenen Ideen der Klienten, vor allem aber auch alle Angebote der Therapeuten auf Stimmigkeit hin für die einzigartigen Menschen geprüft werden – immer wieder mit dem Fokus darauf, wie man mit diesen „somatischen Markern“, diesem „Felt Sense“, dieser intuitiven Kompetenz darauf antwortet. Dann kann auch jedes Gespräch als ein sehr kreatives Brainstorming für die unterschiedlichsten Perspektiven, Anregungen, Entwürfe und Vorgehensweisen gestaltet werden. Auch eigene Ideen der Therapeuten, sogar direkte Vorschläge von ihnen sind dann keineswegs mehr hinderlich oder wirken eventuell manipulativ, sondern sind nur jeweils Dienstleistungen, welche die Autoritäten im Kooperationsprozess, nämlich die Klienten, jeweils (fast ihre Kompetenz zelebrierend) auf Stimmigkeit hin prüfen. Dann kann es auch weder für die Klienten noch für die Therapeuten ein Versagen oder Unfähigkeit signalisierende „Fehler“ geben, sondern nur jeweils wertvolle Anregungen, die wieder nützlich abgestimmt werden mit der autonomen, klugen intuitiven Antwort. „Fehler“ werden dann kongruent erlebbar als wertvolle Informationen, die in gesunder Weise dafür genutzt werden können, noch achtungsvoller mit den Rückmeldungen aus dem eigenen, organismischen Wissen umzugehen. Dies wiederum unterstützt hilfreiche Lernprozesse (siehe auch das Kapitel *Die Klinik als lernende Organisation*).

Die kontinuierliche, quasi rituelle Fokussierung auf das intuitive Wissen wirkt auch fast immer als sehr gesundheitsförderliche Musteränderung, denn in unserer Kultur lernen viele Menschen in Sozialisierungsprozessen, ihre intuitiven Signale zu missachten und zu unterdrücken. Genau dies wieder trägt massiv zu den meisten Symptomen, ob z. B. bei Essstörungen, Süchten, Depressionen, psychosomatischen Problemen etc., gelernte Einstellungen bei. Mit unserem Vorgehen kann nun ermutigt werden dazu, wieder dieses intuitive Wissen achtungsvoll zu nutzen, die Symptommuster werden so wie von alleine schon gemildert oder aufgelöst. Dies sollte aber nicht dazu führen, dass kognitive Kompetenzen nun ihrerseits abgewertet und vernachlässigt werden sollten. Vielmehr kann so in besonders wirksamer Weise eine optimale Kooperation zwischen intuitiven und kognitiven Funktionen unterstützt werden. Dies ermöglicht erst die optimale Synergie im jeweiligen System, nur so können alle wertvollen Kompetenzen des Systems optimal genutzt werden.

Die Fokussierung auf intuitive Stimmigkeit kann hervorragend verbunden werden mit Interventionen, die den Körper und die Körperkoordination einbeziehen. Jedes Erleben geht unweigerlich mit einer bestimmten Physiologie einher, zu der auch die Körperkoordination gehört. Die Körperkoordination stellt ein wichtiges Element im jeweiligen unwillkürlichen Erlebnismuster dar. Musteränderungen können ja auf allen Ebenen der Musterorganisation erfolgen. So könnte es sich als hilfreiche Änderung erweisen, wenn man z. B. die inneren Dialoge oder die inneren „Filme“ ändert, die mit einem Problemerleben assoziiert sind. Solche wichtigen Musterelemente liegen aber meist so weit (jedenfalls mittel- und langfristig) unterhalb der bewussten Wahrnehmungsschwelle (also so von ihr dissoziiert), dass es bewusst lange kaum bemerkt wird, wenn sie schon wieder aktiviert werden. Sie wirken leider dennoch, auch wenn sie unterschwellig unwillkürlich aktiviert sind. Außerdem ist es für viele Menschen eher schwierig, Einfluss auf sie zu nehmen. Die Körperkoordination aber ist bewusst schneller beeinflussbar, und es ist auch schneller bemerkbar, wenn sie sich ändert. Seit vielen Jahren biete ich deshalb in Therapien und Seminaren (und natürlich im Selbstexperiment) den Klienten an, ihre Körperkoordination willkürlich so lange zu verändern, bis ihre intuitive Rückmeldung ihnen sagt, dass sie stimmig und hilfreich wirkt und ihre Kompetenzen aktiviert. Dabei zeigt es sich praktisch immer, dass diese zunächst nur willkürliche Änderung der Körperkoordination nach kurzer Zeit zu einer erheblichen Verbesserung der unwillkürlichen Prozesse insgesamt beiträgt. Die Körperkoordination wirkt offenbar als starker Attraktor im Erlebnismuster, sie zieht sozusagen die anderen unwillkürlichen Musterelemente nach sich. Man kann ohne Abstriche sagen: „So wie man geht, geht es einem …“ Obwohl es sich zunächst nur um ein So-tun-als-ob handelt: Wenn man während eines Symptomerlebens die als zieldienlich erlebte Körperkoordination einnimmt, bewirkt sie nach relativ kurzer Zeit meist schon eine tatsächlich sehr zieldienliche Umschaltung.

Und umgekehrt stellt es eine große Chance dar, wenn ich die Klienten einlade, extra, willkürlich einmal (am besten sogar leicht übertrieben) die Körperkoordination einzunehmen, die sonst unwillkürlich mit dem Problemerleben einhergeht. So können sie nämlich schnell eher willkürlich das Muster wahrnehmen und beeinflussen, welches bisher dissoziiert auf nicht beeinflussbar erscheinender unwillkürlicher Ebene das Problem stabilisierte. Verbinden sie dann auf meine Einladung hin die Bewegung zur Problem-Körperkoordination mit der hin zur Lösungs-Körperkoordination, können sie gezielt a) schneller das Problemmuster bemerken und unterbrechen und b) ein neues Transfermuster aufbauen, welches ihnen wirksam hilft, die bisherige Dissoziation zwischen Problemmuster und den hilfreichen Lösungskompetenzen aufzulösen. Ich nenne solche Interventionen gerne „Problemlösungsgymnastik". Sie gehören zu den wirksamsten Interventionen, die ich kenne. Sie zeigen auch, dass hypnotherapeutisch orientierte Arbeit keineswegs mit Entspannung, Katalepsie und einseitig nach innen gerichteter Aufmerksamkeit verbunden sein muss. Solche Interventionen wirken dabei intensiv tranceinduzierend, d. h. aber lösungstranceinduzierend. Die vielfältigen wertvollen Methoden von Skulptur-, Konstellations- und Systemchoreografiearbeit gewinnen mit diesen Methoden noch einmal eine äußerst hilfreiche und interessante zusätzliche Dimension.

Gerade diese Rituale der Fokussierung auf intuitives Wissen bieten auch eine wichtige Chance für alle Interventionsangebote, die ebenfalls in der traditionelleren systemischen Arbeit gemacht werden. Dort wird, wie oben gezeigt, versucht – z. B. durch viele Interventionen, entsprechende Konversation, das Entwickeln vielfältiger Perspektiven – die bisher rigide eingeengten Sichtweisen zu erweitern, problemstabilisierende Muster zu „verstören" etc. Viele Kritiker systemischer Arbeit weisen (aus meiner Sicht nicht ganz zu Unrecht) darauf hin, dass so eine Tendenz zur Beliebigkeit in die Arbeit kommen könnte. Ich sehe eher den Nachteil, dass die Angebote oft viel zu ungerichtet, zu wenig exakt auf die Anliegen der Klienten fokussiert sind. Mit der Fokussierung auf intuitives Wissen löst sich dieser Nachteil weitgehend auf. Es muss nicht mehr „gerungen" werden um gemeinsame Wirklichkeitsdefinitionen (von Schlippe 1995), sondern in gemeinsamer, neugierig Anteil nehmender, auch spielerisch kreativer Weise kann wie in einem konstruktiven Forschungsexperiment nach den jeweiligen passenden Wirklichkeitskonstruktionen, Beschreibungen, Bewertungen, Lösungsversuchen, Kommunikationsprozessen, Nähe-Distanz-Regelungen etc. geforscht werden, die den angestrebten Zielen dienen. Und kontinuierlich kann dann jede Entwicklung im Verlauf der Zusammenarbeit als wertvolle Rückmeldung über Stimmigkeit oder ihr Gegenteil verwertet werden. Auch „Rückfälle" können so optimal als wertvolle Feedbacks genutzt werden (siehe auch das Kapitel über *Rückfälle*).

Dialektische Hypnotherapie und Probleme bzw. Symptome als kompetente Lösungsversuche mit Preis

Das hier dargelegte Verständnis, dass Symptome und Probleme als vom bewussten, willkürlichen „Ich" ungewünschte, gegen dessen Zielvorstellungen gerichtete „Problemtrance"-Phänomene verstanden werden können, resultiert in einer zweiten, ebenfalls sehr wichtigen Grundaufgabe für Therapie bzw. Beratung. Es sollten nicht nur alle Bemühungen darauf abgestellt werden, gewünschtes Erleben so detailliert und so intensiv als möglich in den Fokus der Aufmerksamkeit zu bringen. Es sollten außerdem alle Möglichkeiten genutzt werden, um die an Symptomen und Problemen Leidenden dabei zu unterstützen, die „Problemtrance" wieder aufzulösen. Und da eben unwillkürliche Prozesse so viel stärker und wirksamer sind als willkürliche, genügen dafür oft nicht die Interventionen, die auf die gewünschten Lösungserlebnisse fokussieren („Wunscherlebensinduktion"). In vielen Therapien und Beratungen, dies weiß ich aus zahlreichen Supervisionen, bereitet es Klienten und Therapeuten massive Probleme, dass nach anfänglichen Besserungen wieder die alten Problemmuster auftreten – dann aber, da man von der Erwartung ausging, dass die Probleme nun endlich „vorbei" seien, wirkt das zusätzlich belastend und oft sogar problemverstärkend.

Die Symptommuster werden deshalb oft als so übermächtig erlebt, weil die dazu beitragenden Fokussierungs- und Assoziationsprozesse dem Einfluss der willkürlichen Möglichkeiten entzogen sind, davon dissoziiert sind und so ein massiver Verlust an Wahlmöglichkeiten erlebt wird. Gleichzeitig ist aber der Erlebende auch intensiv (wie in einem Albtraum) von diesen unwillkürlichen Prozessen absorbiert. Eine hilfreiche Metabeobachterposition (ähnlich, wie wenn man einen Horrorfilm aus der gut distanzierten Loge betrachten würde oder wenn man luzides Träumen praktizieren würde) fehlt.

Als viel hilfreicher erweist es sich deshalb häufig, ergänzend zur Lösungsimagination auch noch Unterstützung anzubieten im Sinne einer *Exduktion aus der Problemtrance* (also quasi dem Gegenteil einer Trance- oder Bewusstseinsinduktion; selbstverständlich wird jede Exduktion auch wieder zu einer Induktion, da sie ja zu einer anderen Erlebnisweise führt).

Die generelle Zielrichtung dabei ist, entsprechend dem, was ich gerade als Kennzeichen der Problemtranceorganisation beschrieben habe, eine geschützte Beobachterposition aufzubauen, aus der heraus man wieder Wahlmöglichkeiten erleben kann und, damit einhergehend, die Kompetenz, ungewollte Erlebnisprozesse konstruktiv umzugestalten. Um dies zu ermöglichen, erscheint es oft geradezu unablässig, sich auch mit den Problemmustern zu beschäftigen. Allerdings wäre es auch wieder nicht hilfreich genug, wenn man sich einseitig mit den Problemmustern beschäftigen würde. Die nach unseren Erfahrungen optimale Strategie ist es, kontinuierlich Problemmuster mit gewünschten Mustern (z. B. solchen, die bisher schon einmal erlebt wurden) systematisch und strukturiert zu vergleichen. Information entsteht grundsätzlich durch das Herstellen von Unterschieden. Die Unterschiede, welche am meisten zu lösungsrelevanter Information führen, sind gerade solche zwischen Problem- und Lösungsmustern. Das vielfältige Wissen der Hypnotherapie darüber, wie man Erlebnisprozesse beschreibt und gestaltet, kann hierfür in idealer Weise genutzt werden. Systematisch kann gefragt werden, welche „Trance"-Phänomene oder Erlebnisphänomene jeweils miteinander assoziiert sind, wenn die Problemmuster auftreten. So kann die bisher völlig unbewusst und dissoziiert abgelaufene unwillkürliche Selbstinduktion der Problem-„Trance" rekonstruiert werden (Problem-„Trance"-Rekonstruktion), und es kann geprüft werden, auf welche Weise eine Einflussnahme bezüglich dieser Muster möglich wird (z. B. Musterunterbrechung, Mustererweiterung etc.; siehe auch das Kapitel *Hypnosystemische Kompetenzentfaltung*).

Und fast synchron damit verbunden sollten diese Prozesse der Problem-„Trance" verglichen werden mit den Mustern, die der Lösungsentwicklung dienen. So kann auch verstanden werden, welche

Erlebniselemente dort assoziiert sind, die im Problemmuster fehlen, und welche dort mehr vorhanden sind als im Problemmuster. In den weiteren Schritten der Kooperation kann dann alle Fokussierung von Aufmerksamkeit ganz systematisch darauf ausgerichtet werden, dass a) problemstabilisierende Muster durch Dissoziationstechniken dissoziiert werden, b) solche Muster und Erlebniselemente intensiv fokussiert werden, die der gewünschten Entwicklung dienen, und dann c) entweder nur noch diese fokussiert werden oder d) eine optimale Integration von Problemmustern und Lösungsmustern unterstützt wird (optimale Problem-Lösungs-Balance, Utilisation der Problemmuster als Kompetenz für andere, bisher unbewusste, dissoziierte Ziele).

Durch dieses systematisch vergleichende Vorgehen kommen die Klienten in die Position der kompetenten, steuernden Beobachter. Diese erreichen sie umso mehr, je transparenter die Therapeuten alles erklären, was sie tun, jeden Schritt mit einer „Produktinformation" versehen. Dabei können sie sehr wohl auch manchmal, fast wie in einem Wissen vermittelnden Kurzseminar, die wissenschaftlichen Forschungsergebnisse erläutern, die hinter diesem Vorgehen stehen. So werden die Klienten unterstützt dabei, oft sehr schnell zu kompetenten Therapeuten oder Coachs für sich selbst zu werden, die auch in Zukunft durchaus ohne Therapeuten manche schwierigen Probleme autonom lösen können. Das macht sie wirksam unabhängiger von Therapeuten. Und umgekehrt tragen indirekte, intransparente Interventionen immer die Gefahr in sich, dass die Klienten erleben könnten, mit ihnen würde fremdbestimmt etwas gemacht (die Bedeutung der Botschaft bestimmt der Empfänger). Dies kann zu Ängsten und Abwehr führen, welche sich kontraproduktiv auswirken. Selbst wenn eine Kooperation in Therapie bzw. Beratung erfolgreich verläuft, d. h., wenn z. B. die Symptome aufgelöst sind, kann dies dann eher als Ergebnis von Fremdkompetenz (der Therapeuten) interpretiert werden, was wiederum das Erleben von Eigenkompetenz (der Klienten) schwächt.

Für diesen Teil der Arbeit kann man sehr wohl anknüpfen an die alte Devise von S. Freud: „Wo Es war, soll Ich werden." Dies allerdings nicht durch die Entwicklung und Bearbeitung einer Übertragungsneurose, sondern durch gezieltes Coaching der Klienten als gleichrangige Kooperationspartner und Steuerungsexperten.

Da so die Richtung der hypnotherapeutischen Arbeit ständig oszilliert im dialektischen Spannungsfeld der Pole „Problem“ und „gewünschte Lösung“, habe ich dieses Vorgehen „dialektische Hypnotherapie“ genannt.

Für dieses Vorgehen – Herstellung einer Balance zwischen der Arbeit mit Lösungs- und mit Problemmustern – spricht auch ein weiterer, zentraler Aspekt. Wenn wir, was praktisch immer möglich ist, in kurzer Zeit die Potenziale aktivieren können, die für eine gewünschte Erlebnisgestaltung nötig sind, stellt sich die Frage, weshalb die Klienten diese nicht schon früher so kontinuierlich genutzt haben, wie es für die Lösung nötig wäre. Denn wenn sie sie genutzt hätten, wäre ihnen oft viel Leid erspart geblieben. Und ich habe bisher noch niemanden getroffen in meiner Arbeit, der gerne gelitten hätte (Unterstellungen der Art, dass manche Klienten lieber leiden würden, als zu lösen, weil Leiden leichter sei, halte ich, wie gesagt, für eine böswillige oder einfach undifferenziert dumme Diffamierung).

Erickson selbst erklärte sich diesen vermeintlichen Widerspruch damit, dass die Menschen in ihrem gewohnten bewussten Denken (einem Vorschlag von Bernd Schmid folgend, besser als „Gewohnheitswirklichkeit“ beschrieben) zu rigide und eingeengt wären. Daraus folgerte er, man solle auf die Kompetenzen fokussierende therapeutische Angebote eher indirekt machen, um damit das rigide Bewusste zu umgehen, abzulenken, einzuschläfern, und so den Zugang zu unbewussten Kompetenzen schaffen. Die bis heute überwiegende Mehrheit der im ericksonschen Feld und in der Lösungsfokussierung nach de Shazer arbeitenden Therapeuten bevorzugt deshalb indirekte, strategisch intransparente, fast „tricksende“ Interventionen. Damit soll das rigide Bewusste umgangen und mit den als so kompetent angesehenen unwillkürlichen Prozessen bevorzugt gearbeitet werden.

Damit wird aber eine Realität erzeugt, die bewusste Prozesse als relativ inkompetenter behandelt denn unbewusste und unwillkürliche. Dies kommt indirekt einer stark auf Defizite fokussierenden Maßnahme gleich, also genau dem Gegenteil von dem, was man beabsichtigt. Verbindet man nun die ericksonsche Perspektive mit einer systemischen, kann man mehr auf die relevanten Kontexte bezogen prüfen, was jemanden veranlassen könnte, seine Potenziale für sein eigenes Wohlergehen nicht zu nutzen, obwohl ihm das

Besserung bringen würde. Wenn man systematisch (und präzise auf Details achtend) danach fragt, welche Auswirkungen es in wichtigen Beziehungen hätte, wenn man die für einen selbst hilfreichen Potenziale nutzen würde (vorhanden sind sie ja), wird meist schnell deutlich, dass die Betreffenden befürchten, dass es dann anderen, ihnen wichtigen Menschen schlechter gehen könnte. So erweist es sich als sehr anerkennenswerte Loyalitätsleistung, wenn jemand unbewusst darauf verzichtet, seine Potenziale für sich zu nutzen (siehe z. B. auch die Kapitel über *Depressionen* bzw. *Sucht als Such(t)-Kompetenz*). Dann reicht es aber auch nicht aus, die Potenziale wieder zu aktivieren. Ja, gerade dann, wenn das gelingt, kristallisiert sich eine existenzielle Zwickmühle für die Betreffenden heraus, denn ihr Wohlergehen scheint im Widerspruch zu ihren Loyalitäten zu stehen. Die Therapien oder Beratungen sollten also gerade dann Angebote dafür machen, wie man optimal solche Zwickmühlen auflöst. Dafür sollte man sich aber auch mit den Problemen beschäftigen und eine bestimmte Art von Problem Talk machen, nämlich eine solche, die die Probleme als Kompetenzen für die inoffiziellen Loyalitätsziele würdigt. So werden meist auch die zu Beginn der Kooperation definierten Ziele noch einmal differenzierter, meist entsteht die Aufgabe, eine Zielbalance (eigenes Wohlergehen plus Loyalitäten gerecht werden) optimal zu gewährleisten.

Schlussfolgerungen für die Transformation systemischer und hypnotherapeutischer Arbeit zur hypnosystemischen Arbeit

Die bisher dargelegten Argumente führen zu aus meiner Sicht wichtigen Änderungen und Erweiterungen der traditionelleren systemischen, aber auch der traditionelleren hypnotherapeutischen Arbeit. In den folgenden Kapiteln werden viele Aspekte davon in Theorie und der praktischen Umsetzung in unterschiedlichsten Arbeitskontexten ausführlicher beschrieben. Hier möchte ich einige wesentliche Änderungsaspekte kurz zusammenfassen.

- Jedes systemische Interview und jede systemische Intervention sind zwangsläufig eine Maßnahme der Aufmerksamkeitsfokussierung, die an sich schon erlebnisinduzierend wirkt. Da die Arbeit immer als professionelle, zieldienliche Dienstleistung zu verstehen ist, sollte permanent nur so kommuniziert und fokussiert werden, dass dies intensiv dem gewünschten Erleben der Auftraggeber und Auftraggeberinnen dient.

- Jede Frage, auch jede zirkuläre Frage, wirkt immer auch als Anregung zur Imagination. Daraus folgt, dass Fragen, das ganze Interview keineswegs dazu dienen sollen, Informationen für die Therapeuten und Therapeutinnen zu sammeln, womöglich darüber, wie das System bisher „ist". Die Fragen sollten vielmehr ausschließlich als Instrumente zur Erzeugung von Information und Imagination dienen, welche bei den Auftraggebern und Auftraggeberinnen zieldienliches Erleben aktivieren. Die gesamte Kooperation in Therapie oder Beratung kann verstanden und genutzt werden als kontinuierliches Ritual von wechselseitigen Bewusstseinsinduktionen, die tunlichst auf das Zielerleben fokussieren sollten.
- Fragen und andere Bemühungen, das System zu verstehen, folgen dem Missverständnis, dass man verstehen könnte, wie das System organisiert ist. Jedes so genannte System weist aber multiple Möglichkeiten auf, sich zu organisieren, sowohl in problemstärkender als auch in Lösungen fördernder Weise. Die „Lösung" oder das gewünschtes Ergebnis der Kooperation wird aber nur erreicht, wenn nachhaltig auf die Muster fokussiert werden kann (am besten von so vielen Beteiligten als irgend möglich), die Lösungskompetenzen aktivieren. Deshalb ergeben auch Systemdiagnosen im noch immer weit verbreiteten traditionellen Stil der Erfassung eines „Ist-Zustands" keinen Sinn, sie fokussieren aber oft in sehr ungünstiger Weise auf vermeintliche Defizite und weg von den hilfreichen Kompetenzmustern. Das System an sich gibt es ohnehin nicht, sondern das, was damit gemeint ist, drückt immer nur die jeweilige Beschreibungsleistung von Beobachtern aus. Und die ist jeweils ausgerichtet an den Fragestellungen oder Interessen der Beobachter. Deshalb sollten die Beobachter in Therapien und Beratungen nur zieldienliche Beschreibungen erstellen. Dies wird dadurch möglich, dass zunächst die Ziele entwickelt werden, für welche man das System betrachten und beschreiben will. Daraufhin sollte das jeweilige System konsequent so organisiert werden, dass es zieldienlich wirkt. *Das System sollte also um die Ziele herum organisiert werden. So wie man von einem problemdeterminierten System sprechen kann,*

kann man auch von einem ziel- oder lösungsförderlichen System sprechen. Dies sollte intensiv in den Mittelpunkt der Aufmerksamkeitsfokussierung gestellt werden. Man kann sagen: „Der Sinn der Arbeit, auch die Kraft, die Motivation für die Arbeit und deren Effektivität kommen aus dem Zielbezug."

- Das Beratungssystem stellt ein äußerst wichtiges Fokussierungssystem dar, in dem unablässig (auch wenn man dies nicht wollte) indirekt-hypnotisch Erleben induziert wird. Damit es ein zieldienliches, Kompetenz aktivierendes System werden kann, müssen Therapeuten und Therapeutinnen permanent darauf achten, dass sowohl die Klienten und Klientinnen als auch sie selbst die Kooperation in optimaler Befindlichkeit vollziehen können. Optimal hieße, dass mit allen Beiträgen in der Kooperation so umgegangen wird, dass sie beschrieben und behandelt werden als Ausweis wertschätzbarer Bedürfnisse und Kompetenz (Utilisation), wobei ständig für Sicherheit, Orientierung und Flow gesorgt werden sollte. Flow heißt hier keineswegs, dass man sich immer fröhlich fühlen müsste, sondern dass aus der Sicht der Beteiligten stimmig und achtungsvoll mit den unterschiedlichsten Reaktionen umgegangen werden kann, immer vernetzt mit dem Blick darauf, welcher Umgang mit ihnen besonders zieldienlich wäre. So können dann z. B. auch Trauer, Wut, Schmerz als Kompetenz gewürdigt werden (wenn jemand z. B. einen ihm wichtigen Menschen verloren hat), ebenso Angst, Niedergeschlagenheit etc. „Altruistische Egozentrik", d. h. das wirksame Beachten der Bedürfnisse aller Beteiligten, auch der Therapeuten und Therapeutinnen, erscheint hier als zentrale Fokussierungsaufgabe.
- Die Muster, welche zum Problem beigetragen haben, können sowohl interaktionell als auch individuell-intrapsychisch verändert werden. Alle Individuen in einem System sind Umwelten füreinander, keines kann die anderen zu einem Erleben oder Verhalten zwingen (es gibt keine einseitige Kontrolle in Systemen), wohl aber stellen alle füreinander kraftvolle Einladungen zur Fokussierung dar. Deshalb kann auch ein Individuum allein Problemmuster ändern, denn die Einladungen von außen wirken ohnehin nur, wenn sie zu einer autonomen Selbstsuggestion werden. Oft kann sehr viel schneller und

wirksamer nachhaltige Veränderung angeregt werden, wenn man nicht so sehr auf das interaktionelle, sondern eher auf das intrapsychische, selbsthypnotische System fokussiert und dort interveniert. Die so erzielten Änderungen wirken wieder als oft sehr kraftvolle Änderungen der Beiträge des betreffenden Individuums in interaktionelle Muster, welche so wieder auch andere zu Änderungen einladen können. Deshalb sollte jeweils sehr sorgfältig von Klienten und Therapeuten überlegt werden, welches Setting gerade zum gegebenen Zeitpunkt das zieldienlichste sein könnte. Die Wahl des Settings sollte davon abhängig völlig flexibel bleiben und auch immer wieder geändert werden können, je nachdem, was eher hilfreiche Kompetenzen aktivieren und so zieldienlicher wirken könnte.

- Da Menschen immer nur als beziehungsorientierte Wesen existieren können, gewinnt jedes individuelle Erleben und Verhalten seinen Sinn andererseits nur in seinem Beziehungskontext. Jede individuell angelegte therapeutische Maßnahme sollte deshalb unbedingt mit dem Blick auf die relevanten Kontexte gestaltet werden. Dazu gehört auch, Probleme bzw. Symptome und die gewünschten Lösungsentwicklungen auf ihre die Beziehungen und Situationen gestaltenden Wirkungen hin zu prüfen und nicht einfach nur an Symptom- oder Problemauflösung zu arbeiten. Nur so können auch die Kompetenz, die sich in Problemen zeigt, und die mit ihnen verbundenen wertschätzbaren Bedürfnisse achtungsvoll und konstruktiv genutzt werden. In dieser Hinsicht müssen auch alle individuell angelegten Hypnotherapieinterventionen jeweils ergänzt oder verändert werden.
- Die Annahme, dass Problem Talk ein Problem sei und vermieden werden sollte, schafft erst Probleme, die ohne diese Annahme nicht da wären. Sie macht die Neigung von Menschen, über ihr Problem reden zu wollen, zu potenzieller Inkompetenz und trägt so indirekt zu deren Schwächung bei. Dies gilt ebenso für die in der De-Shazer-Konzeption vertretene Ansicht über Probleme an sich. Dort wird wörtlich davon ausgegangen, Probleme seien zu bewerten nach dem Motto „shit happens" (wörtliche persönliche Mitteilung von S. de Shazer). Die in Problemen meist leicht zu findenden Kompetenzen und wertvollen Bedürfnisse werden dadurch

destruktiv abgewertet, viele Chancen für eine ganzheitliche gesunde Entwicklung werden so vertan. Problem Talk sollte vielmehr sehr wertgeschätzt werden, permanent aber als Information über wichtige Bedürfnisse utilisiert werden. Aus ständigem oszillierendem Vergleich von Problem- und Lösungsmustern sollte eine zentrale Chance für zieldienlichen Informationsgewinn gemacht werden.

- Da auch die Therapeuten (im Sinne eines Primings oder Seeding) durch die Angebote und Erzählungen der Klienten ständig indirekt-hypnotisch eingeladen werden, sollte ihr eigener Erlebnisprozess zu einem sehr wichtigen Fokus der Therapie oder Beratung gemacht werden, aber immer so, dass er genutzt wird als wertvolle Informationsquelle bezüglich wichtiger Muster in der Begegnung und relevanter Bedürfnisse der Therapeuten im Hinblick auf eine gelingende Kooperation.
- Die gesamte Kommunikation der Therapeuten sollte so transparent als irgend möglich angelegt sein. Dadurch werden rituell die Autonomie, Kompetenz und Gleichrangigkeit der Klienten gewürdigt und gestärkt. Jede strategische Indirektheit sollte vermieden werden. Sie könnte das Erleben von Eigenkompetenz eher aus dem Fokus der Aufmerksamkeit wegrücken und so schwächend wirken. Darüber hinaus könnte sie als abwertend, zynisch und überheblich erlebt werden oder zu Mustern der Abhängigkeit der Klienten von den Therapeuten beitragen.
- In die hypnosystemische Arbeit sollten konsequent besonders auch körperorientierte Interventionen einbezogen werden (siehe „Problemlösungsgymnastik"). Nicht alle wirksamen Interventionen beziehen sich letztlich auf Sprache, schon deshalb nicht, weil für unser Erleben zentral wichtige Zentren unseres Gehirns (limbisches System) vorsprachlich organisiert sind und Sprache sie in wichtigen Aspekten oft nicht erreicht. Durch aktive, gezielt Problem- und Lösungsmuster markierende Interventionen mit Körperkoordination können Problem-„Trancen" schnell unterbrochen und Lösungs-„Trancen" schnell und nachhaltig aktiviert werden.
- Intensiv sollten alle Interventionen abgeglichen werden mit dem Fokus auf den intuitiven Rückmeldungen für Stimmigkeit. So wird die Kooperation zwischen Intuition und Kogni-

tion gestärkt. Noch wichtiger: Alle Angebote der Therapeuten und Therapeutinnen und alle eigenen Ideen der Klienten und Klientinnen werden so konsequent mit dem Zielfokus verknüpft. Denn es wird nicht nur interveniert, sondern jeweils autonom durch die Klienten geprüft, welche der Interventionen ein Feedback von Zieldienlichkeit auslösen. So können alle auch aus den sonstigen systemischen Konzepten bekannten Interventionen viel präziser, zielfokussierter genutzt werden. Dann können unterschiedlichste Angebote von z. B. positiven Konnotationen, Symptomverschreibungen, Beobachtungs- oder Handlungsaufgaben, Hypothesen, Metaphern, Geschichten im Sinne der narrativen Verfahren etc. jeweils angeboten werden. Und sofort können die quasi als Autorität darüber inthronisierten Klienten in wertschätzendem Kontakt mit ihrem intuitiven Wissen prüfen, was davon zu ihnen passt und was nicht. Wie auch immer ihre Rückmeldung und Entscheidung ausgeht, sie stärkt jedes Mal ihr Erleben von eigener Kompetenz, Autonomie und macht sie jedes Mal zu noch kompetenteren, gestaltungsfähigeren Beobachtern auf der Metaebene von eigenen und fremden Mustern.

Teil I: Grundsätzliche Aspekte

Hypnosystemische Kompetenzentfaltung – Möglichkeiten der Nutzung von Problemkonstruktionen

„Wer sich zu wichtig nimmt,
wird oft nicht mehr ernst genommen.“
Und: „Wer sich zu ernst nimmt,
dem vergehen der Spaß und das Lachen.“
(Carl Auer im Gespräch mit Gunther Schmidt)

Übersicht

In Therapie- oder Beratungsgesprächen nimmt traditionell die Beschäftigung mit den Problemen oder Symptomen der Klienten und Klientinnen meist einen sehr breiten Raum ein. Insbesondere die Klienten selbst kommen fast immer mit dem Verständnis, dass „Besserung“ nur möglich wäre, wenn man die Probleme sehr genau verstehen würde, weshalb sie oft ausführlichst darüber berichten wollen.

In einer lösungsorientiert ausgerichteten hypnosystemischen Therapiekonzeption wird jedoch meist davon ausgegangen, dass die Fokussierung auf Problemmuster so intensiv als möglich vermieden werden sollte, da sie eine „Problemhypnose“ bewirken könnte. Der Gegensatz zwischen Erwartungen der Klienten und bevorzugtem Vorgehen von Therapeuten und Therapeutinnen kann dann zu erheblichen Störungen der Kooperationsmöglichkeiten führen.

Seit über 25 Jahren stellt die Integration systemischer Konzepte mit ericksonschen Hypnotherapiemodellen einen Hauptteil meiner Aktivität in unterschiedlichsten Bereichen der Psychotherapie, aber auch der Organisationsberatung dar.

In dieser Arbeit soll dargestellt werden, was sich als hilfreichstes und effektivstes Vorgehen im Umgang mit dieser vermeintlichen

Zwickmühle im Vergleich verschiedenster Möglichkeiten am Milton-Erickson-Institut Heidelberg erwiesen hat, von dort angeregt inzwischen in vielen ambulanten und klinischen Settings und seit einigen Jahren sehr erfolgreich an der Fachklinik am Hardberg in Siedelsbrunn. Gezeigt wird, wie gerade auch eine Fokussierung auf Problemmuster in lösungsorientierter Arbeit systematisch in die Kooperation mit einbezogen und für ganzheitlich stimmige Entwicklungen sogar optimal genutzt werden kann.

Bewusst wird die Arbeit so aufgebaut, dass auf viele Einzelbeispiele verzichtet wurde (auch, um den Raum begrenzt zu halten) und dafür ein Strukturmodell dargelegt wird, aus dem für den jeweils eigenen Bedarf die Leser und Leserinnen selbst bei Interesse ihre inhaltlichen Maßnahmen zusammen mit ihren Klienten ableiten und erarbeiten können.

Probleme – gibt's die?

Eine der traditionell typischen und mit am häufigsten gestellten Fragen im Prozess einer Beratung oder Therapie ist: „Was ist das Problem?“ („Was führt Sie her“ oder „Für was soll die Beratung Lösungen bringen?“ etc.). So vertraut ist diese Sprachfigur, und so flüssig geht sie den Fragestellern von den Lippen, dass sie selbstverständlich klingt wie etwas Naturgesetzliches. Viele Berater fühlen sich verpflichtet, sie zu stellen. Und im Bereich der Therapie von so genannten Abhängigkeitserkrankungen gilt seit langer Zeit (und hängt noch heute wie ein Bibelspruch in vielen Beratungsstellen aus) das Credo: „Wenn Alkohol Probleme macht, ist Alkohol das Problem!“ Also erscheint es ganz folgerichtig, wenn in Therapien und Beratungen intensiv darum gerungen und danach gesucht wird, was nun jeweils das eigentliche echte, wirkliche Problem ist. Und aus vielen öffentlichen Diskussionen, solchen mit Politikern ohnehin, kennen wir Kommunikationsformen wie: „Aber das ist doch gar nicht das eigentliche Problem! Sie müssen sich endlich einmal der Tatsache stellen, dass das eigentliche Problem doch vielmehr XX ist!“ (Wobei oft mit gleichem Wortlaut der oder die so Angesprochene eine Retourkutsche fährt.)

Wenn Therapeuten und Berater so intensiv danach suchen, was denn das Problem nun ist, an dem sie arbeiten sollen (Auftragsklärung), hätten sie es doch gewiss verdient, dass sie es auch endlich finden. Aber das Leben ist hart und ungerecht, auch für Therapeuten und Berater. Sosehr sie auch danach suchen, sie finden „Es" meist nicht. Denn: Je mehr Beteiligte sie fragen, desto unterschiedlichere Beschreibungen bekommen sie, oft sogar heftig umstrittene.

Welche Schlüsse könnte man aus diesem Phänomen, ebenso aus den erwähnten Abläufen in Politikerdiskussionen und vielen ähnlichen Erfahrungen ziehen? Die theoretischen Grundlagen, welche in die modernen systemischen und hypnotherapeutischen – die so genannten lösungsorientierten – Beratungskonzepte einfließen, folgern daraus, dass es eben gar keine sinnvolle Satzkonstruktion ist, zu fragen: „Was *ist* das Problem?" Diese Formulierung suggeriert, es gebe das so genannte Problem an sich, es wird so als eigenständige Wesenheit, als in sich und aus sich selbst heraus existent behauptet.

Aus Sicht der systemischen und hypnotherapeutischen Konzepte gibt es keinerlei Problem an sich und in sich selbst, so genannte Probleme werden jeweils konstruiert, und zwar von Beteiligten eines Systems, das sowohl ein individuelles System als auch ein soziales, interaktionelles System sein kann, eine Familie, eine Institution, eine Firma und anderes.

Wenn aber etwas so beschrieben wird, als ob es das Problem an sich gäbe, das Problem also wie eine feststehende Realität erscheint, wird es schnell als völlig außerhalb der Erlebenden liegend wahrgenommen, sozusagen als fremde, jedoch sehr starke Macht. Da üblicherweise aber nur so etwas als „Problem" definiert wird, was man als unerwünscht bewertet, worunter man leidet (oft sogar sehr massiv), entsteht dann das Erleben von „Etwas Fremdes, ja Böses bedrängt mich". Daraus resultieren neben vielen anderen besonders zwei gravierende Nachteile:

- Sprachfiguren wie „Was ist das Problem?" unterstützen suggestiv eine Opfer- und Inkompetenzwahrnehmung, sie stärken ungünstige Realitätskonstruktionen, die dann als noch sozusagen naturwüchsiger erlebt werden. Somit werden die eigenen Kompetenzen der „Problemopfer" noch mehr aus ihrer Wahrnehmung hinausdissoziiert und sozusagen von ihnen vergessen. Die Phänomene, die in Beratungen und Therapien als Problem definiert werden, wurden aber in aller Regel schon längere Zeit als „Problem" erlebt, und man hat üblicherweise schon viel versucht, um das „Problem wegzubekommen“, bevor man in eine Beratung kommt.

- Damit verbunden, wird „das Problem“ nur als schlecht, böse und so weiter erlebt. Dies führt fast immer zu Lösungsversuchen in der Art, dass man „das Problem“ ganz wegmachen, eliminieren, sozusagen töten will. Da in das Problem aber immer eigene Beiträge (internal und interaktionell) einfließen, bewirkt dies oft massive Kämpfe der Personen auch gegen sich selbst, intensive Selbstabwertungen dann, wenn „das Problem“ nicht ganz ausgerottet werden konnte, und eine gravierende Verschlechterung des Selbstwertgefühls und des Selbstbildes. Solche Lösungsversuche an sich bewirken fast immer eine Stabilisierung oder Verschlechterung des erlebten Problems: „Die Lösung bewirkt das Problem“ (Watzlawick).

  Da sich andererseits sehr häufig zeigt, dass im Gestalten des Problemmusters verdeckte wichtige Anliegen zu finden sind (z. B. Selbstverzicht im Dienste anderer), würden bei erfolgreichem „Wegmachen“ auch diese Anliegen verloren gehen. Mit den negativen Bewertungen und damit verbundenen eigenen „Wegmach“-Lösungsversuchen gehen dann auch Erwartungen an Therapeuten einher, in gleicher Art damit umzugehen. Solche Aufträge nenne ich manchmal „Killeraufträge“. Sie bringen Therapeuten in Doublebind-Situationen, denn wenn man sie annehmen würde, wiederholte man problemverstärkende Lösungsversuche. Lehnt man sie einfach ab, fühlen sich die Auftraggeber missachtet.

Wenn Therapie oder Beratung hilfreich sein soll, kann sie dies nur, wenn die Klienten erleben: „Ich kann selbst Hilfreiches, Lösendes gestalten, ich kann das als Problem Erlebte selbst erfolgreich auflösen.“ Der Fokus muss also ausgerichtet sein auf alle Aspekte eigenen Tuns, da diese am schnellsten und wirkungsvollsten selbst gestaltet, auch verändert werden können. Die Konzepte einer hypnosystemischen Lösungsorientierung unterstützen dies intensiv, schon dadurch, dass sie die Realitätskonstruktion anbieten: „Es gibt nicht ein Problem an sich, sondern die Beteiligten machen, konstruieren es jeweils.“

Utilisation von gemeinsamem Problem Talk als Prüfmöglichkeit für zieldienliche Kooperation

Sowohl in der systemischen Therapie als auch in der ericksonschen Hypnotherapie und den aus ihnen abgeleiteten Konzepten gibt es die Tradition, mit mehr oder weniger indirekten Kommunikationsstrategien Klienten, die Problemfokussierungen bevorzugen, die nicht den lösungsorientierten Vorstellungen der Therapeuten entsprechen, doch zu dem gewünschten „Solution Talk" zu bringen. Hierfür nutzt man so genannte Pacing-Leading-Strategien, das heißt, man geht zunächst wertschätzend auf die angebotenen Sichtweisen der Klienten ein (Pacing), um dann aber subtil umzulenken (Leading) in die von den Therapeuten bevorzugte Richtung. Die Zahl der Vorbilder, die solche Strategien bevorzugen und empfehlen, begonnen mit Milton Erickson selbst, ist inzwischen Legion (vgl. etwa Erickson u. Rossi 1981; Bandler u. Grinder 1975, 1982, 1983). Typische Strategien und Techniken dafür sind Einstreutechniken, indirekt-suggestive Fragen, Ablenkungs- und Überladungstechniken, Konfusionstechniken, implizite Suggestionen und anderes mehr. Mit ihnen wird versucht, das Klientensystem zu verstören („Perturbation" bei Maturana).

Auch ich habe viele Jahre, oft auch sehr erfolgreich, so gearbeitet. Dennoch plädiere ich heute dafür, solche indirekten Strategien zu unterlassen. Da wir es immer mit autonomen Individuen zu tun haben, wird ihre Selbstorganisation meiner Ansicht mehr gewürdigt, wenn wir die von uns bevorzugte Richtung jeweils ganz transparent kommunizieren und Indirektheiten vermeiden, ebenso darauf verzichten, überhaupt führen zu wollen. Denn wir können letztlich autonome, sich selbst organisierende Wesen nicht führen. Der Versuch aber kann als Bedrohung der Autonomie erlebt werden und zu für Kooperationsmöglichkeiten ungünstigen Reaktionen einladen.

Wenn wir die aus unserer Sicht jeweils bevorzugten Schritte (z.B. mehr über lösungsrelevante Episoden als nur über Probleme zu reden) direkt und deutlich kommunizieren, können wir auch transparent darüber informieren, welche Überlegungen und Erfahrungswerte uns zu dieser Umfokussierung veranlassen. Für diese Vorschläge sind wir gewissermaßen in der „Bringschuld" mit plausiblen Begründungen für die Klienten. Denn aus ihrer Sicht ergibt es ja zunächst offensichtlich oft mehr Sinn, einseitig über Probleme zu reden, sonst würden sie es nicht tun. Unsere Lösungsorientierung erscheint ihnen häufig zunächst nicht nur fremd, sondern eventuell sogar zynisch, ihr Leid missachtend.

Aus moderner systemischer Sicht ist für ein Gelingen von Therapie das bedeutsamste System ohnehin nicht das direkte System der Klienten (z. B. ihre Familie etc.). Dessen Betrachtung wird üblicherweise mit dem Begriff „Kybernetik 1. Ordnung" beschrieben; ich will es hier das „Heimatsystem" nennen. Die heute als zentral angesehene Perspektive einer Kybernetik 2. Ordnung geht davon aus, dass man niemals direkte Aussagen darüber machen kann, wie dieses System „wirklich ist". Die Beobachtung beeinflusst das Beobachtete immer so massiv, dass es vorrangig erscheint, auch die Dynamik zwischen diesen beiden Größen in die Beobachtung mit einzubeziehen. Eine Therapie kann umso effektiver werden, je mehr es gelingt, die Kooperation im Therapiesystem zu optimieren und zieldienlich auszurichten. Das Therapiesystem muss als optimal zieldienliches Lösungssystem organisiert werden; dies gelingt in aller Regel eher dann, wenn es auch ein optimales Kooperationssystem wird. Dafür braucht es entsprechende Regeln.

Der Therapieerfolg entsteht immer dann, wenn die Klienten ihre eigenen Kompetenzen aktivieren. Sie selbst also bringen die Therapie zum Erfolg, man kann durchaus sagen, sie selbst sind die eigentlichen Therapeuten oder zumindest Ko-Therapeuten. Die offiziellen Therapeuten fungieren als Dienstleister und Unterstützer dafür, dass die Klienten ihre Kompetenzen aktivieren. Klienten und Therapeuten können also als „Kollegen" verstanden werden. Dann erscheint mir als die beste Art der Kommunikation aber auch eine kollegiale, und dies heißt auch transparente, gleichrangig angelegte.

Im Experimentieren mit verschiedenen Möglichkeiten, eine solche Kommunikation zu gewährleisten, hat sich in unserer Arbeit in den letzten Jahren folgende Regelung am meisten bewährt (inzwischen ist sie in Variationen von diversen Institutionen und vielen Therapeuten, die bei mir in Aus- und Weiterbildungen waren, mit sehr zufrieden stellenden Effekten übernommen worden).

Schon bei der Anmeldung und eventuellen Terminvereinbarung für ein Erstgespräch werden die Klienten ausführlich informiert über die lösungsorientierte Arbeitsweise, wie sie später ausgeführt wird. Weiter wird ihnen angekündigt, dass sie mit schriftlicher Bestätigung der Terminvereinbarung auch noch einmal eine entsprechende Erläuterung mitgeschickt bekommen. Ich nenne diese Informationen meine „Produktinformationen", sozusagen meinen „Beipackzettel". Dort wird auch kurz erläutert, wie ich von einer eher problemorientierten Arbeitsweise immer konsequenter zu einer lösungsorientierten gekommen bin, welche Vorteile dieses Vorgehen nach unserer Erfahrung hat, über welche Erlebnisse Klienten dabei immer wieder berichten. Ich weise aber auch darauf hin, dass wir in Gesprächen selbstverständlich auch ausführlich über Leidvolles und über die erlebten Probleme reden können, dass auch dies durchaus hilfreich sein kann, wenn es auf eine bestimmte Art geschieht. Ich schlage weiter vor, dass wir uns im Erstgespräch zunächst auch darüber unterhalten, welche Erwartungen hinsichtlich der Art des Vorgehens die Klienten selbst mitbringen, was sie sich davon versprechen und welche Erfahrungen sie bisher damit schon gemacht haben.

Genau so wird dann auch im Erstgespräch vorgegangen. Meist zeigt es sich dann, dass die Klienten selbst, wenn man sie nur mal fragt, davon ausgehen, man *müsse* ausführlich und lange über die Probleme reden. Meist werden sie danach aber gar nicht gefragt. In vielen Gesprächen, die ich zum Beispiel zusammen mit Steve de Shazer geführt habe, hat er nie eine solche Erwartungsklärung gemacht, in vielen Therapien in seiner Nachfolge, die ich beobachten konnte, wird dies ebenfalls nicht berücksichtigt.

Wenn die Erwartungen aber so stark in Richtung „Problem Talk" gehen, stellt sich für Therapeuten ein intensives Pacing-Problem, wenn sie dem nicht entgegenkommen. Gehen sie aber darauf ein, erleben sie sich meist selbst in einer Zwickmühle, weil sie dann eine „Problemhypnose" befürchten.

Dieses Doublebind lässt sich durch transparente Metakommunikation lösen (Schmidt 1988a). Ich teile den Klienten ganz offen diese von mir erlebte Zwickmühle mit. Ich würdige ihr Bedürfnis nach Problem Talk als anerkennenswerten Lösungsversuch und kläre dann mit ihnen, was sie sich davon versprechen. Ich wähle also von vornherein die Annahme, dass sie damit etwas Hilfreiches in Gang setzen wollen, dass es für sie sehr sinnvoll sein kann, so problemorientiert vorgehen zu wollen – im Gegensatz zu Definitionen wie „rigide problemfixiert", „im Widerstand", „ins Leid verliebt" oder gar „masochistisch" (solche Definitionen lassen sich von frustrierten lösungsorientierten Therapeuten oft hören). Bewertungen dieser Art sind zwar emotional verständlich, dennoch bewirken sie genau solche Defizitkonstruktionen, die man in einer lösungsorientierten

Arbeit vermeiden und durch Kompetenzkonstruktionen ersetzen will.

Utilisation von Problem Talk, der als beziehungsstiftendes Ritual gedacht war

Problem Talk kann zum Beispiel schon als Teil der angestrebten Lösung gedacht sein, als beziehungsstiftendes Ritual, wobei es möglicherweise weniger wichtig ist, dass sich im Alltagsleben der Klienten und Klientinnen etwas Hilfreiches entwickelt, sondern die Therapie und die Beziehung zum Therapeuten an sich schon als die gewünschte Dauerlösung gedacht sind (was nicht selten ist zu Beginn). In der Alltagskommunikation unserer Kultur lassen sich sehr viele Kontexte finden, in denen Beziehungen meist dadurch gepflegt werden, dass wechselseitig geklagt wird und man so Bindung herstellt und viele kommunikative Lücken erfolgreich füllen kann. In solcher Kultur erscheint es unterschwellig oder explizit noch nicht einmal sinnvoll, schnell zu einer erfolgreichen Lösung durch eine Umgestaltung bisheriger Muster zu kommen, da diese als bedrohliches Ende der Beziehung interpretiert würde.

Ist eine solche Erwartungsdynamik zu finden, kann und sollte ich als Therapeut auch das grundsätzlich achten. Da ich aber befürchte, zu einer problemstabilisierenden Abhängigkeitslösung (in diesem Fall Abhängigkeit von mir) beizutragen, kann ich aus meiner professionellen Ethik heraus solche Aufträge nicht annehmen, was ich klar mitteile. Mitzuarbeiten an einer Lösung in der Art, dass ich auf Dauer als „Ersatzpartner“ in den Alltag des Klienten eingebaut werden würde, möchte ich nicht verantworten. Damit haben wir zunächst eine neue Aufgabe, nämlich die gemeinsame Prüfung, ob andere Formen der Kooperation dem Klienten, aber auch mir als sein Kooperationspartner (der für seinen Beitrag verantwortungsbewusst handeln will) sinnvoll erscheinen könnten und welche Vorstellungen von passenden Zielen und Schritten es geben könnte. Dafür habe ich aber wieder Informationspflicht bezüglich meiner Wahl des Vorgehens (als Kooperations- und Vertragspartner des Klienten), was sich aus meiner Sicht am meisten bewährt hat.

Wenn ich solche Überlegungen offen kommuniziere, hat meine Haltung praktisch für alle Klienten Sinn. Manchmal kann man dann zwar hören, dass es schon schade sei, keine solche Dauereinrichtung angeboten zu bekommen, aber gleichzeitig wird auch zugestimmt, dass ein solches Vorgehen keine eigenständige Entwicklung bringen würde und so eher auf Dauer hinderlich wäre. Wir können dann aber gemeinsam die ursprünglichen Erwartungen nutzen. Sie lassen sich übersetzen als Ausdruck eines sehr eingeengten Selbstbildes, darin zeigen sich Annahmen über wenig bis keine Gestaltungsmöglichkeiten im Aufbau befriedigender Beziehungen im Alltag. Betrachten wir diese Dynamik aus dieser Perspektive, lassen sich neue Aufträge und Ziele daraus ableiten, hinter denen die Klienten dann mit viel Gewinn stehen.

Beispiel: Eine allein stehende Frau von etwa 45 Jahren, die sich als sehr depressiv, ängstlich und völlig vereinsamt definierte und über suizidale Tendenzen berichtete, mündete zunächst auf jede ziel- und zukunftsorientierte Frage in Klagen über Vergangenheit und Gegenwart ein. Die von ihr angesprochenen Situationen waren für sie auch verständlicherweise sehr schlimm. Sie verdeckten in der geschilderten Breite und Intensität aber auch jede Perspektive auf eventuelle Ausnahmen mit besseren Erfahrungen für sie. Durch empathisches Abklären und Kommunizieren meiner Zwickmühlen (s. o.) ermutigt, äußerte sie schließlich, dass sie schon die Hoffnung weitgehend aufgegeben hatte, noch einmal selbst zufrieden stellende Beziehungen aufbauen und mitgestalten zu können. Der Kontakt zu mir erschien ihr als eine dauerhaft Sicherheit gebende Möglichkeit, die eine solch bedrückende Situation lindern könnte. Als ich sie einlud, die Auswirkungen durchzuspielen, die es hätte, wenn ich ihren Erwartungen so nachkommen würde, wurde deutlich, dass sie sich dann aber in ihrer defizitären Annahme bestätigt fühlen würde, sich noch mehr an den Kontakt zu mir klammern und Aktivitäten im Hinblick auf andere Menschen eher noch weiter reduzieren würde. Die dann erlebte verstärkte Abhängigkeit vom Kontakt zu mir würde, so ihre Einschätzung, noch mehr Selbstzweifel, Ängste und Suizidideen bewirken.

Nun konnte einerseits gewürdigt werden, dass sie den Kontakt zu mir als klugen Lösungsversuch in einer sonst aussichtslos erscheinenden Lage gewählt hatte, dass es aber andererseits verantwortungslos von mir gewesen wäre, auf diese Art ihrem Anliegen entgegenzukommen. Dann lud ich sie ein, als ersten wichtigen Schritt unserer Kooperation auszuloten, ob es nicht vielleicht doch kleine Möglichkeiten einer zufrieden stellenden Kontaktgestaltung in ihrem Alltag geben könnte.

Besonders bewährt hat sich hierfür ein Dissoziationsmodell. Dabei wird die Beschreibung angeboten, dass eine Seite in ihr diese pessimistische und hoffnungslose Sicht habe, aber offensichtlich nicht sie als ganzer Mensch, da sie immerhin in den Kontakt mit mir gekommen war, dies geschafft hatte und auch berufliche Kontakte durchaus noch gestaltete. Für diese Seite (diesen „Anteil" der Person) erwies sich jeder noch so kleine Schritt in nähere Kontakte als sehr ängstigendes Wagnis, bisher hatte sie sich entweder davon überfluten lassen oder versucht, die Angst zu unterdrücken, was nur dazu geführt hatte, dass sie hinterher noch stärker kam. Mit diesem Anteilemodell bekommen wir die Chance, bewusst die bisher unbewusst-unwillkürlich abgelaufenen inneren Dialoge und andere Beiträge zu rekonstruieren, die dissoziiert wirken wie eine unbewusste Selbsthypnose in eine unerwünschte Richtung.

Jedes Mal, wenn die Klientin sich mehr oder gar völlig mit der hoffnungslosen Seite identifizierte, bewirkte dies eine massive Verschlechterung ihres Erlebens. Deutlich wurde dabei aber auch, dass es ab und zu gering verbesserte Situationen gab (Ausnahmen vom Problem). Diese waren immer Resultat einer anderen inneren Fokussierung, metaphorisch ausgedrückt, einer größeren inneren Distanz zu der pessimistischen Seite in ihr und einer relativ größeren Nähe zu der Seite, die sich positive Entwicklung noch vorstellen konnte.

Durch das Suchen und Finden von Ausnahmesituationen, selbst, wenn die dabei erlebte Verbesserung als noch so gering eingeschätzt wird, entsteht unmittelbar die Chance, mehr Wahlmöglichkeiten als bisher erleben und auch die bisherigen Problemdefinitionen umdefinieren zu können. Denn wenn es bisher schon Ausnahmen gab, bestätigt dies die Annahme, dass die lösungsförderlichen Kompetenzen im Prinzip schon vorhanden sind. Dann ist das Problem nicht ein grundlegendes Defizit, sondern es entsteht:

1. die Aufgabe, diese Kompetenzen intensiver und dauerhafter ins Zentrum der Aufmerksamkeitsfokussierung zu rücken und
2. zu verstehen, welche Situationsbedingungen und welche damit vernetzten internalen Prozesse eher wieder zur Dissoziation der Kompetenzen führen würde, sodass man dann
3. achtsamer auf die hilfreichen Prozesse umfokussieren kann.

Die Art der Kommunikationsgestaltung im therapeutischen Gespräch bietet sich an als Modellbeispiel, um wahrnehmbar zu machen, welche Aufmerksamkeitsfokussierung was bewirkt. Dementsprechend lud ich die Frau ein, jeweils nach einer gewissen Zeit (meist einigen Minuten) gemeinsam zu prüfen, wohin der Fokus der Aufmerksamkeit gerade gelenkt worden war und welche Auswirkungen dies auf ihr Erleben hatte. Dadurch wurde ihr schnell deutlich, dass einseitige Konzentration auf das Leid und auf Erinnerungen an schreckliche Erfahrungen sie unmittelbar niederdrückten und die Perspektive von Hoffnungslosigkeit verstärkten. Sie merkte aber auch, dass sie direkte leichte Verbesserungen erleben konnte, wenn wir auch über Ausnahmen redeten, über dazu beitragende kleine Erfolgsschritte. So wurde ihr plausibel, was der Sinn dieser Art von Gesprächsführung war. Nun war sie recht leicht motivierbar dafür, dass wir gemeinsam als „Ko-Therapeuten-Team“ immer wieder die optimale Balance zwischen Problem Talk und Solution Talk ausloteten.

Wie dies nach meiner Erfahrung meistens der Fall ist, zeigte sich dabei auch bei ihr, dass eine einseitige Führung von Solution Talk ebenso wenig hilfreich gewesen wäre wie eine einseitige Ausrichtung auf Problem Talk, sondern die beste Lösung zur gegebenen Zeit eine auch das Leid würdigende Balance war. Diese Erkenntnis konnten wir wieder dafür nutzen, dass sie verstehen konnte, welche Gestaltung ihres Alltags und welche Art des Umgangs mit sich und anderen mit welcher Wahl der Perspektiven am hilfreichsten werden konnte. So gewann sie eine liebevolle und tröstende Haltung auch zu den Phasen, in denen es ihr nicht gut ging. Sie nutzte nun mein Angebot, diese Phasen metaphorisch so zu behandeln, als ob da eine Seite von ihr „zu Besuch“ käme und sich mit vielen anerkennenswerten Bedürfnissen meldete. Das „Schlechtgehen“ wurde dadurch von ihr nicht mehr mit Selbstabwertung und unterdrückenden Kampfbemühungen gegen diese eigenen unwillkürlichen Prozesse beantwortet, sondern allmählich in eine loyale Haltung sich selbst gegenüber. Dadurch konnte sie selbst hilfreiche Muster des Für-sich-Sorgens aufbauen, welche ihr schließlich auch erlaubten, mit anderen wieder Kontakte aufzubauen. Die entscheidende Starthilfe war aber die transparente gemeinsame Beleuchtung des Gesprächsduktus in der Therapie, wobei gerade das spontane Auftauchen von Problem Talk als Chance genutzt wurde. Äußerst wichtig bei diesem Vorgehen ist, dass die Wahl von Problem Talk durch Klienten sehr wertschätzend als verstehbar und als Ausdruck von anerkennenswerten Bedürfnissen behandelt wird.

Utilisation von Problem Talk, der als unverzichtbares Mittel für „Ursachenforschung“ gedacht war

Relativ häufig finden wir auch Klienten und Klientinnen, die selbst nach ausführlicher Erläuterung der Idee der Lösungsorientierung und der positiven Erfahrungen damit darauf bestehen, einseitig über ihre Probleme reden zu wollen, mit der Idee, jedes Detail davon, insbesondere die schrecklichsten, müssten ausführlich beleuchtet und verstanden werden, bevor irgendetwas Hilfreiches in Gang gesetzt werden kann. Solche Klienten berichten meist auch nach intensivem und wiederholtem Nachfragen kaum oder nicht von Ausnahmen des Problems, auf Wunderfragen reagieren sie abwehrend oder sehr irritiert. Aus der hier vertretenen Sicht ist dies gut zu verstehen. Die Klienten bleiben konsequent und würdigend bei ihrer autonomen

Sicht. Auch wenn Therapeuten eine so einseitig problemorientierte Gesprächsführung sehr „problematisch“ finden, sollten sie ihre eigene Sicht nicht mit der „Wahrheit“ verwechseln. Ein lösungsorientiertes Konzept ist auch nur eine Realitätskonstruktion, ein Mittel zum Zweck, das mit den einzigartigen Wertesystemen und Kontextbedingungen der Adressaten abgestimmt werden muss.

Wenn Therapeuten dann an ihrem Modell festhalten, dass sie inhaltlich auf einem Solution Talk bestehen, tragen sie meist nur zu destruktiven symmetrischen (sich hochschaukelnden) Eskalationen bei, die die Klienten abwerten. Denn sofort entsteht dann eine Art Kampf darum, wer die hier gültige Realität definieren darf, wer die Autorität über eine Realität hat, die aber auch andere umfasst, in diesem Fall die Klienten. Damit tragen dann Therapeuten dazu bei, dass Dominanz-Unterwerfungs-Muster erlebt werden, was meist für Klienten eine Wiederholung alter Muster darstellt, die zu ihren Problemen in der Vergangenheit beigetragen haben. Die gewünschte Lösungsorientierung wird dann zur Wiederholung des Problems.

Für solche Situationen hat es sich bisher bei uns am meisten bewährt, die Motive der Therapeuten für die Einladung zum Solution Talk transparent zu erläutern, auch ihre Befürchtungen, dass der von den Klienten gewünschte Problem Talk ein Lösungsversuch sein könnte, der eher nur die Probleme verstärkt. Bleiben die Klienten dennoch bei ihrem Wunsch (was oft der Fall ist), wird ihnen angeboten, dass man dann miteinander ein Gespräch der gewünschten Art – mit Problemfokussierung – führt. Diese Gesprächsführung wird als Lösungsversuch definiert, der auf Zieldienlichkeit geprüft werden muss, ähnlich wie bei Medikamenten, bei denen man auch die Pflicht hat, eventuelle Nebenwirkungen zu prüfen. Ein typischer Vorschlag bei mir ist, etwa alle 20 Minuten eine kleine Zwischenbilanz zu machen, um gemeinsam zu prüfen, ob die gewünschte Gesprächsführung eher hilfreiche oder aber problemverstärkende Effekte hatte. Damit wird automatisch unterstützt, dass die Klienten eine Metaposition ihren eigenen Prozessen gegenüber aufbauen können, was ihnen bereits hilft, in bedrängenden Situationen eine hilfreiche Distanz und damit mehr Chancen für alternative Wahlmöglichkeiten aufzubauen.

Dann gibt es zwei typische Erfahrungen:

- Die Zwischenbilanz zeigt, dass der Problem Talk eher unerwünschte Effekte brachte. Dann kann der Therapeut noch intensiver für eine mehr lösungsorientierte Gesprächsführung werben und, wenn dies wiederholt auftrat, darauf hinweisen, dass mit solcher Gesprächsführung die Therapie selbst ein Beitrag zum Problem werden könnte, was er nicht verantworten will. Er kann dann um neue Auftragsverhandlungen bitten oder sogar darauf bestehen. Gleichzeitig kann er darauf hinweisen, dass die Ergebnisse der Zwischenbilanz eindeutig belegen, dass eine bestimmte Art der Kommunikation direkte Auswirkungen auf das Erleben der Klienten hat, man habe es ja gerade direkt miteinander erfahren können. Diese transparente gemeinsame Beurteilung der jeweiligen Ergebnisse des Lösungsversuchs Problem Talk leuchtet nach kurzer Zeit fast allen Klienten ein, sie werden sehr motiviert für eine andere Art der Fokussierung, wobei sie dennoch Wertschätzung für ihre ursprünglichen Wünsche erfahren.

- Die Zwischenbilanz ergibt, dass Problem Talk sich entgegen den Erwartungen der Therapeuten als sehr hilfreich ausgewirkt hat. Dann aber haben die Therapeuten letztlich gar keine Berechtigung mehr, auf Solution Talk zu bestehen in dem von ihnen bisher verstandenen Sinn. Ja, es zeigt sich, dass Problem Talk zur Zeit sogar der beste Solution Talk (vom Prozess her betrachtet, nicht inhaltlich) war. Dies belegt wieder eindeutig das wertvolle intuitive Wissen der Klienten darüber, was sie zur Zeit brauchen (zu anderer Zeit kann ja mehr Solution Talk vielleicht hilfreicher sein). Dann entsteht die Chance, gemeinsam zu verstehen und zu würdigen, welche Seiten sich mit dem Bedürfnis nach Problem Talk melden und welche anerkennswerten Bedürfnisse hinter ihnen stehen. Meist sind es sehr verstehbare Wünsche nach Würdigung des Leids. Bei Menschen mit Missbrauchserfahrungen finden wir es häufig vor, dass ihre Erlebnisse in ihrer Familie niemals kommuniziert werden durften oder, wenn darüber gesprochen wurde, ihnen noch die Schuld gegeben wurde, sodass ihre leidende Seite völlig vereinsamt blieb. Für einen Menschen mit solchen Erfahrungen bedeutet eine einseitige Lösungsorientierung üblicherweise, wieder einmal sei kein Platz für seine Not und seine Sehnsucht, diese endlich einmal in Kommunikation teilen zu dürfen, nachdem sie so lange „exkommuniziert“ waren.

Wenn dann gemeinsam ausgewertet wird, was bei dem einseitigen Problem Talk hilfreich gewirkt hat, ergeben sich die gleichen Chancen wie bei der Prüfung von „besseren“ Ausnahmen vom Problem. Der Problem Talk in der Therapie war direkt prüfbar als ein Modellbeispiel einer hilfreichen Ausnahme, sodass man an ihr unmittelbar die in ihr wirksamen hilfreichen Unterschiede miteinander herausarbeiten kann. Damit ergeben sich wunderbare Chancen, gemeinsam in sehr würdigender Weise auszuloten, welche Art der Kooperation in der Therapie die optimale Hilfe für die Klienten wäre. Sie werden dabei zu sehr kompetenten Supervisoren der Therapeuten, und es kann in höchst organischer Weise miteinander geprüft werden, welche nächsten kleinen Schritte (eben meist kleine) die hilfreichsten wären. Häufig berichten Klienten dabei dann auch, dass sie einseitigen Solution Talk als sehr stressfördernden Leistungsdruck erleben, auch wenn Therapeuten dies nie im Sinn hatten: Klienten, die die Bedeutung der an sie gerichteten Botschaften aufgrund ihrer „Landkarten“ selbst bestimmen, hören aus solcher Lösungsorientierung häufig heraus, es habe ihnen ab sofort nur noch immer besser zu gehen, besonders dann, wenn hilfreiche Ausnahmen identifiziert werden konnten und dabei klar wurde, was sie dazu selbst beigetragen hatten. Sie fühlen sich dann sozusagen „in flagranti bei der Kompetenz erwischt“ und nehmen an, dass die Therapeuten daraufhin perfektionistische Erwartungen an sie richten, ab sofort gefälligst schnellstens nur noch die Lösungsmuster zu leben. Dann wird Therapie zur Wiederholung unangenehmster Schulderfahrung, Therapeuten zu bedrohlichen „Oberlehrern“. Dies regt leider sehr oft ungünstige, schwächende Altersregressionen bei den Klienten an, Therapie wirkt dann selten noch hilfreich.

Wie „bastelt“ man ein Problem, und wie kann man gerade dies für erfüllende „Lösungen“ nutzen?

Die Annahme, dass Probleme von Beobachtern, Wahrnehmenden konstruiert werden, aber nicht objektiv an sich bestehen, erweist sich als von großem therapeutischem Wert. Sie bietet auch sehr viele Interventionschancen. Denn wenn etwas wie ein Problem konstruiert ist, kann es auch wieder de- und umkonstruiert werden, sogar in Lösungen. Die Perspektive der Konstruiertheit bietet also wesentliche Gestaltungschancen. Um diese zu nutzen, ist es hilfreich, sich zu verdeutlichen, wie Probleme konstruiert werden. Sie können verstanden werden als kunstvoll gestaltete Gewebe, als Muster der assoziativen Verkoppelung verschiedener synchron auftretender Erlebniselemente (z. B. Verhalten, Kognitionen, Emotionen).

Aussagen wie diese sollten nicht missverstanden werden. Sie bedeuten nicht, dass jemand womöglich absichtlich und gern ein Problemmuster „weben" würde. Wenn jemand ein Problem erlebt, drückt sich darin für ihn eine oft sehr schlimme Leidenserfahrung aus. Dennoch kann die Aussage aufrechterhalten werden, dass die Probleme von den Problemerlebenden konstruiert werden. Wie beim Thema „Problemtrance" schon ausgeführt wurde, geschehen diese Konstruktionen auf unwillkürlicher und oft auch unbewusster Ebene, sind also vom bewussten Wollen, vom willkürlichen Erlebnisprozess abgespalten (dissoziiert). Das bewusste Ich der Betreffenden leidet oft massiv unter diesen unwillkürlichen Prozessen, erlebt sich auch als Opfer unwillkürlicher Prozesse.

Interventionen in diese Muster, zum Beispiel entsprechend einem als Auftrag definierten Therapieziel, werden in hypnosystemischer Sicht grundsätzlich als die Aktion verstanden, Unterschiede in bisher gestaltete, als „Problem" definierte Muster einzuführen. Wenn Realität eine Konstruktion ist, wird die Frage wichtig: Was ist mit was verbunden / vernetzt / assoziiert, was ist (wenn als zieldienlich vorgestellt) noch nicht miteinander vernetzt; was sollte für die Zielerreichung besser vernetzt sein, was sollte voneinander abgekoppelt sein, was sollte völlig neu sein?

Muster und Interventionen in diese Muster können prinzipiell beschrieben und geplant werden nach Ordnungskriterien. Welche Elemente erleben wir als im Muster miteinander verbunden (Elementebenen, beschreibbar nach dem Modell „Problem- / Lösungsgewebe")? Dies können wir definieren als Bild, das die „Klasse (Menge) des Problems" beschreibt. Daraus kann als Nächstes die Frage abgeleitet werden: Wenn dieses assoziative „Gewebe" zur Klasse des Problems gehört, was könnte vermutlich dazu führen, dass dieses Muster so geändert wird, dass daraus ein Muster aus der „Klasse (Menge) der Lösungen" wird?

Oder, anders formuliert:

- Was fehlt bisher im Problemmuster an Potenzialkontakt, damit daraus ein Lösungsmuster gemacht werden könnte, das heißt,

welche Potenziale, die lösungsförderlich wären, sind aus dem Problemmuster abgespalten (dissoziiert)? Daraus können Planungen abgeleitet werden im Hinblick darauf, was zum Problemmuster an Potenzialen eventuell hinzugefügt (assoziiert) werden könnte (Interventionen im Sinne eines Verbindens von Potenzialelementen mit dem Problemmuster).
- Was könnte aus dem Problemmuster entfernt oder wie könnte das Problemmuster zerlegt werden, zum Beispiel in einzelne Teilsequenzen, sodass das Problemmuster seine Wirkkraft verliert (Interventionen als Unterbrechen des Musters)?
- Ist das Problemmuster eher gekennzeichnet durch ein hohes Maß an Komplexität, oder ist es eher massiv komplexitätsreduziert? Sollte es daher eher verändert werden in Richtung „Erhöhung von Komplexität" (wozu z.B. viele zirkuläre Fragen hilfreich sein können) oder eher in Richtung „Reduktion von Komplexität" (wozu z.B. Stellungnahmen, Deutungen etc. dienlich sein können aus der Klasse „So ist es wirklich ...", also solche mit Wahrheitsanspruch).

Grundsätzlich können Probleme erlebt werden im Zusammenhang damit, dass etwas Unerwünschtes (z.B. Verhalten einer Person) zu viel auftritt oder dass etwas Erwünschtes zu wenig auftritt. Die gerade vorgeschlagene Betrachtung hilft, besser Entscheidungen treffen zu können darüber, ob der Interventionsfokus mehr in die Richtung gehen sollte, etwas hinzufügbar zu machen oder eher etwas von einem bisherigen Muster wegzulassen.

Damit man nun weiß, wie man ein Problem konstruieren kann, etwa für den Fall, dass man einmal keines mehr „hätte" und in die „unerträgliche Leichtigkeit des Seins" einzumünden droht, hier eine kurze Bastelanleitung:

Ein Problem entsteht durch die Konstruktion einer Ist-Soll-Diskrepanz. Dabei stößt man bei Versuchen, das unerwünschte „Ist" in das gewünschte „Soll" zu verwandeln, auf Blockaden zwischen Ist und Soll. Und dies wird verbunden mit Lösungsversuchen (Maßnahmen, Schritten, mit denen man das Problem lösen will), die nicht zum gewünschten Ziel führen.

Eine Lösung entsteht, wenn sich im Erleben und Verhalten der Problemwahrnehmer diese Diskrep 9anz auflöst, Ist und Soll fallen eher zusammen, und zwar so, dass Unterschiede in die Negativbewertung (-) des Ist-Zustands und/oder in die relativ positivere (+) des Soll-Zustands und/oder Unterschiede bzw. Änderungen in die

Art der bisherigen hauptsächlich praktizierten Lösungsversuche eingeführt werden (Unterschiede herstellen = Entwicklung von Neuinformationen); besonders relevant sind Neuinformationen bzw. Unterschiede, welche mehr Wahrnehmung ermöglichen (= Aufmerksamkeitsfokussierung) in Richtung „Erleben von zieldienlichen Fähigkeiten und von Situationen, in denen diese gelebt werden konnten".

Neuinformationen sind dabei möglich durch:

- *Die Neubewertung von negativ Definiertem (-)* zu dessen mehr anerkannter, besser bewerteter Bedeutung (+) (positive Konnotation) = zum Beispiel das Problemphänomen wird anders kontextualisiert. Die negative Bewertung der Phänomene, die von Betroffenen als Problem bezeichnet werden, ist zwar meist gut verstehbar, aber sie ist nicht objektiv gegeben. Dass die Bewertung so negativ ist, liegt fast immer daran, dass die Phänomene aus ihrem Kontext gerissen sind. Wenn beispielsweise jemand immer wieder massive Ängste bekommt, weil Konflikte in Beziehungen auftauchen, oder wenn jemand sich als unfähig erlebt, sich abzugrenzen gegen Erwartungen anderer, kann ihn dies massivst belasten. Meist bewertet er dann diese seine Reaktionen als sehr negativ und beantwortet ihr Auftauchen jedes Mal mit Selbstabwertungen und Versuchen, sie wegzubekommen, zu unterdrücken. Prüft man mittels Rekontextualisierung aber die Auswirkungen, die sein Verhalten in wichtigen Beziehungen hat, zeigt sich, dass er damit andere stützt und schont, insgesamt viele Loyalitätsdienste in seinen Beziehungen leistet. Das bisher negativ Betrachtete kann zumindest in differenzierterem Licht gesehen werden.
- Die *Neubewertung bisher sehr positiv definierter Soll-Werte,* eventuell gar idealisierter von (+) nach (-), das heißt, die Soll- oder Zielwerte werden relativ oder ganz hinterfragt. Der angestrebte Soll-Zustand kann in seiner Gestaltung verändert werden, man kann die Sollwerte bzw. Zielvorstellungen relativieren. Sehr oft erweist es sich als besonders hilfreich, die bisherigen Zielbeschreibungen sinnlich konkreter zu fassen, sie günstiger für Möglichkeiten einer praktischen Umsetzung der lösungsförderlichen Schritte zu konstruieren, zum Beispiel dadurch, dass man die geplanten Schritte in kleinere, weniger schwierige Maßnahmen zerlegt.

– *Verhalten:* Dies kann beispielsweise heißen, dass man direkt statt des bisher unerwünschten Verhaltens (-) eher das gewünschte Verhalten oder ein Teil davon praktiziert (+). Dabei kann dann dieses neue Verhalten die bisherige Bedeutung, die den verschiedenen Phänomenen gegeben wurde, stark beeinflussen. Wenn zum Beispiel jemand lange etwas nicht getan hat aus Furcht vor ablehnenden Reaktionen oder aus Furcht davor, dann jemandem sehr wehzutun und ihn zu schädigen, und er praktiziert nun das aus Furcht vermiedene Verhalten, ohne dass eine seiner Befürchtungen eintritt, werden seine bisherigen Glaubenssysteme relativiert, dies erleichtert ihm wieder, mehr vom gewünschten Verhalten zu praktizieren, dies relativiert die Befürchtungen weiter – eine neue, positivere Dynamik entsteht. Ähnliches kann bewirkt werden durch eine erfolgreiche Einladung zu einem Verhalten wie „Mach einfach irgendetwas anderes als bisher".

– *Die Kombination von Bedeutungsgebung bzw. Bewertung und Verhalten,* zum Beispiel „So tun, als ob". Wenn sich jemand so verhält, als ob etwas Gewünschtes präsent wäre, verändert das für ihn und für andere die bisherigen psychophysiologischen Muster, aus dem „So-tun-als-ob" wird häufig allmählich eine tatsächlich ganzheitlich kongruente Erfahrung. Gleiches, leider mit entgegengesetztem Ergebnis, gilt aber auch, wenn jemand so tut, als ob etwas Schlimmes existent wäre. Die damit einhergehenden psychophysiologischen Muster bewirken oft eine Tendenz, dass dies dann auch eher als ganzheitlich erlebt wird (Selffulfilling Prophecy).

– *Suchen nach Wegen zwischen Problem und Lösung:* Dabei kann das Problemmuster auch als Lösungsversuch verstanden werden, als L1, das Lösungsmuster ebenso, als L2, es ergibt sich eine Synthese oder ein Kompromiss (Koexistenz zwischen L1 und L2). Oder aber es wird ganz auf L1 und L2 verzichtet und etwas völlig Neues gemacht, das Feld der alten Zielvorstellungen völlig verlassen.

Je detaillierter man Vorstellungen von möglichen Musterelementen entwickeln kann, die Teil des Problemmusters sein könnten, desto vielfältiger werden die Chancen, sie durch Fragen zu identifizieren und daraus dann Interventionsmaßnahmen (Musteränderungen) abzuleiten. Therapeuten und Klienten gewinnen viele Möglichkeiten einer hilfreichen Metaposition, aus der sie kooperativ Lösungsschritte ableiten können. Auch die Lösungsschritte lassen sich aus dem gleichen Modell ableiten, besonders dann, wenn man Problemmuster mit Ausnahmen vom Problem mit dem folgenden Modell systematisch vergleicht. Solche Vergleiche, die eine Balance zwischen Problem- und Lösungsfokussierung darstellen anstelle einer reinen Lösungsorientierung, geben gerade Klienten, die diffuse Zielvorstellungen mitbringen, meist schnell sehr hilfreiche Ideen.

Ebenen der Mustergestaltung können interaktionell („Makroebene") und internal („Mikroebene") beschrieben werden. Folgende damit verbundene Fragen können hilfreich sein.

Musterelemente auf der Makroebene

- *Wer definiert das Problem?*
- Für wen ist es am meisten ein Problem, für wen am wenigsten? Gibt es eher einheitliche oder unterschiedliche Problemsichten?
- Was hat dies jeweils für Auswirkungen auf die Beziehungen und die Aufrechterhaltung des Problems? Welche hätte es, wenn die Unterschiede in den Definitionen anders gestaltet würden?
- Definieren dieselben Beteiligten in unterschiedlichen Situationen das gleiche Phänomen unterschiedlich, mal mehr, mal weniger als Problem?
- Wie kommt das? Gibt es Situationen, in denen das Problem sogar nicht als Problem angesehen wird? Von wem?
- Welche Auswirkungen hat dies dann auf die Interaktionsbeiträge? Was macht den Unterschied? Ließe dieser sich dann nutzen für die gewünschte Lösung?
- Wie wird das Problem benannt? Von wem?
- Unterschiede? Wann? Wie? Auswirkungen der Unterschiede (s. o.), Erklärungen für die Unterschiede? Welche Benennungen und damit einhergehenden Reaktionen wären lösungsförderlich?
- *Welche Erklärungen für das Problem gibt es?*
- Gibt es unterschiedliche Erklärungen der Beteiligten? Gibt es Unterschiede bei den einzelnen Beteiligten selbst, je nach Situation und je nach Konsequenzen, die aus den Erklärungen zu ziehen wären?

Dieser Aspekt ist sehr wichtig, da der dabei stattfindende von mir als „Konzeptwechsel“ bezeichnete Sprung meist ein zentraler Pfeiler der Problemstabilisierung ist; wenn zum Beispiel ein Verhalten zeitweilig als selbst zu verantworten, auch als von einem selbst beeinflussbar definiert wird, dann aber plötzlich als eher krankhaft angesehen wird, hat dies dramatische Konsequenzen für die Beziehungsgestaltung, aber auch für die Möglichkeiten zum Lösen des Problems, die alle Beteiligten noch sehen.

Als Teil der Erklärungsmuster wirken immer auch bestimmte Kategorisierungen: gut / schlecht; gesund / krank; veränderbar / unveränderbar; somatisch / psychosomatisch; vererbt / erlernt; fähig / unfähig; willkürlich / unwillkürlich; rational / irrational; normal / abnormal; abhängig / unabhängig; selbstverantwortlich / fremdverantwortlich, egoistisch-egozentrisch / altruistisch; dumm / klug; männlich / weiblich.

Welche Kategorisierungen werden eher gebraucht, wenn es Ausnahmen vom Problem gibt, welche wären für den Lösungsprozess günstig? (Ausnahmen sollten besonders beleuchtet werden!)

Kann jemand seine Erklärungsmuster prüfen und eventuell auch andere Erklärungen in Erwägung ziehen, löst dies meist völlig andere Lösungsversuche und hoffnungsvollere Perspektiven aus.

– *Welche Schlussfolgerungen* für das Verhalten untereinander, insbesondere dem „Problemträger“ gegenüber, werden daraus gezogen?

Wie wirken sich diese Schlussfolgerungen auf die Stabilität des Problems aus? Wenn beispielsweise zwischen Resignation und der Einschätzung, es sei bald lösbar, geschwankt wird, stellen sich meist in allen relevanten Beziehungen massive Uneindeutigkeiten, „Schwebezustände“ ein. Diese stabilisieren wieder das Problem, da die Verhaltensweisen der Beziehungspersonen und des Klienten dadurch eher uneindeutig, unklar werden. Dadurch werden wiederum klare, strukturgebende Entscheidungen verhindert, Bedürfnisse, Verantwortlichkeiten, lösungsfördernde Abgrenzungsschritte werden verschleppt, meist stellt sich eine Zeitverzerrung bis Zeitlosigkeit im Bewusstsein der Beteiligten ein („Symptome als Trancephänomene“).

Eine wichtige Frage ist auch, welche Auswirkungen es hätte, wenn andere Erklärungen gebraucht oder andere Schlussfolgerungen aus den Erklärungen für das Problem gezogen würden. Hier zeigt es sich, dass die Erklärungen und Schlussfolgerungen wirksame Teile der Beziehungsgestaltung sind. Ändert man sie, ändert man damit auch seine Beziehungen. Oft ist man sich mit anderen wichtigen Personen in Bezug auf das Problemmuster in Erklärungen und Schlussfolgerungen einig, was Nähe, Koalitionen und so weiter bewirkt. Dies kann sich durch neue eigene Perspektiven ändern, was nicht immer erwünscht ist. Therapeuten sollten also nicht einfach zu solchen Änderungen einladen, sondern sorgfältig mit den Klienten prüfen, was sie auslösen könnten, was anerkennenswert ist am Festhalten an alten Perspektiven (Stärkung der alten Beziehungsmuster etc.) und was bei Änderungen gebraucht würde.

- *Welche Lösungsversuche gab es bisher schon?*
- Welche waren eher problemstabilisierend, welche eher lösungsfördernd? Wenn es lösungsfördernde bisher schon gab: Weshalb wurden die nicht systematisch weiter genutzt? Welche Bewertungen gab es für sie? Welche Reaktionen der Beteiligten? Welche der Reaktionen haben am ehesten dazu eingeladen, die lösungsfördernden Schritte wieder zu unterlassen?
- Welche Schlussfolgerungen wurden aus den bisherigen Lösungsversuchen gezogen, welche, wenn es fast nur problemstabilisierende gab, welche, wenn es auch lösungsfördernde gab, welche Schlussfolgerungen gerade dann, wenn lösungsförderliche Schritte wieder nicht ausreichend genutzt wurden? (Gerade in diesem Fall ziehen viele Beteiligte eher negative Schlussfolgerungen, oft sogar noch krasser, als wenn überhaupt keine lösungsförderlichen Erfahrungen gemacht worden wären – Hoffnungs-Enttäuschungs-Effekt!)
- Welche Auswirkungen in den Beziehungen werden erwartet für den Fall, dass die lösungsbringenden Verhaltensweisen kontinuierlich umgesetzt würden?
- Sind die definierten Zielkriterien und die geschilderten Ausnahmen vom Problem kompatibel?

Alle diese Ebenen sind nicht nur mögliche problemstabilisierende Faktoren, sondern können jeweils auch wieder für die Planung von Interventionen genutzt werden. Wird ein Element (oder auch mehrere) eines Musters verändert, kann dies das gesamte Muster ändern, da ja das Muster gerade Ausdruck der Wechselwirkung der

Systemelemente ist. Aus potenzial- und lösungsorientierter Sicht ist es dann aber zentral, letztlich solche Musteränderungen anzubieten, die neben dem Aspekt der Änderung des bisherigen Musters die Wirkung bringen, den Aufmerksamkeitsfokus der Beteiligten auch auf die gewünschten Lösungspotenziale zu lenken.

Interventionen sollten also idealerweise berücksichtigen:

- Musterunterbrechung (des Problemmusters) und
- Einladung zur Fokussierung auf den Lösungsbereich (auf die Lösungspotenziale).

Neben den bisher beschriebenen Elementebenen kann dabei weiter berücksichtigt werden:

- Kann die *Häufigkeit* beeinflusst werden?
- Kann der *Ort*, an dem das Symptom praktiziert wird, verändert werden?
- Kann der *Zeitpunkt* verändert werden?
- Kann die *Intensität* verändert werden?
- Können die *Reaktionen* im Verhalten und der Bedeutungsgebung bei einbezogenen Beziehungspersonen verändert werden?
- Kann die *Art der Bedeutungsgebung und des Verhaltens* des Symptomträgers, bezogen auf die Interaktionsbeiträge relevanter anderer, verändert werden?
- Kann die bisherige *Interaktionsequenz* beeinflusst werden?
- Können *neue Elemente* zum bisherigen Ablauf hinzugefügt werden (z. B. durch symbolische Elemente, Humor, sinnvoll oder auch sinnlos erscheinende Zusätze)?
- Kann die *„Ausnahme von der Symptomregel"* öfter „zelebriert" werden?
- Können *Rituale* dabei eingefügt werden?
- Kann die *Dauer des Symptoms* verändert werden?
- Können *Informationen über den Bedürfnishintergrund* des Symptoms erarbeitet werden, das heißt, welches gute Ziel mit dem Vehikel des Symptoms unbewusst erreicht werden soll (falls dies überhaupt der Fall ist)? Können daraus Such- und Lösungsprozesse abgeleitet werden, die das gleiche gute Ziel auf konstruktivere Art ermöglichen?

- Können *hilfreiche neue Informationen* entwickelt werden? Welche Elemente, die bisher als unwillkürlich definiert waren, sollten zur *Musteränderung* eher in den Bereich willkürlichen Handelns gehoben werden?
- Welche als willkürliche Lösungsversuche zur Problemstabilisierung beitragenden Elemente könnten eher in den Bereich *unwillkürlichen Gestaltens* übertragen werden?
- Wäre dafür eine *Tranceinduktion* hilfreich? Welche *Trancephänomene* könnten dabei besonders wirksam zur Musterveränderung herangezogen werden? Wie lassen sich diese anregen? Wird *Hypnose* von den Patienten verlangt oder erwartet? Wenn ja, welche Bedeutung hat dies in ihrem Kontext? Wie könnte eventuell diese Bedeutungsgebung symptomstabilisierend wirken? Wie wäre dann zu verfahren?
- Welche Elemente der Erwartung und des Wertesystems der Klienten lassen sich zur *Erhöhung ihrer Eigenmotivation* nutzen?
- Welche *Beziehungsgestaltung* lässt sich vonseiten der Klienten in Bezug zum Therapeuten erkennen? Wie lässt sich diese Beziehungsgestaltung nutzen?
- Welche Reaktionen „können" die Patienten besonders gut? Wie ließen sich diese im therapeutischen Prozess als leichteste Art der Kooperation des Patienten nutzen?
- Wie ließen sich Symptome oder Reaktionen, die üblicherweise als „Widerstand" gedeutet werden, als Fähigkeiten und Kooperation umdefinieren?
- Reagieren die Betreffenden eher auf „Compliance"-orientierte" oder auf „Defiance"-orientierte" Angebote?

Musterelemente auf der Mikroebene

Sowohl für die Elemente von Problem- und Lösungsmustern als auch für gezielte Interventionen (Unterbrechung des Problemmusters, stabile Installierung der Lösungsfokussierung) erweist es sich auf der Ebene des „inneren" (intrapersonalen) Systems als sehr günstig, eine rein deskriptive Beschreibung der Trancephänomene heranzuziehen. Auch die im Problemmuster auftretenden Phänomene werden als „Quasitrancephänomene" behandelt.

Hierbei wird Trance als ein automatisiertes Muster verstanden, oft massiv gesteuert auf der Ebene von unwillkürlicher bzw. unbewusster Wahrnehmung und entsprechendem Verhalten. Betrachtet man Interaktionsmuster und internale Prozesse, die als Problem erlebt werden, so zeigt sich, wie schon dargelegt, dass sie in vieler Hinsicht den Prozessen gleichen, die bei einer hypnotischen Trance auftreten. Wesentliche Elemente eines Problemmusters sind ebenfalls auf unwillkürlicher Ebene angesiedelt, „es“ passiert den Menschen unwillkürlich, dass das Problem „kommt“, ohne dass ihnen bewusst und klar ist, was konkret sie selbst aktiv und passiv dazu beitragen (denn ihr „Es“ sind sie natürlich selbst, aber dieser „Es“-Teil existiert dissoziiert, abgespalten von ihrer bewusst-willkürlichen Wahrnehmung).

Als solche Erlebnis- oder Trancephänomene könnten beschrieben werden:

- Dissoziation
- Altersregression / Altersprogression
- Zeitverzerrung
- Amnesie / Hyperamnesie
- Identifikation
- Positive / negative Halluzination
- Katalepsie
- Tunnelvision / „Röhrenblick“
- Innere Bilder, innere Sätze (unwillkürliche „Tonbandschleifen“).

Hierbei erweisen sich als besonders relevant Bilder, Filme und Sätze, die implizite und explizite Aussagen enthalten über jemand selbst (Selbstbild), aber auch darüber, wie jemand glaubt, dass andere ihn sehen, über ihn reden, mit ihm umgehen (Selbst-Fremd-Interaktions-Bild). Wichtig ist auch, worauf jeweils die Fokussierung auf der Ebene der Filme, Bilder und Tonbandschleifen gerichtet ist (eher in die Vergangenheit, Gegenwart oder Zukunft). Meist sind es problemstabilisierend ausschnittartige Filme, Bilder und Tonbandschleifen aus der „Trauma“-Vergangenheit, aber genauso „Horrorvisionen“ von möglichen bedrohlichen Auswirkungen eines Verhaltens in der Zukunft. Den Problemträgern erscheinen diese in ihrer subjektiven Wirklichkeit nicht als hypothetische Entwürfe oder als einseitige Auswahl aus der Vergangenheit, die genauso relevantes Material im Zusammenhang mit Lösungserfahrungen enthalten, sondern eher als naturwüchsige Wahrheit.

Für alle Trancephänomene gilt außerdem, dass sie weiter auf der Ebene der Submodalitäten von Erfahrung differenziert erlebt werden und so auch beschrieben werden können. Die in typischer

Trance vorherrschenden Erlebnisinhalte werden als natürliche, auch in unserem Alltag auftretende Phänomene verstanden:

- unwillkürliche Fokussierung auf bestimmte Gefühle, Empfindungen (kinästhetischer Bereich)
- ideomotorische / ideosensorische Muster
- tagtraumartiges Erleben
- Vorherrschen metaphorisch-archaischer Beschreibungen Symbolik im Erleben
- Sowohl-als-auch-Erleben
- Körperhaltung, Stimmlage, Atemmuster
- unwillkürliche sinnliche Raumgestaltung
- externale oder eher internale Fokussierung.

Um diese Ressourcen zu aktivieren, muss also nichts grundsätzlich Neues gelernt werden.

Werden solche Trancephänomene in Beziehungen gelebt, haben sie Auswirkungen auf die Beziehungsgestaltung, ob gewollt oder nicht. Wenn ein Interaktionspartner sich zum Beispiel als altersregressiv erlebt und sich so verhält, bewirkt das massive Einschränkungen seiner Erwachsenenkompetenzen für die Zeit seiner Regression. Dies ruft aber meist andere auf, sich umso konzentrierter auf ihre eigenen Erwachsenenressourcen zu besinnen und diese zu leben (Komplementärbeziehung). Die „Insuffizienz" auf der Erwachsenenebene des einen Interaktionspartners bewirkt oft eine Stärkung und Stützung des anderen Komplementärpartners.

Grundüberlegungen für Musterinterventionen

Interventionen beinhalten als Hauptaufgaben:

- Es soll erreicht werden, dass Klienten und Therapeuten ihre Aufmerksamkeit so intensiv als irgend möglich (bewusst-willkürlich und intuitiv-unbewusst-unwillkürlich) auf die *kontextangemessenen Zielpotenziale* fokussieren können. So soll eine Art *Attraktorkraftfeld* für das Lösungserleben geschaffen werden (wie bei der Synergetik), das immer stärker („Schneeballeffekt") Feedbackschleifen unterstützt, die wieder das Kraftfeld des Lösungserlebens weiter verstärken.

- Es sollte wieder erlebbar werden, dass die so genannten Problemträger und -trägerinnen eigene *Gestaltungsfähigkeit* erleben, Zuversicht daran, dass sie selbst ihr Therapieziel bzw. Anliegen erreichen können. Dafür sollte die Kooperation so gestaltet werden, dass die Problemträger wieder ihre eigenen *Kompetenzen* wahrnehmen, verstehen und es ihnen plausibel wird, dass sie selbst diese Kompetenzen nutzen können.
- Dafür sollten Hypothesen entwickelt werden, was jeweils *Schritt für Schritt* (am besten immer wieder nur bezogen auf die nächsten kleinen oder „kleinsten" Schritte) an *kleinen Neuinformationen = Unterschiedsbildungen* entwickelt werden könnte, damit durch solche Musteränderungen entsprechende Such- und Findeprozesse ausgelöst werden können. Praktisch immer ist es vorzuziehen, sich auf die Entwicklung nächster kleiner Schritte (der nächsten „Grundressourcen") zu konzentrieren. Dadurch wird gewährleistet, dass die Beteiligten schneller wieder ein hilfreiches Erleben von Kompetenz entwickeln; denn Kompetenz ist nicht statisch, sondern wird immer dann erlebt, wenn die gestellten Aufgaben mit den gerade subjektiv erlebten Fähigkeiten auch bewältigt werden können. So können jeweils Schritt für Schritt „lösbare Probleme" (oder besser „lösbare Aufgaben") konstruiert werden.

Um entscheiden zu können, was die jeweils sinnvollen nächsten kleinen Schritte sein können, sind Berater unbedingt auf das jeweilige Feedback ihrer Klienten angewiesen. Das Feedback bestimmt jeweils, ob das Angebot der Berater adäquat war, nicht die Berater mit ihren guten Absichten („Die Bedeutung der Botschaft bestimmt immer der Empfänger der Botschaft, nicht der Sender").

Bei allen Zielentwicklungen gilt generell, dass die Ziele sinnlich konkret, positiv („Was ist da, was beginnt, in welchem Verhalten zeigt sich das?" anstelle von „Was ist weg?" etc.) beschrieben werden sollten, da nur so eine wirksame imaginative Fokussierung auf sie stattfinden kann (s. Schmidt 1986a).

Diese nächsten kleinen Schritte können gut herausgearbeitet werden, wenn man als Unterscheidungskriterien heranzieht:

- Für welches System sollte im Moment am meisten eine (oder vielleicht lieber keine) Neuinformation angestrebt werden)?

Für das Beratungssystem? Für das „Heimatsystem" der Klienten (also für das System, für das die Beratung gemacht wird)?

- Auf welchen Erfahrungsebenen könnte dies besonders leicht und schnell für die Klienten möglich werden? Auf der Ebene internaler Organisationsprozesse (Mikroebene) – Submodalitäten der Erfahrung? Oder auf der Makroebene (Problem-Lösungs-Gewebe)?

Alle Interventionen setzen an bei Veränderungen der Bedeutungsgebung oder der Verhaltenssequenzen, die sich jeweils wechselseitig wieder beeinflussen. Sie zielen darauf ab, die Muster durch Einführung von Neuinformation = Unterschiede zur bisherigen Verkopplung von Musterelementen zu verändern. Es sollte immer versucht werden, nicht nur das Problemmuster zu verändern, sondern auch eine Fokussierung auf gewünschte Lösungsmuster bei den Beteiligten zu unterstützen.

Die Muster lassen sich verändern durch:

- *Musterunterbrechung* (eventuelles Unterlassen von Elementen). Jemand, der bisher zum Beispiel im Problemmuster bei Konfliktsituationen oder schmerzlichen emotionalen Reaktionen zu einem Suchtmittel griff und/oder in Kneipen oder in die „Scene" flüchtete, verzichtet darauf (wobei dies unbedingt ergänzt werden müsste durch andere Möglichkeiten, stützend und achtungsvoll mit seinen emotionalen Reaktionen umzugehen). Oder wenn sich jemand als Teil des Problemmusters immer wieder in intensive Kämpfe mit anderen „verbissen" hat, deren Bedeutung für ihn dadurch aber auch überwertig stark wurde (was z. B. mit Fixierung der Aufmerksamkeit auf sie und Abhängigkeitserleben einhergeht), wird er eingeladen, bei potenziellen Kampfsituationen die Aufmerksamkeit auf anderes zu richten, das Kampffeld zu verlassen.
- *Musterbereicherung:* Oft sind automatisierte, unbewusst exakt sich wiederholende Verhaltensweisen Teil des Problems. Raucher greifen in immer wieder gleicher, rituell präzise geübter Art und Reihenfolge zur Zigarette, mit immer derselben Hand, nehmen sie immer wieder zwischen dieselben Finger und zünden sie

auf die immer gleiche Art an. Diese automatisierten Muster werden als sehr kraftvoll erlebt, selbst wenn das bewusste Ich einer Person das Raucherverhalten aufgeben will, bleiben die Rauchermuster unbewusst und dissoziiert weiter vorhanden. Nun kann jemand eingeladen werden, zunächst die alten Muster in Zeitlupe zu rekonstruieren. Dies allein bewirkt oft schon intensive Erkenntnisprozesse, da die Abläufe bisher völlig unbewusst waren. Dann kann vorgeschlagen werden, dass die Person, bevor sie die Zigarette zwischen die Finger nimmt, die bisher nie beim Rauchen einbezogen waren, dabei jeweils einige tiefe Atemzüge nimmt (da dies meist eine der unbewusst gesuchten positiven Erfahrungen ist) und sich dabei alte Glaubenssätze bewusst laut vorsagt, zum Beispiel: „Marlboro hat Recht, frische Luft und Freiheit gibt es nur mit diesem Tabak, oder???" Solche Musteränderungen regen intensive und meist sehr konstruktive Suchprozesse (nicht Suchtprozesse!) an.

Oder wenn man schon anerkennenswerte Sehnsüchte hinter den Problemmustern identifizieren konnte, etwa die Sehnsucht, getröstet zu werden, kann jemand eingeladen werden, eine symbolische Repräsentanz dieses sehnsüchtigen Anteils von ihm, zum Beispiel eine kleine Puppe oder ein Kinderbild von sich, mit sich zu tragen und immer, wenn der Problemimpuls kommt, nun tröstend Selbstgespräche zu führen, wobei er die symbolische Repräsentanz anschaut.

– *Angebote mit dem Ziel, das bisherige Problemmuster zu überladen (Konfusionstechnik):* Meist wird damit beabsichtigt, eine Erhöhung erlebter Komplexität zu erreichen; diese erzeugt bei den Empfängern der Botschaft oft Konfusion. Genau dies ist das von Therapeuten, die solche Strategien anwenden, erstrebte Ergebnis. Solche als Konfusionstechnik wirkende Interventionen haben in der ericksonschen Hypnotherapie eine lange Tradition. Milton Erickson selbst schlug ihre Anwendung in bestimmten Situationen vor (Erickson u. Rossi 1981), aber immer nur als Beginn weiterer Angebote. Die Konfusion wird dabei nicht als wertvoll an sich angesehen, sondern nur in Verbindung mit hilfreichen Angeboten (so genannten Suggestionen), die direkt auf die Konfusion folgen sollten. Erickson nutzte Konfusionstechniken in erster Linie bei Klienten, die sich trotz eigenen Wunsches danach extrem schwer taten, hilfreiche Neuinformationen aufzunehmen, weil sie mit ihren gewohnten Wahrnehmungsmustern dafür zu starr reagierten. Die Überladung sollte dann dazu dienen, diese Starrheit aufzuweichen, denn mit der erlebten Konfusion geht üblicherweise auch eine höhere Bereitschaft einher, Neuinformationen aufzunehmen, wenn diese wieder mehr Klarheit und Orientierung bringen.

Zirkuläres Fragen, eines der wichtigsten Interviewmittel in systemischer Therapie, wirkt häufig auch wie eine Konfusionstechnik, wenn Klienten viele Fragen in schneller Folge gestellt bekommen. Obwohl sich bis heute Konfusionstechniken bei vielen Therapeuten großer Beliebtheit erfreuen, plädiere ich sehr dafür, sie zu vermeiden. Wenn Klienten mit Problemen zu uns kommen, erleben sie sich meist schon als konfus genug. Noch mehr Konfusion angeboten zu bekommen wird mit Recht manchmal als sehr quälend und auch entwürdigend erlebt; es entsteht ein Gefälle in der Beziehung zwischen Therapeuten und Klienten, diese empfinden sich als „unten" und die Therapeuten als „oben", da Letztere ja wissen, was sie tun, es aber ohne entsprechendes klares kognitives Wissen der Klienten und fast immer auch ohne ihre explizite Zustimmung tun. Mit einer hier vertretenen achtungsvollen und gleichrangig angelegten Kooperation hat dies nichts mehr zu tun.

– *Komplexitätsreduktion:* Häufig präsentieren Klienten ihre Problemkonstrukte selbst sehr komplex und verästelt. Zumal, wenn sie eine lange Leidensgeschichte haben, neigen sie dazu, viele ähnliche Einzelepisoden zu einem wahren „Erzähldickicht" zu verknüpfen. Dies bewirkt aber meist eine sehr eingeengte Fokussierung auf die Problemmuster und stärkt diese nur. Der Blick auf Veränderungsmöglichkeiten und nächste kleine Schritte wird dabei dann oft gehemmt. In solchen Fällen kann es sehr hilfreich sein, die ganze inhaltliche Komplexität einmal hintanzustellen und sich nur mit Prozessinformationen zu beschäftigen, die Hinweise auf hilfreiche Veränderungsmöglichkeiten enthalten. Skalierungen sind dafür zum Beispiel ideale Mittel. Man lädt ein, das Erleben hinsichtlich der eingebrachten Probleme in einem bestimmten Zeitraum, etwa im letzten halben Jahr, nur noch kurz als zusammengefassten Wert auf einer Skala von 0 bis 10 darzulegen. Hierbei kann 0 die als am schlechtesten erlebte Situation,

10 die ersehnte Traumlösung darstellen. Dann kann der Klient den schlechtesten Wert und den besten Wert in dieser Zeit einschätzen und ebenso den gegenwärtigen Wert. Es sind praktisch immer unterschiedliche Werte, was zeigt, dass Veränderung möglich ist. Dann kann man sofort in einen direkten Vergleich zwischen „schlechten" und „besseren" Werten einsteigen und die so gewonnene Information für nächste kleine Schritte nutzen.

– *Kombination von Problem- und Lösungsmustern:* Wie gezeigt, erweist es sich im Lauf einer Therapie praktisch immer, dass die erforderlichen Kompetenzen meist schon im Erfahrungsrepertoire vorhanden sind, wenn sie auch bisher noch nicht genügend genutzt wurden. Aus hypnotherapeutischer Sicht ist das Problemerleben ein Ergebnis einer intensiven Dissoziation, die hilfreichen Muster werden unbewusst aus der willkürlich zugänglichen Wahrnehmung abgespalten. Gleichzeitig wirken die sehr oft praktizierten Problemmuster wie automatisiert, sodass man sie mit großer Wahrscheinlichkeit auch dann wieder praktiziert, wenn man schon hilfreiche Fortschritte gemacht hat und diese auch klar bevorzugt. Die alten Problemmuster sind mit so vielen vertrauten Alltagskontexten verwoben, dass diese wie Auslösereize oder „Anker" wirken. Sie vermeiden zu wollen zieht oft gerade wieder viel Aufmerksamkeit auf sie und stärkt sie so ungewollt. In diesem Zusammenhang haben sich Kombinationsrituale sehr bewährt. Man versucht dabei, typische Elemente des Problemmusters, bestimmte Körperkoordinationen, Bewegungen und so weiter oder die Wahrnehmung belastender Situationsfaktoren (z. B. der Stimme einer als bedrohlich erlebten Person, eines bestimmten Raumes), die bisher mit dem Problemmuster verwebt waren, nun nicht zu vermeiden, sondern mit den hilfreicheren Elementen vom Lösungsmuster zu verknüpfen. Das Problemmuster wirkt dann nicht mehr dissoziierend, sondern wird als Startelement mit dem Lösungsmuster assoziiert.

– *„Verrühren von Sequenzen":* Problemmuster erweisen sich in verblüffender Weise oft als höchst exakt komponierte Rituale. Sie realisieren sich keineswegs zufällig und ungeordnet, sondern in einer meist sehr präzisen, immer wieder gleichen Abfolge. Wenn man sie einer systematischen Betrachtung unterzieht, zeigt sich, dass sie in typischen Sequenzen aufgebaut sind, wobei die immer gleichen Schritte in der immer gleichen Reihenfolge ablaufen, ähnlich wie bei traditionellen Ritualen. Bevor jemand beispielsweise massive Ängste erlebt, laufen typische innere Dialoge, innere Fantasiefilme ab, und erst dann treten die Ängste auf.

Wenn die Reihenfolge der im Problemmuster auftretenden Elemente nun geändert wird, verliert das Problemmuster seine Leid schaffende Wirkung, und hilfreiche Lösungsmuster haben größere Chancen. Man kann, nachdem die Reihenfolge einzelner Musterelemente einigermaßen identifiziert wurde, vorschlagen, dass die Klienten willkürlich und gezielt eine andere Reihenfolge einüben. Bei einer Hochzeit zum Beispiel, einem typischen traditionellen Ritual, werden die potenziellen Partner ja auch zuerst gefragt, ob sie die Ehe wollen, bevor sie „Ja“ sagen. Würden sie die Fragen gar nicht abwarten und sofort nach Betreten des Hochzeitsraums (Standesamt, Kirche) lauthals wiederholt „Ja! Ja!“ rufen, würde das den Charakter und die Wirkung des Rituals sicher verändern.

In einer Integrationskonzeption ericksonscher und systemischer Modelle, wie sie hier vertreten wird, gibt es noch eine zusätzliche Vielfalt von Methoden und Techniken der Interventionsgestaltung (siehe dazu z. B. Schmidt 1996).

Nutzung der mit bisherigen Problemmustern einhergehenden Zielvorstellungen

Geht man davon aus, dass unsere Klienten autonom sind, wird der Aspekt des Pacings wichtig. Dieser Begriff kommt aus dem Bereich der ericksonschen Hypnotherapie. Er steht für das Ziel und die Aufgabe der Berater, sich so kongruent und detailliert als möglich einzustimmen auf das momentane kontextbezogene Weltmodell des Gegenübers. Deutsche Analogien zum Begriff Pacing könnten sein: sich in den gleichen Rhythmus einpendeln, sich zunächst auf den gleichen Pfad begeben, achtungsvoll ins Weltmodell des anderen einsteigen.

Ein typisches Vorgehen nach diesem Konzept ist es, zunächst ein Muster von Kooperation aufzubauen, zu dem die Klienten unmittelbar und für sie stimmig, kongruent „Ja“ sagen können. Dann, wenn dies stabil aufgebaut erscheint, können wir zielorientierte *Einladungen* anknüpfen, die der Fokussierung auf das gewünschte Lösungspotenzial dienen sollen.

Solche „Brückenschläge in die gewünschte Lösungszukunft" gelingen leichter, wenn ein wertschätzendes Pacing vorausgeht. Dies wird dann eher der Fall sein, wenn es uns gelingt, mit den Klienten so zu kooperieren, dass wir Achtung und Würdigung ihrer und unserer Autonomie praktizieren und uns passgenau einstimmen auf ihre momentane Weltsicht, die sie im Kontext unserer Begegnung gerade haben.

Hilfreich hierfür ist es, die Flut von Informationen, die uns von den Klienten geboten wird, nach Kriterien zu ordnen, die ihre Problemkonstruktionen, spezifischen Lösungsvorstellungen, Wertesysteme, Glaubenshaltungen, Lebensschlussfolgerungen, Regeln der Beziehungsgestaltung und so weiter überschaubar machen, sodass wir planen können, wie wir am stimmigsten an diese Weltmodelle ankoppeln können.

Allerdings ist es sehr wichtig, nicht nur deren Weltmodelle und Kontextbedingungen zu achten, sondern auch unsere eigenen. Denn wenn wir nur das Pacing der Klienten im Auge haben, unsere eigenen Arbeitsbedingungen aber missachten, die wir brauchen, um uns sicher und verantwortlich zu fühlen und auch den Erwartungen unserer Träger und Arbeitgeber gerecht zu werden (also nicht nur den Klientenaufträgen), kommen wir unter Druck, sind eventuell verwirrt und verängstigt und können nicht mehr unser optimales Know-how im Dienst der Klienten entfalten. Pacing meint hier also ein Interaktionsmuster, das die Weltmodellbedingungen beider Seiten der Kooperation wertschätzt.

Ein einfaches, aber sehr hilfreiches Ordnungsmodell, das es erlaubt, eine mögliche Kooperation mit den Klienten aufzubauen, schlägt Steve de Shazer (1989b) vor mit der Kategorisierung:

- Kunden,
- sich Beklagende,
- Besucherinteraktionen.

Dem möchte ich

- Ko-Therapeuten-Interaktionen (Ko-Berater-Interaktionen) hinzufügen.

Diese Kategorisierungen lassen sich folgendermaßen charakterisieren.

Kundeninteraktionsangebote werden immer dann gemacht, wenn sich Klienten als aktiver, selbstverantwortlicher Teil des Problemmusters, wichtiger aber noch als aktiver, selbstgestaltungsfähiger Teil des Lösungsmusters definieren. Für Kundendefinitionen passt es, wenn wir in der Beratung sowohl im Interview als auch in Interventionsangeboten darauf fokussieren, was die Klienten selbst als nächste Schritte für eine praktizierte Lösung tun können.

Sich-Beklagende-Angebote: Damit sind Auftragsmuster gemeint, bei denen sich Klienten zwar als einem Problem ausgesetzt definieren, dies aber als fremd gemacht erleben (Opferposition) und dementsprechend auch die Gestaltung der gewünschten Lösung bei anderen definieren. Grundsätzlich wäre es in solchen Fällen ein hilfreiches Pacing, diese Fremddefinitionen zu akzeptieren, dann aber sofort Bezug herzustellen zu dem, was dies für die Kooperation mit den Klienten konkret in der Beratungszusammenarbeit heißt: Die „Lösungsmacher" werden „draußen" angesiedelt, die Berater bekommen also hier immer Aufträge im Sinne von: „Ändere du für mich andere, die ich schon lange zu ändern versuchte, aber ohne genügenden Erfolg."

Einerseits muss also die Fremddefinition akzeptiert werden, und andererseits muss entwickelt werden, was man dann noch zusammen selbst erarbeiten kann. Hier bewährt es sich, die Zielentwicklung darauf zu fokussieren, was der für die Klienten optimale Umgang mit den bleibenden Außenproblemen wäre. Wir konzentrieren uns dann auf den Spielraum, der zur Eigengestaltung bleibt, wenn das „eigentliche", außen liegende Problem direkt durch die Beratung nicht gelöst werden kann, da die Berater keinen Auftrag dafür von den definierten „Problemmachern" haben. Essenziell für dieses Vorgehen ist es, zunächst zu prüfen, ob es als kontruktiv, zieldienlich und machbar erscheint, sich von den „Problemmachern" doch noch einen Auftrag zu holen, der kompatibel ist mit dem der direkten (Erst-)Klienten.

Ist dies nicht machbar, sollten Berater deutlich und klar äußern, dass sie den Erstauftrag letztlich nicht erfüllen können, und zwar nicht aufgrund von Inkompetenz, sondern wegen der Art der Problem- und Lösungskonstruktion. Dann wäre zu erfragen, ob die Klienten unter diesen Umständen überhaupt an einem „Auftrag zweiter Wahl" interessiert wären, mit deutlichen Hinweisen darauf, dass dies eine anerkennenswerte und differenzierte, flexible Haltung beweisen würde, denn ihr eigentliches Interesse war (und bleibt vermutlich) ja die Änderung der anderen. Jeder eigene Gestaltungsschritt sollte sehr gewürdigt werden als souveräne, autonome Leistung unter schweren und ungünstigen Bedingungen, denn er entspringt nicht den Erstwünschen der Klienten. Eventuelle Zweifel, Ambivalenzen und Unwilligkeiten hinsichtlich der Kooperation in der Beratung können dann auch endlich gewürdigt werden als verstehbare und angemessene Reaktionen darauf, dass die Ersterwartungen letztlich durch die Beratung nicht erfüllbar sind.

Besucherangebote: Damit sind Auftragssituationen gemeint, in denen potenzielle Klienten ausdrücken, dass sie selbst bei sich oder für sich eigentlich gar kein Problem sehen. Im Beratungsprozess kommt dies nicht selten dann vor, wenn jemand anders ihnen Probleme zuschreibt und / oder ihnen empfiehlt, rät (oder befiehlt), die Beratung aus verschiedensten Gründen in Anspruch zu nehmen.

Berater sollten sich bewusst machen, dass unter solchen Kontextbedingungen der Beratungsprozess an sich zunächst für die potenziellen Klienten ein zentrales Problem darstellen kann – er kann sogar die Bedeutung eines Unterwerfungsrituals erlangen, dem sie sich nur deshalb aussetzen, weil sie sich als abhängig von den Zuweisern erleben.

Unmittelbar von sich aus „Ja“ sagen könnten sie deshalb eher dazu, die Beratung gar nicht stattfinden zu lassen. Da sie aber von den Zuweisern meist Sanktionen befürchten, wenn sie sich so verhielten, wäre die sofortige Beendigung der Beratung letztlich keine stimmige Lösung für sie. Berater sollten zunächst unbedingt die Selbstdefinitionen der potenziellen Klienten („Ich habe kein Problem …“) akzeptieren und ihnen anbieten, die Beratung eher dafür zu nutzen, dass sie einigermaßen zufrieden stellend mit ihren Zuweisern umgehen können. Denn im Grunde haben sie aus eigener Sicht höchstens das Problem, dass ihnen jemand Probleme zuschreibt. Ihre Lösungsvorstellung betreffend dieses Problem ist meist die, dass die Problemzuschreiber sie wieder in Ruhe lassen und aufhören, sie mit Problemzuschreibungen zu traktieren. Ziel für sie ist es also meist, die Zuschreiber so zufrieden zu stellen, dass sie dabei ihre Würde und ihre eigenen Vorstellungen wahren können. Akzeptiert man dies, kann eine Beratung für sie sehr hilfreich werden und ihre Würde dabei gewahrt werden. Unbedingt erforderlich dafür ist es aber, dass ihre Definitionen akzeptiert werden und die Berater vermeiden, ihnen Eigenproblemdefinitionen aufzudrängen.

Ko-Berater-Angebote: Diese werden oft in Kombination mit Sich-Beklagenden-Definitionen gemacht. Gemeint sind Angebote, bei denen sich jemand präsentiert als Experte dafür, wie die von ihm definierten „Problemmacher" zu behandeln sind, damit sie endlich die gewünschten Lösungen vollziehen. Häufig versuchen Berater, solche Anbieter dazu zu bringen, dass sie einsehen, selbst in irgendeiner Weise aktiv Teil des Problems zu sein, und endlich beginnen sollten, den eigenen Beitrag zu hinterfragen. Und/oder die Berater erleben sich in ihrer Expertenrolle durch solche Definitionen so hinterfragt, dass sie Profilierungsversuche und Führungsversuche starten, um ihre Position zu behaupten. Dies ist verständlich, meist aber für eine konstruktive Beratung nicht zieldienlich.

Günstiger wirkt es sich meist aus, auch diese Angebote zu akzeptieren und sie dann für sich zu nutzen. Denn in diesen Angeboten könnte viel Know-how über zieldienliche und problemstabilisierende Lösungsversuche versteckt sein, die bisher schon stattgefunden haben. Auf dieses Know-how können die Berater gut zurückgreifen. Der so genannte Ko-Berater hat mwwQeist schon x-mal versucht, auf seine Art das Problem zu lösen, offensichtlich ohne ausreichenden Erfolg. In Kooperation mit ihm kann dann abgeklärt werden, wie seiner Ansicht nach ähnliche Lösungsversuche dieses Mal effektiver werden könnten oder ob dies gerade nicht zu erwarten ist (dies ist wahrscheinlicher), sodass man auf andere Lösungsversuche übergehen könnte.

Die Ko-Berater-Position selbst sollte dabei auch als ein Lösungsversuch definiert werden, der zusammen mit dem „Ko-Berater" darauf geprüft wird, ob er wirklich zieldienlich ist. Erweist er sich als wenig zieldienlich, kann unter Würdigung der Selbstdefinitionen des „Ko-Beraters" gemeinsam entwickelt werden, ob man dennoch bei der „Ko-Beratung" bleiben oder ob man sie gemeinsam beenden und zu anderen Formen übergehen sollte.

Für ein gutes Pacing gilt: Die Würdigung der momentanen Weltsicht der Klienten im Kontext der Beratung sollte damit verbunden sein, diese Weltsicht als Information über ihre anerkennenswerten Bedürfnisse und Zielvorstellungen zu nutzen, die mit der Beratung erreicht werden sollen. Pacing kann dann ein optimaler synchroner Schritt zur Zielklärung sein und sofort zum Einladungsteil hinführen.

Aus systemischer Sicht muss nun aber unbedingt beachtet werden: Vollziehe ich ein optimales Pacing für eine relevante Person im Problemsystem oder im Lösungssystem, muss dies keineswegs ein gutes Pacing für andere Beteiligte sein. Der gerade beschriebene Prozess muss also für alle relevanten Beteiligten in der Therapie eigens durchgeführt werden.

Typische Phasen eines Beratungsprozesses

Für die Ordnung der enormen Flut von Informationen, die Therapeuten im Laufe eines Interviews und einer therapeutischen Kooperation insgesamt erhalten – und ebenso für die Planung von Interventionen gemeinsam mit den Klienten – hat es sich als sehr hilfreich erwiesen, sich zu fragen: In welcher Phase der Beratung bewegen wir uns gerade? Welche Interventionen erbrachten dafür optimales Pacing und zieldienliche Neuinformation?

Für jede Phase lassen sich spezifische hilfreiche Interventionen entwickeln. Hier werden der Übersicht halber diese Phasen und Interventionen jeweils hintereinander beschrieben. Im lebendigen Prozess der Kooperation lassen sich diese Phasen nicht so starr trennen. Immer entscheidet das Feedback der Klienten, wie man definieren sollte, in welcher Phase man sich gerade befindet. Die Phasen sind auch nicht zeitlich regelhaft hintereinander geschaltet, zum Beispiel kann sich die Phase einer momentanen neuen Auftragsklärung, Plausibilitätsentwicklung und so weiter immer wieder von neuem ergeben, ebenso jede andere Phase, besonders oft die der jeweils aktuellen Zielgestaltung, da diese sich durch die jeweilige Entwicklung schnell ändern oder relativieren kann. Deshalb zum Abschluss eine mögliche Einteilung des Therapieprozesses in typische Phasen.

Phase der Klärung des Kontexts, die zur Idee der Beratung führte

Da die Idee „Beratung“ ein Lösungsversuch (neben vielen denkbaren anderen) ist, kommt es sehr sehr darauf an, wer diese Idee entwickelt hat, mit welchen Bedeutungsgebungen, Erklärungen hinsichtlich der Problemzusammenhänge, mit welchen Vorstellungen davon, wer etwas für die gewünschte Lösung tun sollte. Je nachdem, wie dies gestaltet war, bekommt die Beratung eine entsprechende Bedeutung bei den Beteiligten (z. B. Unterwerfungsritual, Schuldgeständnistribunal, aber vielleicht auch „würdigende Begegnung gleichrangiger kompetenter Kontraktpartner, bei der alle gewinnen können"). Die Dynamik, die zur Idee „Beratung" führte, kann als sehr wirksame „Rahmensuggestion" für das fungieren, was dieses Ereignis bedeutet und welche Auswirkungen auf Rang, Anerkennung von bisherigen Beiträgen und anderes es haben kann. Dementsprechend werden dann alle Beiträge der Berater interpretiert, unabhängig davon, was diese sich selbst gedacht haben.

Wichtig ist bei allen Klärungsversuchen ein würdigendes Pacing. Dann sollten die Erwartungen, Definitionen der Ideenstifter, Auftragsvermittler, aber auch die Meinungen der direkt an der Beratung Beteiligten geklärt, Unterschiede dabei herausgearbeitet werden sowie Auswirkungen darauf, wie mit diesen Unterschieden umgegangen wird, Auswirkungen der stattfindenden Beratung auf Beziehungen im zu beratenden System,

a) wenn es eine erfolgreiche Beratung würde,
b) wenn die Beratung nicht das Gewünschte erbringen würde.

Weiter ist zu fragen: Wie wirkt Beratung auf den Umgang der Beteiligten mit den definierten Problemen? Welche Auswirkungen ergeben sich aus der beschriebenen Dynamik auf die Beziehung zu den Beratern und auf Erwartungen an sie? Und so weiter.

Phase der Kontraktverhandlungen und des Aufbaus des lösungsförderlichen Kooperationssystems in der Beratung

In dieser Phase ist es jeweils sehr hilfreich, auf der Metaebene viele Informationen über die Konzepte zu geben, die in die Beratung einfließen (z. B. warum man stark auf Ausnahmen vom Problem fokussieren will und eine Problemanalyse nicht die Hauptaktivität einnehmen sollte etc.). So entsteht über diese Transparenz Plausibilität, die Klienten können die Angebote der Berater besser nachvollziehen und sind so eher kooperativ. In diese Phase gehört auch das Aushandeln über die Verteilung der Verantwortlichkeiten für das Gelingen („Joint Venture"), das heißt, es muss ein Feld für die Kooperation geschaffen werden, das deutlich macht, dass beide Seiten der Beratung für das Gelingen aufeinander angewiesen sind. Ziel ist der Aufbau einer sinnhaften, zieldienlichen Kooperation.

Phase der Entwicklung von Zielvisionen

Dafür sind alle Variationen der so genannten Wunderfrage angebracht (sie müssen nicht als „Wunder“ formuliert werden, sondern z. B. als „das Gewünschte“ etc.). Beschreibungen der gewünschten Entwicklung müssen nach spezifischen Konstruktionskriterien gestaltet sein. Das jeweilige Zielerleben kann auf der interaktionellen Ebene und / oder auf der jeweils intrapsychophysiologischen fokussiert werden.

Phase der Fokussierung auf Ausnahmen und „Lösungserleben“

Es sollte fokussiert werden auf Situationen, die sich unterscheiden vom Problemsystem, am besten so, dass sie dem gewünschten Zielerleben entsprechen. Hier ist es besonders hilfreich, solche „Ausnahmen“ in der Vergangenheit (am besten in der nahen) zu finden, da sie deutlich die Realitätskonstruktion bestätigen: „Die Kompetenzen sind schon im Erfahrungsrepertoire des Systems vorhanden.“ Damit verändert sich der Charakter der Beratung sofort wirksam, sollte aber auch offiziell so kodiert werden, nämlich: „Die wichtigste Bedeutung der Beratung ist es, wieder den Kontakt zu den schon vorhandenen Ressourcen herzustellen.“ Damit wird die Beratung zum Kontext von Wertschätzung und Aufwertung und nicht (wie sonst oft) zum Ritual des Eingestehens von „Ich habe / Wir haben was falsch gemacht …“.

Für die Suche nach Ausnahmen und für ein Lösungserleben eignen sich besonders gut Skalierungen, die für jede denkbare Frage genutzt werden können. Sie ermöglichen schnell und flexibel (d. h. relativ inhaltsfrei und dafür mehr prozessorientiert) die Entwicklung von Unterschieden = Information über die Dynamik der Systemorganisation, insbesondere über die Möglichkeit von zieldienlicher Entwicklung. Dies fördert eine optimistischere Perspektive („Gestaltung ist möglich“).

Ausnahmen und Lösungserlebnisse werden erlebt mit *bewusst-kognitiver Wahrnehmung* der hilfreichen Beiträge. In solchen Fällen sollte intensiv und detailliert darauf fokussiert werden, wer dabei was, wie, mit wem, ohne wen, wann, wie oft, wie intensiv, wo, wie lange gemacht, gedacht, gefühlt hat. Daraus können sofort eventuelle nächste Schritte („Mach mehr davon“ etc.) abgeleitet werden.

Oder aber die Situationen werden erlebt als „Es kam, ich weiß nicht wie …" oder Ähnliches, das heißt, die *Kompetenz ist dissoziiert* aus dem bewussten Erleben. Dies sollte behandelt werden als Information über die momentan vorherrschende Systemorganisation: Die gewünschten Kompetenzen befinden sich sozusagen auf der *Tranceebene,* also zwar grundsätzlich wirksam und verfügbar, aber auf der Es-Ebene. Dementsprechend sollte zum Rekonstruieren dieser unwillkürlichen Kompetenzen eingeladen werden („Wo Es war, soll Ich werden") durch Angebote einer „Tranceexduktion". Fragen mit strukturierenden Angeboten wie „Was am ehesten könnten Sie dabei gedacht haben?" sind hilfreich.

Als Interventionen bewähren sich hier:

- Beobachtungsexperimente
- Hypothetische Szenarien
- Die unklaren Abläufe als unwillkürliche („Quasitrancekompetenz") zu beschreiben und einzuladen zu einer willkürlich-bewussten Rekonstruktion der Abläufe („Tranceexduktion").
- Hierbei fokussieren auf die Gestaltung der Beziehungen zwischen Beratern und dem Ich der Klienten und der Problemseite und der Lösungsseite; der Fokus sollte hierbei auf Auswirkungen gerichtet werden.
- Zieldienlich; problemstabilisierend.
- Bei differenzierten „inneren Konferenzen" sollte der Fokus auf die Kooperation des Ich (als „Präsident") mit seinen diversen Anteilen und die Beachtung von Signalen des Organismus gelenkt werden.

Sollten keine Ausnahmen vom Problem berichtet werden oder wird sogar betont, solche gebe es einfach nicht, muss das als zentrale Information darüber verwertet werden, wie sinnvoll die Auftragslage dann noch ist. Denn entscheidend für ein optimales Pacing (das für eine konstruktive Kooperation Voraussetzung ist) ist es, den Klienten würdigend in ihrem Weltmodell zu begegnen. Werden keine Ausnahmen berichtet, muss sofort geprüft werden, welche Schlussfolgerungen daraus gezogen werden sollen.

Grundsätzlich denkbar sind dann die Möglichkeiten:

- Dennoch eine direkte Veränderung beziehungsweise Lösung anzugehen, diese könnte von den Klienten als eventuell realisierbar angesehen werden.
- Ob Veränderung möglich ist, erscheint noch zweifelhaft: Dann kann ein Kontraktangebot sinnvoll sein im Sinne eines gemeinsamen „Forschungsvorhabens", um zu prüfen, ob Veränderung möglich wird, und um dann zu entscheiden, wie weiter zu verfahren wäre.
- Veränderung wird trotz des Wunsches danach eher als unwahrscheinlich angesehen: Dann ist zu empfehlen, diese schwere Situation sehr empathisch zu würdigen, Anteilnahme auszudrücken und anzubieten, ob es sinnvoll sein könnte, sich in der Kooperation mit den Beratern auf Möglichkeiten optimalen Copings (= Umgang mit dem nicht direkt Veränderbaren) zu konzentrieren.
- Werden keine Ausnahmen berichtet, so wird als Information von den Klienten gewertet, dass die Beratung eigentlich nicht sinnvoll ist. Dann wäre Würdigung dafür angebracht, wie bisher schon mit der schweren Situation umgegangen wurde, und Anerkennung für die Fähigkeit, sich derart über die Situation klar werden zu können und darüber, dass ein Sich-arrangieren mit dem Problem wahrscheinlich wirklich das Beste sein dürfte. Dann: Aufhören!

Im Zusammenhang mit „Ausnahmen" ist es sinnvoll, zu Suchprozessen einzuladen zum Thema „Was ist bewahrenswert" (statt immer auf Veränderung zu fokussieren). Dabei gibt es immer allgemein Bewahrenswertes und direkt zielspezifisch Bewahrenswertes.

Interventionen bei unwillkürlichen zieldienlichen Ausnahmen sind: (1) beobachten; (2) schätzen, wann es auftritt; (3) entsprechend Voraussagen machen; (4) würfeln und dementsprechend „so tun, als ob".

Falls keine direkt erlebten Ausnahmen berichtet werden, sind *hypothetische Ausnahmen* möglich. Die Phasen 3 und 4 sind zentral, weil sie die Voraussetzungen dafür schaffen, dass Berater und Klienten gemeinsam Zielkriterien entwickeln können, die als Prüfmaß dienen dafür, ob die Beratung zieldienlich verläuft oder nicht, die also wichtigstes Feedback ermöglichen.

Vergleiche von Problem- und Lösungsmustern

Im Unterschied zu einer einseitigen Lösungsfokussierung bietet der Vergleich von Problemmustern (P) mit Lösungsmustern (L) große Vorteile. Da die Klienten sich üblicherweise ohnehin im „problemabsorbierten" Bewusstseinszustand befinden, ermöglicht das P-L-Vergleichen ein wesentlich stimmigeres Pacing der Einstellungen und Erwartungen der Klienten („Man muss doch das Problem verstehen …"). Außerdem muss ohnehin Information über die Lösungsmuster entwickelt werden, es müssen Unterschiede produziert werden. Es gibt praktisch keine hilfreichere Kontrastbildung (Unterschiedsbildung), die die relevanten Elemente eines Lösungsmusters erhellen, als die zwischen Lösungsmustern und den gegensätzlichen Problemmustern.

Weiter ist entscheidend, dass durch eine Betrachtung der Problemmuster verstehbar wird, welche Glaubenssysteme, Rituale, wichtigen Regeln und so weiter praktiziert werden, wenn man ein Problemmuster lebt. Damit werden solche Muster besser gewürdigt, eventuell wichtige verdeckte Ziele, die durch die Problemmuster erreicht werden sollten, können besser berücksichtigt und mit in die letztlich stimmige Zielentwicklung einbezogen werden. Sinnhaftigkeit und Kompetenz in den P-Mustern können so herausgearbeitet werden. Aber hilfreicher ist es in aller Regel, solche P-L-Vergleiche erst nach einer Zielentwicklung anzustellen, damit man nicht in einer einseitigen Problemtrance absorbiert wird und immer wieder den Fokus bei Bedarf schnell auf die Lösungsmuster lenken kann.

Typische Interventionstechniken sind hier:

- zirkuläre Fragen nach regelhaften Mustern (für Problem- und Lösungsmuster)
- Verschlimmerungsfragen
- metaphorische P-/L-Beschreibungen
- Dissoziationen von P und L/Externalisierungen
- Alltag als Ritual beschreiben lassen; Choreografien
- Organigramme, aber im P-L-Vergleich
- gemeinsames Analysieren der „Sprachspiele" (mit dem Modell des Problem-/Lösungs-„Gewebes")
- systematischer Vergleich von bisherigen Lösungsversuchen (problemstabilisierenden und lösungsförderlichen)

Vergleich von Auswirkungen verschiedener Erlebnis- und Beziehungsgestaltungen, besonders von Problem- und Lösungsmustern („Kosten-Nutzen-Analysen")

Sinnhaftigkeit und wichtige Anliegen, die im Problemmuster verborgen liegen können (das ja bei der ersten Auftragslage so gut wie immer nur als negativ beschrieben wird), können besonders schnell und differenziert herausgearbeitet werden, wenn man Vergleiche der Auswirkungen in Beziehungen, Rangordnungen, Wertigkeiten und so weiter anstellt, die sich jeweils durch Problemverhalten oder Lösungsverhalten ergeben. Da man „nicht nicht kommunizieren" kann, hat jedes Verhalten und Erleben immer Auswirkungen auf die Beziehung zu sich selbst und zu anderen, ob gewollt oder nicht (es gibt keine einseitige Kontrolle in Beziehungen).

Durch solche Auswirkungsvergleiche ergibt sich oft rasch und überraschend für die Beteiligten, dass ihr so genanntes Problemverhalten für bestimmte Auswirkungen (Ziele) ganz kompetent war und auch für andere oft loyale „Benefits" gebracht hat. Insbesondere die Prüfung der Auswirkungen, die die gewünschten Lösungsmuster haben würden (in den Hochrechnungen der Beteiligten), zeigen oft, dass es erhebliche und aus ihrer (bisher vorbewussten) Sicht berechtigte Ambivalenzen den offiziell selbst definierten Zielen gegenüber gibt. Wann immer dies deutlich wird, stellt sich damit aber sofort eine Relativierung der bisherigen Aufträge ein; so genannter Widerstand gegen eine Kooperation für die bisher offiziellen Ziele wird dann verstehbar, kann sogar gewürdigt und dann konstruktiv utilisiert werden.

Eventuell Ambivalenz-Coaching und neue Zielentwicklung

Zeigen sich bei den oben beschriebenen „Kosten-Nutzen-Analysen" Ambivalenzen, sollten Berater daraus zumindest das Angebot ableiten, an einem wichtigen Zwischenauftrag zu arbeiten. Denn das zeigt ja, dass die bisher definierten offiziellen Ziele bei einer ganzheitlicheren Betrachtung und die für tragfähige Zielentwicklung relevanten Motivationen und Bedürfnisse im System nicht ausreichend sind.

Der Zwischenauftrag könnte sein, diese neue Zielbalance optimal miteinander herauszuarbeiten. Denn hier handelt es sich dann um ein Zielbündel mit eventuellen Widersprüchlichkeiten, die konstruktiv utilisiert werden müssen.

Dieser Teil des Prozesses kann für die gesamte Dauer der Beratung immer wieder relevant werden. Berater sollten deshalb sehr aufmerksam mit jedem Feedback der Klienten umgehen. Häufig zeigt es an, dass wieder einmal die Ziele differenziert werden sollten. Dies ist aber gerade ein Zeichen für Entwicklung, denn das Bewusstsein und damit eventuell auch die Zielvorstellungen ändern sich, wenn sich die bisherige Systemorganisation ändert.

Entwickeln und Vereinbaren klar prüfbarer nächster Schritte

Wenn man „lösbare Probleme basteln" will, sollte jeweils auf Kontextangemessenheit und Kompatibilität mit den Wertesystemen der Beteiligten geachtet werden. Die bisher beschriebenen Schritte sollten dies ergeben haben.

Damit der Beratungsprozess aber in wirksamer Form in den Alltag umgesetzt wird, sollten, wann immer nur möglich, direkt prüfbare nächste Entwicklungsschritte für die Zeit zwischen den Beratungsterminen vereinbart werden. Diese müssen abgestimmt sein auf die Selbstdefinitionen der Klienten.

Konnte bei Erfolgsmustern herausgearbeitet werden, dass es Erklärungen, das heißt Informationen über eigene kompetente, hilfreiche Selbstgestaltungen, gab („Wir selbst wissen, was wir erfolgreich gemacht haben"), sollte direkt zu entsprechenden konkreten Schritten eingeladen werden.

Wurde keine Wahrnehmung von Selbstgestaltung erarbeitet, besteht aber Bereitschaft zur Entwicklung, sollten Beobachtungsaufgaben angeboten werden.

Unterschiede, auch in der Hierarchie, sollten unbedingt beachtet werden. Nützlich können Fragen sein:

- Für wessen Ziele muss von wem wann wie wo was am meisten entwickelt werden unter Mithilfe der Berater?
- Gibt es dafür klare Zielkriterien auch unterteilt in kurz-, mittel-, langfristig?
- Gibt es klare Rückmeldemöglichkeiten in Bezug auf Zieldienlichkeit? Dementsprechende Vereinbarungen?

Auswertungsschritte

In jeder Beratungssitzung sollte immer wieder eine Bilanz des bisherigen Verlaufs aufgestellt werden. Die Ergebnisse müssen dafür verwertet werden, Rückschlüsse daraus über den derzeitigen Stand der Entwicklung und des Auftrags abzuleiten.

- Was heißt das für den Auftrag heute? Kann er so bestehen bleiben? Was sind darin die jeweiligen nächsten kleinen Schritte?
- Oder ist eine Konsolidierungsphase mit Konstanz derzeit besser? (Oft sehr wichtig!)
- Sind Modifikationen des Auftrags sinnvoll?

Immer sollten Berater die Haltung einnehmen, dass praktisch jedes Feedback ein Ausdruck von Entwicklung ist, und deshalb umso mehr auf dem Feedback beharren und dessen Botschaften dann auch immer wieder auf die Frage des Auftrags zurückführen. Je nach Ergebnis werden entweder die bisher beschriebenen Schritte wiederholt oder beendet. Für die Erstellung des Feedbacks bieten sich wieder besonders Skalierungen an.

Wenn Lösungsschritte berichtet werden, ist es anzuraten, darauf immer wieder Bezug zu nehmen. Sie sollten das Zentrum der Aufmerksamkeit werden, dementsprechend sollte genau erfragt werden, wie sie zustande kamen, wie sie weiter auszubauen wären, wie sie noch leichter erreichbar gemacht werden könnten, aber auch, welche Auswirkungen sie haben. Denn gerade dadurch erhält man oft Kontakt zu eventuell lösungshemmenden Glaubenssystemen.

Sollten keine Fortschritte berichtet werden, ist dies eine besonders wichtige Botschaft. Sie sollte auch so behandelt werden. Berater sollten in diesem Fall unbedingt dazu einladen, dass Erklärungen dafür gesucht werden. Daraus sollten die Implikationen abgeleitet werden, die sie für den derzeitigen Auftrag haben können. Auch Implikationen bezüglich der von den Klienten erwarteten Rollenverteilung in der Beratungszusammenarbeit (z. B. wer soll hier was tun, Verantwortung für Änderung etc.) stecken oft darin.

Daraus entstehen eventuell Umdefinitionen des Auftrags, zum Beispiel „Langsamer", „Jetzt noch nicht", im Extrem bis hin zu „Statt Änderung, Akzeptieren des Problems trotz Leid oder hoher Kosten, leben lernen damit", jedenfalls solange sich noch nicht genug Motivation und / oder Fähigkeit für Änderungen zeigt. In jedem Fall wären solche Informationen als wertvolle Botschaften in Hinblick auf die Art der Kooperationsbedingungen zu utilisieren.

Wenn Fortschritte berichtet werden, gilt die Empfehlung „mehr davon, ausbauen". Vorsichtshalber ist aber auch gleich wieder nach eventuellen Ambivalenzen zu fragen (Antizipieren). Dadurch entkommen die Berater der Projektion, ständig die Agenten einseitiger Veränderung zu sein. Wenn Ambivalenzen sichtbar werden, sollten ihre Implikationen für die Ziele und den Auftrag erhellt werden. Oft empfiehlt es sich, „Rückschritte" durchzuspielen, die systemischen Bedingungen für eventuelle Rückschritte oder für einen „Stillstand" (den es ja nicht geben kann!) zu beleuchten, solche Entwicklungen zu proben und so antizipierend aus dem „Es passiert halt" hinüberzuführen in „Wir haben es gemacht – selbstverantwortlich". Bei deutlicher Ambivalenz kann es sinnvoll sein, so genannte Rückschritte oder einen „Stillstand" positiv zu konnotieren und eventuell sogar vorzuschlagen.

Abschluss

Frühzeitig sollten schon Kriterien so genau als möglich dafür definiert werden, wann man aufhören kann mit der Beratung (am besten nicht erst, wenn 100 % des Problems gelöst sind, sondern vielleicht bei ca. 60–80 %).

Der Abschluss sollte, wann immer möglich, „zelebriert" oder „ritualisiert" werden. Damit werden sowohl die Beiträge der Klienten, aber auch die der Berater mehr gewürdigt, als wenn man einfach so aufhörte. Und dies ist für zukünftige Entwicklungen beiderseits die beste Förderung!

Ich wünsche den Leserinnen und Lesern viel Spaß und kreatives Abenteuer in der Arbeit, wenn sie das hier vorgeschlagene Strukturmodell einmal in Teilen oder ganz anwenden wollen.

Gedanken zum ericksonschen Ansatz aus einer systemorientierten Perspektive

Mehr als in jeder anderen hypnotherapeutischen Konzeption und auch mehr als in vielen anderen psychotherapeutischen Konzeptionen überhaupt wird im Ansatz von Milton H. Erickson die Bedeutung der Interaktion zwischen Klienten und Therapeuten erkannt und berücksichtigt. Das praktische Vorgehen von Erickson und insbesondere der von ihm entwickelte Utilisationsansatz zeigen deutlich, dass er davon ausging, dass der Erfolg einer Therapie weder von einer besonderen Macht des Therapeuten noch allein von den inneren Fähigkeiten des Klienten abhängt. (Als einige der zahlreichen Arbeiten, in denen dieser Ansatz beschrieben wird, seien genannt Erickson 1958, 1959, 1964a, b, 1965.) Die Voraussetzung für den Erfolg einer Therapie ist vielmehr eine kooperative Beziehung, in der gewissermaßen in einem arbeitsteiligen Austausch beide Seiten die Verantwortung für ihren Teil des Geschehens übernehmen. Der Therapeut fungiert ähnlich wie ein Lotse, wobei aber Maßstab aller seiner Führungsvorschläge zunächst die „Landkarte" (Korzybski 1973) des Klienten von der Welt ist. Der Therapeut sollte seine Interventionen so ausrichten, dass er damit dem Klienten in seinem Bezugsrahmen begegnet (siehe z. B. Erickson u. Rossi 1981). In der Terminologie des NLP wird der gleiche Prozess als Pacing beschrieben (Bandler a. Grinder 1975). Daran können sich Angebote des Therapeuten, die in die gewünschte Richtung führen, anschließen (Leading). Gilligan (1982) weist darauf hin, dass dies im Vergleich zu klassischen – eher autoritativen – oder auch zu standardisierten Ansätzen eine wesentliche Weiterentwicklung ist. Er meint, dass in autoritativen, mehr direktiven hypnotherapeutischen Ansätzen die Macht des Hypnotiseurs in den Vordergrund gestellt wird und das Unbewusste des Klienten wie ein eher passiver Pflanzboden behandelt wird. In standardisierten Ansätzen hingegen würde eher von der Annahme ausgegangen, dass hypnotische Antwortbereitschaft (Responsiveness) bestimmt sei durch bestehende Charaktereigenschaften oder Fähigkeiten des hypnotischen Subjekts.

Aus diesen Bemerkungen wird klar, dass sowohl autoritative wie auch standardisierte Ansätze der klinischen Hypnose trotz aller sonstigen gravierenden Unterschiede übereinstimmen in der ganz entscheidenden Grundannahme, dass hypnotherapeutische Phänomene Ausdruck von Fähigkeiten des Individuums sind, im einen Fall mehr mit Blick auf den Therapeuten, im anderen Fall mehr mit Blick auf das hypnotische Subjekt. Im Zusammenhang damit wird dann auch oft argumentiert, entweder der Therapeut (autoritatives Konzept) oder das Subjekt (standardisiertes Konzept) verursache dieses Geschehen in erster Linie. Beide Argumentationsweisen implizieren wiederum die gleiche Prämisse, nämlich die der linearen Kausalität. Einigkeit besteht auch darüber, dass hypnotische Phänomene Ausdruck eines Geschehens im Individuum sind, im hypnotischen Subjekt passieren. Trotz vieler Differenzen in der Diskussion darüber, ob Hypnose nun als ein Sonderzustand anzusehen sei (z. B. Hilgard 1965) oder als eine Form von „empfänglichem Wachzustand" (z. B. Barber 1969), sind sich auch in dieser Kontroverse beide Seiten einig in ihrer Konzentration auf das Individuum und in ihrer Auffassung, dass die entscheidenden Prozesse im Individuum ablaufen. (Zur Diskussion der Zustands-Nichtzustands-Theorie siehe z. B. Sheehan a. Perry 1976.)

Obwohl nun die therapeutische Praxis von Erickson auch meiner Ansicht nach sehr konsequent interaktionelle Aspekte als die entscheidenden Parameter berücksichtigt, lassen dies viele kommentierende Äußerungen und Bemerkungen durchaus nicht so klar erkennen, sondern sorgen im Gegenteil auch unter ericksonorientierten Therapeuten oft genug für Verwirrung. So betonen z. B. auch Erickson und Rossi, die übrigens ebenfalls (Erickson, Rossi u. Rossi 1978, S. 335) für die Zustandstheorie der Hypnose eintreten: „Die Entwicklung eines Trancezustands ist ein intrapsychisches, von inneren Vorgängen abhängiges Phänomen, und die Intervention des Hypnotiseurs dient nur dazu, eine günstige Situation herbeizuführen. Analog könnte man sagen, dass ein Brutkasten eine günstige Umgebung für das Ausbrüten von Eiern bilde, aber dass das tatsächliche Ausschlüpfen von Entwicklungsvorgängen im Ei abhänge" (Erickson u. Rossi 1981, S. 80). An anderer Stelle hingegen weisen beide mit Recht auf Folgendes hin: „Während der Therapeut die Welt des Patienten exploriert und einen Rapport herzustellen versucht, ist es nahezu unvermeidlich, dass dabei *neue Bezugsrahmen und Glaubenssysteme entstehen.* Dies geschieht in der Regel, wo immer sich Menschen begegnen und in engen Kontakt miteinander treten" (ebd., S. 15). Und letztlich zielt ja auch die ganze hypnotherapeutische Arbeit – das hat Erickson oft genug unterstrichen – darauf ab, neue Bezugsrahmen und Überzeugungs- bzw. Glaubenssysteme zu schaffen (eines von vielen Beispielen dafür ist die Methode des Reframings).

Das zweite Zitat setzt meines Erachtens einen wesentlich anderen Schwerpunkt als das erste (beide sind nur stellvertretend für viele herausgegriffen, die sich in Arbeiten von Erickson und auch von Erickson und Rossi finden lassen). Denn es zeigt deutlich auf, dass eben nicht nur vorprogrammierte Entwicklungsvorgänge begünstigt werden, sondern dass etwas völlig Neues geschaffen wird, gewissermaßen eine neue Realität konstruiert wird. Bemerkungen von Erickson, wie z. B. „Sie war ein hervorragendes Subjekt" oder „... und dann versetzte ich ihn in Trance", implizieren ebenfalls Prämissen, wie sie für die standardisierten und autoritativen Ansätze aufgezeigt wurden. Noch einmal sei betont, dass die ericksonsche Praxis dagegen meiner Ansicht nach an keiner Stelle solche Prämissen impliziert, sondern stringent von interaktionellen und kontextabhängigen Prozessen ausgeht.

Wahrscheinlich tragen auch diese Inkonsistenzen der konzeptionellen Argumentation dazu bei, dass in Diskussionen mit ericksonorientierten Therapeuten immer wieder ähnliche Widersprüche auftauchen. Zwar wird einerseits die Wertschätzung des Erickson-Ansatzes für die individuelle Autonomie des Klienten hervorgehoben, aber im nächsten Atemzug werden wieder Metaphern benutzt, die Prämissen von Macht beim Therapeuten oder von Fähigkeit bzw. Unfähigkeit als eher unabhängige Variable beim Klienten implizieren (z. B. „... und dann habe ich sein Muster unterbrochen", „Er hat ihn total konfusioniert und ihm dann elegant diese effektive Suggestion eingejubelt ...", „Dieser Klient war derartig rigide ..." usw.). So ist es dann auch nicht verwunderlich, dass in Ausbildungsgruppen oft genug ein drängendes Verlangen nach den besten und effektivsten Techniken ausgedrückt wird, nach den „Suggestionen mit der stärksten Hebelwirkung“ und Ähnliches mehr, wobei manchmal kaum noch nach den kontextuellen Bedingungen gefragt wird und so schnell im Denken eine Verdinglichung von Austauschprozessen zwischen Menschen entstehen kann. Genau das schafft dann erst wieder die Probleme, die mit dem Einpauken besonders guter indirekter Suggestionen oder Einstreutechniken gerade vermieden werden sollen. Entscheidenden Anteil am Entstehen dieser Probleme hat dabei auch die immer wieder sich durchsetzende Denkgewohnheit, dass lineare, unidirektionale Ursache-Wirkungs-Abläufe der Entwicklung hypnotischer Phänomene zugrunde lägen.

Die Entwicklung der wissenschaftlichen Theoriebildung der letzten Jahrzehnte bietet nun eine Basis, auf der die Prozesse, die in der hypnotherapeutischen Arbeit ablaufen, widerspruchsfreier erklärt werden können. Dabei haben insbesondere die Systemwissenschaften (allgemeine Systemtheorie, Informationstheorie, Kybernetik) wichtige und grundsätzliche paradigmatische Veränderungen bewirkt, aus denen auch ein wesentlich anderes Verständnis menschlicher Erlebnisprozesse resultiert. Sie bieten weiter einen konsistenten theoretischen Rahmen für das, was Erickson in seiner Arbeit schon vor Jahrzehnten vorweggenommen hat. (Zu systemischen Grundannahmen und Prämissen siehe das Einführungskapitel.)

Erickson, ein systemischer Praktiker

Erickson arbeitete schon seit den 30er-Jahren ganz offensichtlich nach Prämissen, die wir heute systemisch nennen würden. Dies tat er also schon lange bevor die Systemwissenschaften überhaupt entwickelt wurden, zumal im Bereich sozialer Phänomene. Er erkannte, dass „Krankheiten, ob psychogen oder organisch, bestimmten Mustern folgen, besonders im Feld der psychogenen Störungen; dass eine Unterbrechung dieser Muster eine höchst therapeutische Maßnahme sein konnte; und dass es oft wenig ausmachte, wie klein die Unterbrechung war“ (Erickson 1954; Übers.: G. S.). Oft genug erweist es sich sogar als angezeigt, zunächst eine kleine Änderung herbeizuführen (Zeig 1980b). Wenn nämlich Muster schon allein aufgrund ihrer Vertrautheit wieder repetiert werden, heißt dies auch, dass jede Musteränderung, als wie leidvoll das Bisherige auch erlebt wurde, zunächst Unvertrautheit und damit auch vielleicht Unsicherheit bedeutet. Befindet sich jemand in einer Krise, ist er ja meist ohnehin schon sehr verunsichert und verängstigt. Dies lässt seine Tendenz, vertrautere Muster auszuwählen, größer und seine Bereitschaft, Risiken einzugehen, geringer werden. Ein neues Muster ist aber immer zunächst auch ein Risiko, bevor es sich durch positive Erfahrungen stabilisiert.

Die Erfahrung, dass Muster nach Ähnlichkeiten geordnet sind und isomorphe Muster auch isomorphe Antwortmuster auslösen, machte sich Erickson ebenfalls früh zunutze. Dies wird deutlich in seiner Beschreibung der Behandlung eines jungen Mannes mit Ejaculatio praecox (Erickson 1935, 1944).

Für diesen Mann konstruierte er eine Geschichte, die in isomorpher Weise metaphorisch seinen Problemkreislauf abbildete. In Trance wurde ihm suggeriert, dass er diese Geschichte wirklich erlebt habe. So wurde ihm artifiziell ein neurotisches Verhalten induziert. Danach aber wurde er auch wieder aufgeklärt darüber, dass dieses Problem nur von außen suggeriert worden war. Das Problemmuster wurde so um einen Lösungsschritt erweitert. Da das künstlich „suggerierte" Problem dem „tatsächlichen" isomorph war, wurde durch den ganzen Prozess offenbar auch dafür eine ähnliche Lösungssequenz aktiviert. Der junge Mann jedenfalls veränderte danach in völlig selbsttätiger Weise sein Sexualverhalten zu seiner vollen Zufriedenheit.

Die beschriebene Vorgehensweise stellt für mich eine der beeindruckendsten Pionierleistungen auf dem Gebiet der Psychotherapie dar. Ihr Resultat bestätigt nachdrücklich, *dass es die Umorganisation von Mustern ist, die therapeutische Lösungen herbeiführt*. Dabei kann der Therapeut der Selbstorganisation des Systems die adäquate Lösung vollständig überlassen.

Was heute in der Systemwissenschaft als neue Erkenntnis diskutiert wird, war für Erickson Grundmaxime seines Handelns. Jantsch (1982, S. 280) schreibt zum Verständnis von Kommunikation zwischen autonomen Systemen, sie schließe „keinerlei Transfer von Produkten oder Wissen von einem System an ein anderes ein, sondern beruht auf der Reorientierung der Eigenprozesse – also des Kognitionsbereichs oder des Geistes – eines Systems durch Selbstpräsentierung eines anderen Systems und seiner ihm eigenen Prozesse. Die verbale Beschreibung eines Sonnenuntergangs vermittelt nichts von diesem Erlebnis, es sei denn durch Erinnerung an ein eigenes Erlebnis vergleichbarer Art. Mit anderen Worten, Kognition fällt hier mit Rekognition zusammen, Erkennen mit Wiedererkennen.

Präsentation wird zur Repräsentation. Kommunikation ist nur dort möglich, wo die Kognitionsbereiche autopoietischer Systeme hinlänglich überlappen ... das andere System muss energetisch und funktionell über die Möglichkeit verfügen, teilweise die gleiche Dynamik zu realisieren. Kommunikation ist nicht Geben, sondern eine Präsentation seiner selbst, seines eigenen Lebens, die entsprechende Lebensprozesse bei anderen evoziert." Klingt das nicht, mit anderen Worten, sehr ähnlich wie „Meet the patient at his frame of reference" und nach „Pacing und Leading"?

Darüber hinaus heißt das aber auch, dass irgendwelche schön geschliffenen indirekten oder sonstigen Suggestionstechniken an sich nicht den hypnotherapeutischen Erfolg ausmachen. Für mich leitet sich daraus z. B. auch ab, dass ich wahrscheinlich niemanden in intensivere Prozesse begleiten kann, als ich sie selbst schon praktiziere. Die Frage der Selbsterfahrung des Therapeuten wird so eminent wichtig; ich vermisse sie in Diskussionen unter Erickson-Interessierten allzu oft. Weiter heißt das aber auch, dass erst die Ankopplung an das Überzeugungsmuster des Klienten die nötige Überlappung erbringt; ohne sie verhallen die brillantesten Induktionen wie bei einem tauben Menschen. Dann sollte man aber nicht sagen, dieser sei nicht suggestibel, sondern eher, man sei an ihm vorbei ins Leere gelaufen. Die Ankopplung setzt voraus, dass man das Überzeugungssystem und relevante Muster erkennen und respektieren kann. Hier hat Zeig einen wertvollen Beitrag geleistet (Zeig 1982); prozessdiagnostische Konzepte aus der Transaktionsanalyse (Kahler 1979) und der Familientherapie (z. B. Olson, Russel a. Sprenkle 1972) sind ebenfalls sehr hilfreich. Für Erickson hieß Therapie im Grunde nichts anderes als Erweiterung der Glaubenssysteme und Erhöhung der Flexibilität bei der Möglichkeit der Auswahl von Mustern.

Symptome systemisch gesehen und die Relevanz des „Überweisungskontextes"

Ein Hypnotherapeut wird oft mehr als z. B. ein psychoanalytisch orientierter Therapeut symptomorientiert arbeiten. Was immer er dabei tut, besonders wenn er nur ein Individuum aus einem System sieht, hat aber Rückwirkungen auf dessen Beziehungen. Es dürfte klar sein, dass Beziehungsänderungen ein System aus seinem bisherigen Gleichgewicht bringen können. Wird eine Beziehungsänderung als Bedrohung erlebt, kann der Lösungsversuch selbst zum Problem werden. In einer sich ständig verändernden Welt muss jedes System über zwei Grundmuster verfügen, um überleben zu können. Es muss konstant seine Identitätsstruktur bewahren können, um zu starken Störimpulsen gegensteuern zu können (Morphostase, negatives Feedback). Verändert sich die Umwelt so, dass die alte Struktur nicht mehr zum Überleben ausreicht, muss es aber auch wichtige Strukturen entsprechend verändern können (Morphogenese, positives Feedback). Bei als bedrohlich erlebten Beziehungsänderungen gibt es meist Gegensteuerungsversuche. Dabei können Verhaltensweisen, die in unserer Gesellschaft als symptomatisch gelten, auftreten. Oft werden sie mehr oder weniger bewusst als Impuls zur Stabilisierung des Systems erlebt. Ein „Sorgenkind" z. B. kann Eltern zu einer Kooperation bringen, die sie sonst nie entwickelt hätten. So werden Symptome als wesentliches Element in Interaktionsmuster eingebaut, die das alte Systemgleichgewicht wiederherstellen. Arbeitet man nun als Therapeut mit einem Mitglied des Systems, kann eine Besserung bei ihm, z. B. eine Auflösung seiner Symptome, wieder zu Angst auslösenden Beziehungsveränderungen führen. Diese können wichtige Klärungs- und Neudefinierungsschritte erbringen, sie können aber auch durch die Entwicklung von Symptomen bei anderen Mitgliedern des Systems (als Gegensteuerungsmaßnahme) beantwortet werden. Oder: Oft genug wird sich der Therapeut vielleicht auch wundern, warum trotz guter Arbeit keine wesentliche Veränderung vom Klienten entwickelt wird. Bezieht man den Systemkontext ein, wird dann eventuell deutlich, dass dies eine loyale Handlung im Hinblick auf sein Beziehungsfeld war. Erickson sah die Vernetztheit des Individuums durchaus. Er ging aber davon aus, dass die Veränderung beim Einzelnen die anderen zwingt, sich ebenfalls umzustellen (Haley 1976). Damit hatte er sicher Recht. Er unterschätzte aber vielleicht doch die enorme Sogkraft eines starren Systems, sichtbar z. B. an massiver Schuld-Druck-Dynamik und existenziellen Loyalitätskonflikten. Es erfordert vom Einzelnen, der involviert ist in seinem System, oft sehr viel Kraft, sich ohne die Mitveränderung der anderen umzuorientieren. Tut er es doch, kann der Preis der Abbruch und totale Verlust der alten Beziehungen sein. Häufiger noch dürfte ein anderes Mitglied dekompensieren. Denn umorientieren müssen sich zwar alle, aber die Richtung führt keineswegs zwingend zu konstruktiven Lösungen.

Beispiel: Eine Patientin mit schwerem Asthma wurde mir zur Hypnotherapie überwiesen. Sie war 45 Jahre alt, hatte vier Kinder. Sie schilderte das Familienleben betont als absolut harmonisch. Die Anamnese zeigte, dass sich das Asthma vor einigen Jahren entwickelt hatte in einer Zeit, in der sie energische Schritte zur Selbstständigkeit machte. Für eine Lehrtätigkeit war sie abends öfter weg. Der Ehemann war höherer Beamter, sehr korrekt und immer hilfsbereit gegenüber seiner Frau. Er litt unter starkem Bluthochdruck, wie auch seine Mutter und sein Bruder, die beide an Folgen des Hochdrucks in einem Alter gestorben waren, dem er sich nun näherte. Wie schnell deutlich wurde, missbilligte er die Emanzipationsbestrebungen seiner Frau heftig. Er zeigte dies jedoch immer nur indirekt. Er hatte aber damals eine sehr bedrohliche Hochdruckkrise, und fast gleichzeitig stellte sich bei seiner Frau zum ersten Mal das Asthma ein. Sein Hochdruck ließ sich dann bald wieder stabilisieren. Aufgrund der hypnotherapeutischen Arbeit verschwand ihr Asthma fast völlig. Die metaphorische Bedeutung von weniger Enge beschränkte sich aber nicht nur auf das Atmen, sondern auch auf das gesamte Auftreten der Frau. Sie wurde wieder recht aktiv und selbstbewusst. In Sorge um die Reaktion des Ehemannes bezog ich ihn bald (deklariert als eine Art Ko-Therapeut) indirekt in die Arbeit mit ein. Eine sich ankündigende neuerliche Bluthochdruckkrise ließ sich so abfangen. Aber nach einiger Zeit hörte ich, dass eine adoleszente Tochter plötzlich massive unklare gynäkologische Beschwerden bekommen hatte, die sie bettlägerig machten. Die Mutter ließ sich so ans Haus binden, ihre für den Ehemann zu starken Eigenständigkeitsbestrebungen waren abgeblockt. Das Asthma trat praktisch nicht mehr auf. Ist dies nun ein therapeutischer Erfolg? Es hängt wohl davon ab, wo man den Blick begrenzt.

Kommt jemand zur Therapie, ist es keineswegs selbstverständlich, dass diese als positiver und helfender Beitrag wahrgenommen wird. Die therapeutische Instanz bildet durch den Kontakt zusammen mit dem System des Klienten selbst ein neues System (Suprasystem). Was immer von der therapeutischen Instanz getan wird, es wird entweder als morphostatischer oder morphogenetischer Impuls wahrgenommen werden. Oft genug soll durch den Beginn einer Therapie Veränderung gerade vermieden werden. Die Praxis der traditionellen Psychiatrie ist hierfür ein eindrucksvolles Beispiel (Schmidt 1984). Was immer auch therapeutisch getan wird, es muss unbedingt abgeklärt werden, welche Bedeutung dieses Geschehen für das relevante System des Klienten hat, sonst kann auch die beste Hypnotherapie eventuell sogar zu einer Verschlimmerung eines Dilemmas des Klienten führen.

Beispiel: Eine 23-jährige Studentin kam mit dem Anliegen zu mir, eine Therapie machen zu wollen. Sie bezeichnete sich als sehr depressiv, sie habe auch schon verschiedene Therapieversuche hinter sich. Man habe ihr auch die Diagnose schwere Zwangsneurose gegeben. Vor acht Jahren hatte ihre etwas ältere Schwester eine Anorexie entwickelt. Die Patientin selbst war vorher sehr lebhaft, erfolgreich in der Schule, gut in Außenkontakten, hatte kaum Probleme. Die Symptomatik der Schwester wurde in der Familie, besonders von Schwester und Mutter, nun im Zusammenhang damit gesehen, dass die Patientin ihrer Schwester immer überlegen gewesen sei. Diese verarbeitete das so, dass sie sich immer schuldig fühlte, wenn sie etwas Erfolgreiches tat. Bei einem stationären psychotherapeutischen Aufenthalt wurde begonnen, die komplexen familiären Strukturen aufzuhellen. Es ging ihr dabei wesentlich besser. Bei ihrer Entlassung trug ihr der Therapeut aber auf, mindestens zwei Jahre keinen Kontakt mehr zu ihrer Familie zu pflegen, denn die Familie sei der „Herd" der Neurose. Ein halbes Jahr praktizierte sie dies, es ging ihr anfangs auch sehr gut dabei. Dann ging es ihr immer schlechter, schließlich nahm sie wieder Kontakt mit dem Zuhause auf. Nun, nach einem weiteren halben Jahr, wollte sie wieder eine Therapie beginnen. Ich will hier nur einen relevanten Aspekt herausgreifen. Durch strukturiertes Fragen konnte ich ausführlich klären, welche Bedeutung Therapie unter diesen Umständen in ihrem Kontext hatte. Wie es sich zeigte, war dies ein schweres Dilemma für sie. Therapie nicht zu machen hätte weder sie noch die Familie akzeptiert, weil es als ein Hinnehmen eines untragbaren Zustandes angesehen worden wäre. Es bestand die Befürchtung, dass sich dies negativ für die Familie auswirken könnte. Therapie zu machen und erfolgreich dabei zu sein hätte aber ebenfalls als schwere Bedrohung gegolten. Denn es wäre als Bestätigung der Meinung des vorigen Therapeuten angesehen worden, dass die Familie tatsächlich der Herd der Neurose gewesen sei.

Was immer die Patientin in dieser Situation tun wollte, das Ergebnis war nicht akzeptabel. Eine optimale Lösung wäre gewesen, einerseits Therapie zu machen, andererseits aber nicht davon zu profitieren. Ohne eine Klärung dieser entscheidenden Kontextmarkierung zu Beginn der Therapie können in einem solchen Fall alle Bemühungen fruchtlos bleiben. Möglicherweise verstärken sie das Problem der Patientin sogar, denn diese wird, falls ihr die Zusammenhänge nicht so klar sind, ihre Erfolglosigkeit in der Therapie vielleicht als Beweis eines erneuten Versagens und eines großen Defizits bei sich auslegen. Unter den genannten Voraussetzungen bot ich der Patientin auch selbstverständlich keine Therapie an, sondern eine Reihe von begleitenden Gesprächen, um miteinander abzuklären, ob Therapie nicht doch zu problematisch sei. In diesem Bezugsrahmen war es der Patientin dann möglich, viele indirekte Ideenangebote und Umdeutungen zu einer Neuorganisation ihrer Assoziationsmuster zu benutzen. Erweitert man erst einmal das Blickfeld für solche kontextuellen Phänomene, zeigt sich, dass Fälle mit ähnlichen Konstellationen recht häufig sind.

Hypnotherapie und Trance, ein kontextuelles Geschehen

Wie gezeigt wurde, kann man nicht davon sprechen, dass eine lineare Kausalitätsbeziehung zwischen den Verhaltensweisen der Mitglieder eines Systems besteht, sondern muss davon ausgehen, dass die Beziehung ein ko-evolutiver Prozess ist, an dem alle wechselseitig beteiligt sind. Dies gilt auch für das Geschehen in der Hypnotherapie, auch bei einer Tranceinduktion. Hypnotherapeut und Klient bilden zusammen einen Teil eines Systems, die jeweiligen Bezugspersonen des Klienten bilden unsichtbar aber ebenfalls einen Teil des Systems, auch wenn Therapeut und Klient allein miteinander arbeiten. Spielt sich die Kooperation in einer Gruppe ab, ist auch diese Gruppe Teil des Systems. Auch hier gilt dann, dass nicht der Hypnotherapeut in einseitiger Weise auf den Klienten einwirkt. Der Therapeut verursacht nicht eine Trance. Er stellt nur einen (hoffentlich) relevanten Teil des Kontexts für den Klienten dar, genau wie dieser Teil des Kontexts des Therapeuten ist. Alle Beteiligten stehen in einem ständigen Verhandlungsprozess miteinander, einem zirkulären Feedbackprozess, in dem eine bestimmte Art von Realität konstruiert wird. Diese soll so gestaltet werden, dass schließlich zumindest partiell Übereinstimmung darüber hergestellt wird, dass Verhaltensweisen des Klienten als etwas angesehen werden können, das den Begriff Trance bekommt. – Dieser Satz enthält eine gewichtige Implikation. – Wer definiert z. B., was Trance ist? Gibt es die Trance an sich, und welcher Stellenwert wird ihr beigemessen? Im Unterschied zu „normalem“ Verhalten wird ja Trance als „unwillkürliches Erleben und Verhalten“ definiert. Von Trance wird dann gesprochen, wenn Übereinstimmung darüber herrscht, dass beobachtbare oder geschilderte Phänomene beim Klienten als unwillkürlich akzeptiert werden. Wenn z. B. der Therapeut sagt, der Klient war in Trance, aber der Klient selbst und alle eventuellen Beobachter verneinen dies, welche Relevanz hat dann noch die Definition des Therapeuten, besonders hinsichtlich der Auswirkungen auf den Therapieprozess? Fourie (1994) schlägt mit gutem Grund deshalb vor, nicht zu fragen: Was verursacht Hypnose, sondern: Wie passen die Verhaltensweisen der

Beteiligten zusammen, wenn wir daraus schließen, dass der Klient in Trance ist? Anders formuliert: Nach welchen Regeln ist der Kontext organisiert, in dem das stattfindet? Der Hypnotherapeut hat dabei die Aufgabe, gewissermaßen als Orchesterleiter die Entwicklung des hypnotherapeutischen Systems so zu orchestrieren, dass solche internalen Muster aktiviert werden, die als Trance gelten. Dabei kann letztlich jedes Verhalten als unwillkürlich und damit als potenzielles Trancephänomen definiert werden, je nachdem, was vom Konsensus-Regelsystem als unwillkürlich definiert wird.

So genanntes neurotisches oder psychotisches Verhalten, auch psychosomatische Symptome werden in einem linear-kausal orientierten Gesundheitssystem (Psychiatrie, Organmedizin usw.) und von vielen Betreffenden selbst eher auch als unwillkürlich definiert und dementsprechend unter Umständen jahrzehntelang als Realität gelebt.

Houston zitierte auf einem Seminar (1979) z. B. einen Ethnologen, der Feldstudien bei einem Stamm in Neuguinea machte. Dieser Stamm hatte vorher keine Kontakte zur Außenwelt. Es bestand Konsens in dieser Kultur, dass die Welt an einem bestimmten Fluss ende. Als der Ethnologe sich entschloss, einmal diesen Fluss zu überqueren, wollten ihn die Stammesangehörigen unbedingt davon abbringen. Er setzte dennoch über ans andere Ufer, woraufhin alle in bitteres Wehklagen fielen. Er winkte ihnen zu, aber sie nahmen ihn einfach nicht mehr wahr (obwohl er gut sichtbar postiert war). Als er darauf sofort wieder zurückfuhr, wurde er erst von ihnen gesehen, als er die „Grenze" vom Nichts zur Welt wieder überschritten hatte. Wie wirklich ist die Wirklichkeit?

Trance ist also Ausdruck eines Verhandlungsprozesses darüber, was als solche angesehen wird und was nicht. Zu deskriptiven Zwecken kann es ja nützlich sein, eine Liste aller möglichen psychophysiologischen Phänomene aufzustellen, die gemäß traditioneller Übereinkunft als Trancezeichen gelten. Für viele von ihnen gibt es auch immer Gegenbeispiele. Manche Leute sind ganz kataleptisch, andere rennen in „Trance" ganz geschmeidig in einem Raum herum. Die oft gemachte Erfahrung, dass Trance im Rahmen einer Gruppe bei vielen Leuten viel leichter induzierbar ist als in einem dyadischen Kontakt, wird so auch leichter verstehbar. Die Gruppe ist Teil des Kontexts; bei einer Tranceinduktion mit einer Person bildet sich ein ideelles

Subsystem zwischen Therapeut und dieser Person. Der Rest der Gruppe bildet ein sehr einflussreiches Feld, das zu der Markierung „Prozess unwillkürlichen Verhaltens" viel beiträgt. Alle schauen auf das Trancesubjekt, es entsteht ein Podiumseffekt. Wenn Gruppenmitglieder reden, dann in dieser Situation nur über das Subjekt, der Therapeut tut dies vielleicht ebenso, wenn er für die Gruppe das Verhalten des Subjekts kommentiert. Alle Beziehungen werden dann so gestaltet, dass der Kontakt mit den willkürlichen Anteilen der Person erschwert wird. Das Subjekt antwortet dann auch meist viel eher so, dass sein Verhalten die ko-evolutive Definition „Trance" oder „unwillkürliches Verhalten" bestätigt (Fourie 1994).

Der ericksonsche Utilisationsansatz ist eine brillante praktische Anwendung eines solchen kontextuellen Verständnisses. Letztlich stellt er ja einen ständigen Markierungs- und Umdefinitionsprozess dar, in dem jedwedes Verhalten als besonders geeigneter Beitrag des Klienten zur Entwicklung einer Trance (oder eines anderen therapeutischen Ziels) deklariert wird. Der Therapeut ist dann erfolgreich damit, wenn es ihm gelingt, in diesem Verhandlungsprozess den Klienten dazu zu bewegen, diese Definitionen zu übernehmen, zumindest durch entsprechend bestätigendes Verhalten. Diese Übernahme ist aber ein aktiver, selbstverantwortlicher Schritt des Klienten. In seinem wichtigen Artikel zur Interaktion zwischen Hypnotherapeut und Klient versuchte auch Haley (1959), das Trancegeschehen von einer Beziehungsperspektive zu erklären. Seine Hypothese dabei war, dass der Therapeut paradoxe Aufträge erteilt, Doublebinds, die dann beim Klienten hypnotisches Verhalten verursachen. Auch dies impliziert aber wieder eine Annahme mehr einseitiger, linearer Beeinflussung. Auch sie vergisst den genauso wesentlichen Einfluss des Klienten und andere Kontextelemente.

Der Therapeut könnte auch angesehen werden als Verkäufer von bestimmten Realitäten, die ihm für die Lösung der vom Klienten eingebrachten Probleme nützlicher erscheinen als dessen bisherige Lösungsversuche. Diese neuen Realitäten beziehen sich nicht so sehr auf den detaillierten Inhalt der Lösung, sondern auf die Organisation des Lösungs*prozesses*. Alles, was er tut, findet ja in einem Kontext statt, der übereinkunftsgemäß als helfender Kontext definiert ist. Damit erhält jede seiner Handlungen implizit ebenfalls tendenziell eine solche Bedeutung. Zeig (1980b) sagt z. B.: "Habit control is pattern disruption." Ich stimme dem zu, möchte aber darauf hinweisen, dass auch dies eine Hypothese über die Welt ist, die sich selbst als Realität schafft (und dabei erfreulicherweise sehr effektiv ist). Indem der Therapeut Muster zu erfassen sucht und entsprechende Fragen stellt und Interventionen gibt, erzeugt er ein Muster, in dem ein Element die als „Realität" definierte Annahme ist, es gebe Muster. Im therapeutischen Kontext impliziert dies auch die Annahme, Muster könnten erkannt und verändert werden. Dies kann die Weltsicht des Klienten ändern, wenn er in dieser Weise noch nicht auf Muster geachtet hat. Es wird dann wahrscheinlich ein Prozess ausgelöst, in dem genau diese Mustererfassung und -veränderung vollzogen wird. Ähnliches mag passieren, wenn z. B. jemand eines der in der Gestaltpsychologie viel verwendeten Kippbilder anschaut. Weiß der Betrachter gar nicht, dass in einem Bild die Kippmöglichkeit steckt, ist die Wahrscheinlichkeit viel geringer, dass er sie wahrnimmt. Wird das Bild erst einmal entsprechend deklariert, ist es nur eine Frage der Zeit, bis er sie entdeckt. Ähnliches kann aber auch passieren, wenn man ein völlig abstraktes Gemälde betrachtet und jemand sagt, es sehe aus, als ob eine Gestalt da wäre. Man sieht dann auch schnell (ein schöpferischer Akt) eine Gestalt.

Wichtige Aufgabe des Therapeuten ist es immer, eine Art Regeländerung herbeizuführen. Deshalb ist Trancearbeit auch nichts Wertvolles an sich. Es kann z. B. sein, dass ein Teil des zur Aufrechterhaltung eines Problems beitragenden Musters darin besteht, dass jemand gerne in Trance geht. Der Betreffende koppelt sich also gerne aus den üblichen Willkürlichkeitskoordinaten ab. Dann wäre eine Tranceinduktion ein wundervoller Beitrag zur Problemerhaltung. So gesehen, haben klassische Auffassungen damit Recht, dass ein psychotisch reagierender Klient nicht hypnotisiert werden sollte. Aber natürlich verdinglichen sie das Geschehen. Hypnotherapeutische Arbeit mit psychotisch kommunizierenden Klienten sollte gerade auf Trance*reduktion* abzielen. Denn psychotisches Verhalten ist ja schon dem üblichen Tranceverhalten sehr ähnlich.

Einer der für mich schönsten Beiträge zur Psychotherapie ist Ericksons Konzept der therapeutischen Metaphern (Storytelling). Aber auch dafür gilt, dass es nicht die jeweilige Geschichte an sich ist, die einen therapeutischen Prozess auslöst – oder wenn doch, dann wäre dies eher Zufall. Wie groß die Wahrscheinlichkeit des therapeutischen Impulses einer Geschichte ist, wird wieder durch den Kontext bestimmt. Jeder von uns hört und sieht täglich hunderte von Geschichten und Metaphern, sicher auch genug solche, die isomorph zu unseren Problemen sind und womöglich sogar neue Lösungsschritte enthalten. Aber, um es drastisch zu sagen, es ist ein Unterschied, ob Erickson die Geschichte erzählt oder meine Nachbarin. (Erickson ist hier nicht als Person, sondern als Symbol eines Kontexts mit therapeutischer Relevanz gemeint.) Wird der Nachbarin vom Zuhörer aber eine entsprechende Relevanz beigemessen, ist ihre Wirkung wahrscheinlich genauso groß. Wird eine Geschichte in einem als therapeutisch bedeutsam angesehenen Kontext erzählt, ist genau das die entscheidende Variable ihrer therapeutischen Bedeutung. Natürlich wird durch Isomorphie ihre Wirksamkeit noch erhöht. Aber viele erfahrene Kollegen kennen sicher auch Erlebnisse der Art, dass z. B. ein Klient in eine Sitzung kommt und sagt: „Diese Bemerkung X von Ihnen beim letzten Mal hat mir die Augen geöffnet", oder Ähnliches, wobei die Bemerkung X von dem Therapeuten ganz anders gemeint war, vielleicht gar keine Bedeutung für ihn hatte oder noch nicht einmal so gesagt wurde, vielleicht ein Missverständnis war. Eine schon fast als Lehrsatz ericksonscher Technik gehandelte Auffassung ist ja auch, der Therapeut solle oft eher vage bleiben. Viele indirekte Suggestionen sind ein gutes Beispiel dafür. Auch sie bekommen aber einen großen Teil ihrer therapeutischen Relevanz durch die Markierung „helfender Kontext". Wenn mir in der Straßenbahn jemand eine vage Bemerkung zuwirft, werde ich ihn vielleicht belächeln oder ignorieren. Im Therapiekontext aber wird die Vorannahme (Presupposition) impliziert, dass auch eine unklare Bemerkung sicher sehr bedeutungsvoll ist im Hinblick auf konstruktive Lösungen oder Einsichten. Dies löst eine Suche nach Bedeutung aus. Die entsprechende interne „Verrechnungsaktivität" erzeugt dann auch oft eine individuell sehr treffende Bedeutung. Ohne die genannte Vorannahme wäre die Vagheitsintervention eher wie eine taube Nuss.

Auch für die faszinierenden Konfusionstechniken von Erickson gilt der gerade beschriebene Zusammenhang. Würde z. B. in einem Restaurant ein Gast einem fremden Tischnachbarn mit einer Konfusionstechnik beglücken, würde der sich entweder amüsieren oder sich abwenden, vielleicht ärgerlich werden. Vielleicht würde er den Tischnachbarn auch für verrückt halten. Im therapeutischen Kontext, in dem jeder Äußerung des Therapeuten Bedeutung zugeschrieben wird, ist es gerade die angestrengte Suche nach ihrem Sinn, die dann zur Konfusion und danach zur Bereitschaft führt, sich wieder Sinn machende Vorschläge geben zu lassen.

Dass Trance kein absolut gültiges Phänomen ist, zeigt sich auch an einigen Verfahrensweisen von Hypnotherapeuten. Immer wieder wird ja betont, wie wichtig es sein kann, dass eine Trance vom Klienten ratifiziert wird. Die Handlevitation, Ericksons Lieblingsspielzeug, hat neben vielen symbolischen Funktionen auch diese Aufgabe. Dass Ratifikation überhaupt als notwendig angesehen wird, zeigt, dass Trance erst dadurch real und therapeutisch nutzbar wird, dass der Patient eine entsprechende Kontextmarkierung übernimmt. Unser aller Bemühen als Hypnotherapeuten ist es ja auch, Hypnose als seriöse klinische Methode zu etablieren und vom Geruch der Bühnenhypnose zu befreien. Auch dies ist ein Ausdruck davon, dass Trance und ihre eventuelle therapeutische Relevanz keine absolute, einem Individuum inhärente Eigenschaft ist. Zwar ist sie das auch, aber ihre Relevanz und damit auch die Auswirkungen werden kontextuell bestimmt; und Erickson war ein Meister in der Nutzung von Kontextelementen.

Das ericksonsche Unbewusste, ein Beispiel für die Nützlichkeit einer Verdinglichung

Eines der am häufigsten zitierten Konzepte Ericksons ist seine Version des Unbewussten. Für ihn war es der Schatz aller unserer Lebenserfahrungen, ungleich viel reicher, flexibler und lernfähiger als unser bewusstes Denken. Er ging davon aus, dass fast immer alles, was an Fähigkeiten zur Lösung eines Problems nötig ist, schon in unserem Unbewussten vorhanden ist. Wenn jemand therapiebedürftige Probleme hat, dann nur wegen gelernter Limitierungen, die Erickson dem Bewussten zurechnete (siehe z. B. Erickson, Rossi u. Rossi 1978). Sein Vorschlag, den er auch selbst so intensiv lebte, war nur folgerichtig: „Trust your unconscious mind." Aber was verstand er unter diesem vertrauenswürdigen Unbewussten? Flexibel wie er war, legte er sich keineswegs fest. Das überließ er in seiner effektiven pragmatischen Art anderen. Beahrs (1982), ein an Erickson orientierter Hypnotherapeut, versucht z. B., das Unbewusste begrifflich zu bestimmen. Dabei stellt er sowohl Parallelen als auch wichtige Unterschiede zum freudschen Begriff des Unbewussten heraus. Seinen Beitrag halte ich für wertvoll, aber leider orientiert auch er sich nur an intrapsychischen Prozessen. Er berücksichtigt keine kontextuellen Faktoren, sodass sein Konzept ein wenig im weiten Raum der Verdinglichung herumschwebt. Erickson machten solche Fragen keinen Kummer, denn er wusste wohl zwischen pragmatischer Nützlichkeit und theoretischer Reinheit zu unterscheiden.

Viele seiner Beiträge zeigen, dass er auch Phänomene unter das Unbewusste subsumierte, die man ohne Probleme auch anders einordnen könnte. Wenn er z. B. ideomotorische Signale dem Unbewussten zurechnete und diese dann sichtbar wurden, war dies dann noch unbewusst? In Freuds Modell wären diese höchstens dem Vorbewussten zuzuordnen. Oft lesen sich Ericksons Formulierungen für mich so, dass er zum limitierenden Bewusstsein alle redundanten, automatisierten Muster rechnete, die der Konsensusrealität unseres gesellschaftlichen Alltags entsprechen. Aber man könnte genauso gut sagen, zum Bewussten gehört allgemein das, was einengt und die Problemlösung behindert, zum Unbewussten dann der wunderbare Rest. Denn gerade die Vagheit seines Begriffs vom Unbewussten macht ihn besonders nützlich. Was immer der Klient tut, der Therapeut kann durch die Einführung dieses Begriffs eine Dissoziation zwischen erwünschten und nichterwünschten Mustern herstellen. Was jeweils erwünscht ist, hängt vom Ziel und vom Problem ab. *Im Grund ist der ericksonsche Begriff vom Unbewussten nur eine geniale Metapher, die ein höchst wirksames therapeutisches Doublebind schafft.* Egal, was der Klient tut, der Therapeut kann nicht entwertet und gekontert werden, denn „das Unbewusste" wird als autonome und kompetente Autorität sogar vom Therapeuten selbst angerufen. Es handelt sich um eine Art Tautologie, es kann nie bewiesen werden, dass der Therapeut nicht Recht hat, denn das Unbewusste kann man ja nicht fragen, es ist eben unbewusst. Was immer herauskommt, der Therapeut definiert es wieder als Beweis für die (nicht widerlegbare) Weisheit des Unbewussten. Das Schöne dabei ist, dass der Klient unausweichlich in die Situation gestellt wird, dass er weise, hilfreiche und fähige Anteile hat, die die Problemlösung erreichen werden. Er kann sich, wenn er nicht den Kontakt zum Therapeuten abbricht, kaum dagegen wehren, dass er in Ordnung ist. Und selbst wenn er abbricht, wird ihm dies noch als Beweis der Weisheit seines Unbewussten konnotiert, jetzt *noch nicht* das Problem aufzugeben. Dies impliziert schon wieder eine positive Konnotation, die sein altes Konzept, vielleicht gestört, hilflos und defizitär zu sein, wie magisch verwandelt. Und sein Problem zu behalten ist dann gerade ein Hinweis darauf, dass sein Problem eigentlich kein Problem ist, sondern eine sinnvolle Entscheidung aufgrund bestimmter Prämissen betreffend die Welt.

Die durch diesen Gebrauch des Begriffs „Unbewusstes" wirksam kommunizierten Umdefinitionen sind aber nicht akademische Spielereien mit Etiketten. Sickern sie erst einmal in die Landkarte des Klienten, lösen sie in seinem System (internal und/oder interaktionell) andere Assoziations- und Verhaltensmuster aus als vorher. Durch diese werden dann in selbsttätiger, autonom sich selbst organisierender Weise wieder neue Erlebnis- und Verhaltens*inhalte* produziert, die diesen neu aktivierten Assoziations- und Interaktions*prozessen* entsprechen. Der Therapeut hat weniger Möglichkeiten des Einflusses auf die einzelnen Inhalte als auf die Organisationsprozesse. Diese Umgestaltung der Organisationsprozesse gilt insbesondere auch für die Arbeit mit Symbolen. Hiermit bietet der Therapeut eine Kommunikation an, die nicht die übliche kognitive Interaktion – oder auch strukturelle Verkopplung im Sinne Maturanas (1982) – möglich macht. Daher müssen andere strukturelle Komponenten aktiviert werden, damit „Sinn" hergestellt werden kann. Es ist überhaupt nichts Magisches oder Mythisches dabei, es haben sich einfach nur die alten Regeln, wie Sinn hergestellt wird, geändert. Der Kontext ist ein anderer. Es wird dadurch ein Suchprozess ausgelöst, und zwar so lange, bis wieder „Sinn" da ist. Da die gesuchte Antwort aber auf ein nichtrationales Kopplungsangebot gegeben wird, wird sie anders oder weniger „rational" sein müssen.

Es gibt *nicht* das „wahre" Konzept vom Unbewussten. Maturana weist nach, dass wir, wenn wir etwas beobachten, die zu beobachtenden Phänomene beeinflussen und damit die Realität mit erschaffen, die wir zu beobachten glauben. Ein Beobachter ist jemand, „der Unterscheidungen macht und präzise angeben kann, was er als eine von ihm selbst verschiedene Entität (ein Etwas) betrachtet … Alle konkreten oder begrifflichen Unterscheidungen, mit denen wir umgehen, sind von uns als Beobachter getroffen worden …" (Maturana 1982, S. 139). Die jeweiligen Phänomene an sich können wir nie erfahren; die jeweiligen Unterscheidungen, die wir machen, sind ja Resultate unserer eigenen neuronalen Organisationsstruktur, also auch unserer Landkarten, und nicht Ausdruck des Geländes an sich. Auch die heisenbergsche Unschärferelation weist darauf hin, ebenfalls der konstruktivistische Beitrag (vgl. z. B. von Glasersfeld 1981; von Foerster 1981). Wenn es auch nicht das „wahre" Konzept vom Unbewussten gibt, so hat doch jedes Konzept seine eigenen Implikationen, die wieder die Realität entsprechend gestalten. Der freudsche Begriff vom Unbewussten, wichtiger noch: seine Auffassung vom Stellenwert des Bewusstseins implizieren eine bestimmte Beziehung zwischen bewusstem und unbewusstem Denken. Damit impliziert es auch eine bestimmte Beziehung eines Menschen zu sich selbst. Wenn die Annahme ist: „Wo Es war, soll Ich werden", und unbewusste oder vorbewusste Prozesse eher bewusst gemacht werden sollen, schwinden natürlich alle Bemühungen dahin. Dadurch entwickelt sich die Beziehung eines Menschen zu sich selbst eher so, dass er sein eigener Beobachter, Aufpasser, vielleicht sogar Detektiv wird. Er jagt dann der Fährte seines eigenen Inneren nach. Dies hat selbstverständlich Konsequenzen für seine Spontaneität und dafür, wie er seine eigene intuitive Selbststeuerungsfähigkeit einschätzt. Nach meiner Ansicht impliziert dieses Konzept eher ein permanentes mehr oder weniger subtiles Misstrauen gegen sich selbst.

Für Erickson waren offensichtlich weder Trance noch das Unbewusste an sich wichtig. Haley (1976) meint, Erickson habe vielleicht nur bei einem Viertel seiner Arbeit offizielle Tranceinduktionen verwendet. Entscheidend war eher: Welche Konzepte führen dazu, dass jemand seine Beziehung zu sich und zur Welt ändert? Wie gelingt es, dass jemand akzeptiert, dass er positive Kräfte in sich, in seinem „Unbewussten" hat? Wie schafft man es, jemanden zu vermitteln, dass es gut und funktional sein kann, selbsttätige, „unwillkürliche" Prozesse bei sich ablaufen zu lassen? Schafft man es mit der Prämisse, die Lösungsfähigkeit sei in der Person, werden „automatisch" Lösungsprozesse generiert. Das ericksonsche Konzept vom Unbewussten – und damit die entsprechende Art der Beziehung zwischen Bewusstem und Unbewusstem – impliziert in idealer Weise alles, womit die genannten Ziele erreicht werden können. Wenn Erickson sagt, das limitierende Bewusstsein sei eher das Problem, impliziert dies, dass jemand alles schon in sich trägt, was er braucht. Dies ist an sich nicht wahrer oder falscher als andere Aussagen. Aber es ist effektiver, weil es die Gestaltung der Beziehung des Betreffenden zu sich selbst und den anderen Menschen total verändert. Zum Beispiel relativiert sich sofort alle Aktivität, Hilfe von außen zu brauchen und zu suchen. Probleme werden durch die Art der Regeln und Beziehungen in einem System mit aufrechterhalten. Dies gilt auch, wenn das System ein Individuum ist. Durch ericksonsche Kommunikation und durch entsprechende Trancearbeit werden die Regeln der Interaktion mit sich selbst umgestaltet, damit aber auch die Organisationsmuster im Problemkontext verändert und somit andere Ergebnisse entwickelt. Die Position in einer Beziehung bestimmt das mit, was von ihr aus gesehen und erlebt wird. Das ericksonsche Unbewusste ändert die Positionen vom Bewusstsein und vom Unbewussten, verändert die Beziehung dieser verschiedenen Anteile einer Person, und eine andere Weitsicht resultiert daraus. Wenn ich ein positives Verständnis von meinem Unbewussten akzeptiere, gestalte ich die Beziehung zu mir selbst wie zu einem vertrauenswürdigen Freund. Dies ist ein sehr attraktives Resultat.

Übrigens wird Ericksons Auffassung oft dahin gehend missverstanden, dass er das bewusste Denken weniger geschätzt habe als das unbewusste. Ich halte dies für einen Irrtum. Sein Konzept betont nur eine andere Gewichtung von zwei Funktionsweisen des Gehirns, die beide wichtig und wertvoll sind. In einer Gesellschaft, in der eine größere Wertschätzung für das Unbewusste ohnehin selbstverständlicher wäre (als bei uns bisher), würde diese Betonung des Unbewussten weniger notwendig sein. Was bewusst und was unbewusst ist, liegt ohnehin nicht fest. Es kann je nach kontextuellen Bedingungen sofort wechseln, sonst wäre ja gar keine Altersregression möglich. Wie Kontexteinflüsse für die Entwicklung von Amnesie eine Rolle spielen, zeigt z. B. auch Montalvo (1976) für Familiensysteme. In Familien, aber auch in unserer Gesellschaft allgemein (z. B. in der Strafjustiz) wird ja die Frage, ob etwas Ausdruck von bewusstem oder unbewusstem Handeln ist, ganz unterschiedlich beantwortet. Ein bizarres Verhalten wird z. B. von manchen Beobachtern als krank definiert, was die Annahme impliziert, es sei unbewusst. Von anderen wird es eher als böswillig definiert, was impliziert, es sei bewusst. Beides sind Hypothesen, beide bleiben letztlich unbeweisbar.

Um Missverständnissen vorzubeugen: Es soll hier nicht gesagt werden, es gebe so etwas wie Trance gar nicht. Selbstverständlich gibt es alle die beschriebenen Phänomene eines Erlebnisbereichs, der von uns üblicherweise als Trance bezeichnet wird. Aber dies ist zum einen an sich nicht entscheidend, sondern wird es erst durch die entsprechende Konnotierung. Zum anderen sei daran erinnert, dass der Begriff „Trance“ an sich nur sinnvoll ist in der Gegenüberstellung mit dem Begriff „Wachbewusstsein", von dem er ja eben unterscheiden soll. Was als Wachbewusstsein definiert wird, ist aber von der Regelung in dem betreffenden sozialen System abhängig.

Wie erwähnt, war für Erickson Trance nicht an sich therapeutisch relevant. Eine wichtige Hypothese seiner Arbeit war aber schon, dass eine so genannte „Alltagstrance" oder „Reaktionsaufmerksamkeit" gut sei als Grundlage eines inneren Suchprozesses. In vielen Suggestionen unterstrich er deshalb auch die positive Funktion einer solchen Alltagstrance. Aber auch hierfür gilt, dass der Alltagstrance nichts absolut Positives inhärent ist. Das Positive ergibt sich im Wesentlichen aus einer entsprechenden Definition.

Beispiel: Nehmen wir z. B. einen Schüler, der eine Tendenz zeigt, Tagträumen nachzuhängen. Man könnte dies als Alltagstrancephänomen bezeichnen. Wenn ein Lehrer dies registriert, wird er es wahrscheinlich sanktionieren oder zumindest negativ bewerten. Wenn lange Zeit alle relevanten Bezugspersonen dieses Schülers sein Tagträumen abwerten und kritisieren, wird er vielleicht selbst deren Sichtweise übernehmen und es als Ausdruck eines Defizits bei sich ansehen. Dann kann er tagträumen, so lange er will, es wird nichts zu Lösungen von Problemen beitragen. Es wird auch nicht mehr als Quelle neuer Kraft dienen, sondern eher Verkrampfung und Schwäche bei ihm auslösen. Ein Feedbackprozess setzt vielleicht ein, indem er rigider wird und die Tagtraumtendenz in sich bekämpft. Es würde mich auch nicht wundern, wenn manche Kinder oder Jugendliche, die in der Neurologie wegen Absencen als Kranke behandelt werden, ganz einfach Alltagstrancephänomene zeigten. Die Bewertung „krankhaft" erzeugt dann auch andere Konsequenzen dieser Phänomene.

Hypnotherapeut und Klient bzw. Klienten bilden ein gemeinsames therapeutisches System. Es muss für jedes hypnotherapeutische System, für jede Situation geprüft werden, welche Implikationen eine Trance jeweils hat. Ein kontextamputierter Trancebegriff kann in der psychotherapeutischen Praxis sogar zu sehr gefährlichen Folgen führen.

Beispiel: Ein Patient kam zu mir mit dem dringenden Wunsch, in Trance versetzt zu werden. Er war seit Jahren an einem Morbus Hodgkin erkrankt. Er sagte, er verspreche sich von der Trance Entspannung, Schmerzreduktion, neuen Lebensmut und Kraft. Nach intensiver Abklärung seines Konzeptes vom Unbewussten stellte sich heraus, dass er der Meinung war, in seinem Unbewussten schlummerten intensive

Selbstmordprogramme (eventuell sogar Mordprogramme). Diese Annahme hat enorm wichtige Implikationen. Vielleicht, so könnte man hoffen, hätte er sich unter diesen Prämissen überhaupt nicht erlaubt, in Trance zu gehen. Denn eine Implikation seiner Prämissen war ja, dass eine Trance, in der sein Unbewusstes die führende Aktivität übernimmt, diese destruktiven Programme abrufen könnte. Wäre eine übliche Tranceinduktion gelungen, hätte dies von ihm aber als nonverbale Übereinkunft mit dem Therapeuten interpretiert werden können, z. B. Selbstmord zu begehen. Dementsprechend induzierte ich lange Zeit keine offizielle Trance, sondern bot ihm in indirekten Suggestionen gesprächsweise viele Ideen zur positiven Sicht des Unbewussten an. Offizielle Trancearbeit machten wir erst, als er diese Sichtweise übernommen hatte.

Zum Abschluss

Eine systemische Sichtweise zeigt, dass das hypnotherapeutische Geschehen weder dem Klienten noch dem Therapeuten als Hauptverursacher zugeschrieben werden kann. Auch Milton H. Erickson hat nicht eine einzige Person in Trance versetzt, sondern er hat in höchst gekonnter Weise Verhandlungsangebote gemacht, auf die viele Leute schließlich in autonomem Handeln eingingen. Das Resultat dieser Einigung wurde dann Trance genannt, und auch darüber einigten sich die Beteiligten. Die Vorstellung von Macht und Beeinflussungskapazität ist ein lineares Konzept, das in verzerrender Weise die Wechselwirkung von Partnern auf gleicher Ebene vernachlässigt. Niemand kann von außen die autopoietische Organisation eines Systems steuern. Man kann sich höchstens als Element eines Kontexts anbieten, in dem dann das System gewünschte Antworten gibt. Für mich ist das sehr beruhigend. Das begriffliche Konzept „Unbewusstes" oder „Trance" als etwas Tatsächliches zu behandeln wäre eine irrtümliche Verwendung einer Verdinglichung. Man würde damit der whiteheadschen Täuschung einer falsch angewendeten Konkretheit unterliegen. Eine Abstraktion würde behandelt werden wie ein Ding.

Trotzdem kann in der Praxis der Therapie die gezielte Verwendung der ericksonschen Konzepte sehr nützlich sein. Man sollte eben nur nicht ein theoretisches Konstrukt mit der „Wahrheit" verwechseln. Die ericksonschen Konzepte, gerade auch der Utilisationsansatz, sind nicht nur Techniken. Sie sind Interaktionsweisen, durch die vermittelt wird, dass das, was der Klient zu bieten hat, nützlich und wertvoll und gewünschten Veränderungen dienlich ist. Damit wird der Klient als kompetente, vertrauenswürdige Autorität in eigener Angelegenheit inthronisiert. Der ericksonsche Ansatz bietet damit ungemeine Vorteile gegenüber autoritativen oder standardisierten Ansätzen. Autoritative Konzepte implizieren, dass die Lösung von außen kommen muss. Letztlich führen sie zu Abhängigkeit und auch eher zu einem Selbstbild von Inkompetenz. Standardisierte Konzepte definieren einen beträchtlichen Teil von Klienten, die auf diese Art eines ritualisierten Kontexts nicht antworten, als unfähig. Oder sie suggerieren, dass jeweils ritualisiertes Standardvorgehen zum Auslösen der hilfreichen Prozesse nötig wäre. Der ericksonsche Ansatz schafft einen hervorragenden Kontext für die schöpferische Selbsttätigkeit der Beteiligten. Er trägt so bei zu Autonomie und Wachstum, zu größerer Differenziertheit der Persönlichkeit.

Systemische Familientherapie als zirkuläre Hypnotherapie[1]

Einleitung

Innerhalb der Familientherapie gewann der mit der Mailänder Gruppe (Selvini, Boscolo, Cecchin, Prata) identifizierte „systemische Ansatz" bis heute zunehmend Einfluss. Im Bereich der Hypnotherapie und strategischen Kurzpsychotherapie trifft dies für die Konzepte von Milton H. Erickson zu. Der Vergleich beider Ansätze zeigt nun, dass es viele Parallelen zwischen ihnen gibt. Sowohl die theoretischen Grundannahmen als auch die daraus abgeleiteten Handlungsstrategien ähneln sich. Die therapeutischen Interventionen in der systemischen Familientherapie, so soll gezeigt werden, lassen sich noch variabler und effektiver gestalten, integriert man darin systematisch ericksonsche Interventionsansätze. Allerdings verschieben sich dadurch Schwerpunkte im Hinblick auf Interviewführung und auf Verständnis verschiedener Interviewphasen. Zugleich lässt sich die Wirkungsweise der systemischen Familientherapie besser erklären. Im Einzelnen zeigt sich: Das Interview sollte von Anfang an nicht nur der Gewinnung, sondern auch der Eingabe veränderungsrelevanter Informationen dienen. Solche (indirekte hypnotherapeutische) Informationseingabe lässt sich auf verschiedene im Folgenden zu beschreibende Weise erreichen.

Prämissen

In beiden Ansätzen[2] geht es um Identifizierung und Veränderung von Organisationsmustern und Regelungsprozessen in mensch-

1 Ich danke Bernhard Trenkle für hilfreiche Diskussionen zu diesem Thema.

2 Für Grundlagen des systemischen Ansatzes siehe: Selvini Palazzoli 1980; Selvini et al. 1974, 1977, 1978, 1980a; Penn 1982; Hoffman 1982a; MacKinnon 1983; Tomm 1994. Zum Erickson-Ansatz siehe: Haley 1976; Erickson u. Rossi 1981; Erickson, Rossi u. Rossi 1978; Rossi 1986, 1986; Lankton 1979; Lankton a. Lankton 1983; Zeig 1980a, 1982, 1985. Zum Vergleich beider: Schmidt 1985b. Vgl. außerdem das Einführungskapitel in diesem Band.

lichen Systemen. Symptome werden als Ausdruck dysfunktionaler Interaktionsmuster gesehen. Eine Änderung solcher Muster kann dann dazu führen, dass Symptome verschwinden und funktionalere Interaktionen an ihre Stelle treten. Diese Neustrukturierung kann in Selbstorganisation geschehen, d. h., die Beteiligten können bisher nicht genutzte Fähigkeiten aktivieren und zur Lösung ihrer Probleme nutzen. Therapeutische Strategien zur Veränderung dysfunktionaler Muster können auf der Ebene der Bedeutungsgebung oder des Verhaltens ansetzen.

Für Erickson nun ist das bewusste Denken der Bereich mentaler Funktion, der rigider ist und behindernd wirkt. Die größere Lernfähigkeit, die reicheren Erfahrungen liegen im Unbewussten der Menschen. Therapie, d. h. Unterbrechung und Erweiterung dysfunktionaler Erlebnismuster, lässt sich oft am besten durchführen, wenn unbewusste Prozesse nicht bewusst gemacht werden. Der Therapeut sollte eher so kommunizieren, dass auf (für die Patienten) unbewusster Ebene Neuorganisationsprozesse angeregt werden. Diese können im Unbewussten in spontaner, schöpferischer Weise zu konstruktiven Lösungen entwickelt werden. Wird dabei das bewusste Denken umgangen, wird es nicht störend auf diesen Prozess (z. B. abwertend oder zweifelnd) einwirken. Unbewusste Prozesse können ohne Tranceinduktion angeregt werden, es genügt eine „Reaktionsaufmerksamkeit", d. h., dass jemand irgendwie von einer Kommunikation angezogen wird. Dies kann eine „Alltagstrance" auslösen, d. h. eine subtile Form von Nachdenklichkeit, wobei die Aufmerksamkeit nach innen fokussiert ist – Ausdruck eines unbewussten Such- und Neuassoziationsprozesses.

Formen indirekter Suggestionen

Erickson hat zum Zweck solcher Kommunikation eine Fülle verschiedener indirekter Suggestionsformen entwickelt. Viele davon sind Phänomene alltäglicher Kommunikation, die er für die Therapie verfeinert und systematisiert hat. (Bei indirekten Suggestionen ist der Zusammenhang zwischen der suggestiven Aufforderung und der gewünschten Reaktion bewusst nicht oder kaum erkennbar, oft wird auch nicht bewusst wahrgenommen, dass es sich überhaupt um eine Aufforderung handelt.) Erickson und Rossi (1979) unterscheiden z. B. folgende Formen indirekter Suggestionen: Implikationen, Bindungen und Doppelbindungen, Wortspiele, Metaphern, Symbole, Einstreutechniken, Fragen, die neue Reaktionsmöglichkeiten fördern usw. Weitere Differenzierungen lassen sich einführen (s. z. B. Lankton a. Lankton 1983). Hier sollen nur einige herausgegriffen werden, die für den systemischen Ansatz besonders gut nutzbar sind.

1. Aufbau einer Ja-Haltung

Der Therapeut versucht hier, verschiedene Aussagen aneinander zu reihen. Dabei wird eine Aussage, die für den Adressaten eher unbezweifelbar oder angenehm ist, mit der Suggestion eines gewünschten Ereignisses verkoppelt. Dabei wird erwartet, dass vom Adressaten dieses „Paket" als Ganzes angenommen wird. Ohne solche „Verpackung" würde die Suggestion eher zurückgewiesen werden. Ein banales Beispiel: „Es ist so ein schöner Tag (die angenehme Tatsache), gehen wir schwimmen (die gewünschte Möglichkeit)" (Erickson u. Rossi 1981). Solche Prozesse lassen sich mit therapeutisch relevanten Inhalten versehen und nutzen.

2. Gebrauch von Ankern

Als Anker kann jeder Stimulus bezeichnet werden, der ein konsistentes Reaktionsmuster hervorruft. Er kann auf jeden sensorischen Kanal bezogen werden (Lankton 1979). Die Begriffe Anker und Kontextmarkierung (Bateson 1982) weisen große Ähnlichkeiten auf. Ein Stoppsignal an einer Straßenkreuzung z. B. wäre ein visueller Anker, der ein komplexes Muster psychischer und physiologischer Reaktionen auslösen kann. Das Signal ist also der Anker für das ganze Muster. Auch therapeutisch lassen sich Ankerungsprozesse nutzen. Der Therapeut kann eine bestimmte beobachtete Reaktion des Patienten unauffällig mit einer eigenen Reaktion verknüpfen (z. B. mit einer bestimmten Körperhaltung oder Stimmlage seinerseits; dies wäre dann der Anker). Nach einer solchen (am besten wiederholt erfolgten) Verknüpfung kann mit hoher Wahrscheinlichkeit die betreffende Reaktion des Patienten wieder ausgelöst werden, wenn der Therapeut diesen Anker präsentiert. Anker werden z. B. auch im NLP systematisch genutzt (Grinder u. Bandler 1981).

3. Strategie des gezielten Fragenstellens

Diese Strategie ist besonders wichtig für das Verständnis von Interaktionsprozessen in der systemischen Familientherapie. Fragen dienen keineswegs nur der Informationsgewinnung. Vielmehr lösen sie beim Befragten mentale Prozesse aus, sie fokussieren die Aufmerksamkeit auf bestimmte Wahrnehmungsbereiche und regen entsprechende Assoziations- und Verhaltensmuster sowie intensive Suchprozesse an. Dabei wird offenbar das gesamte Gedächtnissystem auf unbewusster Ebene gründlich durchforscht, auch dann noch, wenn auf bewusster Ebene schon eine befriedigende Antwort gefunden scheint (Sternberg 1975). Schon Braid (1846) nutzte dies hypnotherapeutisch. Durch gezieltes Fragen konnte er bei Patienten halluzinatorische Phänomene in allen Sinnesmodalitäten hervorrufen, dies selbst dann, wenn die Patienten scheinbar wach waren (Erickson u. Rossi 1978). Ein Beispiel aus der Praxis kann diesen Prozess erläutern:

> Im Nachtdienst in einer psychiatrischen Klinik wurde ich zu einer sehr agitierten und gespannt wirkenden Patientin gerufen. Alle Bemühungen der Pfleger, sie zu beruhigen, waren gescheitert. Die Pfleger und die Patientin selbst verlangten, dass sie eine Injektion mit hoher Neuroleptikadosierung bekommen sollte. Aus verschiedenen Gründen wollte ich dies im Interesse der Patientin vermeiden. Ich erklärte ihr, bevor ich über die Injektion entscheiden könne, bräuchte ich genaue Informationen von ihr. Ich müsste in Einzelheiten wissen, wie sie auf eine solche Spritze reagiere, um klären zu können, ob ich eine Injektion verantworten könne. Ich stellte dann eine lange Reihe von Fragen nach verschiedenen Aspekten der Erfahrung, die sie bisher schon mit solchen Spritzen gemacht hatte. So z. B., wann, wo sie eine solche Injektion schon einmal bekommen habe, wo die Einstichstelle gewesen ist, was sie bei und nach der Injektion gespürt habe, welche Wirkung zunächst eingetreten sei, wie sich die Wirkung ausgebreitet habe und so weiter. Dabei spiegelte ich in subtiler Form ihre Körperhaltung, Gestik usw. wider, um den Rapport zu intensivieren (Pacing). Innerhalb von zehn Minuten war die Patientin ganz ruhig, nach innen fokussiert, fast kataleptisch. Ihre Antworten und Beschreibungen wiederholte ich jeweils bestätigend und verstärkend in einer bestimmten Stimmlage. Nach weiteren Fragen zur Wirkung der Spritze zeigte sie sich sehr müde und wollte kaum noch antworten. Sie wollte unbedingt zu Bett gehen. Ich hielt sie zunächst noch zurück mit der Begründung, ich bräuchte noch weitere Einzelheiten. Nach einigem

„Zögern" akzeptierte ich schließlich ihren Wunsch, schlafen zu gehen. Sie schlief ohne Spritze die ganze Nacht durch.

Dieses Beispiel zeigt ebenfalls, dass Fragen auch eine Informationseingabe ermöglichen. Von Vorteil dabei ist, dass die Botschaften ohne direktive Elemente vermittelt werden und ihnen auch so kaum Widerspruch entgegengesetzt wird.

4. Implikationen

In fast jedem Satz können Implikationen als indirektes Ideenangebot genutzt werden. Eine ganz einfache Form: „Waren Sie vorher schon einmal in Trance?" Der Einschub „vorher" impliziert hier, dass der Gefragte dieses Mal in Trance gehen wird (dies wird als Vorannahme gesetzt), infrage steht nur noch eine Erfahrung aus der Vergangenheit. Oder: „Bevor wir die wichtigen Fragen klären, möchte ich Ihnen einige technische Kleinigkeiten erklären." Oder: „Wie ich höre, sahen Sie die Situation dann so und so, sodass Sie sich *bisher* keine andere Lösungsmöglichkeit *erlaubten*." Hier sind gleich mehrere Implikationen enthalten. Angenommen wird, dass *bisher* keine Lösung erfolgte. Dies impliziert, jetzt könnte etwas anderes möglich sein. Weiter wurde das Wort „erlauben" gewählt, dies impliziert, dass eine Fähigkeit vorhanden ist, die sich die Person bisher aber verboten hat. (Diese Annahme kann die innere Motivation erhöhen, da Verbote üblicherweise nicht als angenehm empfunden werden.) So wird ein aktiver, wenn auch eher unbewusster Entscheidungsprozess impliziert. Definitionen von Krankheit, Unbeeinflussbarkeit usw. werden so behutsam infrage gestellt. Außerdem wird angenommen, dass die Person etwas bisher so *sah,* dies heißt aber auch, dass man es anders sehen könnte und dass es sich nicht um einen objektiv fixierten Tatbestand handelt.

5. Konfusionstechniken

Jeder Mensch organisiert sein Erleben durch viele automatisierte und redundante Reaktionsmuster. Wird nun ein solches relevantes Muster unerwartet unterbrochen, reagiert der betreffende Mensch häufig mit Unsicherheit und Konfusion. Die meisten Menschen hegen eine Abneigung gegen diesen Zustand. Wird ihnen in einem solchen Moment ein Vorschlag angeboten, der es ihnen ermöglicht, die Unsicherheit zu reduzieren, nehmen sie den Vorschlag mit einiger Wahrscheinlichkeit an. Diesen Prozess kann der Therapeut nutzen. Er kann z. B. verwirrende Äußerungen machen, bis der Patient tatsächlich konfus erscheint, und dann Ideenangebote unterbreiten, die in die therapeutisch gewünschte Richtung weisen (Gilligan 1982).

6. Einstreutechnik (Interspersal Technique)

Sie gilt als eine der bedeutendsten innovativen Beiträge Ericksons zur Hypnotherapie. Sie basiert auf der Idee, Suggestionen wie beiläufig in einen Kontext einzustreuen, der relativ leicht akzeptierbar ist und nicht als veränderungsauslösend angesehen wird. Die therapeutisch wichtigen Botschaften werden dabei aber durch nonverbale Akzente markiert (z. B. wieder durch Veränderung der Stimmlage oder Körperhaltung des Therapeuten immer dann, wenn therapeutische Informationen angeboten werden). Bewusst werden diese Botschaften nicht als relevant identifiziert, unbewusst aber sehr wohl. Der irrelevante inhaltliche Rahmen kann dabei als Ablenkungsinstrument für das bewusste Denken dienen. Der Neustrukturierungsprozess kann so auf unbewusster Ebene in autonomer Weise ungestörter ablaufen. Zur Illustration ein kurzes Beispiel aus einem deutschen Text, der für die Therapie chronischer Schmerzzustände entwickelt wurde: „Der echte Kachelofen wälzt die Raumluft nicht um, *und nichts stört mehr.* Er lässt sie unbewegt, *und man fühlt sich frei und behaglich dabei, jetzt und später …*" (Hoppe 1983). Mit solchen Einstreusuggestionen ohne jede formale Tranceinduktion ließen sich z. B. bei Patienten mit chronischen Schmerzsyndromen signifikant bessere Schmerzreduktionen erzielen als mit diversen anderen Hypnoseverfahren.

7. Metaphern und Anekdoten

Metaphern sind Beschreibungsformen, die eine Sache kennzeichnen, dabei aber analog noch etwas anderes meinen. Als Metapher können Worte, Bilder, Handlungen, Geschichten dienen. Sie können, gerade weil sie eher die nichtdigitalen Gehirnfunktionen ansprechen (rechtshemisphärische Bereiche), auf unbewussterer Ebene multiple

Assoziationsmuster anregen. In den letzten Jahren seiner Tätigkeit verwendete Erickson hauptsächlich die therapeutische Kommunikation über das Erzählen von Geschichten (Zeig 1980a; Rosen 1985). Für eine ausführliche Darstellung der beschriebenen Suggestionsformen muss auf Ericksons gesammelte Arbeiten verwiesen werden (Rossi 1980).

Suggestive Kommunikation in Familien

Die Techniken indirekter Suggestion gehen ja auf Alltagsphänomene zurück. Auch in Familien lassen sich solche suggestiven Prozesse beobachten. Rigide, eingeschränkte Bewusstseinszustände werden so oft „spontan" induziert. Rittermann weist darauf hin, dass Familienmitglieder häufig Einstreutechniken, Konfusionen und andere indirekte oder direkte Suggestionen austauschen. So wird dann auch z. B. symptomatisches Verhalten induziert und wechselseitig stabilisiert (Rittermann 1980, 1983), und Familien entwickeln und perpetuieren für sie spezifische Weltsichten und Bewusstseinszustände, gewissermaßen eine familienspezifische Trance.

Indirekt-suggestive, hypnotische Kommunikationsprozesse in der systemischen Familientherapie

Im Lichte der beschriebenen Suggestionstechniken erscheint die Interviewgestaltung im systemischen Ansatz in vieler Hinsicht als indirekte hypnotherapeutische Interventionsstrategie, mit der dysfunktionale Muster unterbrochen werden und funktionalere Epistemologien eingeführt werden.

Hierfür einige Beispiele.

1. Die Therapeuten strukturieren die Sitzung sehr aktiv. Sie unternehmen dabei weitgehend die Führung bei der Entscheidung, welche Bereiche familiären Lebens im Interview beleuchtet werden. Dies wird nicht explizit verhandelt, sondern im Sinne einer Vorannahme (Präsupposition) kommentarlos impliziert. Die Beziehung zwischen Familie und Therapeuten wird stark *komplementär* gestaltet. Dies kann auch im Sinne einer Metakomplementarität geschehen (Haley 1963), wenn z. B. eine Familie gebeten wird, über etwas nicht zu reden (wenn die Therapeuten den Eindruck haben, dass sonst Widerstand aufkäme).

2. Der andauernde Fluss zirkulärer Fragen bewirkt eine intensive *Fixierung und Fokussierung der Aufmerksamkeit.* Dies ist der erste zentrale Schritt in jeder Hypnotherapie. Dies ergibt sich wieder implikativ durch die Interviewgestaltung wie von selbst. Dazu trägt sicher auch bei, dass kein Familienmitglied je sicher sein kann, wann und wie es in der Sitzung angesprochen werden wird.

3. Häufig werden von der Familie gegebene Schlüsselworte (Clues) aufgegriffen. Sie werden als wichtige Hinweise auf das „Familienparadigma" aufgefasst und dann durch Fragen nach Unterschieden in den Kontext der Gesamtfamilie eingebettet. Dieses Aufgreifen und Umdefinieren ist eine wirksame *Utilisationsstrategie* mit Pacing (Aufgreifen der Schlüsselworte) und Leading (indem sie in den Familienkontext transferiert werden). Dadurch werden auch Beziehungsaspekte eingeführt. Wird z. B. danach gefragt, was der Vater macht, wenn die Mutter weint, wird ohne weiteren Kommentar implizit die Vorannahme gesetzt, dass es Zusammenhänge geben kann zwischen diesem Verhalten der Mutter und einem Verhalten des Vaters. Auf diese Weise ist zusätzlich noch eine *Stärkung des Rapports* möglich, ohne dass in einseitiger Weise Empathie für ein Familienmitglied ausgedrückt werden müsste. Es kann signalisiert werden, dass z. B. eine solche Gefühlsäußerung wahrgenommen und respektiert wird, ohne dass der Therapeut in Gefahr käme, so erlebt zu werden, als sei er in einer einseitigen Koalition. Rapport ist so mit Neutralität gut vereinbar.

4. Die meisten Fragen werden zirkulär gestellt: Dadurch wird eine neue Realität konstruiert, die die bisherige familiäre Realität meist erweitert. Jede dieser zirkulären Fragen ist eine intensive *indirekte Suggestion*, eine *Vorannahme.* Denn implizit wird auch hiermit als Selbstverständlichkeit gesetzt (suggeriert), dass es überhaupt zirkuläre Zusammenhänge im Familiengeschehen gibt, und zwar auch in *dieser* Familie. Meist kommen die Familien mit einem eher linear strukturierten Weltbild. Gerade dies stabilisiert oft das Familienproblem mit. Das lineare Weltbild wird nicht direkt angegriffen, aber die Familie bekommt durch die Fragen fast ununterbrochen indirekt die Aufforderung, die Zusammenhänge in zirkulärer Weise zu sehen. Die Erfahrung zeigt, dass die Familien nach einiger Zeit allmählich die angebotene neue Sichtweise übernehmen. Schöpferische Selbstorganisationsprozesse mit neuen, funktionaleren Lösungen können so auf indirekte Weise angestoßen werden.

5. Viele der zirkulären Fragen sind oft sehr kompliziert und verschachtelt (z. B., wenn gefragt wird: „Was denken Sie, was Ihre Mutter denkt, wenn Ihr Vater sich Ihrer Schwester gegenüber so und so verhält?"). Dies führt dazu, dass Familienmitglieder oft ihre gewohnten bewussten Denk- und Wahrnehmungsstrukturen nicht aufrechterhalten können. Es erfolgt eine Überladung des bewussten Denkens, die Fragen wirken wie eine *Konfusionstechnik*. An dieser Stelle lässt sich noch ein interessanter Aspekt diskutieren: Es wird oft angenommen, dass sich die zirkulären Fragen hemmend auf Unordnung und Entgleisung in Familiensystemen auswirken, die sich chaotisch präsentieren (Selvini Palazzoli et al. 1981). Ich meine, dass das Gegenteil mindestens genauso stark zutrifft. Familiensysteme sind oft (z. B. schizopräsente Systeme) in dysfunktionaler Weise außerordentlich rigide geordnet. Pathologie tritt sogar wahrscheinlich gerade da auf, wo eher zu wenig Elemente von Variabilität und Unordnung möglich sind. Die Interventionen der Therapeuten (Hypothesenbildung und Fragen) bringen nun gerade Konfusion und Unterbrechung dieser alten Ordnung. Dies scheint der entscheidende erste Impuls zu sein, der für einen therapeutisch erfolgreichen Prozess notwendig ist. Erst im Anschluss daran wird sich Neuordnung entwickeln, in vielen Fällen mit mehr Flexibilität als vorher.

6. Auch positive Konnotationen und so genannte paradoxe Interventionen enthalten viele suggestive Elemente. Im systemischen Ansatz sollen positive Konnotationen ja möglichst alle Beteiligten im System erfassen und sich auf alle ihre Verhaltensweisen beziehen (Selvini Palazzoli et al. 1977b). Dadurch werden alle Mitglieder implizit auf eine Ebene gehoben. Schon unter diesem Aspekt stellt dies oft eine wesentliche Informationseingabe dar, denn häufig werden in der Sicht der Familienmitglieder vorher große Unterschiede zwischen den Verhaltensweisen von Familienmitgliedern gemacht (i. S. von besseren / schlechteren oder gesünderen / kränkeren). Außerdem stärkt diese Strategie den Rapport, selten wird jemand einer an ihn gerichteten Anerkennung widersprechen. Geschieht dies doch, ist es ein erster Schritt zur Veränderung, der aber vom Betreffenden selbst kommt.

Oft wird in einer Verschreibung auch empfohlen, manchmal sogar verlangt, dass ein bestimmtes Verhalten noch nicht verändert werden soll. Zum einen impliziert das „noch nicht" die Änderungsmöglichkeit in der Zukunft. Zum anderen wird so die Aufmerksamkeit auf das Thema Veränderung gelenkt, dies aber in nicht bedrohlicher Weise, da es eben mit dem Zusatz „noch nicht" gekoppelt ist. Die unerwartete positive Umdeutung wirkt dazu noch konfusionierend. Die Folge ist oft eine rapide Musterunterbrechung, die, je nach Formulierung, unbewusste Suchprozesse anregen kann. Weiter wirkt die positive Konnotierung als neue Kontextmarkierung (oder auch Anker), die den Spontanablauf des alten Musters unterbinden und andere Ressourcen aktivieren kann (s. auch O'Hanlon a. Wilk 1982).

7. Eine interessante Spielart einer *Utilisationsstrategie* stellt der Umgang mit Familiengeheimnissen im systemischen Ansatz dar. Der Inhalt eines Geheimnisses wird als irrelevant im Vergleich zur Beziehungsstruktur angesehen, die sich um das Geheimnis rankt. So kann die Familie gebeten werden, das Geheimnis zu bewahren, während Fragen gestellt werden, wie z. B., wer etwas darüber weiß, wer nicht, wer es gerne wissen wollte, wer nicht, was die Personen empfinden, die nichts davon wissen, usw. Die durch das Geheimnis untermauerten Koalitionsstrukturen werden dadurch relativ schnell klar, ohne dass direkt gefragt werden müsste. Indirekt wird auch die gesamte Beziehungsfunktion eines Geheimnisses subtil aufgelöst. Eines seiner wesentlichsten Merkmale ist ja gerade, dass nicht darüber gesprochen wird.

8. Zirkuläre Fragen führen oft auch die Ebene eines oder mehrerer Beobachter von Verhaltensweisen ein. Wird jemand über die Beziehungen von Dritten gefragt, wird er damit zum Beobachter ernannt und für diesen Bereich in eine Metaposition gestellt. Neben den so gewonnenen Informationen wird auch eine wichtige neue eingegeben. Bisher „spontane" Interaktionsprozesse werden verkoppelt mit einem Beobachtungs- und Beschreibungselement. Diese Metaposition fehlt meist zuvor; die alten kalibrierten und redundanten Muster wurden von den Beteiligten wie automatisch gestaltet. So wird ein neues, reicheres Muster konstruiert. Dazu wirken diese Fragen vom Ablauf her als indirekte Suggestion, die verkürzt so übersetzt werden könnte: „Beobachtet bisher spontan abgelaufene Interaktionsabläufe im System!"

9. Fragen – indirekte Suggestionen: Wie schon gezeigt wurde, sind Fragen eben nicht nur Fragen, sondern auch subtile Aufforderungen zur Fokussierung der Aufmerksamkeit auf einen bestimmten Bereich. Die bisher vertretene Auffassung der Mailänder Gruppe und anderer Autoren von Charakter und Effekt des zirkulären Fragens ist

offensichtlich verkürzt. Hoffman (1982a) z. B. betont, dass zirkuläre Fragen keine Instruktionen geben, ebenso keine Antworten oder Interpretationen seien. Ich meine, dass gerade diese Funktionen von zirkulären Fragen sehr wohl erfüllt werden, ja, dass dies sogar der therapeutisch wesentlichere Effekt beim Fragenstellen sein dürfte. Auch etwas anderes muss in diesem Zusammenhang hinterfragt werden. Boscolo und Cecchin haben in vielen Diskussionen mit uns immer wieder betont, dass sie den Familien keine Richtungsweisung geben wollen, dass sie nicht sagen wollen, was die Familien zu tun haben. Sie verstehen ihre Aufgabe in erster Linie darin, dysfunktionale Kreisläufe zu unterbrechen, das jeweilige System soll die Neuorganisation autonom vornehmen (Boscolo u. Cecchin 1981, 1982, 1983, 1984; MacKinnon 1983; Tomm 1994; Schmidt 1985a). Sie meinen, dass sie keine Werte vermitteln. Ich halte dies jedoch für ein Missverständnis. Ob man will oder nicht, es ist nicht möglich, ohne Werteangebote und Richtungsvorschläge zu kommunizieren. Dies gilt besonders für einen therapeutischen Kontext, der dem Therapeuten die Rolle einer Autorität in einem bestimmten Bereich von vornherein zuschreibt. Selbst wenn man nichts sagt, ist dies in diesem Kontext eine gewichtige implizite Bedeutungsgebung. (Zur Diskussion der Bedeutung des Kontexts für die Auswirkungen des Therapeutenverhaltens s. Schmidt 1985.) Solche Implikationen gelten auch für zirkuläre Fragen. Jede Frage ist kontextgestaltend. Indem die Aufmerksamkeit durch sie auf einen bestimmten Bereich gelenkt wird, wird implizit kommuniziert, was im Moment in diesem Kontext als relevant angesehen wird – und was nicht, indem es eben nicht gefragt wird. Die so bewirkte Realitätskonstruktion wird durch entsprechende Wortwahl, Mimik, Gestik usw. des Therapeuten weiter verstärkt. Der beschriebene Stil, mit Familiengeheimnissen umzugehen, signalisiert auf analoger Ebene wirksam, dass Tabus verletzt werden dürfen, dass man mit Geheimnissen anders als bisher umgehen kann. Oder: Nehmen wir an, in einer Familie galt bisher die Regel, dass jeder mit seinen Sorgen allein umging oder jemanden von außen zurate zog. Wird hier gefragt, wer in der Familie die Mutter am ehesten trösten könne, ist dies nicht nur eine Frage nach Unterschieden in den Beziehungen. Gleichzeitig wird die Idee angeboten, dass *in* der Familie jemand die Mutter trösten könnte; ebenso wird die Familie indirekt herausgefordert. Es ist so, als ob gesagt würde: „Selbstverständlich ist es in Familien sonst so, dass man sich gegenseitig tröstet; und bei euch ist es etwa nicht so?" Oder: Oft werden Ehepartner in einem Interview gefragt, wie sie sich kennen gelernt haben, auch, was ihnen aneinander gefallen hat. Beeindruckend schnell führt dies oft zu einer Altersregression bei den Beteiligten. Blickkontakte voller Interesse und Offenheit aneinander werden angeregt. Dies auch dann, wenn vorher bewusst nichts Positives mehr zwischen den Partnern wahrgenommen wurde. Selbst in Familien, in denen gerade noch eine schwer depressive Atmosphäre oder ein hasserfüllter Clinch zwischen den Partnern zu erleben war, kommt es durch solche Fragen manchmal zu befreienden, fröhlichen Reaktionen.

Fragen können auch als intensive Provokation wirken. Die innere Motivation der Beteiligten für eine Veränderung kann so aktiviert werden. Ein Beispiel: Boscolo und Cecchin interviewten (bei uns in Heidelberg) eine Familie mit einem anorektischen Mädchen. Es wurde dabei deutlich, dass die Mutter manchmal der Patientin gehorchte. Ohne jede wertende Regung fragten die Therapeuten die Familie unermüdlich danach, wem von den Kindern die Mutter noch gehorche, wem der Vater gehorche, wem Mutter/Vater am meisten, wem sie am wenigsten gehorchen usw. Natürlich bekamen die Therapeuten damit auch Informationen über Unterschiede in diesem Bereich. Viel effektiver erschien aber, dass durch die Fragen das bewusste Wertesystem der Familie ständig herausgefordert wurde. In dieser an „Normalität" sehr orientierten Familie stellte es einen hohen Wert dar, dass die Autorität in der Familie bei den Eltern lag. Die Idee, dass die Eltern den Kindern gehorchen könnten, stellte dieses Wertsystem massiv in Frage und wurde offensichtlich als sehr peinlich erlebt. Die innere Motivation zumindest der Eltern, die Generationsgrenze stärker zu ziehen, wurde so erhöht. Die Reihe solcher Beispiele ließe sich beliebig fortsetzen.

10. Suggestive Elemente in Aufträgen und Ritualen: Auch in vielen Aufträgen, die den Familien in Schlusskommentaren gegeben werden, sind implizit Wertevorstellungen und normative Elemente enthalten. Als Beispiel können wir die von Selvini Palazzoli und Prata (1984) initiierte so genannte invariante Verschreibung herausgreifen. Hierbei werden die Eltern beauftragt, zusammen wegzugehen, ohne irgendjemand darüber näher zu informieren, und auch das gemeinsam Erlebte für sich zu behalten. Zum einen unterbricht diese Intervention, wird sie ausgeführt, ein bisher redundant ablaufendes

Muster. Zum andern wird aber gleichzeitig der Wert vermittelt, dass es (zumindest im Moment) als wünschenswert erscheint, dass die Eltern etwas gemeinsam unternehmen. Indirekt wird so auch kommuniziert, dass es wertvoll sein kann, eine Generationsgrenze aufzubauen, ebenso, dass es legitim ist, Informationen bestimmter Art für sich zu behalten (Intimität, Individuationsbotschaft). Dies gilt mit unterschiedlichem Inhalt auch für andere Rituale. Manchmal wird hinzugefügt, dass es sich hierbei um ein Experiment der Beteiligten im Rahmen der Therapie handele, das wichtige Informationen ergeben könne. Dies impliziert, dass man experimentieren darf, dass alte Muster hinterfragt werden dürfen, dass es dabei nicht Voraussetzung ist, Sicherheit über den Ausgang haben zu müssen. So wird eine spielerische Komponente in den Interaktionsablauf suggestiv eingeführt.

11. Trancephänomene in systemischen Interviews: Nach dem bisher Gesagten wird es nicht mehr überraschen, dass sich praktisch in jeder Sitzung zahlreiche Trancephänomene beobachten lassen. (Für ausführliche Beschreibungen der verschiedenen Trancephänomene s. z. B. Langen 1972; Rossi 1980). Bei schnell hintereinander gestellten zirkulären Fragen lässt sich meist leichte Katalepsie bei den Befragten registrieren. Diese Reaktionen scheinen Ausdruck der gleichen Prozesse wie bei anderen Strategien zur Überladung des bewussten Denkens (z. B. Konfusionstechniken) zu sein. Zeitverzerrung, Altersregression, aber auch Amnesie sind keine Seltenheit. Oft können in angedeuteter Form positive Halluzinationen registriert werden. Wenn z. B. ein Familienmitglied der Sitzung ferngeblieben ist, könnte man danach fragen, wo im Therapieraum der Fehlende sitzen würde und was er zu verschiedenen Fragen sagen würde. Wenn der Therapeut bei solchen Fragen durch Körperhaltung und Gestik in die Richtung des Platzes weist, der für den Fehlenden von der Familie ausgesucht wurde, dauert es meist nur wenige Minuten, bis alle Anwesenden bei entsprechenden Fragen ebenfalls in diese Richtung blicken. Sie verhalten sich bald so, als ob der Fehlende doch im Raum wäre, Anzeichen eines subtilen Ansatzes positiver Halluzination. So kann auch ohne Mühe eine versuchte Blockierung der Therapie durch das Fehlen eines Mitglieds umgangen werden. Regelmäßig können wir deutliche Zeichen von „Alltagstrance" feststellen. Dies sind für uns Hinweise dafür, dass intensive unbewusste Suchprozesse stattfinden. Dabei lassen sich Pupillenveränderungen, Veränderung von Atemtiefe und -frequenz, Augendefokussierung

usw. beobachten. Dies kann wie bei Tranceinduktionen sonst auch als Hinweis gewertet werden, dass die flexibleren Anteile eines Systems mehr aktiviert worden sind. Im Übrigen geht nach meiner Erfahrung *jede* Unterbrechung eines redundanten Alltagsmusters mit physiologischen Phänomenen einher, die einer Trance entsprechen. Dies lässt sich nicht nur in therapeutischem Kontext beobachten.

Praktische Konsequenzen einer hypnotherapeutischen Perspektive für den systemischen Ansatz

Nach meiner Auffassung liegt jeder therapeutischen Veränderung eine erfolgreiche Suggestion in dem Sinne zugrunde, dass ein bisher in bestimmter Weise strukturiertes Weltbild durch die Übernahme neuer Ideen verändert wird, die im Prozess der Therapie angeboten wurden. Die obige Diskussion macht auch klar, in welcher Weise das zirkuläre Fragen an sich schon, ohne Schlussintervention, therapeutisch wirkt. Über das Verständnis der Wirkungsweise hinaus ergeben sich aber daraus wichtige Veränderungen für die Art des Befragungsprozesses im systemischen Interview. Denn wenn zirkuläre Fragen und andere systemische Strategien in der beschriebenen Weise suggestiv wirken, liegt es nahe, dies systematisch zu nutzen. Die Effektivität der Therapie kann so wesentlich erhöht werden. Noch einmal sei betont: Wertevermittlung findet ohnehin statt. Dies gilt selbst dann, wenn empfohlen wird, es sollte keine Veränderung familiärer Werte stattfinden. Denn wenn eine Familie zur Therapie kommt, so ist meist implizit oder explizit ein Teil der Epistemologie, dass Nichtänderung nicht akzeptabel ist. Sonst würde man keinen Kontext aufsuchen, in dem es um Veränderung geht. Wird nun mit positiver Konnotation empfohlen, dass es besser ist, nichts zu ändern, stellt dies gerade eine Änderung der bisherigen Epistemologie dar.

Diese Überlegungen legen nahe, dass das Hauptziel eines Interviews von Anfang an eher ist, relevante Informationen an die Familie zu geben, als Informationen von ihr zu erfragen. Die Informationseingabe durch zirkuläre Fragen und andere Strategien soll Ressourcen mobilisieren, die für die Lösung der eingebrachten Probleme von den Familienmitgliedern genutzt werden können. Auch das Sammeln von Informationen ist natürlich wichtig. Hypothesen können so überprüft oder neu gebildet werden, und die therapeutischen Strategien lassen sich der Entwicklung entsprechend modifizieren. Das Sammeln und das Eingeben von Informationen ist aber ein synchroner Prozess. Selvini Palazzoli und Prata scheinen das ursprüngliche Mailänder Konzept inzwischen in ähnlicher Richtung zu verändern. Zur „invarianten Verschreibung" (s. o.) bemerken sie, dass erst deren Ausführung durch die Familie neue Informationen ergab, sosehr sie sich auch vorher im Interview um Informationen bemüht hatten. Die Verschreibung unterbrach das Muster, auch wenn es vorher nicht verstanden worden war (Selvini Palazzoli u. Prata 1984). Diese Erkenntnis bezieht sich aber immer noch nur auf die Verschreibung, nicht auf den ganzen Interviewprozess. Es wird dabei nicht erörtert, wie die Therapeuten vorher kommunizieren müssen, um die Familie überhaupt dazu zu bringen, die Verschreibung durchzuführen. Denn der Inhalt der Verschreibung ist ja nicht allein wichtig, sondern wird erst durch die Beziehung relevant.

Nutzt man nur die vier bisher meist angewandten therapeutischen Hauptinstrumente des systemischen Ansatzes, stellt dies eine unnötige Einengung dar. Oft führt das traditionelle Verständnis des Interviewprozesses gerade bei weniger erfahrenen Therapeuten dazu, dass eine starre Trennung zwischen Interviewteil und Interventionsteil vollzogen wird. So lässt sich oft beobachten, dass Interventionschancen ungenutzt bleiben und sich Therapeuten während des Interviews bewusst auf das Sammeln von Informationen beschränken. Dies umso mehr, als das Prinzip der Neutralität oft auch in dem Sinne missverstanden wird, dass man sich mit eigenen Kommentaren ganz zurückzuhalten habe.

Ich plädiere keineswegs für eine Aufhebung der Konsultationspause vor der Schlussintervention. Die Pause bringt meist an sich schon wichtige Effekte, z. B. erhöht sie die Spannung und trägt zur Fokussierung der Aufmerksamkeit der Familie bei. Die Bedeutung des Schlusskommentars wird so gesteigert. Auch die „Kollegen hinter der Scheibe" wirken oft als eine sehr bedeutungsvolle Metapher, die allem Gesagten enormen Nachdruck verleihen kann oder (z. B. wenn über eine abweichende Meinung dieser Kollegen berichtet wird) wichtige zusätzliche Ideenangebote bereitstellen kann (s. hierzu z. B. auch Papp 1973).

In Diskussionen zur Frage des therapeutischen Wandels in Systemen wird oft betont, dass das System sich nach einer Unterbrechung der alten Muster in rein zufälliger, nicht vorhersehbarer Weise selbstständig neu organisiert (z. B. bei Dell u. Goolishian 1981; Keeney 1983). Dies impliziert, dass Therapeuten auf das sich neu organisierende Muster keinen Einfluss haben, sondern ihre Haupteinwirkungsmöglichkeit das Unterbrechen der alten Muster ist. Eine ausdrücklich so formulierte Sichtweise könnte ein Mythos sein, der aus der Übernahme naturwissenschaftlicher Systemmodelle resultiert. In der Hypnotherapie ist es eine vielfach überprüfte Erfahrung, dass bei sorgfältiger Interventionsplanung und Kommunikation so genannte posthypnotische Suggestionen mit hoher Wahrscheinlichkeit ausgeführt werden. Als posthypnotisch werden solche Suggestionen bezeichnet, die mit dem Auftrag gegeben werden, dass sie nach Beendigung der offiziellen Trancearbeit ausgeführt werden sollen. Dabei ist also eine Informationseingabe erfolgt, die eine Veränderung bewirkt, welche aber vorgeplant ist und mit großer Wahrscheinlichkeit eintritt. Ein Phänomen wie die exakte Ausführung einer posthypnotischen Suggestion wäre nicht erklärbar, wenn es wirklich nur möglich wäre, ein altes Muster zu unterbrechen, die zirkuläre Neuanordnung sich aber überhaupt nicht beeinflussen ließe. Ich teile die Auffassung, dass es keine sichere Voraussagemöglichkeit gibt. Durch ein kommunikatives Verhalten, das relevante Muster des Systems berücksichtigt und nutzt, kann man aber die Wahrscheinlichkeit erhöhen, dass ein System sich in eine bestimmte Richtung ändert. *Die konstruktive therapeutische Arbeit beginnt gerade erst, wenn das alte Muster unterbrochen ist.* Erfahrungen mit Konfusionstechniken zeigen, dass ein System gerade in dem Moment, in dem das alte Muster unterbrochen wird, sich auch am offensten für neue Impulse zeigt, ja oft sogar begierig darauf ist. Andererseits lässt sich nicht ohne weiteres annehmen, dass ein System von sich aus flexibel genug ist, um in Selbstorganisation funktionalere Lösungen zu finden als mittels der alten Regelung. Gerade dann ist es wichtig, durch überlegte Suggestionen die als notwendig angesehenen Ressourcen gezielt zu aktivieren. Hierzu stellen wir regelmäßig viele zirkuläre Fragen nach Beziehungsprozessen, die ein höheres Maß bezogener Individuation beinhalten. Dadurch werden Interaktionsmuster mit komplexerer bezogener Individuation suggeriert. (Zum Konzept der Ko-Individuation und bezogenen Individuation s. Stierlin 1980, 1983.)

Einige Anwendungsmöglichkeiten indirekt-suggestiver Strategien im systemischen Ansatz

Solche Strategien sind in jeder Phase systemischer Therapie möglich und sinnvoll. Einige Beispiele aus verschiedenen Phasen des Therapieprozesses sollen dies verdeutlichen. Hier kann nur eine kleine Auswahl aus der Vielzahl von Möglichkeiten dargestellt werden. (Für ausführlichere Fallbeispiele s. Schmidt 1985a; zum zirkulären Fragen als Einstreutechnik mit Ankerungen siehe das Kapitel über *Zirkuläre Hypnotherapie*).

1. Aufbau der Beziehung (Rapport) und Definierung des Kontexts

Ein primäres Ziel für uns ist es, eine tragfähige und intensive Beziehung mit der ganzen jeweiligen Familie aufzubauen und unser Zusammensein als Zusammen*arbeit* in einem therapeutisch *wirksamen* Kontext zu definieren. Schon die Erläuterung des Therapieraums (mit Einwegscheibe und Video) zu Beginn des Erstinterviews bietet viele Möglichkeiten der indirekten Suggestion. Zum Beispiel: „Bevor Sie in *offenem Austausch* die Probleme, die Sie herführen, und die *Lösungsmöglichkeiten in der Familie* entwickeln, möchten wir Ihnen den Raum, seine Einrichtung und unsere Arbeitsweise erläutern." (Die kursiv gesetzten Aussagen implizieren bestimmte Definitionen der Interaktion und indirekte Aufforderungen.) Dann wird das Setting im Einzelnen erklärt. Die bewusste Aufmerksamkeit wird von dieser Erklärung absorbiert, die beiläufig gegebenen Interaktionsdefinitionen und Suggestionen werden oft unbewusst wie eine Paketbeigabe übernommen. Oder, falls sich jemand wegen der Einwegscheibe irritiert zeigt: „Dies ist eine Einwegscheibe, hinter der uns *erfahrene* Teammitglieder beobachten. Es hat sich gezeigt, dass mehrere Kollegen mehr wichtige Informationen wahrnehmen und mehr Ideen haben, *die der Familie helfen können. Diese Einwegscheibe irritiert manche Leute beim ersten Mal für einige Momente, bevor sie sie vergessen und sich auf die wesentlichen Fragen einstellen."*

Auch die Erläuterung der Sitzungsintervalle (ca. vier Wochen) lässt sich zu indirekten Suggestionen nutzen: „In diesen Gesprächen werden ja viele für die Familie wichtige Dinge angesprochen *und bewusst oder unbewusst viele neue Erkenntnisse gewonnen.* Erfahrungsgemäß brauchen Familien einfach diese Zeit, um dies zu verdauen und *in organischer konstruktiver Weise zu verwerten."* – Je nach Situation können dabei die Begriffe bewusst/unbewusst näher erläutert werden. Diese Erläuterung selbst kann wieder mit vielen indirekten Suggestionen versehen werden, wobei vermittelt werden kann, dass die Betreffenden bisher unbewusste Ressourcen und Lösungspotenziale verfügbar haben.

Oft ist ein Teil der Familie der Therapie gegenüber eher skeptisch, ein anderer Teil der Familie oder eine überweisende Person hält sie für notwendig. Auch dies kann im Sinne eines therapeutischen Widerspiegelns (Pacings) und einer Utilisation verwendet werden. Das Erstgespräch wird demgemäß nur als Abklärungsgespräch deklariert. Wir betonen, dass wir danach entscheiden, ob wir *dieser* Familie Familientherapie überhaupt anbieten wollen. Dann stellen wir viele Fragen zu den Überlegungen und Motiven des Überweisers oder Initiators der Therapie. Durch unsere nonverbalen Botschaften zeigen wir uns eher unklar, manchmal auch skeptisch angesichts dieser Initiative. So werden oft die Zweifel der Familie von uns übernommen, und wir bringen die Familie gleichzeitig dazu, selbst Argumente für die Therapie zu entwickeln. Die Positionen kehren sich um, nicht sie müssen überzeugt werden, sondern wir. Da die Erwartungen in der Familie, auch die der skeptischen Mitglieder, meist gerade umgekehrt sind, schafft dies auch milde Konfusion, die wieder genutzt werden kann.

2. Möglichkeiten der Ko-Therapie

Die Zusammenarbeit von zwei Therapeuten in der Sitzung eröffnet viele Möglichkeiten indirekter Strategien. So kann z. B. bei der gerade beschriebenen Klärung des Überweisungskontexts der eine die zweifelnde Position einnehmen, während der andere sich neutral verhält oder Empathie für die motivierte Seite zeigt. So können beide Positionen in der Familie angenommen werden, und die therapeutische Institution als Ganzes kann ihre neutrale Position aufrechterhalten. Oft ist die Frage der Therapie selbst schon lange Gegenstand eines Kampfes in der Familie, eine Empfehlung nur in eine Richtung könnte daher als Ausübung einer Schiedsrichterfunktion erlebt werden.

Eine andere Möglichkeit ist, dass ein Therapeut ein Pacing auf verschiedenen Ebenen vornimmt, indem er z. B. beim Fragen die Körperhaltung usw. der befragten Person widerspiegelt. Gleichzeitig kann der Ko-Therapeut sich aber entsprechend nonverbal auf ein anderes Mitglied des Systems einstimmen. Nach unserer Erfahrung bewirkt auch das eine Intensivierung des unbewussten Rapports (s. auch Grinder u. Bandler 1981).

Die Therapeuten können wirksam indirekt kommunizieren, wenn sie den Frageprozess plötzlich unterbrechen und miteinander über ihre Gedanken und Eindrücke in der Sitzung sprechen. So können sie auch bestimmte Zweifel oder ein Zögern, bestimmte Fragen zu stellen, erörtern. Sie können dabei so tun, als ob für einen Moment die Familie ausgeschlossen werden soll. Da die Familie diese Unterhaltung aber sehr aufmerksam verfolgt, können dabei wichtige Botschaften vermittelt werden. Da niemand direkt angesprochen wird, wird auch keine direkte Reaktion erwartet. Fahren die Therapeuten dann mit dem Frageprozess fort, womöglich mit einem Thema, das mit der „Privatunterhaltung" nicht in unmittelbarem bewussten Zusammenhang steht, so kann die indirekt gegebene Botschaft weiterwirken, während das bewusste Denken der Familienmitglieder schon wieder von etwas anderem absorbiert ist. Dieses Vorgehen bietet sich immer dann an, wenn das bewusste Bezugssystem der Familie zu starr sein könnte, als dass die Neuinformation flexibel angenommen würde (anders gesagt, wenn Widerstand aufkommen könnte). Diese Strategie wird als *strukturierte Amnesie* bezeichnet (Lankton a. Lankton 1983; Zeig 1985). Amnesie gilt als ein häufiges Trancephänomen. Erscheint es angebracht, einen Veränderungsprozess autonom im Unbewussten der Angesprochenen, ungestört durch rigidere Bewusstseinsstrukturen, vor sich gehen zu lassen, bietet ein Hypnotherapeut entsprechende Suggestionen für eine Amnesie an. Auch hierbei ist es nicht notwendig, inhaltlich-verbal vorzugehen, sondern die Botschaft soll durch einen bestimmten Interaktionsprozess analog ausgelöst werden. Von strukturierter Amnesie lässt sich sprechen, wenn eine relevante Information in ein anderes Thema eingebettet wird. Dabei wird das andere Thema zunächst einige Zeit lang behandelt, dann durch das Angebot der relevanten Information abrupt unterbrochen. Danach wird das vorherige Thema wieder kommentarlos aufgenommen, so als ob keine Unterbrechung stattgefunden hätte.

Oft erweist sich auch eine offene Kontroverse der Therapeuten, entweder während der Sitzung oder im Kommentar am Schluss der Sitzung, als nützlich. Mit Ambivalenz in der Familie kann so in isomorpher Weise umgegangen werden. Dies ist besonders nützlich in

Familien mit starken Spaltungstendenzen, z. B. in schizopräsenten Familien. Jeder der Therapeuten übernimmt dann eine der unterschiedlichen Positionen. Man kann dies auch in der Form tun, dass in der Hypnotherapie zwei Alternativen angeboten werden, von denen eine mit großer Sicherheit unakzeptabel sein dürfte. Dadurch wird die Wahrscheinlichkeit größer, dass die andere ausgewählt wird. Ein Therapeut kann dann z. B. den „hässlichen" Teil übernehmen, d. h., er kann mit Nachdruck eine unpopuläre und unbequeme Position vertreten. So absorbiert er den größten Teil des Widerstands. Für den anderen Therapeuten wird es dann leichter, wichtige Veränderungsimpulse zu setzen. Wird ein Therapeut von der Familie besser als der andere akzeptiert, kann auch dies genutzt werden. Der „unsympathische" Therapeut schlägt dann die schlechtere Alternative vor, der „gute" schlägt die Alternative vor, die akzeptiert werden soll. Sieht ein Teil der Familie ein bestimmtes Verhalten z. B. als Krankheit an, ein anderer Teil aber als ein beeinflussbares Verhalten, kann der „böse" Therapeut die Definition von Krankheit übernehmen, der „gute" vertritt die andere Definition. Da es die Familie viel mehr Überwindung kostet, den abgelehnten Therapeuten zu unterstützen, wird sie eher die Definition des „guten" übernehmen. Dadurch wird sie aber zu anderen Reaktionen auf das betreffende Verhalten genötigt, denn eine Attribuierung als aktives Handeln oder Ähnliches lässt z. B. helfende Reaktionen weniger vertretbar erscheinen.

Bei symmetrischer Eskalation erweist es sich oft als noch ergiebiger, wenn beide Therapeuten isomorph die polaren Positionen in der Familie widerspiegeln und „die Kollegen hinter der Scheibe" als Repräsentanten einer dritten Alternative eingeführt werden. So kann eine neue Information eingegeben und akzeptiert werden, ohne dass eine Seite in der Familie einen Gesichtsverlust hinnehmen muss.

3. Zirkuläres Fragen als Einstreutechnik mit Ankerungen

Das zirkuläre Fragen bietet hervorragende Voraussetzungen, um systematisch Einstreusuggestionen zu vermitteln. Besonders hypothetische Fragen bieten dazu viele Möglichkeiten. Wird z. B. gefragt: „Was wäre, wenn X sich so und so verhalten würde" usw., werden Ideen zu einem bestimmten Verhalten so angeboten. So wird gewissermaßen eine geleitete Fantasie, aber ohne offene Aufforderung, induziert. Solche Imaginationsprozesse können, ähnlich wie ein mentales Training, der Modellierung eines gewünschten Verhaltens dienen (i. S. eines geistigen Probehandelns). Dies ist ja bekannt. Manch-mal geschieht dies in systemischen Interviews ohnehin „spontan", auch wenn die Therapeuten nicht mit ericksonschen Strategien vertraut sind. Die so induzierten Suchprozesse und die beginnende Neuorganisation von Assoziationsmustern werden aber durch andere Interventionen oft wieder gestört oder sogar unwirksam gemacht.

Einstreutechniken lassen sich mit dem zirkulären Fragen und dem gezielten Gebrauch von Ankern folgendermaßen integrieren: Zunächst bauen wir systematisch eine Ja-Haltung und eine Nein-Haltung auf. Dazu verknüpft der Therapeut im Verlauf des Gesprächs bestätigende Reaktionen von Familienmitgliedern mit einer bestimmten Körperhaltung oder mit einer bestimmten Stimmlage seinerseits. Zum Beispiel könnte er sich bei jeder Ja-Antwort ganz leicht nach rechts neigen und die Antwort in einer bestimmten Tonlage wiederholen. Oder er kann die Antwort mit einer subtilen Bewegung seiner rechten Hand verknüpfen, z. B. einer leichten Auf- und Abbewegung, die einem zustimmenden Kopfnicken symbolisch entspricht. Bei allen Nein-Antworten kann er mit einer leichten Haltung nach links und anderer Stimmlage oder einer subtilen Bewegung der linken Hand reagieren, etwa einer Rechts-links-Bewegung, die einem verneinenden Kopfschütteln entspricht. Für diese Verknüpfung bieten sich besonders solche Antworten aus der Familie an, die mit großer emotionaler Intensität gegeben werden. Die jeweiligen Antworten werden so analog markiert. Nun können wir hypothetische Fragen stellen, in denen die gewünschte Reaktion aber nicht im Konjunktiv, sondern im Indikativ formuliert wird. Zum Beispiel: „Nehmen wir einmal an, *X wird sich in Zukunft so und so verhalten,* wie würde der Vater reagieren?" Die hier unterstrichene Botschaft wird dabei verkoppelt mit den Ankern der Ja-Haltung, d. h., wir nehmen die „Ja-Körperhaltung" und die entsprechende Stimmlage dazu ein. Durch diese analoge Markierung ergibt sich auf unbewusster Ebene eine direkte Aufforderung zu dem gewünschten Verhalten. Dieses Vorgehen lässt sich noch komplexer und wirkungsvoller gestalten. Das gewünschte Verhalten kann in der Frage in einer Weise beschrieben werden, die die Erlebnismuster der Adressaten gezielt einbezieht (Berücksichtigung ihrer Repräsentationssysteme und anderer diagnostischer Kriterien; siehe hierzu Zeig 1983). Werden die verschiedenen Erlebniselemente gezielt in die Frage miteinbezogen (z. B. Gefühle, Gedanken usw.), wird das gewünschte Verhalten auf unbewusster Ebene mit großer Wahrscheinlichkeit schon angeregt.

Metaphorische Beschreibungen können diesen unbewussten Neustrukturierungsprozess noch verstärken. In einer Familie, in der sich ein adoleszenter Indexpatient oft sehr depressiv und hilflos zeigte, konnten wir beobachten, wie die Eltern und eine Schwester in überprotektiver Weise ihm zu helfen versuchten. Wir erklärten, es sei sehr beeindruckend, welch erfolgreiches Arbeitsvermittlungsbüro er aufgebaut habe. Durch zirkuläre Fragen klärten wir, wer auf welche Anker oder Signale reagierte, ebenso, auf welche Weise die Reaktionen erfolgten. Dann stellten wir viele hypothetische Fragen im beschriebenen indirekt-suggestiven Sinne. So z. B., was passieren würde, wenn jemand den Job nicht annehmen würde, den er so anbot. Auf welche Weise es gelinge, das Arbeitsangebot nicht anzunehmen. Umgekehrt aber auch, auf welche Weise er es schaffen könnte, kein Arbeitsangebot mehr zu machen. Weiter fragten wir, wie dann die anderen in der Familie reagieren würden, wenn sie „arbeitslos" würden. Welche Einstellungen und Verhaltensweisen es ihnen möglich machen würden, diese „Arbeitslosigkeit" gut zu verarbeiten. Dadurch wurden offenbar intensive Neuorganisationsprozesse ausgelöst. Im Intervall bis zur nächsten Sitzung jedenfalls, so hörten wir, fuhren die Eltern zum ersten Mal seit 20 Jahren wieder alleine in Urlaub. Der Indexpatient wirkte wesentlich selbstbewusster und aktiver.

Viele ähnliche Erfahrungen mit dem Gebrauch von Einstreutechniken, Ankern und Metaphern bestätigen uns inzwischen, dass dieses Vorgehen sehr effektiv ist und oft Schlussinterventionen im herkömmlichen Sinne kaum noch nötig sind. Auch Schlussinterventionen lassen sich aber gut nutzen, um eingestreute Suggestionen in der beschriebenen Form zu geben.

Werden die beschriebenen Prozesse nicht systematisch berücksichtigt, so lässt sich in systemischen Interviews oft beobachten, dass schon durch Fragen angeregte Suchprozesse oft durch „spontan" entstandene Nein-Anker wieder unterbrochen und verhindert werden. Denn auch unbeabsichtigt können Reaktionen des Therapeuten mit Reaktionen aus dem System verkoppelt werden und danach bei zufälliger Wiederholung der Reaktion entsprechende Muster ausgelöst werden.

4. Überlegungen zur positiven Konnotation

Die positive Konnotation aller Verhaltensweisen aller Mitglieder des Systems gilt ja als eine der wesentlichsten Interventionsstrategien im systemischen Ansatz. Unserer Erfahrung nach ist es durchaus fraglich, ob sie aber jeweils das Mittel der Wahl ist. Entscheidend ist, wie die Epistemologie des betreffenden Systems gestaltet ist und ob eine positive Konnotation darin einen Unterschied setzt, der einen Unterschied macht. Es kann sein, dass die Epistemologie eines Systems so konstruiert ist, dass eine positive Konnotation gerade zur Stabilisierung des Status quo beiträgt. Dies ist immer dann der Fall, wenn im System selbst schon als Teil des dysfunktionalen Musters positive Konnotationen verwendet werden. Dann stellt eine solche Intervention vonseiten der Therapeuten keine neue Information dar. In solchen Fällen können negative Konnotationen oder konfrontierende Stellungnahmen der Therapeuten eher eine relevante Veränderung herbeiführen. In einigen Familientherapien konnten wir die Erfahrung machen, dass mehrere Sitzungen lang positive Konnotationen von der Familie bereitwillig absorbiert wurden und sogar noch als Legitimation zur Beibehaltung bisheriger Verhaltensweisen herangezogen wurden. Erst eine Änderung unseres Vorgehens (negative Konnotation) setzte einen Veränderungsimpuls. Dies muss auch keineswegs zu einer Schwächung der Beziehung zwischen Familie und Therapeuten führen. Oft erhöht es sogar die Autorität der Therapeuten und die Wichtigkeit ihrer Kommentare. Wenn es abwertende Sichtweisen bei Familienmitgliedern bezüglich des Systems selbst gibt (die allerdings nicht besprochen werden), kann eine kritische Haltung der Therapeuten im richtigen Moment sogar dazu führen, dass sie als glaubwürdiger angesehen werden.

5. Überlegungen zur Informationsgewinnung im Erstinterview

Das zirkuläre Fragen stellt eine sehr dichte Interventionsform dar, mit der oft schnell ein sehr klares Bild von den Beziehungsstrukturen in einer Familie gewonnen werden kann. Einerseits ist dies ein großer Vorteil. Andererseits aber muss berücksichtigt werden, dass für viele Familien zu viel Klarheit in zu kurzer Zeit sehr bedrohlich wirken kann. Dies gerade dann, wenn die Beziehung zu den Therapeuten noch sehr neu ist, wenig Vertrauen herrscht und ein hoher Angstpegel zu registrieren ist. Hier kann das ursprüngliche Ziel im systemischen Ansatz, „den größten Ertrag an wichtigen Informationen zu bekommen" (Selvini Palazzoli et al. 1977b), zum Problem für die Beziehung zwischen Therapeuten und Familie werden. Man hat dann vielleicht viele Informationen gewonnen, aber die Familie verloren. Uns erscheint wichtig, eine Unterbrechung und Erweiterung des bisherigen Regelsystems zu erreichen. Dazu ist es nicht unbedingt notwendig, alle relevanten Informationen über das bisherige „Spiel" der Familie zu haben. Die notwendige Informationseingabe setzt aber häufig eine intensive und tragfähige Beziehung zwischen Familien und Therapeuten voraus. Wir kennen viele Familien, die in kontraphobischer Weise schon in der ersten Sitzung die heikelsten Probleme bereitwillig mitteilen. Gleichzeitig scheint dies dann aber auch intensive Angstfantasien darüber auszulösen, was im weiteren Verlauf der Therapie alles noch passieren könnte. Dann haben wir oft ein für Demonstrationszwecke bezüglich Familiendynamik sehr geeignetes Videobandmaterial, die Therapie wird aber abgebrochen. In solchen Fällen erscheint es von Anfang an ratsam, dass Therapeuten eher bremsend auf die Bereitschaft der Familie einwirken, Informationen zu geben. F. B. Simon und ich haben deshalb eine Strategie entwickelt, die wir die „Methode des zweiten oder mehrfachen Erstinterviews" nennen. Wir gehen dabei so vor, dass wir eher behutsam zirkuläre Fragen nach Informationen über Familienbeziehungen stellen, auch in den ersten Sitzungen entweder keine oder nur sehr vorsichtige Schlusskommentare geben. Dies immer dann, wenn wir den Eindruck haben, ein intensiveres Vorgehen könnte als zu gefährlich erlebt werden. Die uns relevanten neuen Informationen versuchen wir, in den als Abklärungsgesprächen deklarierten Interviews dann auf die beschriebene Weise in Form von hypothetischen Fragen und anderen Einstreusuggestionen zu geben.

Aus Platzgründen kann hier auf viele andere Anwendungsmöglichkeiten ericksonscher Strategien im systemischen Ansatz nicht näher eingegangen werden. Hingewiesen sei nur noch auf die Möglichkeit symbolischer Symptomverschreibungen, Trauerarbeit und andere Integrationsvorgänge durch geleitete, zirkulär orientierte Fantasien mit Einstreusuggestionen, Mustervermengung durch zirkuläre Fragen (Scrambletechnique; siehe hierzu Schmidt 1985a). Der systemische Ansatz bietet jedenfalls ideale Voraussetzungen, ericksonsche indirekte Strategien zu integrieren. Wir stehen hier erst am Anfang einer vielversprechenden Entwicklung. Diese Arbeit soll als Anregung für eine intensive Diskussion über diese Frage dienen.

„Wahrgebungen" aus der „inneren" und „äußeren Welt" des Therapeuten und ihre Nutzung für zieldienliche therapeutische Kooperation

In den vergangenen 25 Jahren haben die kompetenzfokussierenden Konzepte der ericksonschen Hypnotherapie im systemischen Feld immer mehr Einfluss gewonnen (z. B. Haley 1978a; de Shazer 1989a, 1989b, 1992; Schmidt 1985b, c, 1992a, b, 1996; Watzlawick, Weakland u. Fish 1974). Zusammen mit einem Fokuswechsel von einer problemorientierten Perspektive zu einem lösungsfokussierenden Vorgehen hat sich auch ein Wandel in dem Verständnis der Rolle und der Haltung systemischer Therapeuten und Therapeutinnen und Berater und Beraterinnen vollzogen.

In diesem Beitrag werden die Implikationen eines vom Autor entwickelten integrativen systemisch-hypnotherapeutischen Modells für die professionelle Kommunikation und das Rollenverständnis von Therapeuten und Berater dargestellt. Es wird gezeigt, wie die vielfältigen Möglichkeiten der Kommunikation eigener Erlebnisprozesse des Therapeuten im Rahmen einer auf Transparenz und gleichrangige Kooperation ausgerichteten Beziehungsgestaltung genutzt werden können. Diese eigenen Erlebnisprozesse können so zum wirksamen Interventionsmittel für eine optimal zieldienliche und alle Beteiligten würdigende Kooperation werden, zu einem „Joint Venture" im Dienste der Klienten und Klientinnen.

Therapeuten und Berater als strategische Gesprächs-„Führer"

Therapeuten und Berater brauchen Kriterien, nach denen sie die komplexe Flut von Informationen in den Interviews ordnen, gezielte Interventionen entwickeln und ihre eigene Rolle definieren können. Solche Kriterien lassen sich aus den Grundannahmen ableiten, nach denen man die eigene Arbeit organisiert, und sie bestimmen, welche

Art von Kommunikation mit den Klienten gepflegt wird, auch darüber, ob man mit seinen Klienten nur über ihre inneren Prozesse redet oder womöglich auch über sich selbst spricht.

Legt man seiner therapeutischen Arbeit etwa Homöostase-Modelle zugrunde oder hat man klare normative Vorstellungen von einer „funktionalen" oder „dysfunktionalen Familie" (Cierpka 1988; Olson a. Miller 1983), dann ergibt es keinen Sinn, mit seinen Klienten transparent zu sprechen; die Kommunikation von eigenen inneren Erlebnisprozessen des Therapeuten hat dabei keinen Platz; ganz im Gegenteil: Über lange Zeit galt es als eiserne Regel, Interventionen hinter verschlossenen Türen zu planen, sie den Klienten zu präsentieren und dann aber sofort die Sitzung zu beenden, weil eine homöostatische Gegenregulation durch die Klienten befürchtet wurde. Eine solch „strategische" Haltung wird häufig genug sogar dann praktiziert, wenn Autopoiese-Konzepte (z. B. Maturana u. Varela 1987) die Orientierungsbasis sind. Obwohl in therapeutischen Modellen des Reflecting Teams (Andersen 1990) oder in der Haltung des „Nichtwissens" (Anderson u. Goolishian 1992a) schon transparentere Formen der Kommunikation mit Klienten vorgeschlagen und praktiziert werden, bezieht sich dies meist auf die Eindrücke der Beobachter bezüglich des Klientensystems. Die eigene innere Erlebnisdynamik der Therapeuten bleibt auch hier meist unberücksichtigt.

Konstruierte Wahrnehmung und hypnotische Prozesse

Aus den Modellen der ericksonschen Hypnotherapie lässt sich ein spezifisches Modell der Aufmerksamkeitsfokussierung ableiten. Es kann erklären, wie Kommunikation im sozialen Austausch wirkt und wie Bewusstsein gestaltet wird und auch, welche therapeutischen Interaktionen zieldienliche Bewusstseinsprozesse unterstützen können. Hypnose wird allgemein als der interaktionelle Prozess einer systematischen Aufmerksamkeitsfokussierung verstanden (Erickson u. Rossi 1981; O'Hanlon 1989; Gilligan 1991; Kossak 1989). „Hypnotische Kommunikation" wird damit zum Prototyp jeder Kommunikation.

Aufmerksamkeitsfokussierung

Aufmerksamkeitsfokussierung kann beschrieben werden als eine selbst organisierte Form des assoziativen Zusammenfügens von sinnlichen Erlebniselementen. So werden beispielsweise innere und äußere Bilder, auditive Elemente, innere und äußere Dialoge, kinästhetische, gustatorische und olfaktorische Eindrücke, Alters- und Größenerleben, Atemmuster, Körperkoordination mit Verhalten, Bewertungen und Bedeutungsgebung synchron verbunden. Solche Verkoppelungen werden als „Muster" bezeichnet. Erleben ist Ergebnis solcher selbst (auf willkürlicher und unwillkürlicher Ebene) zusammengefügter Muster. Präzise formuliert, sollte man daher nicht von „Wahr-Nehmung" sondern von „Wahr-Gebung" sprechen, weil jede Wahrnehmung autonom vom Wahrnehmer als Fokussierungsgeber selektiv gestaltet wird.

Es lassen sich fast beliebig viele Elemente identifizieren, die man als Teil eines Erlebnismusters beschreiben kann. Relevante Ebenen (für die Grundunterscheidungen siehe z. B. Kriz 1990) für die synchron wirksamen Prozesse können sein:

- *Die Ebene des interaktionellen Austauschs:* Regeln über: Was ist erlaubt / verboten, gut / böse, gesund / krank, optimale Nähe / Distanz, wie dürfen Grenzen nach innen / außen gestaltet werden, wie werden Entscheidungen vollzogen, was wird kommuniziert / exkommuniziert, wie wird mit unterschiedlichen Bedürfnissen, Meinungen umgegangen, werden diese z. B. bekämpft („Es gibt nur eine richtige Realitätsdefinition"), oder wird eine multikulturelle Koexistenz gelebt …?
- *Die Ebene der „Außenwahrnehmungen":* Wie werden andere und Kontextfaktoren in Relation zum Bewerter bewertet (z. B. groß / klein, mächtig / ohnmächtig, attraktiv / unattraktiv, kompetent / inkompetent etc.), und welche praktischen Schlussfolgerungen ergeben sich daraus (Coping-Strategien, Lösungsversuche etc.)?
- *Die Ebene der inneren Kommunikation, die Beziehung mit sich selbst:* Wie werden eigene Impulse wahrgenommen und bewertet? Welche Beziehungen zu welchen „inneren Anteilen" mit widersprüchlichen Zielen und Werthaltungen werden wie und mit welchen Auswirkungen (Kämpfe mit gegenseitigen Unterdrückungsversuchen oder Kooperation) gestaltet? Welche inneren Dialoge finden statt? Auf welche Erinnerungsbereiche wird bevorzugt fokussiert? Welche Erinnerungen werden ganz oder teilweise aus der Wahrnehmung dissozi-

iert? Auf welches Alterserleben stimmt man sich ein (altersregressiv / altersprogressiv)?

Diese verschiedenen Prozessebenen beeinflussen sich ständig wechselseitig, sodass die dabei entstehenden Muster nicht in sich selbst stabil sind. Sie benötigen ständige aktive Beiträge, durch die sie reproduziert werden. Werden einzelne Elemente eines Musters geändert, verändert dies das jeweilige Erlebnismuster sofort.

Was ein Mensch als Wirklichkeit erlebt, ist Ergebnis seiner Wahrnehmungsausrichtung. Ein Phänomen stellt keine relevanten Wirklichkeiten für einen Beobachter dar, solange er seine Aufmerksamkeit nicht darauf fokussiert. In der Kopenhagener Interpretation der heisenbergschen Unschärferelation (Quantentheorie) wird daraus geschlossen, dass „kein elementares Phänomen ein wirkliches Phänomen ist, solange es nicht beobachtet wird" (Wheeler nach Herbert 1985). Das jeweilige Wirklichkeitserleben sagt nichts über „Wahrheit" aus, sondern nur etwas darüber, von welchen Erlebnis- und Wahrnehmungsmustern der Erlebende sich gerade absorbieren lässt. Wir erfinden uns unsere subjektiv wirksame jeweilige Wirklichkeit selbst durch die Art unserer Beobachtung.

Eine kompetenzorientierte Hypnotherapie geht von der Grundannahme aus, dass in praktisch allen Fällen die Grundkompetenzmuster, die für eine gesunde Lösung von psychischen, psychosomatischen und / oder interaktionellen Problemen verwendet werden, im Erfahrungsspektrum der Beteiligten gespeichert sind (Erickson u. Rossi 1981; Gilligan 1991; Schmidt 1992a, b). Jedem Menschen steht eine Vielzahl von Erlebnismustern – meist gespeichert in seinem unbewussten Erlebnisrepertoire – zur Verfügung. Jeder Erlebnisprozess fokussiert selektiv auf bestimmte Wahrnehmungsmöglichkeiten; mit diesen erlebt man sich assoziiert, andere werden ausgeblendet oder treten in der Wahrnehmung zurück, sie werden dissoziiert. Dabei bleiben sie aber, selbst wenn sie „vergessen" werden, als Potenzial verfügbar. Dies gilt auch für schon einmal erlebte Kompetenzmuster. Darauf basiert auch der lösungsfokussierende Ansatz (de Shazer 1989a, 1989b, 1992); typische lösungsfokussierende Interventionen (z. B. „Wunderfragen" oder „Ausnahmefragen") versuchen, diese Erfahrungen durch Reassoziation wieder erlebbar zu machen.

Unter der hier dargestellten Perspektive erscheinen Menschen als „multiple Persönlichkeiten" (Schmidt 1986c), bei denen die jeweils gerade gelebte und erlebte „Persönlichkeit“ durch die Art der Aufmerksamkeitsfokussierung bestimmt wird. Auch Familien zeigen eine Vielzahl von Organisations- und Interaktionsmuster und können daher auch als „multiple Familien“ beschrieben werden.

Trance

Erlebnisprozesse, bei denen unwillkürliches Erleben („Es passiert ganz unwillkürlich“), verbunden mit dem Erleben von Dissoziation, gegenüber willkürlichem vorherrscht, werden als Trance bezeichnet (Schmidt 1992a, b; Kossak 1989). Unwillkürliche Prozesse wirken schneller und effektiver als willkürliche. Um die Effektivität gewünschter Muster zu erhöhen, werden in der Therapie deshalb oft Tranceprozesse angeregt. Unwillkürliche Prozesse können auch auf einer unbewusste Ebene autonom (ohne ein dabei aktiv beteiligtes bewusstes, gezieltes Wollen) wirksam werden. Das heißt aber gleichermaßen, dass auch unerwünschte Muster, die unwillkürlich ablaufen, wirksamer sind als willkürliche; Veränderungsprozesse können sich dann schwierig gestalten, wenn man bewusst-willkürlich Änderung will, aber unwillkürliche Muster noch gegenläufig funktionieren.

In der modernen Hypnotherapie erweitert sich der Trancebegriff. Unter Trance werden hier nicht nur die landläufig bekannten Entspannungszustände mit Katalepsie und nach innen gerichteter Aufmerksamkeit verstanden; diese stellen nur einen (oft therapeutisch keineswegs sehr hilfreichen) Sonderfall möglicher Tranceprozesse dar. Der Trancebegriff umfasst alle Erlebnisprozesse, bei denen unwillkürliches Erleben vorherrscht. Damit können zwei Grundrichtungen von „Trance“ beschrieben werden, „Wunschtrancen“, aber auch „Problemtrancen“ (Schmidt 1987b, 1992a, b).

Problemmuster und Lösungsmuster

Wenn alles Erleben als selbst „gewebte“, konstruierte Muster verstanden werden kann, wird auch das Erleben von Problemen jeweils individuell und interaktionell konstruiert, und dieses Erleben kann auch wieder „umkonstruiert“ (z. B. in ein lösbares Problem) werden. Die Frage „Was ist das Problem?“ ergibt dann keinen Sinn mehr, sondern die Frage „Wer definiert/konstruiert welche Phänomene als Problem?“.

Ein Problem entsteht durch die aktive Konstruktion einer Ist-Soll-Diskrepanz. Die erlebte Diskrepanz kann sich auf eigenes Erleben, auf die Beiträge anderer oder auf Situationsbedingungen beziehen. Bei länger andauernden Problemen (solche werden ja in Therapien vorwiegend angeboten) wird dies meist verbunden mit Lösungsversuchen, die nicht zum gewünschten Soll-Zustand führen. Man stößt bei den Versuchen, das unerwünschte „Ist" in das gewünschte „Soll" zu verwandeln, auf Blockaden zwischen Ist und Soll.

Symptome können nun verstanden werden als Problemtrance, d. h. als das Vorherrschen unwillkürlicher, aber unerwünschter Prozesse. Ein „Symptom" erscheint erst dadurch, dass ein Symptomträger auf der bewussten, willkürlichen Ebene etwas nicht will, „es" aber dann in unerwünschter Weise spontan-unwillkürlich (gegen seinen Willen) doch passiert; oder dass jemand auf bewusster, willkürlicher Ebene etwas will und „es" dann unwillkürlich nicht „passiert". Willkürliches „Ich"-Erleben und unwillkürliches „Es"-Erleben wirken wie Umwelten füreinander mit strukturell gekoppelten Feedbackprozessen. Ein Symptom setzt eine antagonistische, meist sehr feindselige Beziehung zwischen willkürlichen und unwillkürlichen Prozessen voraus. Das „Ich" erlebt sich als Opfer eines Leid schaffenden unwillkürlichen „Es". Die Symptomtrance geht meist mit einer stark eingeengten Fokussierung der Aufmerksamkeit einher. Die Aufmerksamkeit wird nur auf eine sehr kleine Auswahl des vorhandenen Erlebnisspektrums gerichtet. Zu unwillkürlichen Phänomenen können im Symptomprozess dann folgende Beziehungsmuster entwickelt werden:

- Entweder werden diese Phänomene massiv abgewertet, missachtet und „exkommuniziert", indem man z. B. mit Angst oder Abscheu auf sie reagiert, und man versucht, sie zu unterdrücken und „auszumerzen".
- Oder man folgt ihnen wie automatisiert, fühlt sich ihnen hilflos ausgeliefert und reagiert auf sie wie ein passives Opfer, und anstatt sie z. B. aktiv in eine bestimmte Richtung zu lenken, lässt man sie zur handlungsleitenden Instanz werden.

Anlass für die Konstruktion der Ist-Soll-Diskrepanzen sind Phänomene, die als unterschiedlich und gegensätzlich definiert werden, etwa auch als unterschiedliche Wahrnehmungen, Wünsche, Meinungen, Verhaltensweisen und Interessen in einem Beziehungssystem. Wenn diese Unterschiedlichkeiten von Beteiligten negativ bewertet werden, als nicht zum System passend, als krank und böse und dann aus dem erlaubten Erlebnisbereich und damit aus der bewussten Wahrnehmung verbannt werden, können viele wertvolle Informationen nicht mehr genutzt werden; denn meist weisen solche spontanen Impulse auf wichtige Bedürfnisse hin, die beim Erlebenden im jeweiligen Kontext gerade entstehen und deren Berücksichtigung sehr hilfreich für eine konstruktive Lösung sein könnte. Diese Art ausgrenzender Lösungsversuche sollte aber nicht als „Unfähigkeit" verstanden werden; sie sind eher Maßnahmen, die man in als schwierig erlebten Zwickmühlensituationen und z. B. bei Loyalitätskonflikten unternimmt.

Das Exkommunizierte meldet sich dann aber wieder als massives unerwünschtes Feedback aus dem unwillkürlichen Erleben. Allerdings ist durch den Lösungsversuch „Symptom" eine Situation entstanden, in der es sehr unwahrscheinlich ist, dass solche Botschaften konstruktiv kommunizierbar werden. Stattdessen werden nun meist gerade wieder antagonistische Antworten gefunden. Im Rahmen solcher Organisationsmuster können die Kräfte des Systems nicht optimal genutzt werden. Im Extremfall schädigen oder zerstören sie gar das System.

Eine Lösung entsteht dann, wenn sich im Erleben und Verhalten der Problemwahrnehmer die Ist-Soll-Diskrepanz auflöst. Dies kann geschehen, wenn die Bewertung des Ist-Zustands positiver wird und / oder der Soll-Zustand sich weniger drastisch vom Ist-Zustand abhebt und / oder die Art der bisher praktizierten Lösungsversuche so verändert wird, dass diese die unerwünschte Diskrepanz zwischen Ist und Soll auflösen. Willkürliches „Ich"-Wollen und unwillkürliches „Es geschieht" wirken dann in optimaler Weise zusammen, und das wechselseitige Feedback führt zu einer friedlichen Koexistenz der beiden Teilbereiche des Erlebens. Symptomerleben ist immer verbunden mit einem als leidvoll erlebten Verlust von Wahlfreiheit, Lösungserleben dagegen mit Wahlfreiheit. Das „Ich" kann nun als wohltuendes Steuerungsinstrument erfahren werden.

Das Prinzip der Utilisation und die Rolle der Therapeuten

Aus den bisher beschriebenen Annahmen kann man folgende metaphorische Beschreibungen ableiten: Unwillkürliche Prozesse lassen sich wie eine eigenständig funktionsfähige „Abteilung" und das willkürliche „Ich" in Verbindung mit dem unwillkürlichen „Es" wie ein kooperatives Team nutzen. Zunächst einmal aus der bewussten Wahrnehmung dissoziierte Prozesse statten dann als unwillkürliche Impulse „Besuche" mit Informationsangeboten im bewussten Wahrnehmungs- und Kommunikationszusammenhang ab. Will man ihren Wert verstehen und sie nutzen, sollte man einen wertschätzenden Umgang mit ihnen pflegen. Dies heißt nun aber nicht, dass man spontanen Impulsen folgen müsste. Es ist allerdings ratsam, in einen respektvollen Dialog mit ihnen zu treten, um mit ihnen zieldienlich für das Gesamtsystem kooperieren zu können. Dem dient das Prinzip der Utilisation. Unter „Utilisation" wird dabei verstanden, dass man versucht, die diversen Beiträge von Beteiligten (auch die der Therapeuten) als wertvolle, kompetente Angebote zu behandeln, als Informationen darüber, was gerade als notwendig für eine zieldienliche Kooperation in der Therapie erachtet wird (Erickson u. Rossi 1981; Schmidt 1986b).

Im Sinne des Prinzips der Utilisation kann man nun nicht nur die diversen Beiträge diverser Beteiligter an einem therapeutischen Prozess nutzen, sondern auch die Teilbereiche des Erlebens, welche gegensätzlich erscheinende Wünsche und Werte repräsentieren. Diese Teilbereiche lassen sich im Sinne einer multikulturellen Koexistenz organisieren. Damit die auftretenden Erlebnisphänomene zieldienlich genutzt werden können, sollte jeder Impuls

- zunächst als wertvolle Information über berechtigte Bedürfnisse verwertet werden,
- dann aber sollte geprüft werden, welcher Umgang (welche Art des Lösungsversuchs) damit eher zieldienlich und lösungsförderlich und welche Art eher destruktiv und problemstärkend wäre.

Auf diese Weise können alle Beiträge sowohl kooperativ angekoppelt als auch auf ihre Zieldienlichkeit hin geprüft werden.

Eine kritische Haltung der Klienten gegenüber der Therapie oder den Therapeuten kann auch wertschätzend als verantwortungsbewusste Haltung definiert werden. Der Klient achtet dadurch differenziert darauf, welche Bedingungen und welche seiner Bedürfnisse für eine optimale Kooperation (z. B. für eine noch stimmigere Ziel- und Auftragsklärung) berücksichtigt werden sollten. Auch alle Erlebnismuster des Therapeuten und spontan auftretende „irrational“ und „sinnlos“ oder (für das bewusste Gewohnheits-Ich) „unpassend“ erscheinenden Impulse können so als wertvolle Kooperationshilfen genutzt werden.

Therapie kann so zu einem „Lernen von sich selbst“ werden. Therapeuten können dabei den Prozess unterstützen, schon Vorhandenes hilfreich zu reassoziieren, aber die eigentlichen Therapeuten sind letztlich immer die reassoziierenden Klienten selbst.

Das intuitive Wissen der Beteiligten repräsentiert sich meist in einer anderen Sprache und einer anderen Logik als das so genannte bewusste Wissen. Es drückt sich in Bildern, Empfindungen und mehr oder weniger diffusen Gefühlen aus. Für unsere rationale, bewusste Denkwelt wirkt dies oft fremd und unverständlich, und die aus der irrationalen Welt kommenden Botschaften werden in unserer Kultur als ungeeignete Grundlage von Entscheidungsprozessen angesehen. Für therapeutische Zwecke stellt sich dagegen gerade hier die Aufgabe, eine wertschätzende Kooperationsbeziehung zwischen den kognitiven und intuitiven Seiten menschlicher Kompetenz herzustellen. Dies erfordert den Aufbau und die systematische Beachtung einer „inneren Moderatorenfunktion“ für diese unterschiedlichen, gleichzeitig ablaufenden Kulturprozesse in uns. Dadurch können dann wertschätzende Verhandlungen und Übersetzungen zwischen den Teilbereichen unserer Kompetenz entstehen, und eine ganzheitliche Integration unserer verschiedenen Kompetenzbereiche kann gewährleistet werden.

Wechselseitige „Hypnose“ in Interaktionen

In Interaktionen „hypnotisieren“ (durch entsprechende Aufmerksamkeitsfokussierung) wir uns ständig (und oft ungewollt) gegenseitig in einer bewusst nicht wahrnehmbaren, aber höchst wirksamen Weise. Die dabei entstehenden Muster können nach einiger Zeit wie automatisiert ganz unwillkürlich abgerufen werden. Ich nenne das „systemische Regeltrance“ (zur Dynamik interaktioneller Tranceprozesse in Familiensystemen siehe z. B. Ritterman 1983; Schmidt 1985a; Schmidt u. Trenkle 1986; Kershaw 1992). Dazu tragen nicht nur kognitive Prozesse, sondern auch die Art der Körperkoordination, der Atmung, des Muskeltonus und multiple andere unbewusste Prozesse bei, die bis zur Produktion fast identischer Erlebnisprozesse bei allen Beteiligten führen können.

In therapeutischen Interaktionen geschieht dies selbstverständlich auch. Nicht nur Therapeuten laden ihre Klienten zu bestimmten Fokussierungen ein, sondern dies geschieht auch umgekehrt. Klienten „hypnotisieren“ ebenso. Sie reden nicht nur über ihre Probleme, sondern sie leben sie dabei auch. Das menschliche Gehirn verarbeitet die für die Problemschilderung notwendigen Imaginations- und Fokussierungsprozesse so, dass synchron damit die entsprechende „Problemphysiologie“ in Gang gesetzt wird. Damit laden Klienten aber auch unbewusst-subliminal ihre Therapeuten ein, die gleiche Art der Regelungsprozesse wie sie selbst im Umgang mit exkommunizierten Seiten des Systems (auch ihres eigenen Erlebnissystems) zu praktizieren. Dies ist schon deshalb nicht zu vermeiden, weil sich Therapeuten in der therapeutischen Kooperation an das Klientensystem ankoppeln müssen. Es wiederholen sich dann in der therapeutischen Begegnung die Muster, die die Problemorganisation der Klienten aufrechterhalten. Beim Therapeuten werden Assoziations- und Wahrnehmungsprozesse angeregt, die immer sowohl Ausdruck „eigener“ Prozesse sind als auch mit einer gewissen Wahrscheinlichkeit die gerade dissoziierten, unbewussten Prozessmuster, Glaubenshaltungen und Bedürfnisimpulse des Klienten widerspiegeln. Ein typisches Phänomen ist etwa die Präsentation eines selbst abwertenden Selbstbildes durch den Klienten, die so überzeugend ist, dass auch der Therapeut die Inkompetenzperspektive übernimmt und ebenfalls von Pathologiebildern absorbiert wird.

Dabei kann nicht genau unterschieden werden, ob das Erleben des Therapeuten „nur“ mit seinen „eigenen“ Prozessen zu tun hat oder auch mit denen des Klienten. Grundsätzlich kann aber davon ausgegangen werden, dass Therapeuten ohnehin eigentlich immer nur über sich selbst reden.

Aufbau von therapeutischen Systemen zu optimal zieldienlichen Kooperationssystemen

In der beschriebenen wechselseitigen „hypnotischen Induktion“ liegt eine entscheidende Chance. Therapeuten können die Parallelitäten in den Denk- und Fühlprozessen zwischen sich selbst und ihren Klienten nutzen, um ein optimal zieldienliches Kooperationssystem aufzubauen, mit dem generellen Ziel, die Ist-Soll-Diskrepanzen aufzulösen.

Folgende Vorgehensweisen haben sich beim Aufbau eines solchen Kooperationssystems bewährt.

1. Unter der Prämisse, dass Klienten im Besitz aller nötigen Kompetenzen für eine zieldienliche Entwicklung sind, diese aber (aus sinnvollen Motiven heraus) dissoziiert haben, sollten sie konsequent gleichrangig als autonome Ko-Therapeuten (Kollegen) behandelt werden. Da es um ihr Leben geht, für welches die therapeutische Kooperation Mittel zum Zweck ist, sollten sie sogar eher als „Primus inter pares"-Kollegen behandelt werden.
2. Jede der beiden Seiten (sowohl der Therapeut als auch der Klient) hat ihren Beitrag zum Joint Venture der zieldienlichen Kooperation zu leisten. Die Therapie wird zu einem wechselseitigen „Aufeinander-angewiesen-Sein", mit gleichrangigen Bedürfnissen und Werten beider Seiten. Dabei kann es sehr hilfreich sein, wenn sich Therapeuten als „endlich", d. h. als begrenzt in ihren Möglichkeiten, definieren und daher Verantwortung nur so weit übernehmen, wie es ihren eigenen Gestaltungsmöglichkeiten entspricht – und auch nur für lösbare Aufträge. Dieses Vorgehen bedeutet gleichzeitig eine Burnout-Prophylaxe für den Therapeuten und eine Fokussierung auf lösbare Aufträge.
3. Das Erleben eigener Gestaltungsfähigkeit (und eigener Gestaltungsverantwortung) für gewünschte Lösungen und von Wahlfreiheit bei den Klienten wird unterstützt. Der Fokus ist daher ausgerichtet auf alle Aspekte eigenen Tuns, weil dieses am schnellsten und wirkungsvollsten selbst gestaltet und auch verändert werden kann.
4. Die gemeinsame Aufmerksamkeit sollte auf solche Interaktionsmuster im Klientensystem fokussiert werden, die einen wertschätzenden, kooperativen Synergieprozess aller Beteiligten ermöglichten und Kampf- und Unterwerfungsmuster deaktivieren.
5. Die bisher zum Problem- oder Symptomerleben beitragenden intrapsychischen und interaktionellen Spaltungsmuster sollten aufgelöst und eine optimale, integrative Organisation der Wahrnehmung und der Gestaltung von Kooperationsbeziehungen zwischen „Ich" und „Es" der Klienten sollte unterstützt werden.

6. Klienten werden eingeladen, wieder zu verstehen und anzuerkennen, was an ihren bisher abgewerteten und als inkompetent denunzierten Mustern wertvoll ist, denn diese Problemmuster stellen meist Lösungsversuche bei existenziell erlebten Zwickmühlensituationen, z. B. bei Loyalitätskonflikten, dar (Schmidt 1998).
7. Es ergeht die Einladung zu Such- und Findeprozessen in Bezug auf Ziele, die vielleicht auch als konflikthaft mit den offiziellen, bewusst definierten Zielen erlebt wurden. Dabei sollten aber auch die anderen (bisher schon offiziell definierten) Ziele berücksichtigt werden. Die dann erlebbaren Zielkonflikte gilt es optimal zu lösen, d. h. mit geringerem Preis, als er durch Symptome oder andere destruktive Problementwicklungen zu zahlen wäre. Dabei sollten die Ziele und die ausgewählten Schritte immer von den Klienten definiert werden. Die Wahrgeber und Schöpfer des Problems sollten auch die Wahrgeber und Schöpfer der Lösung sein.

Aber die Therapeuten sollten sich nicht nur mit dem Klienten und seinem Erleben in seinem „natürlichen Beziehungssystem“ beschäftigen. Die therapeutische Beziehung und Interaktion selbst sollten zu einem weiteren Hauptfokus werden (Kybernetik 2. Ordnung). Es sollte zunächst immer Wert auf die optimale Gestaltung des Therapiesystems gelegt werden. Innerhalb der therapeutischen Beziehung kann der Therapeut direkt selbst gestalten etwa die übliche „traditionelle“ Interviewtätigkeit, dann die jeweiligen Interaktionsbeiträge zur Ausformung der Beziehung zu den Klienten unter Beachtung der eigenen Bedürfnisse und schließlich die eigenen individuellen selbstreferenziellen Prozesse, also den Umgang mit den eigenen unwillkürlichen Impulsen und den eigenen willkürlichen Strebungen. Um dabei zu einer optimalen Kooperationsbeziehung mit den Klienten beizutragen, muss ein Therapeut einerseits an das Klientensystem „ankoppeln“, andererseits aber auch immer eine Metaperspektive bewahren. In Anlehnung an alte europäische Schamanentraditionen könnte man dies als „Hexenposition“ bezeichnen (das Wort „Hexe“ ist abgeleitet aus dem althochdeutschen *hagzussa*, d. h. „die, welche auf dem Zaun, zwischen zwei Welten, sitzt“, Duerr 1985).

Damit dies gewährleistet werden kann, sollten Therapeuten ihre Aufmerksamkeit auf die Aktivierung und Aufrechterhaltung dafür hilfreicher Bewusstseinszustände fokussieren, denn sie sind letztlich ihr einziges „Arbeitsmaterial". Wird über solche Bewusstseinszustände kommuniziert, sollte dies immer die Form von Ich-Botschaften annehmen und nicht als Aussage „über" andere geschehen. Wird dagegen von Klienten der Anspruch erlebt, dass ein Therapeut für sie Realität definiert, werden meist typische Muster der abwertenden Kämpfe im Problemsystem wiederholt („Ich weiß, was richtig für dich ist; es gibt nur ein Richtig, alles andere ist falsch" etc.).

Damit Therapeuten Klienten darin unterstützen können, zieldienlich definierte Bewusstseinszustände zu aktivieren, sollten sie dafür sorgen, dass auch ihre eigenen Bedürfnisse in der Kooperation berücksichtigt werden. Andernfalls geraten sie nur allzu schnell selbst in eine eingeengte Problemtrance. Wenn sie in ihren Belangen nicht kongruent wertgeschätzt werden (vor allem durch sich selbst), können sie auch ihre Klienten nicht kongruent wertschätzen, selbst wenn sie dies auf einer bewussten Ebene wollten. Im Dienste der Klienten sollten sie für ihr eigenes optimales Wohlergehen in der Kooperation sorgen. Für den therapeutischen Umgang mit unwillkürlichen Impulsen und diffusen Gefühlen des Therapeuten kann dies z. B. bedeuten:

1. Der Therapeut erlaubt sich während des Gesprächs eine achtsam wahrnehmende Haltung mit häufiger Innenfokussierung, eine Art von Pendeln der Wahrnehmung zwischen innen und außen, und er vermeidet einseitige Außenfokussierung bei gleichzeitiger Dissoziation internaler Prozesse. In welcher Qualität sich auch immer der Impuls präsentiert (z. B. als Ärger, Wut, Trauer, Anspannung, Langeweile etc.) und in welche Richtung er auch zeigt (z. B. Wut gegen jemanden, Ärger über den Klienten etc.) – der Therapeut wertet ihn zunächst grundsätzlich als wertvolle Aussage nicht über die Klienten, sondern über sich selbst. Dieser Impuls stellt eine wichtige Information dar über eigene Bedürfnisse, die wahrscheinlich nicht genug berücksichtigt sind und beachtet sein wollen. So „ergreift er, was ihn ergreift" (Hesse 1999).
2. Der Therapeut kommuniziert dies dann als Ich-Botschaft transparent nach außen, entweder als direkte Aussage und Information über das, was er jetzt benötigt (vielleicht auch direkt von den Klienten), oder als Information über eigenes Er-

leben, welches beim empathischen „Mitschwingen" entstand. Der Therapeut lässt auf diese Art kommunikativ berühren, was ihn berührt. Ob man dabei ganz offen direkt oder eher indirekt über eigene innere Prozesse kommuniziert, sollte wiederum davon abhängig gemacht werden, womit sich der Therapeut wohl fühlt. So kann es etwa auch hilfreich sein, über eigene Unsicherheiten bei der Überlegung zu reden, Eigenes offen zu kommunizieren. Transparente Ich-Botschaften sorgen dafür, dass die angebotenen Botschaften nicht als Aussage über die Klienten missverstanden werden; aufgrund früherer Erfahrungen sind die Klienten meist daran gewöhnt, dass man wechselseitig versuchte, die jeweilige Realität der anderen zu definieren (in Form von „Du-Botschaften"). Transparente Ich-Botschaften der Therapeuten schaffen deshalb hilfreiche Neuinformationen.

3. Um diese Erlebnismuster des Therapeuten direkt für das Klientensystem nutzbar zu machen, kann man den Klienten anbieten, miteinander Hypothesen darüber zu bilden, ob diese Erlebnismuster (bisher nicht kommunizierte oder dissoziierte) Muster aus der Welt der Klienten widerspiegeln. Ausschließlich das Feedback der Klienten entscheidet dann über die Stimmigkeit der Hypothesen, nicht etwa ein „Wissen über richtige Ordnungen" oder Ähnliches. Ich nenne das „systemische Demut".
4. Sollten die Klienten dann den Angeboten des Therapeuten Relevanz beimessen, werden sie eingeladen zu prüfen, welcher Umgang mit solchen Impulsen wiederum für sie zieldienlich wäre. Dies ist dann besonders wichtig, wenn die Klienten ähnliche Muster bei sich kennen und mit diesen bisher missachtend und unterdrückend umgegangen sind. Dadurch können entscheidende Musteränderungen in kurzer Zeit ausgelöst werden.

Aufbau der optimalen Therapeutentrance

Da alle Wahrnehmung abhängig von der Bewusstseinslage ist, aus der heraus man „wahr-gibt", sollten Therapeuten ihr Erleben so optimieren, dass es der bestmögliche Beitrag zum kompetenzfokussierenden, zieldienlichen Lösungssystem werden kann. Therapeuten brauchen sich zunächst nur an eine therapeutische Situation zu erinnern, in der „es" ihnen optimal gut ging, sie gut „im Lot" oder „Flow" (Csikszentmihalyi 1996) waren, in Kontakt mit den eigenen Kompetenzen und in einem wertschätzenden Kontakt, mit optimaler Nähe-Distanz-Regulation hinsichtlich ihrer Klienten. Episoden dieser Art lassen sich immer finden. Bei der Rekonstruktion und Reaktivierung dieser Bewusstseinszustände können strukturierte Imaginationen helfen, die sich in meiner eigenen Arbeit sehr bewährt haben, mit Fragen wie z. B.: „Wie würde sich der optimale Raum (in sinnlichen Repräsentationen) um mich herum beschreiben lassen? Wie weit wäre mein Entfaltungsraum um mich?" Für mich z. B. stellt dieser optimale Raum einen Kreis dar, der um mich herum wirkt, auch hinter meinem Rücken, und der mir Entfaltungsmöglichkeit und Schutz bietet. Ich nutze meine Arme, um ihn mir mithilfe kleiner, ritueller Gesten vorzustellen und sinnlich spürbar zu machen. Dann imaginiere ich eine schützende Grenze um diesen Raum. Diese Grenze ist so beschaffen, dass sie – wenn ich es will – mir sehr guten Kontakt erlaubt, mich aber auch schützt. Für mich wird die Grenze durch eine Lichtschranke aus angenehm goldenem Licht symbolisiert. Den Raum stelle ich mir ebenfalls mit wärmendem, goldenem Licht erfüllt vor. Diese Imagination bewirkt meist sofort, dass sich meine Physiologie in sehr angenehmer und Kraft gebender Weise verändert und sich mein Atemmuster verändert: Meine Atmung wird tiefer und weiter. Dann reaktiviere ich die dazu passende Körperkoordination, sowohl die Körperhaltung als auch die passenden Bewegungsmuster. Mit optimalem Bodenkontakt bewege ich mich so, dass ich das Gefühl deutlich spüren kann, gut „im Lot" zu sein. Bewegungen des Kopfes pendeln sich in ein Muster ein, das mir einen klaren Blick und eine Wahrnehmung der Anteil nehmenden Neugier und des Respekts gibt. Um mich auch in gutem Kontakt zu meinen Ressourcen zu erleben, imaginiere ich sie mir als „Wesen", als Mitglieder meines „inneren Teams". Dazu gehören auch meine potenziellen „irrationalen" Impulse. Ich bringe sie an den passenden Platz. Für mich ist dieser Platz meist ein Halbkreis hinter mir, von dem aus sie mir den Rücken stärken. Dann imaginiere ich, wie ich in einer angenehmen, gelösten Haltung, die aber jede Aktivität erlaubt, von meinen Ressourcen bedient werde. Für mich heißt das z. B., dass alle Wahrnehmung von außen als Energiestrom in mich hereinfließt, sowohl über die Augen, Ohren als auch in Höhe des Solarplexus durch meine Bauchdecke. Meine Ressourcen bitte ich um Unterstützung. Sie wirken für mich als Prüfer, Hypothesenlieferanten, Bilderproduzenten, Fragenfabrikanten, aber auch als Leibwächter für den Fall, dass mir irgendetwas zu eng und zu bedrohlich werden sollte. Sie spielen mir alles, was sie aus der Außen- und Innenwahrnehmung gemacht haben, auf eine Art große innere Leinwand. Ich habe dabei immer die freie Wahl, was ich aus den Angeboten meiner Ressourcen machen will.

So können mir nun vielfältige Realitätskonstruktionen, Impulse, Fantasien, Hypothesen etc. eingespielt werden. Diese werte ich keineswegs als beliebig. Um eine für mich stimmige Wahl zu treffen, fokussiere ich auf die Repräsentanzen meines inneren, intuitiven Wissens darüber, was für mich stimmig „klingt"; für mich ist dieses innere Wissen eine kinästhetische Wahrnehmung: ein bestimmtes angenehmes Ziehen im Brustbereich (ähnliche Modelle finden sich z. B. im „Focusing" nach Gendlin 1981). Die besten Arbeitsergebnisse erziele ich immer dann, wenn ich mich von dieser Instanz in mir leiten lasse, selbst dann, wenn mein kognitives „Ich" zunächst anderer Meinung ist.

Aus hilfreichen Metapositionen heraus kann ich mit optimaler Anteilnahme den therapeutischen Prozess wirksam gestalten, als wertschätzender Moderator zwischen meiner Innenwelt und der Außenwelt. Gleichzeitig kann ich dann als Moderator für das Klientensystem fungieren, um die Kooperationsverhandlungen zwischen den dort vorhandenen antagonistischen Seiten optimal zu unterstützen. Auf diese Weise verliere ich keine Energie und fühle mich sogar oft nach mehreren Sitzungen auf einem höheren Energieniveau als zuvor. Aus der Arbeit kann so eine interessante, bereichernde, oft sehr bewegende Begegnung werden.

Klienten, die als besonders defizitär und schwierig beschrieben werden, eine lange Leidensgeschichte gravierender Diagnosen mitbringen und von dicken Akten begleitet werden, können leicht eine Hoffnungslosigkeitstrance bewirken. Hier kann es helfen, zunächst alle düsteren Bilder, die man entwickelt hat, ganz intensiv in die Wahrnehmung zu rücken. Wenn man dies willkürlich tut (d. h. eine „Symptomverschreibung" vornimmt), erreicht man oft einen größeren Steuerungseinfluss, als wenn diese negativen Bilder dissoziiert werden und unwillkürlich „passieren". Dann aber kann man imaginieren, dass diese Bilder nur die Oberfläche sind, die Maske oder Fassade, hinter der alle wertvollen, zieldienlichen Kompetenzen „strahlen". Ein Bild für diese Vorstellung kann etwa eine Sonnenfinsternis oder die Sonne hinter Wolken sein. Für die angebotene Pathologie steht der verdunkelnde Mondschatten oder die Wolke, hinter denen aber unbeeindruckt die strahlende Sonne die Kompetenzen repräsentiert. Es ist immer wieder faszinierend, wie solche Imaginationen die eigene Wahrnehmung verändern, plötzlich kreative Kompetenzen beobachtbar werden und die Klienten selbst sich auch viel intensiver von ihrer kompetenten Seite zeigen.

Nutzung der inneren Reflecting Teams

Wir gleiten ständig von einem Bewusstseinszustand zum nächsten, mit jeweils unterschiedlichen physiologischen, kognitiven und emotionalen Mustern, so als ob wir multiple Persönlichkeiten seien, mit multiplen Seiten oder „Anteilen". Der jeweilige Bewusstseinszustand ist dann eine vorübergehende Identifikation des bewussten „Ich" mit einer der vielen Seiten. Ich habe dafür das Modell der „inneren Familie" oder des „inneren Parlaments" entwickelt (Schmidt 1986c; Stierlin 1994). Andere Autoren haben teilweise ähnliche Modelle vorgeschlagen (Schwartz 1997; Schulz von Thun 1999) Die verschiedenen Seiten lassen sich als Personen, als Mitglieder eines inneren Teams imaginieren. Je differenzierter man dies tut, desto konkreter und erlebniswirksamer kann man diese Aspekte machen. Mithilfe solcher Imaginationen kann man bedrängende und einengende Problemtrancen, die infolge zu starker einseitiger Identifikationen eintreten, schnell und wirksam in stimmiges Wunscherleben transformieren.

Die sehr wertvollen Erfahrungen, die ich als Teil unseres Teams um Helm Stierlin über lange Jahre machen konnte, lassen sich auch mit dem inneren Team gut anwenden. Wir arbeiteten im Setting des Zwei-Kammer-Verfahrens, d. h., zwei Kollegen sprachen als Therapeuten mit den Klienten, die anderen Teammitglieder fungierten als Beobachter hinter der Einwegscheibe. Schon während der Sitzung imaginiere ich jetzt entsprechend, was wohl Kollege X oder Kollegin Y jetzt sagen, denken, tun würde, wenn er/sie neben mir säße. Ich zitiere dann diese (oder fiktive) Kollegen im Gespräch mit den Klienten. So kann ich viele alternative, teilweise auch provokative Perspektiven und neue Informationen anbieten. Es wird etwas gesagt, aber eher indirekt. Klienten können dann diese Informationen als unverbindlicher und nicht so bedrängend wahrnehmen.

Dieses Vorgehen lässt sich noch weiter differenzieren: Da sowohl Klienten als auch Therapeuten ihre Bewusstseinszustände schnell durch Identifikation mit unterschiedlichen Seiten verändern, kann man fragen, wer denn jeweils gerade in der einen Person mit wem in der anderen Person redet. Lässt man Klienten ihr symptomatisches Erleben bewerten, kann man ein „Mehrseitenmodell" etablieren. Die Klienten nutzen bestimmte Sprachmuster wie „Ich habe solche Angst, aber dann denke ich wieder, du brauchst doch gar keine zu haben, und finde es so blöd von mir …". Daran anschließend kann man das Sprachmuster anbieten, dass nicht die ganze Person, sondern offenbar „eine Seite von ihr" die Angst hat, denn eine andere Seite bewertet dies ja negativ und beginnt, mit der anderen Seite zu reden. Dann ergeht die Einladung zu einem Vergleich der Auswirkungen der Sprachmuster „Ich habe Angst" und „Eine Seite von mir hat Angst, aber das bin ich nicht als ganze Person". In fast allen Fällen wirkt sich das zweite Muster sofort günstig als ein Erleben von größerer Wahlfreiheit, Kompetenz und Zuversicht aus. Alle unterschiedlichen Beiträge der Klienten können nun wieder utilisiert werden, indem man fragt, mit welchem „Teammitglied" man gerade spricht. Was immer sich im Therapeuten als spontaner Impuls meldet, lässt sich auch als „Teammitglied" des Therapeuten beschreiben. Gemeinsam mit dem Klienten kann nun exploriert werden, wer aus unseren „Teams" mit wem wann gerade besonders zieldienlich kooperieren kann und welche Interaktionen und Beziehungen unsere jeweiligen „Optimalteams" stärken würden.

Hypnosystemische „Senoi"-Konversation

Viele Klienten wollen ausführlich die Geschichte ihrer leidvollen Vergangenheit erzählen. Sie gehen dabei von der Annahme aus, dies könnte helfen zu verstehen, was die „Ursache" ihres Leids sei, und dies wiederum ermögliche, dass es endlich besser werde. Aus hypnotherapeutischer Sicht bewirkt dies aber meist nur eine fatale Verstärkung der Leidfokussierung mit noch mehr erlebtem Leid und einer zusätzlichen Problemtrance der Therapeuten. Da viele Klienten aber auf diesem Vorgehen bestehen, kann es dem Aufbau einer guten Kooperationsbeziehung dienen, dieses Anliegen wertschätzend zu akzeptieren, anstatt es abzulehnen. Angeregt durch eine Tradition eines Stammes in Malaysia, der Senoi, versuche ich – zunächst in meiner inneren Imagination –, die Leidensgeschichte weiterzuerzählen und mit einem guten Ausgang zu verbinden. Dann lade ich die Klienten dazu ein, sich selbst an der Entwicklung solcher Geschichten zu beteiligen. Dazu erläutere ich die Erfahrungen mit hypnotischer Fokussierung und der entsprechenden Wirkung von Problemgeschichten. Fast alle Klienten sind bereit, sich an einem Weitererzählexperiment zu beteiligen. Wir erzählen dann Geschichten mit diversen Ausgängen, und die Klienten prüfen, welche Variante welche psychische und physiologische Reaktion bewirkt. Sie begeben sich dabei auf die Metaebene, sind dadurch weniger mit den Problemmustern assoziiert, gewinnen mehr Freiheit von ihnen und können sich als erfolgreiche Gestalter erleben.

Utilisation von Auftragsdilemmata

Als Folge der Antagonismen im Problemsystem erhalten Therapeuten meist widersprüchliche Aufträge, die so präsentiert werden, dass sie unlösbar erscheinen. Intuitiv registrieren sie dies über ihre unwillkürlichen Körpersignale, beachten diese aber leider oft nicht genügend. Bekomme ich beispielsweise in Paartherapien von beiden Partnern den Auftrag, den jeweils anderen Partner zu ändern, versuche ich, in mir nachzuspüren, wo in meinem Körper diese Erwartungen welche Reaktionen auslösen und wie sich dies symbolisieren lässt. Ich kann z. B. imaginieren, es würde an mir gleichzeitig in unterschiedliche Richtungen gezogen oder zwei Stangen versuchen mich jeweils in die Richtung zu schieben, aus der die andere gerade drückt etc. Indem ich dies kommuniziere, weise ich in Ich-Botschaften auf mein Dilemma hin. Oft bekomme ich jetzt schon Rückmeldungen, dass sich die Partner selbst so fühlen. Dann spiele ich in stilisierten symbolischen Bewegungen durch, wie ich vorgehen müsste, um den Aufträgen gerecht zu werden. Ich stelle dar, wie ich den auf mich wirkenden Kräften aus der Richtung der Partner jeweils folge, zunächst in die eine, dann in die andere Richtung. Wird nun noch die vermutliche Wirkung bei den Partnern beschrieben, auf die ich in der von mir erwarteten Form einwirken soll, wird schnell deutlich, dass bei diesen gerade nicht die gewünschte Wirkung erzielt wird. Ich kann dann verständlich machen, dass ich diese Aufträge so nicht annehmen kann, weil dies schädlich wäre. Fast immer sind die an mich gerichteten Erwartungen Wiederholungen von Lösungsversuchen, welche die Partner selbst schon vielfach und vergebens angewendet haben. Dies führt meist spontan dazu, dass sie selbst sich von diesen Versuchen distanzieren. Gemeinsam kann nun nach Ausnahmen gesucht werden, in denen sie mit ihrer Unterschiedlichkeit anders umgingen.

Fallbeispiele

Spontane Irrationalitäten von Ko-Therapeuten als Lösungschance

Eine Kollegin und ich arbeiteten in Ko-Therapie mit einer Familie, in der die 17-jährige Tochter über längere Zeit depressiv reagiert und Schulschwierigkeiten entwickelt hatte. In den Monaten vor Beginn der Therapie hatte sie sich immer mehr zurückgezogen und isoliert, auch gegenüber den Eltern, die daraufhin die Therapie initiierten. Niemand in der Familie konnte sich das Verhalten der Tochter erklären. Auch nach vielen (zirkulären und anderen) Fragen wurde kein Sinnzusammenhang deutlich. Eine fundierte Familienanamnese und die Betrachtung der Mehrgenerationendynamik brachten ebenfalls keine hilfreichen weiterführenden Informationen. Die Familie wohnte in einem eigenen Haus in der Nähe von Frankfurt, die Eltern des Vaters lebten ca. 30 km entfernt, die Eltern der Mutter in Norddeutschland. Die Familie berichtete, dass das Verhältnis mit allen vier Großeltern recht gut sei. Auch hatten wir den Eindruck, dass die Beziehung der Eltern sehr gut war, das Klima in der Familie war angenehm wertschätzend, die Kommunikation wohltuend klar.

Auf lösungsfokussierende Fragen kamen praktisch immer idealisierte „Wunder"-Schilderungen, die aber sofort verknüpft wurden mit Äußerungen wie z. B. „Das wäre schön, aber es geht ja wohl nicht" etc. Ausnahmen vom Problemverhalten der Tochter wurden nicht berichtet. Früher sei alles sehr gut gewesen, jetzt aber eben seit vielen Monaten immer gleich schlimm. So „schleppte" sich unsere Zusammenarbeit mit der Familie über einige Sitzungen ohne wesentliche Veränderungen hin.

Meine Kollegin und ich arbeiteten schon lange zusammen, und wir erlebten uns als ein sehr gut eingespieltes Team. Unsere Beziehung war von Sympathie und Freundschaft getragen. Eine unserer Stärken war, dass wir auftretende Meinungsverschiedenheiten schnell und klar ansprechen und mit gegenseitiger Toleranz konstruktiv nutzen konnten.

Nach der vierten Sitzung mit der Familie, in einer Nachbesprechung, begannen wir plötzlich beide, völlig unvermittelt, mit Kissen, die zufällig im Besprechungsraum lagen, aufeinander zu werfen. Zunächst erschien dies zwar albern, aber herzlich und lustig. In kurzer Zeit veränderte sich aber das Klima zwischen uns, es wurde immer aggressiver, die gegenseitigen Kommentare immer abwertender, schließlich landeten wir in gegenseitigen ziemlich wüsten Beschimpfungen und Vorwürfen. Wir klagten wechselseitig den anderen heftig an, sich in dieser Therapie rücksichtslos in den Vordergrund gespielt und den anderen abgewertet zu haben. Die Auseinandersetzung steigerte sich so weit, dass wir eine weitere Kooperation als ziemlich sinnlos ansahen, weil uns die Gegensätze unüberbrückbar erschienen. Obwohl wir immer wieder versucht hatten, auf der Metaebene unsere derzeitige Interaktion auf den Kontext dieser Therapie zu beziehen (immerhin hatten wir ja eine lange Geschichte von „Ausnahmen"), gelang uns das zunächst nicht. Schließlich schafften wir es doch, diese „Ausbrüche" im Kontext der Familiengespräche zu betrachten. Dabei wurde uns deutlich, dass wir schon in mehreren Gesprächen wechselseitig Eindrücke von gegenseitiger subtiler Abwertung gehabt hatten. Entgegen unseren sonstigen Gepflogenheiten hatten wir sie diesmal aber nicht angesprochen. Wir registrierten, dass wir auf Klärung verzichtet hatten, weil wir beide diffuse Fantasien und Gefühlsreaktionen dahin gehend hatten, dass Klärungsversuche ohnehin sinnlos seien, aber dadurch vielleicht alles zwischen uns „kaputtgehen" könnte. Wir hatten deshalb beide wohl die immer wieder aufsteigenden kritischen Impulse gegenüber dem Ko-Therapeuten abgewehrt und unterdrückt.

Gerade die Fantasien, dass die Gefahr einer Zerstörung unserer Beziehung drohe (was im Hinblick auf unsere bisherige Beziehung völlig inadäquat erschien), stärkte nun unsere Hypothese, dass wir offenbar in hypnotisch-subliminaler Weise Fantasieprozesse aus der Familie übernommen hatten. Wir hatten wohl unsere Aufmerksamkeit unbewusst auf eine dort dissoziierte Ebene fokussiert und diese dann ausgelebt. Wir beschlossen, in der nächsten Sitzung unser Erleben als authentische Ich-Botschaften einzubringen, als Erzählung über uns in Reaktion auf die Familie.

Wir taten dies auch, nachdem wir die Familie nach Ereignissen seit der letzten Sitzung befragt hatten. Wieder berichteten sie, es sei alles wie immer gewesen. Die Indexpatientin wirkte aber noch depressiver als sonst. Nachdem wir jedoch unsere Erlebnisse geschildert hatten, kam heftige Bewegung in die Familie. Zunächst wurde die Indexpatientin sehr aktiv und forderte ihre Eltern auf, endlich mal nicht mehr so zu harmonisieren und auch zu erzählen, was in der Zwischenzeit zu Hause passiert war. Es stellte sich heraus, dass die Eltern nach der letzten Sitzung, zum ersten Mal seit 20 Jahren, einen extrem heftigen Streit gehabt hatten, bei dem sogar Porzellan geflogen sei. Dieser Streit hatte die Qualität eines verheerenden Vulkanausbruchs. Danach sei viel Scham und Angst in der Familie gewesen und auch die Befürchtung, jetzt sei alles aus, die Familie werde zerbrechen. Man sei dann lieber wieder zur Tagesordnung übergegangen und habe seitdem nicht mehr darüber gesprochen.

Wir erzählten der Familie, dass es uns auch zunächst so gegangen sei, dass wir nichts mehr gespürt und gesehen hätten von den vielfältigen sehr wertvollen Aspekten unserer Beziehung (Dissoziation des Bewahrenswerten und Tragfähigen), sodass auch wir die sonst so tragfähige Basis unserer Beziehung bedroht gesehen hätten und es eine Weile gedauert habe, bis wir wieder differenziert beide Seiten wahrnehmen konnten. Die Familie, besonders die Indexpatientin, reagierte mit Erleichterung. Dann erzählte die Mutter, dass ihre Schwiegereltern, die häufig zu Besuch bei der Familie waren, aus ihrer Sicht massive Grenzüberschreitungen begingen, sich überall einmischten und besonders die Mutter immer wieder abwerteten. Die Mutter hatte dies aber gegenüber ihrem Mann (und der Tochter) über Jahre nicht geäußert, weil sie seine tiefe Verbundenheit mit seinen Eltern wahrnahm und ihn nicht in Loyalitätskonflikte stürzen wollte. Außerdem befürchtete sie, dass er sich im Zweifelsfall auf die Seite seiner Eltern schlagen würde. Die Tochter hatte dies immer beobachtet. Eine Mischung zwischen Wut – mal auf die Großeltern, mal auf die Mutter, mal auf den Vater –, Trauer, Angst vor dem Zerfall der Familie und Hoffnungslosigkeit hatte sich in ihr bis zur Apathie verstärkt. Im Gespräch zeigte sich der Vater nun aber, anders als von Mutter und Tochter befürchtet, sehr berührt und loyal zu seiner Frau. Die „Depression" der Tochter konnte nun als empathische Leistung für die Familie konnotiert werden und als verzweifelter Hilferuf im Dienste der Familie. In einigen weiteren Gesprächen konnten wir die Familie unterstützen, eine stimmige Balance im Umgang mit der Herkunftsfamilie des Vaters zu finden. Dazu trug bei, dass er – ermutigt durch die offene Kommunikation in Ich-Botschafts-Form der Therapeuten – auf ähnliche Weise mit seinen Eltern redete und so eine gütliche Einigung ermöglicht wurde.

Selbstabwertung des Therapeuten als Informationsquelle für das Klientensystem

Zu einem Erstinterview kamen eine 64-jährige Mutter, die als depressiv definiert worden war, und ihre beiden (32- und 30-jährigen) Töchter. Ich führte das Interview allein durch. Hinter der Einwegscheibe unterstützte mich eine Kollegin, die hospitierte und schon einige familientherapeutische Erfahrungen hatte. Das Interview wurde wie üblich auf Video aufgenommen.

Die Mutter und die Töchter berichteten, dass sie der verbleibende „Rest" der Familie seien. Die Mutter war seit ca. 16 Jahren geschieden, der Vater lebte noch, die Mutter hatte aber gar keinen Kontakt mehr zu ihm, und die Töchter hatten ebenfalls seit Jahren kaum mehr Kontakt zu ihm. Die Beziehung der Töchter zum Vater war sehr distanziert und kühl. Sie betonten aber, dass dies keinerlei Problem für sie sei. Auch nach intensiverem Nachfragen stellten sie keinerlei Zusammenhang mit dem jetzt präsentierten Problem her. Wir erfuhren, dass die Familie ursprünglich drei Kinder gehabt hatte, dass ein kleiner Bruder im Alter von fünf Jahren gestorben sei, aber die Familie habe dies damals gut verarbeitet.

Das ganze Erstinterview verlief nach unseren üblichen Bewertungskriterien recht gut. Wir konnten auch viele wichtige Informationen miteinander schöpfen, die wertvolle Hinweise erbrachten für hilfreiche Interaktionen und auch für eigenständige Gestaltungsmöglichkeiten der Mutter im Umgang mit den eingebrachten Beschwerden. Auch meine Interventionsvorschläge wurden von den Klientinnen akzeptiert, und wir vereinbarten ein weiteres Gespräch. Auch im Nachgespräch mit der Kollegin waren wir beide mit dem Verlauf zufrieden; in dieser Stimmung fuhr ich nach Hause.

Als ich zu Hause ankam, hatte sich meine Stimmungslage massiv verändert. Ich fühlte mich niedergeschlagen, und als ich weiter über unser Gespräch nachdachte, war ich höchst unzufrieden mit mir. Obwohl ich dies nicht klar definieren konnte, hatte ich ein intensives Gefühl, im Erstinterview krass versagt zu haben. Ich machte dies an inhaltlichen Aspekten meiner Arbeit mit dieser Familie fest. Dieses Gefühl verstärkte sich im Laufe des Abends immer mehr, es eskalierte schließlich in ernsthafte Überlegungen, ob ich denn für diesen Beruf überhaupt geeignet sei. Meine spontane innere Antwort lautete: Nein! Ich fühlte mich als Person völlig wertlos und fand nahezu mein ganzes berufliches Tun sinnlos.

Dann entwickelte ich sogar die Idee, am nächsten Morgen schnellstmöglich das „Corpus Delicti" (das Videoband vom Erstinterview) verschwinden zu lassen, damit meinen Kollegen meine offensichtliche Insuffizienz nicht sichtbar werde.

Am nächsten Morgen aber, als ich dann das Band gerade löschen wollte, begegnete mir im Videoraum die Kollegin, die hinter der Scheibe das Interview beobachtet hatte. Dies war mir sehr unangenehm, umso mehr, als ich von ihr hörte, dass sie auch besonders früh gekommen sei, um das Band noch einmal zu betrachten. Mein Unbehagen steigerte sich ins Unermessliche, als ich hörte, dass die Kollegin am Abend zuvor einigen Freundinnen (alles Kolleginnen, die aktiv in der Frauenbewegung waren) von dieser Therapie und besonders von meinem Verhalten erzählt hatte. Allerdings war ich dann völlig überrascht (und ungläubig), als ich hörte, dass sie ganz bewegt erzählt habe, wie empathisch, wertschätzend und hilfreich ich „als Mann" doch mit den Klientinnen gesprochen habe. Sie habe das Interview als sehr lehrreich im positiven Sinn erlebt.

Nachdem ich zunächst versucht hatte, diese positiven Eindrücke abzuwerten mithilfe innerer Monologe wie: „Sie versteht nichts von unserem Job, oder sie hat einfach Mitleid oder die wichtigen Aspekte schlicht übersehen …", schauten wir uns das Video noch einmal an. Nun hatte ich aus dieser Distanz sehr wohl wieder den Eindruck, dass das Interview recht gut gelungen war. Nun endlich begann ich, meinen Erlebniszustand mit dem Kontext unserer Begegnung zu verbinden. Ich wertete mein Erleben als wichtige Information über Muster, die auch im System der Klienten virulent sein könnten. Ich fragte mich etwa, da ich im Therapiesystem der einzige Mann war, ob mein Erleben mögliche Erlebnismuster von „Männern in diesem System" widerspiegeln könnte. Ich wertete mein Erleben als Chance zur Formulierung von Hypothesen über Muster auch im Klientensystem.

Konsequent entwickelte ich daraus Fragen über die Position, das Erleben und die Interaktionsmuster auch in Beziehung zu den Männern im System. In diesem Fall erzählte ich aber nichts explizit über meine eigene spontan entwickelte Problemtrance im Umgang mit der Familie. Ich nahm mein Erleben aber als „Orientierungsfolie", d. h., ich schöpfte daraus zirkuläre Fragen, z. B. ob es irgendjemandem in der Familie je so gegangen sein könnte (wie es mir ergangen war), ob dies eher einem Mann oder einer der Frauen der Familie so ergangen sein könnte, wenn ja, wem etc.

Ich hatte auch vorher schon nach „den Männern im System" gefragt, aber über die biografischen Informationen hinaus hatte ich nichts Wesentliches erfahren. Nun aber hörte ich eine abenteuerlich anmutende Geschichte der Männer in der Familie (aus der Sicht der Frauen). Schon 1896 (!) hatte die Großmutter der Mutter (unserer Indexpatientin) sich entschlossen, mit ihrer Tochter (der Mutter der Indexpatientin) ihren Mann zu verlassen, weil sie ihn für ein „unterdrückerisches Schwein und einen widerlichen, wertlosen Versager" hielt. Sie meisterte das Leben unter schweren Bedingungen in beeindruckender Weise und ermöglichte ihrer Tochter sogar, ein Studium zu absolvieren. Diese Tochter (also die Großmutter der beiden heute 32 und 30 Jahre alten Töchter) wuchs mit der von ihrer Mutter intensiv unterstützten Einstellung auf, dass Männer höchst fragwürdige „Wesen" seien. Sie entschied sich deshalb, zwar ein Kind zu haben, aber keine dauerhafte Beziehung mit einem Mann. Sie suchte sich (zu Beginn der 1920er-Jahre!) einen Mann, mit dem sie nur eine kurze Beziehung einging, bis sie schwanger war. Obwohl dieser Mann unbedingt die Beziehung erhalten wollte, weil er die Frau sehr liebte, trennte sie sich und vermied jeden weiteren Kontakt mit ihm. Sie zog ihre Tochter unter schwierigen Bedingungen auf, z. B. verlor sie ihre Stelle als Lehrerin (weil sie ein uneheliches Kind hatte) und musste für ihr ökonomisches Überleben wesentlich unqualifiziertere Arbeiten verrichten. Ihre Tochter wuchs ohne Vater auf, wollte diesen aber unbedingt kennen lernen. Erst als Erwachsene konnte sie aber schließlich wieder Kontakt zu ihm herstellen. Zuvor starb im Alter von fünf Jahren ihr Sohn – der als Ältester ein Jahr vor der 32 Jahre alten Tochter geboren worden war –, nachdem er mit dem Schlitten im Winter unter ein Auto gekommen war. Die beiden Töchter hatten, als sie 16 und 14 waren, die Mutter vor die Alternative gestellt (nach offenbar länger dauernden Konflikten zwischen ihren Eltern), sie müsse sich nun von „diesem Schwein" (ihrem Vater) trennen, sonst würden sie beide abhauen und die Mutter verlassen. Daraufhin entschloss sich die Mutter sofort zur Scheidung. Schließlich hörte ich, dass die Mutter nach langem Suchen ihren Vater gefunden hatte. Dieser war inzwischen verheiratet und hatte selbst wieder zwei schon erwachsene Kinder. Er wollte sie zunächst nicht sehen, ließ sich aber dann doch zu einem Treffen überreden. Allerdings kam er am verabredeten Treffpunkt nie an. Auf dem Weg dorthin starb er an einem Herzinfarkt.

Nachdem ich alle diese Ereignisse „mit den Männern" in der Familie gehört hatte, verstand ich meine unwillkürlichen, intuitiven Reaktionen besser und konnte sie als kompetente Wahrnehmungen auf vorbewusster Ebene wertschätzen. Dies ermöglichte mir wieder sehr schnell, ein flexibleres Bewusstsein und eine befreitere Metaposition einzunehmen.

Die so von mir angebotene Fokussierung bewirkte im weiteren Verlauf der nächsten Gespräche auch, dass die Mutter über ihre Trauer sprechen konnte, mit ihrem Vater nie die von ihr ersehnte Beziehung gehabt zu haben, über ihre Trauer um den Verlust ihres Sohnes und auch darüber, welche Zusammenhänge sie daraus für die Gestaltung ihrer Beziehung mit ihrem damaligen Ehemann erkennen konnte. Insgesamt wirkte sich diese Fokussierung aber auch sehr günstig auf die Töchter aus, denn sie begannen daraufhin, obwohl sie dies vorher gar nicht geplant hatten, über ihre Beziehungen zu Männern zu sprechen. Dies wirkte sich besonders für die Jüngere von ihnen sehr hilfreich aus, da sie oft im Kontakt mit Männern (z. B. ihrem Chef, aber auch in Liebesbeziehungen) mit multiplen psychosomatischen Beschwerden reagiert hatte, die sie in Zusammenhang brachte mit Glaubenshaltungen „über die Männer", welche sie nun in befreiender Weise differenzieren konnte.

Kapitulationserleben des Therapeuten als Chance bei Suizidalität

Eine 25-jährige Klientin mit psychosomatischen Beschwerden und Depressionen bat mich nach anfänglich beeindruckenden Therapiefortschritten, ihr eine Bescheinigung zu schreiben, mit deren Hilfe sie sich von einem Examen, das in einem halben Jahr bevorstand, befreien lassen konnte. Ich lehnte dies ab, da ich den Eindruck hatte, damit ein altes Perfektionismus- und Verweigerungsmuster zu unterstützen. Ich erklärte ihr, dass ich mich in einer Zwickmühle fühle, da ich ihr Anliegen zwar verstehen könne, es aber für einen unverantwortlichen Beitrag zu einem alten problemstabilisierenden Muster hielte, wenn ich ihr die Bescheinigung gäbe. Daraufhin verschlechterte sich ihr Zustand rapide. In weiteren acht Sitzungen versuchte ich mit allen mir zur Verfügung stehenden Mitteln, ihren Zustand zu bessern, ohne Erfolg. Schließlich verkündete sie mir in einer Sitzung, sie werde sich nach dieser Sitzung umbringen. Nach etwa zwei Stunden intensiven Bemühens, in denen ich auch eine Zwangseinweisung nicht ausschloss, überzeugte sie mich, dass sie am Leben bleiben würde. Ich ließ sie gehen. Trotz größten Engagements meinerseits blieben die nächsten Sitzungen ohne jeglichen Fortschritt. Dann rief sie mich an, sagte, sie wolle mir ihren Aufenthaltsort nicht nennen, aber sie würde sich nun nach dem Telefonat umbringen.

Zunächst versuchte ich wieder, eine „schlaue" Intervention zu finden. Ich merkte aber schnell intuitiv, dass diese einfach keinen Sinn hatte. Ich spürte deutlich, dass ich mit meinem Latein am Ende war. Mir fiel nichts Neues mehr ein. Ich erlebte ein starkes Gefühl von Traurigkeit, aber auch von einer Art Frieden, wie wenn jemand eine für ihn nicht mehr beeinflussbare Schicksalssituation annimmt. Ich fühlte mich dabei nicht wertlos oder schlecht, sondern einfach achtungsvoll demütig an den Grenzen meiner Möglichkeiten angekommen. Ich schilderte ihr dies ohne Umschweife, aber auch ohne Interventionsabsicht. Ich erlebte mich kongruent „am Ende" und kommunizierte dies kongruent. Sie sagte, das täte ihr zwar Leid, ändere aber auch nichts mehr. Sie werde sich jetzt umbringen. Dann legte sie auf. Ich war sehr niedergeschlagen und ging davon aus, dass sie ihre Drohung wahr machte.

Drei Monate später rief sie mich an. Ich war völlig überrascht. Sie wollte wieder einen Termin. Wieder spürte ich mein „Ich bin am Ende"-Gefühl und teilte ihr dies mit. Ich sagte ihr, dass eine Therapie mit ihr keinen Sinn mehr ergebe, weil mir sicher nichts Neues mehr einfallen werde. Sie wolle aber kein übliches therapeutisches Gespräch mehr, sie brauche dies wohl nicht mehr. Sie wolle nur noch eine gemeinsame Auswertung unserer Arbeit, besonders der Erfahrung, die sie bei unserem Telefonat gemacht habe. Dann berichtete sie, dass genau mein „Ich bin am Ende" bei ihr etwas gelöst habe. Sie habe meine „Kapitulation" (ihre Worte) als sehr kongruent erlebt. Das habe ihr plötzlich das Gefühl gegeben, ein Kampf zwischen mir und ihr, der für sie aber einer auf Leben und Tod geworden war, sei zu Ende. Damit verlor für sie aber auch der Impuls, sich umzubringen, seinen Sinn. Im gleichen Zusammenhang sei ihr auch klar geworden, dass sie im Kampf gegen mich ein Muster des Kampfes gegen ihre Eltern wiederholte und sie sich über lange Jahre, und nun auch wieder im Hinblick auf die bevorstehende Prüfung, unter einen extremen perfektionistischen Leistungsdruck gestellt habe. Getrieben sei sie dabei von der Sehnsucht, doch noch irgendwann den für sie als maßlos erlebten Ansprüchen ihres Vaters zu genügen, dessen Anerkennung sie immer so ersehnt hatte. Sie habe gespürt, dass ich mich offenbar akzeptierte, obwohl ich an meine Grenzen gekommen wäre. Das habe sie zunächst unheimlich wütend, dann aber auch sehr nachdenklich gemacht, und schließlich habe sie ein starkes Gefühl der Befreiung gespürt; sie habe sich dann nämlich auch die Erlaubnis gegeben, begrenzt sein zu dürfen und sich gegen die elterlichen Erwartungen mehr abzugrenzen. Dann habe sie sich umentschieden und mit einer unbeschwerteren Haltung als bisher entschlossen, ihre Prüfung zu machen und diese dann auch erfolgreich abgelegt.

Das Gespräch mit meiner Patientin machte mir deutlich, dass mein „Ich bin am Ende mit meinen Angeboten …" nur deshalb diese Wirkung erzielte, weil ich es ohne jede gezielte Interventionsabsicht vermittelt hatte, als meine Grenzen (und damit auch ihre) kongruent respektierende Ich-Aussage. Ich hatte mich ohne strategisches Ziel in meinem Erleben preisgegeben. Mein Eindruck ist, dass gerade dieser Prozess den meisten Therapeuten besonders schwer fällt. Dies mag darin begründet sein, dass wir meist den Wert der eigenen Arbeit (und vielleicht sogar den des „ganzen Therapeuten"?) vom auftragsgemäßen Ergebnis unserer Arbeit abhängig machen, vielleicht aber auch darin, dass viele Therapeuten diesen Beruf gerade deshalb wählen, um Beziehungen aus einer unangreifbaren Metaposition gestalten zu können.

Nützliche Trauer des Therapeuten

Ein amerikanisches Paar begann eine Therapie, weil es jedes Jahr große Konflikte miteinander hatte, wenn der heranwachsende Sohn des Mannes aus dessen erster Ehe beide in Deutschland besuchte. Die systematische Betrachtung der verschiedensten Muster der Interaktion (zwischen dem Paar, dem Mann und seinem Sohn, der Frau und dem Sohn) führten nicht weiter. Plötzlich erfasste mich, für mich selbst ganz überraschend, eine intensive Trauer, die so stark wurde, dass ich beinahe geweint hätte. Nach anfänglichem Zögern erzählte ich dies dem Paar. Der Vater, der bisher zugewandt und kooperativ, aber durchweg gelassen gewirkt hatte, begann nach kurzer Zeit, intensiv zu weinen. Mir kam es vor, als ob er so weinte, wie es mir selbst auch zumute gewesen war. Dann konnte er darüber reden, dass er oft sehr große Sehnsucht und großen Schmerz empfinde, weil er seinen Sohn am liebsten ganz bei sich hätte. Darüber hatte er so noch nie zuvor geredet. Als er dies mitteilen konnte, wurde beiden schnell klar, dass ihre Konflikte ein wechselseitiger Hilfeversuch für den Vater darstellten, um ihn von seinem Schmerz abzulenken, wenn der Sohn nach den Ferien wieder in die USA zurückging. Diese Sichtweise half dem Paar, sehr liebevoll und solidarisch neue und hilfreichere Muster im Umgang mit dieser Thematik zu entwickeln.

Nützliche Langeweile des Therapeuten

In einer Paartherapie wiederholten sich über mehrere Sitzungen endlose wechselseitige Anklagen und Aufrechnereien der Partner. Ich erlebte das Ganze als mühsam und zäh und beendete die letzte Sitzung vor der Sommerpause mit sparsamen Zusammenfassungen des Besprochenen, ohne weitere Empfehlungen. Nach der Pause von etwa sieben Wochen kam das Paar in der nächsten Sitzung sehr positiv verändert. Sie erzählten, dass sie mich am Ende der Sitzung als so erschöpft, müde und auch gelangweilt erlebt hatten, dass sie sich sagten: „Wenn es schon diesem sonst empathischen Therapeuten so mit uns geht, müssen wir wohl mit unseren Mustern eine echte Zumutung sein." Darauf entschlossen sie sich gemeinsam, dass nun etwas Neues passieren müsse und dass sie mit ihren Anklagen aufhören sollten. Dies hatte zu vielen positiven Begegnungen zwischen ihnen beigetragen, sodass sie ihre Beziehung wieder viel attraktiver finden konnten.

Nützliche Paranoia des Therapeuten

In einer Familientherapie mit einer Familie, in welcher der 28-jährige Sohn mehrfach bei Ablösungsversuchen mit massiven paranoid-halluzinatorischen psychotischen Episoden reagiert hatte (er entwickelte dabei intensive Todesangst und war davon überzeugt, von Heckenschützen erschossen zu werden), verlief die Kooperation sehr gut. Nach acht Sitzungen war die Entwicklung des Sohnes positiv und stabil. Wir dachten an den Abschluss der Gespräche. Als wir in fast gemütlicher Atmosphäre darüber redeten, die Therapie allmählich ausklingen zu lassen, empfand ich plötzlich eine intensive Panik und eine starke Angst davor, dass gleich irgendetwas Schlimmes passieren werde. Ich hatte aber keine konkrete Fantasie, was das sein könnte. Ich konnte zeitweilig kaum noch atmen. Nach kurzer Zeit bezog ich dies auf unsere Begegnung und erzählte der Familie davon. Ich äußerte die Vermutung, dass dies aufgetreten war, als wir über unsere „Ablösung" voneinander gesprochen hatten. Das bewegte den Sohn sehr, und er erzählte, dass es ihm eben früher ganz oft ebenso ergangen sei. Wir konnten nun sehr differenziert das Thema einer konstruktiven Ablösungsdynamik vertiefen. Der Sohn erlebte seine psychotischen Episoden viel deutlicher als kompetente Reaktion auf eine als gefährlich erlebte Ablösung. Ihm wurde auch deutlich, dass er dadurch Ängste auch der anderen Familienmitglieder mitgetragen hatte. Die Eltern und seine Schwester bestätigten dies. Dadurch wurde ein Prozess gegenseitiger Anerkennung und eines „Kontenausgleichs" angeregt, der im weiteren Verlauf sehr konstruktive Effekte ergab.

Nützliche Abwertungsimpulse beim Therapeuten

Therapeuten „geraten" besonders schnell in Vorstellungen, zu „wissen", was die „richtige Richtung" wäre, wenn ihre Klienten aus Interaktionssystemen kommen, in denen es Dominanz-Unterwerfungs-Muster gibt. Solche Impulse bei Therapeuten können auch als Chance genutzt werden.

In einer Familientherapie, in der das definierte Problem das selbstdestruktive Verhalten und ein bisher völliges berufliches Versagen eines 24-jährigen Sohnes war, reagierte ich immer wieder und immer häufiger mit heftigen Aversionsgefühlen gegenüber dem Vater. Dieser war als hochrangiger Manager eines großen Konzerns sehr erfolgreich. Er nahm fast die ganze Zeit unserer Sitzungen eine herablassende Haltung gegenüber dem Sohn, seiner Frau und seiner 22-jährigen Tochter, aber auch mir ein. Eine differenzierte Abklärung der Überweisungssituation ergab, dass die Idee zu Familiengesprächen von seiner Frau stammte, wobei diese wiederum den Empfehlungen einer befreundeten Arztfamilie gefolgt war. Dennoch zeigte sich der Vater sehr bereitwillig und begrüßte grundsätzlich die Chance der Sitzungen. Aber wann immer jemand aus der Familie etwas äußerte, was von seiner Position abwich, reagierte er abwertend. In seinen Kommentaren machte er deutlich, dass jeder, der einigermaßen vernünftig denken könne und über ein bisschen Kompetenz im Leben verfüge, doch schließlich wisse, wie es zu laufen habe und was das richtige Vorgehen sei. Die Art, wie er die allgemeine Definitionsmacht beanspruchte, empfand ich als höchst entwürdigend; trotz aller meiner inneren Versuche, mich wertschätzend in seine Welt hineinzuversetzen, stieg eine enorme Wut und auch Verachtung ihm gegenüber in mir hoch. Ich definierte ihn innerlich als rigiden, überheblichen Diktator, der mir zu eingeschränkt vorkam, um wertvolle „multikulturelle Vielfalts"-Angebote (besonders meine) nutzen zu können. Ich entwickelte Fantasien, ihn im „richtigen Moment" bei irgendeiner fragwürdigen Behauptung zu erwischen und ihn so bloßzustellen, dass er „zugeben" müsse, dass es viele wertvolle und gleichrangige Weltsichten gibt, und ihm so seinen anmaßenden Anspruch zu „zerschmettern". Dann besann ich mich darauf, dass ich damit zu kurz gekommene Bedürfnisse von mir widerspiegelte.

Mir wurde deutlich, dass hinter meiner Wut auf ihn meine Angst steckte, von ihm entwertet zu werden. Dadurch konnte ich wieder Kontakt aufnehmen zu einer altersregressiven Seite von mir, einem schutzbedürftigen Jungen, der unter Personen gelitten hatte, die autoritär „wussten, wie es wirklich richtig ist", und von denen ich mich als Kind beschämt und entwertet fühlte.

Ich erzählte von meinen Erinnerungen an solche Kindheitserlebnisse und davon, dass solche Erfahrungen in mir die Haltung angeregt hatten, am besten sollte man immer stark und unangreifbar sein. Daraufhin erzählte die Mutter, dass ihr Mann einen sehr unterdrückenden Vater gehabt habe und dass es ihm als Kind genauso ergangen sei. Ihr Mann habe aber daraus auch eine große Lebenskompetenz entwickelt. Dies alles bewegte den Mann sehr. Nach einigem Zögern begann er, selbst aus seiner Kindheit und Jugend zu erzählen. Sein Sohn hatte davon bisher nichts gehört und zeigte plötzlich große Anteilnahme für den Vater. Allmählich kam ein offener und anteilnehmender Austausch zwischen Vater und Sohn zustande. Der Vater verstand jetzt besser, dass sich sein Sohn mit seiner Verweigerungshaltung auch zu schützen versuchte, und dieser begriff, dass die vielen abwertenden Verhaltensweisen des Vaters mit der Erinnerung an seine schmerzliche Kindheitssituation zusammenhingen und er mit aggressiver Gegenabwertung als Schutzversuch antwortete. Mehr und mehr führte dieser Austausch dazu, dass sich die Mutter mit Vermittlungsversuchen zurückhielt, was die Männer in der Familie zu mehr eigenen konstruktiven Beiträgen veranlasste.

Kontextbezogene „Selbsterfahrung“ von Therapeuten

Meine eigenen Erfahrungen als Therapeut, die beschriebenen therapeutischen Prozesse und die Erfahrungen vieler Kollegen zeigen, dass gerade systemisch arbeitende Therapeuten gut daran tun, sich arbeitsbezogene Selbsterfahrungsprozesse zu gönnen. Die traditionelle Form der Selbsterfahrung für Therapeuten mit ihrem Fokus auf „Persönlichkeitsmerkmalen“ erscheint mir dabei aber wenig sinnvoll. Aus systemischer Sicht lässt sich jedes Persönlichkeitsmuster nur kontextbezogen verstehen, jedes wird jeweils auch nur kontextbezogen reaktiviert. Für eine optimale professionelle Kompetenz muss ein Therapeut vor allem seine Wahrnehmungsfähigkeit stärken für solche Muster, die er eben im Arbeitskontext aktiviert. Deshalb erscheint es mir sinnvoll, viele Interaktionsbeispiele aus der eigenen therapeutischen Arbeit zu beleuchten und die Klienten und ihre Beiträge als hypnotische „Anker“, d. h. wie Schlüsselreize, die als Einladungen wirken, zu verstehen und zu nutzen. Dadurch können Therapeuten die in diesem Kontext für sie typischen – bisher unwillkürlichen – Neigungen und Impulse besser verstehen und zu willkürlich beeinflussbaren und wählbaren umgestalten. So werden sie unabhängiger von den Beiträgen der Klienten und können ihre eigenen Tendenzen und Impulse als wertvolle Informationen für die therapeutische Kooperation und ihr eigenes Wohlergehen nutzen.

Teil II: Therapeutische Anwendungsfelder

Systemische und hypnotherapeutische Konzepte für die Arbeit mit als psychotisch definierten Klienten

Ergebnisse der Familientherapieforschung

Die Erforschung von Familiensystemen mit psychotischen *Indexpatienten* und *-patientinnen* (IP) war und ist ein zentraler Bereich der Familientherapie seit den 1950er-Jahren. Postuliert wird dabei von vielen Autoren und Autorinnen übereinstimmend, dass es in solchen Systemen typische, sich regelhaft wiederholende Interaktions- und Kommunikationsmuster gibt. Als besondere Charakteristika gelten:

1. Widersprüchliche Erwartungen, denen die IP ausgesetzt seien (z. B. durch die Eltern) und die zur Konfusion und schließlich zur Psychose führen könnten (Doublebind) (Bateson et al. 1956).
2. Unklare, verwirrende familiäre Kommunikation mit Leugnung von Konflikten (Pseudogegenseitigkeit) oder übertriebener und unechter Betonung von Konflikten (Pseudofeindseligkeit) (Wynne a. Singer 1965).
3. Unfähigkeit der Familien, einen gemeinsamen Aufmerksamkeitsfokus zu erhalten (Wynne u. Singer 1965), einhergehend mit psychosefördernder Verwirrung besonders beim IP.
4. Massive Verwischung innerfamiliärer und individueller Grenzen mit diffuser Kommunikation, bezeichnet als „kollektives kognitives Chaos" und als „undifferenzierte Familien-Ich-Masse" (Bowen 1978).
5. Der IP werde von seinen Eltern mystifiziert; diese beanspruchten z. B., besser als der IP zu wissen, was er wirklich fühle und denke (Laing a. Esterson 1964). Der IP unterliege einer starken Bindung auf der Ich-Ebene (Stierlin 1978).

Auch in den gegenwärtig sehr einflussreichen psychiatrischen Konzepten der so genannten psychoedukativen Ansätze und der „Expressed Emotions“ (Vaughn a. Leff 1976) werden familiäre Prozesse als Faktoren angesehen, die das psychotische Geschehen beeinflussen. Die Familienmitglieder, so die Aussage dieser Arbeiten, kommunizieren in so belastender, grenzüberschreitender und abwertender Weise miteinander, dass die IP dabei dekompensieren. Vom jeweiligen IP wird angenommen, dass er aufgrund seiner Disposition besonders vulnerabel ist und deshalb die massiven Konflikte seine Stressverarbeitungskapazität überschreiten und es zu seinem Zusammenbruch kommt (Zubin et al. 1977; Falloon et al. 1984).

Trotz vieler Unterschiede stimmen die genannten Familientherapiemodelle und die psychoedukativen Ansätze in dem wichtigen Grundverständnis überein, dass es sich bei den beschriebenen Prozessen um Pathologie und Defizit handelt. Von der früher vor allem im Individuum postulierten Störung wird nur übergegangen zum Postulat familiärer Störung und Unfähigkeit (bei den psychoedukativen Ansätzen wird dazu noch von der defizitären Disposition des IP ausgegangen).

Von der „Familienpathologie“ zur ressourcenorientierten systemischen Therapie und Hypnotherapie

Die jeweiligen Erklärungskonzepte implizieren auch mit ihnen konsistente Behandlungsstrategien. In der Tradition der Familientherapie war es entsprechend ein wichtiges Ziel, die familiären „Störungen“, die „Familienpathologie“, aufzuarbeiten und „gesündere“ Strukturen anzuregen. Im psychoedukativen Ansatz wird angestrebt: Überwachung regelmäßiger Medikation des IP, bevorzugt wenig Kontakt des IP zu Familienmitgliedern, die zum Stress beitragen; dazu viele Hilfen, damit der IP soziale Kompetenzen durch Üben erwerben kann, und Anleitungen, um bessere Problemlösungsstrategien und stressfreieres Kommunizieren zu erlernen (Falloon et al. 1984).

Pathologieorientierte Konzepte bergen eine Reihe von Nachteilen, die wiederum unerwünschte Konsequenzen nach sich ziehen (siehe dazu den letzten Abschnitt des Kapitels über *Sucht„-Krankheit“*).

Wir haben bisher noch in keinem einzigen Fall unserer klinischen Arbeit erlebt, dass tatsächlich die Lösungsressourcen bei den Beteiligten gefehlt hätten, auch wenn sie sich zunächst sehr geschädigt und unfähig gezeigt hatten. Will man diese Ressourcen aber wahrnehmbar für sich und andere machen, ist dafür erforderlich, dass Therapeuten spezifisch nach ihnen fragen und auch prüfen, in welcher Weise die so genannten Defizite wieder als Kompetenz verstanden werden können.

Die Situation des psychotisch reagierenden IP

Oft siedeln sich die späteren IP schon früh in ihrem Beziehungssystem in einer Position zwischen verschiedenen Parteien an, die sich in gravierenden Pattsituationen befinden.

Um der Qual des Patts zu entgehen, wird der spätere IP einbezogen, bezieht sich aber auch selbst aktiv als Dreieckspartner in dieses Patt ein (Triangulation); häufig wirkt er als Koalitionspartner (manchmal verdeckt) einer Seite. Manchmal wird er dafür unterschwellig oder offen privilegiert von den Koalitionspartnern; er soll zum positiven Gegenbeispiel der abgelehnten Seite werden, mit der Implikation, diese dabei abzuwerten. Nicht selten gibt es auch die Konstellation, dass sich der IP aufgerufen fühlt, als Ausgleicher, „Retter" beider Konfliktparteien zwischen diesen zu vermitteln, quasi in eine „Großelternfunktion" zu gehen.

Dann aber erfüllt der IP nicht die Parteinahmeerwartungen (auch hierzu dienliche Erfolgserwartungen) der koalierten Partei, sondern er erleidet eher „Misserfolge". Diese „Misserfolge" erweisen sich oft aber schon als verzweifelte Lösungsversuche, da der IP sich verdeckt doch loyal der offiziell abgelehnten Partei (z. B. einem Elternteil) gegenüber fühlt und verhindern will, dass durch seinen eigenen Erfolg dieser abgewertet würde. Die bisherige Koalitionspartei ist durch die „Misserfolge" so enttäuscht, dass sie sich emotional vom IP abwendet.

Die pseudoprivilegierte Beziehung zur bisherigen Koalitionspartei des IP verliert nun ihre Basis. Der IP fühlt sich betrogen; wenn Geschwister da sind, bekommt er oft auch noch Revanchereaktionen zu spüren, da diese sich früher zurückgesetzt fühlten und auf ihn neidisch waren (wichtige Anregungen zu dieser Beschreibung sind bei Selvini Palazzoli 1992 zu finden).

Wollte der IP beiden Seiten gleichermaßen gerecht werden, zeigen sich nun beide Seiten ihm gegenüber sehr enttäuscht, da er nicht einseitig zu ihnen steht.

Oft spitzt sich die Krise für die IP zu, wenn sie sich aufgrund ihres Alters und ihrer beruflichen Entwicklung vor die Aufgabe gestellt sehen, sich abzulösen.

Die IP erleben diese Situation als Dilemma. Weil sie sich betrogen und missachtet fühlen, empfinden sie oft archaische Wut auf die Eltern. Verbissen versuchen sie dann (manchmal bis zur Selbst- oder Fremdzerstörung), die Anerkennung zu erkämpfen, die ihnen ihrer Meinung nach vonseiten der Eltern zusteht. Dabei versuchen sie aber, die Anerkennung dadurch zu bekommen, dass sie die Eltern dazu nötigen wollen einzugestehen, was sie alles falsch gemacht haben.

Dies bringt wieder die Eltern in Dilemmata. Würden sie den IP Anerkennung auf diese Weise geben (eine andere Art würden die IP aber meist nicht anerkennen), so würden sie sich als schlechte, schuldige Eltern definieren. Das, so signalisieren sie deutlich, könnten sie nicht ertragen. Dies wieder macht den IP starke Schuldgefühle. So pendeln die IP zwischen Wut und Kampf einerseits und Schuldgefühlen andererseits, zwischen Impulsen, das Beziehungsfeld zu verlassen, und dem inneren Druck, unbedingt bleiben zu müssen. Ihr Bleiben erscheint ihnen nötig einerseits für die anderen, von denen sie denken, die bräuchten sie doch unbedingt, aber andererseits auch deshalb, weil sie das Weggehen als vernichtende Niederlage erleben würden, so als würden sie dann auf die ihnen zustehende Anerkennung etc. verzichten und sich ihre eigene Wertlosigkeit dadurch beweisen. Oft schwanken sie zwischen Grandiosität („Ohne mich geht gar nichts") und dem Gefühl völliger Wertlosigkeit, selbst meist noch ganz abhängig von den Beziehungspartnern. In quälenden inneren Suchprozessen entwickeln sie immer mehr Konfusion, quasi eine „Konfusionstrance", die ihre Aufmerksamkeit verstärkt weg von der „Konsensusrealität" hin in ihre innere Fantasiewelt lenkt.

Das psychotische Erleben als Induktion einer Problemtrance

Aus hypnotherapeutischer Sicht können psychische und psychosomatische Symptome als Ausdruck einer selbst induzierten Quasitrance angesehen werden. Dies gilt gerade auch für das Symptom psychotischen Erlebens. Als Tranceprozesse werden übereinstimmend solche Erlebnisweisen angesehen, bei denen das Unwillkürliche im Erleben vorherrscht. Wenn jemand seine Hand willkürlich hebt, gilt dies vielleicht als Gymnastik, aber nicht als Trancephänomen. Erlebt er aber ein unwillkürliches Höhergehen seiner Hand und seines Arms, so, als ob nicht er selbst, sondern „es“ sich wie von alleine hebt, wird dies üblicherweise als Trancephänomen definiert, zumal dann, wenn jemand direkt oder indirekt dazu passende Suggestionen angeboten hat.

Symptomprozesse werden von ihren „Trägern“ so gut wie immer auch als nicht selbst gesteuert, sondern als Erleben der Qualität „Es passiert“ (womöglich wie von alleine) wahrgenommen. Was dabei an aktiven Prozessen selbst mit dazu beigetragen wurde, um dieses Ergebnis zu erhalten, wird nicht bewusst registriert, sondern dissoziiert. So fühlen die IP sich eher als Opfer einer anderen gestalterischen Kraft (z. B. des herzlosen Partners, der Krankheit etc.). Die Symptome können also als äquivalent zum Ergebnis einer inneren Selbstinduktion verstanden werde, in der die IP sich selbst über ihre Fantasiebilder, inneren Kommentare etc. in den Symptomzustand hineinsuggerieren, allerdings meist vorbewusst, auf der Ebene ihrer unwillkürlichen Selbstregulation. (Zum Konzept, Symptome als Trancephänomene zu behandeln, siehe Schmidt 1987b, 1989b; Gilligan 1991.) Als besonders problemstabilisierend wirken dabei die unwillkürlichen, quasiautomatisierten Beiträge (Assoziationsmuster, innere Schlussfolgerungen, ideomotorische Verhaltensbeiträge etc.). Die Impulse, welche für die offiziell geltenden Wertesysteme nicht akzeptabel sind, werden ins Unwillkürliche dissoziiert. Von dort steuern diese Regungen aber das Verhalten; genau das wird aber schließlich als Krankheit oder Unfähigkeit definiert. So wird der Blick immer mehr verstellt für Erfahrungen, die Lösungspotenziale enthalten.

Gerade bei psychotischen Episoden erleben die IP oft stark den Aspekt des Ich-Fremden, Fremdgemachten etc. Die Dissoziation, die auch bei so genannten neurotischen Symptomen auftritt, dort aber noch relativ tragfähige Wahrnehmungsbrücken zur so genannten Konsensusrealität lässt, ist beim psychotischen Prozess viel stärker, bis hin (im Extremfall) zu einer fast völligen Abkoppelung von der Konsensusrealität.

Für die Therapie ist es wichtig, sowohl die Resultate (die Trancephänomene) in ihren Auswirkungen zu beleuchten, als auch die Selbstsuggestionen deutlich zu machen, die dissoziiert unterschwellig zu diesen Phänomenen führen.

Typische innere Selbstsuggestionen bei ihren Psychoseinduktionen, die die IP berichten, sind zum Beispiel:

„Ich muss allem völlig gerecht werden, sonst passiert Schlimmes, aber ich muss mich endlich eindeutig für und gegen was entscheiden (z. B. für Ablösung, Beruf, Erwartungen eines Elternteils). Tue ich das aber, passiert eine Katastrophe. Von mir hängt alles ab, ich darf deshalb nichts falsch machen, sonst bin ich schuldig. Aber eigentlich zähle ich nichts, bin wertlos."

Mit den Interaktionspartnern kommt es bei diesen Dilemmata oft zu gefährlichen Eskalationen. Auch sie kommunizieren verwirrend, was den IP veranlasst, sie zur Klarheit zwingen zu wollen.

Diese Dynamik kann zu völliger innerer Konfusion führen (nicht nur bei den IP, sondern bei allen Beteiligten) gerade dadurch, dass versucht wird, eine Lösung zu finden, die allen Widersprüchlichkeiten gleichzeitig gerecht wird (was möglich ist). Der dabei produzierte, immer schneller werdende Gedankenkreisel bewirkt, dass die Aufmerksamkeit der IP immer mehr nach innen gerichtet wird. Dies geht mit immer intensiverer Dissoziation von außen (von der „Konsensusrealität") einher.

Die „Konfusionstrance" resultiert aber nicht daraus, dass die IP etwa ungenügende kognitive Kompetenzen hätten, mit denen sie die Flut widersprüchlicher Informationen ordnen könnte. Im Gegenteil sehen wir jeweils, dass gerade die IP Interaktionszusammenhänge sehr gut erfassen und Unstimmigkeiten klar und kritisch beurteilen können. Dies bestätigen oft auch die anderen Systemmitglieder (z. B. in Familiengesprächen). Die IP sind auch oft diejenigen im System, die, wenn sie wollen, am klarsten kommunizieren können. Zur Konfusion kommt es nur deshalb, weil die IP im Prozess der Eskalation immer mehr dazu übergehen, ihre eigene klare Wahrnehmung abzuwerten und ihr zu misstrauen. Dies wieder tun sie, weil sie unterschwellig befürchten, sie würden es eventuell zum Beziehungsabbruch kommen lassen (den sie sich aber strikt verbieten), wenn sie ihrer Wahrnehmung weiter vertrauen würden.

(In der Therapie wird es deshalb zu einem zentralen Metaziel, die IP zu ermutigen, ihrer Wahrnehmung wieder mehr zu vertrauen, dabei aber differenziertere Schlussfolgerungen – das heißt dritte Wege zwischen Unterwerfung und Beziehungsabbruch – zu suchen.)

Schließlich finden die IP doch noch eine Lösung, die alle Widersprüche auflöst; sie finden sie in ihrem Wahnsystem. Dort mag die Welt manchmal sehr bedrohlich erscheinen (z. B. in einer massiven Paranoiaentwicklung). Aber: So schrecklich und belastend ein solches Erleben für die IP auch sein kann, sie haben wieder ein zumindest ihnen Sinn ergebendes Erklärungssystem. Dabei ernennen sie sich indirekt auch wieder zu der Autorität, welche die gültige Realität definiert. Hierbei lässt sich jemand, der gerade psychotisch reagiert, auch durch noch so stichhaltig geführte „vernünftige" Argumentationen nicht von seiner „verrückten" Realitätssicht abbringen. Denn für ihn würde das erst einmal die Aufgabe seiner Autonomie bedeuten.

Psychotisches Verhalten als beziehungsgestaltende Intervention und als Lösungsversuch

In seinem verwirrenden Beziehungsverhalten vermeidet der IP klare Beziehungsdefinitionen. Er versucht so, den als gefährlich eingeschätzten Entscheidungssituationen zu entgehen. Schon Haley (1963) wies darauf hin, dass jemand, der psychotisch kommuniziert, das, was er inhaltlich vermittelt, auf der Beziehungsebene wieder disqualifiziert.

Trotz ihres Leidaspekts wirkt diese Konfusion auch als Entlastungsversuch in Krisen. Denn wo niemand eindeutig erkennen kann, wer man ist, wo man steht etc., da kann man auch nicht verantwortlich gemacht werden oder ein bedrohtes Gleichgewicht zerstören oder durch eindeutige Positionen jemanden verletzen. Psychotisches Verhalten kann also als Lösungsversuch verstanden werden (im Sinne eines Sowohl-als-auch).

Auch die Phänomene, die in der Psychopathologie zum Beispiel als „Denkstörungen" beschrieben werden, können aus dieser Perspektive als aktive Leistung eines IP verstanden werden.

Diese Aussage bedeutet nicht, dass der IP sein psychotisches Erleben strategisch willkürlich einsetzen würde. Die Psychose ist mehr Ausdruck einer intuitiven, unwillkürlich-unbewussten Regulation.

Dass ihm dabei sein Erleben sogar als von außen gemacht erscheinen kann, hat auch zwei Seiten: Einerseits wirkt dies oft ängstigend auf den IP, andererseits definiert es die Verantwortung für sein Erleben auch nach draußen. Er kann aber damit nur noch wahrnehmen, welche Ergebnisse in der Beziehungsgestaltung zustande kommen, wenn man uneindeutig kommuniziert. Dies wieder stärkt meist die problemstabilisierenden Glaubenshaltungen und führt zu weiterer Uneindeutigkeit. Denn er kann nicht prüfen, ob eindeutigere Kommunikation nicht bessere Ergebnisse bringen würde, da er sie ja nicht nutzt.

Sein Verhalten wirkt sich aber nicht nur auf ihn selbst aus, sondern ist ein intensiver Beitrag zur Beziehungsgestaltung. Je mehr er uneindeutig wird und sein Erleben als fremdgesteuert definiert, desto mehr wirkt dies als Suggestion für die meisten Beteiligten, dass es sich um eine Krankheit handeln muss (also auch um ichfremden Einfluss). Die Fokussierung auf ein Krankheitskonzept wiederum bewirkt meist eine intensive Fokusverschiebung weg von den belastenden Ursprungskonflikten.

Zeigt ein IP psychotische Symptome, so bewirkt dies fast immer quasi automatisch eine abrupte Unterbrechung der Muster „normaler" Kommunikation. Wer psychotisches Erleben wahrnimmt, reagiert meist darauf, indem er seine Aufmerksamkeit auf dieses Verhalten richtet. Damit wird von anderen Themen weggelenkt. Dies kann so weit führen, dass eine Amnesie für das vorher Kommunizierte auftritt. Ging es dabei um brisante Themen, kann dies intuitiv als Entlastung erlebt werden und so als wichtiges Regulativ gelernt werden. Nicht nur die Wahrnehmung der Familien, sondern auch der Therapeuten kann dadurch massiv beeinflusst werden.

Beispiel 1: In einem Familiengespräch fragte ich den bis dahin völlig klar und kongruent kommunizierenden IP (35 Jahre) danach, welche Auswirkungen auf die Beziehung der Eltern zueinander es haben würde, wenn er wie geplant in eine therapeutische WG ausziehen würde. Der IP antwortete nicht direkt, zeigte sich aber plötzlich annähernd kataleptisch und keuchte schließlich heraus, er höre genau, dass die Russen kommen, mit Panzern (dies war noch vor der „Wende"), ob ich es denn auch hören würde. Für die nächsten zehn Minuten waren „die Russen" das zentrale Gesprächsthema. Erst dann merkte ich überhaupt erst wieder, dass wir vorher bei anderen Fragen gewesen waren, und mir fiel auf, dass nicht nur die Familie, sondern auch ich völlig den „roten Faden" verloren hatte. Als ich darauf den Bruder des IP fragte, ob denn „die Russen" in der Wahrnehmung des IP auch gekommen wären, wenn ich keine Fragen zur Beziehung der Eltern gestellt hätte, wurde diesem plötzlich klar, dass „die Russen" so gut wie immer kamen, wenn es um der Familie brisant erscheinende Themen ging. Die halluzinatorische

> Leistung, die Russen kommen zu lassen, wirkte wie die Intervention einer hypnotischen Konfusionstechnik mit dem Angebot einer strukturierten Amnesie.

So schrecklich die Sichtweise oft für die Familien ist, dass der IP krank im Sinne einer „endogenen Psychose" sein könnte, sie ermöglicht häufig auch eine Deeskalation der anderen Konflikte. So muss es nicht verwundern, dass nach der Verkündung der Diagnose „Schizophrenie" auch eine merkwürdige Form der Erleichterung oder Ruhe in den Familien zu beobachten ist („Closure" im Sinne von Scott 1976). Die durch die „Krankheit" entstandene Krisensituation bietet den bisherigen Konfliktparteien sogar oft die Möglichkeit eines Aufeinanderzugehens, einer Kooperation im Dienste des „Kranken" und damit einen Ausstieg aus den Kämpfen oder ihre Unterbrechung ohne Gesichtsverlust. Ist das Konzept „Krankheit" aber erst einmal „installiert", wirken leider oft viele Interaktionsbeiträge wie hypnotische Induktionen mit dem Ergebnis des Trancephänomens Dissoziation, wobei der „Ich"-Bereich des IP und der Krankheitsbereich dissoziiert werden. In den Bereich „Krankheit" wird dann alles, was nicht mit den alten Systemregeln kompatibel ist, hineingepackt und damit als fremdverantwortlich, also auch nicht als selbst gestaltbar, definiert.

Zur Rolle der diagnostizierenden Institutionen

Die beschriebene Dynamik hat eminente Bedeutung für den therapeutischen Prozess mit psychotischen IP. Sie macht verständlich, weshalb die IP sich oft zunächst hochambivalent und voller Widerstand gegenüber den therapeutischen Bemühungen zeigen. Auch dies erweist sich aber als Fähigkeit, wenn man bedenkt, was sie aufgrund ihrer Beziehungserfahrungen zunächst von Klarheit und eindeutig erkennbaren Kompetenzen halten.

Die Hinwendung zum Erklärungskonzept „Krankheit" stellt in ihrer Auswirkung ja einen Beitrag zur Abwendung bedrohlicher Krisen dar. Die „Krankheit" wird quasi zum Familienmitglied, welches die Verantwortung für Konflikte übertragen bekommt, die sonst direkt zwischen den Beteiligten ausgetragen würden.

Die Rolle der psychiatrischen Institutionen ist hierbei sehr wichtig. Denn meist sind sie es, die als Autorität zur Erteilung der Krankheitsetikette fungieren. Sie erhalten also in dem typischen Kampf darum, wer befugt ist, die „richtige“ Realität zu definieren, häufig eine Schlüsselstellung. Ihnen wird zumindest offiziell die Autorität zugeschrieben, „richtige“ (d. h. richtungsweisende) Aussagen machen zu können.

Die Defizitdefinitionen klassischer Psychiatrie haben noch in anderer Hinsicht Verführungskraft. Aus ihnen wird zum Beispiel oft gefolgert, dass in Krisen Klinikaufenthalte sinnvoll und notwendig seien. Dies führt dazu, dass die Familien die Psychiatrie als Konfliktregulator einbauen. Bei häuslichen Eskalationen werden Klinikaufenthalte von den Familien häufig als Entlastung und als Nähe-Distanz-Regulation genutzt, wobei zu Hause die alten Regeln beibehalten werden können (Schmidt 1986b,e; Weber et al. 1987).

Die üblicherweise angebotenen Pathologieerklärungen sind für die Familien unbewusst attraktiv, wirken aber wie eine hypnotische Induktion des Problemmusters.

Mit den „alten“, problemstabilisierenden Annahmen muss in der Therapie immer wieder Kontakt hergestellt werden. Ressourcenorientierte Therapeuten müssen dabei nicht nur mit dem Defizitglauben der Klientensysteme arbeiten, sondern auch mit den sie verstärkenden Sichtweisen der Institutionen; diese gehören also häufig zum für die Therapie relevanten System, ähnlich wie Familienmitglieder.

Therapeutische Interventionsmöglichkeiten

Direkte oder indirekte Trancearbeit? Problem- oder Lösungsorientierung?

So defizitär sie zunächst manchmal wirken mögen, unserer Erfahrung nach weisen die Familien praktisch immer alle Kompetenzen auf, die notwendig (die Not wendend) erscheinen. Aber: Wenn sich eine Familie und / oder der IP in einem Kontext wähnen, in dem sie eindeutige Zuschreibungen als gefährlich für sich ansehen, kommunizieren sie meist sofort wieder in der bekannten verwirrenden Weise.

Deshalb muss sehr sorgfältig darauf geachtet werden, dass die IP die Therapie als vertrauenswürdigen, ungefährlichen Kontext erleben können (siehe dazu den nächsten Abschnitt, *Therapeutische Metaziele*).

Des Weiteren sollte an Stelle einer einseitig problemorientierten Interviewführung eine lösungsorientierte Pseudoorientierung in der Zeit genutzt werden, das heißt Altersre- oder -progression in die erfolgreiche Zielzeit (Erickson 1980), und hierbei bevorzugt die lösungsorientierte Interviewführung (ohne direkte offizielle Tranceinduktion), wie sie unter anderem von de Shazer aus Ericksons Ansatz weiterentwickelt wurde (de Shazer 1985, 1988).

Hierzu ist es notwendig, dass Therapeuten von Anfang an konsequent nach Ausnahmen von Problembeiträgen und nach den Kriterien der gewünschten Lösungen fragen. Die Entwicklung der Zielsituationen kann gut als indirekt-suggestive Induktion genutzt werden. Viele Fragen danach, woran der IP (in Erlebnisdetails von Kopf bis Fuß und im Verhalten) erkennen würde, dass die gewünschte Lösung erreicht ist, bewirken eine willkürliche und unwillkürliche Fokussierung der Wahrnehmung des IP auf diesen gewünschten Bereich. Dadurch wird eine Bewusstseinsgestaltung in die Lösungsrichtung angeregt.

Wir ziehen die lösungsorientierte Pseudoorientierung in der Zeit in der Form vor, die nicht auf offizielle direkte Tranceinduktionen abzielt. Denn: Für IP mit psychotischen Mustern bieten sich zumindest für lange Strecken der Zusammenarbeit indirekte Fokussierungsangebote mehr an als direkte hypnotische Induktionsrituale. In der klassischen Literatur zur Hypnose wird häufig betont, dass Psychosen eine wesentliche Kontraindikation bezüglich Hypnose darstellen würden (z. B. Langen 1972, Schultz 1979). Argumentiert wird dabei unter anderem mit der Prämisse, dass psychotische IP als besonders ichschwach anzusehen sind und die regressiven Prozesse in Hypnose dies noch verstärken könnten. In dieser Allgemeinheit trifft dies aus ressourcenorientierter Sicht auf keinen Fall zu.

Das Kontraindikationsargument enthält dennoch einen wesentlichen Hinweis. Psychotisches Erleben kann, wie gezeigt, als massive Form eines regressiven Prozesses mit zunehmender Innenfokussierung und damit einhergehender Abkopplung von der sozialen Konsensusrealität verstanden werden. Tranceinduktionen, die früh einseitig zur Innenfokussierung und zur Regression anregen, stellen nicht im mindesten eine konstruktive Neuinformation für den IP dar. Sie verstärken im Gegenteil das Problemmuster. Dies spricht aber nicht gegen Tranceinduktionen allgemein, sondern nur gegen das einseitige Angebot klassischer Tranceriuale, bei denen der IP in passiv-rezeptiver Manier in primärprozesshafte (z. B. auch kataleptische) Bereiche eingeladen wird. Tranceinduktionen, die den IP seine aktive Selbststeuerungsfähigkeit, seine Beweglichkeit und seine Ich-Kompetenz erleben lassen, sind dagegen sehr hilfreich.

Therapeutische Metaziele

Alle systemischen und hypnotherapeutischen Interventionen zielen auf Musterveränderung ab: Musterunterbrechungen, Überladungen, Neuinformation ins Problemmuster auf den Ebenen des Verhaltens und der Bedeutungsgebung (Erickson u. Rossi 1978, Selvini Palazzoli et al. 1977b; Haley 1978a; Schmidt 1984). Dabei sollte der Fokus auf die Lösungsressourcen gerichtet werden.

Grundsätzlich sind zwei unterschiedliche therapeutische Zielrichtungen zu beachten:

Für die Arbeit mit den problemstabilisierenden Assoziations- und Verhaltensmustern gilt, dass vom Aspekt des unwillkürlichen Erlebens weg und hin zur willkürlicheren Gestaltung solcher Prozesse gearbeitet werden sollte. Die Problemmuster wirken ja als unwillkürlich-selbsthypnotischer Prozess. Das heißt, für das Problemerleben gilt: (Problem-)Tranceexduktion statt Induktion.

Dabei müssen psychotische Phänomene nicht vermieden werden. Dies würde eine ängstliche Beobachterhaltung begünstigen, bei der ständig darauf geachtet würde, ob man nicht doch etwas Psychotisches wahrnimmt. Es gibt aber kaum eine wirksamere Hypnoseinduktionsmöglichkeit als Angebote der Art: „Achten Sie nicht auf den blauen Elefanten, auf keinen Fall darauf achten" (siehe hierzu z.B. GEO 12/1989, S. 190).

Einstellungen wie diese stabilisieren die Problemmuster besonders stark.

Wesentlich konstruktiver ist es, Aufmerksamkeit dafür zu entwickeln, wie man jederzeit wieder aus einem unangenehmen Muster aussteigen kann. Diese Fragestellung bewirkt eine mehr ressourcenorientierte Fokussierung und begünstigt Erfahrungen eigener Gestaltungsfähigkeit. Werden dann wieder einmal psychotische Erfahrungselemente entwickelt, verändert sich auch ihre suggestive Bedeutung. Eine problemphobische Haltung bewirkt Amnesie für die eigenen Bewältigungspotenziale, aber Hypermnesie für die vergangenen als Misserfolg definierten psychotischen Erlebnisse und für Fantasien über ihre zukünftige Wiederholung.

Durch die Fokussierung darauf, wie man wieder aus dem Psychosemuster aussteigen kann, wird das psychotische Erleben zu einem Ressourcenanker, die Amnesie für die eigenen Potenziale wird aufgehoben, die eigene Steuerungsfähigkeit wird durch die psychotischen Elemente sogar geweckt. Denn die Reorientierungspotenziale (Ausstieg aus der Psychose) werden mit den beginnenden psychotischen Muster „verwebt“ oder verankert (Utilisation der Problemanker für eine Verwebung mit Lösungsressourcen).

Für den Bereich der gewünschten Lösungsressourcen gilt: Je unwillkürlicher sie verfügbar gemacht werden können, desto hilfreicher, schneller und müheloser sind sie wieder im Bedarfsfall im Alltag später für den IP verfügbar. Zur Unterstützung der unwillkürlichen Verfügbarkeit bieten sich auch Tranceprozesse an. Hierfür muss genau geprüft werden, und zwar vom Klienten, welche Induktionsangebote jeweils seine aktive Selbststeuerungskompetenz stärken können.

Als wichtige allgemeine Ziele für den Bereich der Lösungsressourcen kristallieren sich bei Befragung der IP meist heraus:

- Entwicklung von Sinn und Anerkennung für das bisherige (auch für das psychotische) Verhalten der IP.
- Stärkung des Vertrauens in die eigene Wahrnehmung und der Bereitschaft der IP, sich die Achtung ihrer Wahrnehmung wieder mehr zu erlauben.
- Konstruktiver und differenzierter Umgang mit der eigenen Ambivalenz (Entwickeln „dritter Wege“ zwischen Selbstabwertung und Beziehungsabbruch = „bezogene Individuation“ oder Autonomie, vereinbart mit Bindungskompetenz).
- Nutzung der Fähigkeit, unklar zu kommunizieren, in angemessenen Kontexten.
- Unterstützung von Verhalten der IP, mit dem sie sich klarer und mehr selbstverantwortlich in Beziehungen definieren (um die Perspektive zu stärken, dass sie in der Lage sind, Situationen auch mit klarer Position zu bewältigen).
- Therapeuten sollten nicht versuchen, die IP dazu zu bringen, ihre abweichende Weltsicht aufzugeben. Dies würde für die IP eine Wiederholung der familiären Kämpfe (es gibt nur eine „richtige“ Sicht) implizieren und würde nur zur Wiederholung ihrer alten Problemmuster einladen. Für die IP bewährt sich mehr, sie dabei zu unterstützen, dass sie (wie jeder andere Mensch auch) ihre eigene Sicht pflegen und dabei die Brücke

zum sozialen Konsens synchron bewahren. Dies kann auch heißen, sie unterstützend darin zu begleiten, wie sie ihre „Privatwelt" beibehalten können, die üblicherweise als psychotisch definiert würde. Da sie ohnehin nicht bereit waren, sie aufzugeben, sind diese IP eher dazu motiviert, gewissermaßen zweigleisig zu fahren nach dem Prinzip der doppelten Buchführung (welches allerdings in der klassischen Psychiatrie häufig pathologisiert wird). Spielt man mit ihnen aber in der beschriebenen Weise die „Folgekosten" einer offensiven Vertretung ihres Außenseiter-Weltmodells durch, sind sie oft erstaunlich stark motiviert, ihre Fähigkeiten wieder mehr zu nutzen, die zu ihrer Integration in die Konsensusgesellschaft beitragen.

Klärung des Therapiekontexts und der Rolle des Therapeuten und die Schöpfung eines kooperativen Kontexts

Psychotherapie mit psychotischen IP muss noch mehr als mit anderen Klienten sich selbst zum Gegenstand der Zusammenarbeit machen. Bearbeitet man die Beziehungsthemen eines IP, spielt sich auch dies in einem Kontext ab, der den Verlauf dieser Bearbeitung entscheidend bestimmt. Wir können nie wissen, wie ein IP „wirklich" ist, sondern nur, wie er sich uns als Beteiligten in unserem gemeinsamen Kontext zeigt (Kybernetik 2. Ordnung, siehe z. B. Keeney 1983). Alle Interventionen können nur dann konstruktiv wirken, wenn der IP den Kontext, in dem sie gegeben werden, als stimmig erlebt. Vor allen anderen therapeutischen Maßnahmen muss deshalb als erste Intervention der Therapiekontext stimmig gestaltet werden (und während der ganzen Therapie immer wieder neu auf Stimmigkeit hin geprüft werden).

Gehen wir von der Prämisse aus, dass auch bei einem psychotischen IP die Lösungsressourcen durchaus auffindbar, wenn auch bisher nicht ausreichend genutzt sind, wird Therapie in erster Linie zum Kontext, in dem der IP in der Kooperation Angebote erhält, die ihn ausreichend (intrinsisch) motivieren, seine Ressourcen zu nutzen. Deshalb ist die Klärung des Kontexts keineswegs nur die Vorbereitung für die „eigentliche" Therapie, sondern eine der wichtigsten Phasen in ihr überhaupt.

Wie an anderer Stelle bereits ausgeführt wurde, interpretieren Indexpatienten und Angehörige den Kontext „Therapie" oft (wenn auch nicht immer bewusst) als gefährlich. Denn nach ihrem Verständnis geht es dort darum herauszufinden, welches die Ursache für die Psychose war, das heißt für sie, wer schuld war. Therapeuten werden metaphorisch also als „Detektive" erlebt, der Kontext „Therapie" meist als Tribunal. Solange diese Kontextbedeutung bleibt, wählen die Familien und die IP ihre bewährten Vernebelungsstrategien aus. Wer definiert sich schon gerne klar in einem Tribunal, wenn man am Ende als Schuldiger mit entsprechendem Urteil herauskommen könnte? Unklarheit ist hierfür die klarste und angemessenste Lösung.

Therapeuten haben also als Erstes die zentrale Aufgabe, den Kontext mit den Klienten zusammen so zu gestalten, dass überprüfbar klar wird, dass die vermeintliche Bedrohung unbegründet ist und sogar eher Befreiendes aus einer Zusammenarbeit erwachsen könnte, eine Zusammenarbeit also sinnvoll sein kann.

Die Kooperation soll ja bestimmten Zielen dienen. Hier stellt sich die Frage, wer diese Ziele definieren sollte. Legt man eine Pathologieorientierung zugrunde, beantwortet sich die Frage quasi von selbst. Denn in der Pathologiedefinition werden ja implizit auch Maßstäbe für Nichtpathologie oder „Gesundheit" postuliert, und zwar mit der Hypothese, diese seien für alle Menschen gleichartig. Leider wird dabei meist der Definition der Pathologie (oder Abweichung) viel Raum gegeben, aber wenig Konkretes zu überprüfbaren Maßstäben für Gesundheit gesagt.

Da aber Allgemeingültigkeit postuliert wird für die Gesundheitsnormen, werden diese implizit zur Definitionsautorität der therapeutischen Ziele. Der Therapeut wird so indirekt zum Agenten der „Normalität". Da aber das psychotische Verhalten eines IP unter anderem auch als Abgrenzungsgefecht im Hinblick auf ebendiese Normalität verstanden werden kann (s. o.), sollte der Therapeut versuchen, sich von dieser „Agentenrolle" zu befreien. Sonst reiht ihn der IP in die Garde derer ein, welche er als vermeintliche Bedroher seiner Position bekämpft. Therapie wird dann für ihn auch zur Bedrohung. Selbst wenn er sie sehr wünscht, birgt sie für ihn dann die Gefahr, dass Besserung einer Unterwerfung unter die Bekämpften gleichkommen könnte. Dann wird der IP aber seine bewährten Muster auswählen, das heißt Scheinkooperation und unterschwellige Gegenregulation über Symptome, psychotisches Kommunizieren etc.

Zudem schaffen in der Einzeltherapie die Beteiligten meist zunächst wieder einen symmetrischen Kampfkontext. Die Angehörigen definieren den IP als „verrückt" und die Therapie als den Ort, an dem er endlich wieder zurechtgerückt werden soll, und zwar meist nach Kriterien, die ihren Vorstellungen entsprechen (sie verstehen sich als die Vertreter der „richtigen" Realitätssicht).

Beispiele 2 und 3: „Herr Doktor, ich hoffe so sehr, dass sie meinen Jungen wieder gesund machen", äußerte sich entsprechend zum Beispiel eine Mutter. Ihre Haltung ist verständlich und anerkennenswert. Sie will sicher nur das so genannte „Beste" für ihn. Der Junge aber (ein 30-jähriger Mann) erlebt seine Mutter, bei der er noch wohnt und von der er sich sehr abhängig fühlt, als die eigentliche „Ursache" seiner Misere. Er bezeichnet sie als „Hexe" und wirft ihr vor, ihn sein ganzes Leben lang gegängelt zu haben und ihm seine Autonomie geraubt zu haben. Die Zusammenarbeit mit dem Therapeuten wird so zunächst für ihn zur Wiederholung seines Grunddilemmas. Einerseits will er etwas dabei für sich erreichen; da er über ähnliche Normen der Vorstellung von „Gesundheit" wie die Mutter verfügt, erscheinen ihm den ihrigen ähnliche Ziele sinnvoll. Gleichzeitig aber sieht er in ihrer Verwirklichung den endgültigen Vollzug seiner Unterwerfung unter ihre Wünsche, was er mit allen Mitteln zu verhindern trachtet.

Eine 35-jährige IP, die wegen eines „paranoiden Beziehungswahns" und anderer als paranoid-schizophren diagnostizierter Verhaltensweisen mehrfach in stationärer Behandlung gewesen war und nun noch bei ihren Eltern lebte, kam zur Einzeltherapie. Als die Gespräche zunächst keinerlei Fort- oder Rückschritt brachten, fragte ich sie differenziert nach den Bedeutungen und Erwartungen, die sie und ihre Familie mit den Gesprächen verbänden. Es zeigte sich, dass es zu Hause oft massive Konflikte zwischen den Eltern und ihr gab, wobei der Streit meist darum ging, wer von beiden Seiten denn nun „das Problem und verrückt" sei. Die Streitigkeiten endeten häufig mit der Bemerkung der Eltern, die IP solle mir endlich ausrichten, ich solle sie wieder zur Normalität (aus der Sicht der Eltern) führen. Sonst müssten die Eltern schließlich doch Konsequenzen ziehen und die IP zum Auszug auffordern. Die angekündigten Konsequenzen wurden also immer wieder auf die Zukunft, wenn ich es endlich mit der IP geschafft hätte, vertagt. So blieb der Interaktionsbeitrag zum Problemmuster der Eltern immer wieder gleich. Die IP ihrerseits kam zu den Gesprächen mit der Erwartung, ich würde hier als Experte ihr das Zertifikat ausstellen, dass sie so, wie sie sich verhielt, ganz in Ordnung sei (also auch nichts zu verändern brauche), die Eltern aber das Problem seien.

Therapie kann unter solchen (sehr häufigen) Konditionen zum stabilisierenden Dreiecksfaktor (Triangulation) werden. Sie wird dann zum hypnotischen Faktor mit Suggestionen im Sinne von „Wir selbst verändern nichts und schauen gebannt auf den Therapeuten, dessen Angebote wir aber sofort ausbremsen sollten, denn wer was verändert an seinem Beitrag, beweist damit, er ist das Problem gewesen ...". Für die Konflikte zu Hause bekommt die Idee der Therapie die wichtige Funktion eines Abbrechpunktes bei Eskalationen (im Sinne Batesons). Eine Änderung zuzulassen, auch wenn sie für sie selbst hilfreich wäre, erscheint der IP dann zu brisant, da sie damit öffentlich zugeben würde, sie sei das Problem gewesen, sonst hätte sie ja nichts zu verändern gehabt.

Sie wäre unter diesen Umständen erst motiviert, in der Therapie selbst etwas zu verändern, wenn sie sich vorher etwas unabhängiger von der Meinung ihrer Eltern gemacht hätte (dies wäre also das erste Ziel in einer Kooperation).

Häufig bringt Therapie aber auch andere Schwierigkeiten für die IP, gerade, wenn Therapeuten familientherapeutisch orientiert sind im klassischen Sinne (mit der Sicht, die Familie sei „Herd der Störung"). In der Therapie wird dann versucht, den IP aus seiner Familie abzulösen (da diese ja als „krankheitsfördernd" angesehen wird). Dies bringt die IP in massive Loyalitätskonflikte. Sie verbinden Ablösung außerdem zunächst mit enormem Erwartungsdruck auf sie, so, als ob sie dann „immer alles alleine machen" müssten. Sie steuern dann dagegen, indem sie Symptomeskalationen erzeugen (bis hin zu Klinikeinweisungen, die den Kontakt zum Therapeuten unterbrechen).

Prozesse der Bedeutungsgebung für den Therapiekontext, wie hier beschrieben, werden aber selten von den IP selbst spontan berichtet. Die IP scheinen meist davon auszugehen, dass der Therapeut ohnehin eher auf der Seite der „Normalen" steht und sie deshalb keine faire, neutrale Reaktion von ihm zu erwarten haben. Der Therapeut sollte deshalb aktiv und strukturiert von sich aus eine systematische Klärung des gemeinsamen Arbeitkontextes durch Fragen anbieten.

Sehr wichtig ist es, zu klären, wer die Idee für eine Psychotherapie hatte. Häufig sind es bei Psychoseproblemen nicht die IP selbst, sie werden eher geschickt. Die Einstellungen der Beteiligten (Familien, IP, aber vor allem auch Behandler) zur Frage, ob Psychotherapie bei Psychosen (noch dazu eine eventuell hypnotherapeutisch orientierte Arbeit) möglich und sinnvoll ist, sind ganz anders als bei Problemen, die in unserer traditionellen Psychotherapiekultur als neurotisch definiert werden.

Der IP sieht sich hierbei in einer ganz ähnlichen Situation wie bei den Konfliktkontexten zu Hause. Die Meinungen sind völlig widersprüchlich, ebenso die Empfehlungen. Viele IP berichten, dass besonders biologisch-psychiatrisch orientierte Kollegen sie intensiv vor einer Psychotherapie gewarnt haben, zum Teil mit düsteren Prognosen; die Psychiaterin eines IP zum Beispiel: „Wenn Sie das tun, wird ihr schwaches Ich vollends zusammenbrechen; dort werden ja nur Konflikte aufgedeckt, die Sie nicht verkraften werden und die dazu führen werden, dass Sie in kurzer Zeit wieder Stimmen hören werden." Welche interessanten Formen von hypnotischen Suggestionen solche Kommentare enthalten, kann jeder hypnotherapeutisch Interessierte selbst eruieren.

Der IP erlebt sich dann aber wieder in einer Falle. Hat zum Beispiel ein gut meinender Elternteil (oder Arzt oder Bekannter) Psychotherapie empfohlen, der behandelnde Psychiater aber hat Bedenken, ängstigt dies den IP schnell; wie üblich entwirft er in seiner Fantasiewelt Schreckensszenarien, in denen er seine ihm wichtigen Beziehungen abbrechen sieht etc. Als besonders kompliziert erlebt er es meist, wenn ein Elternteil Psychotherapie gut findet, der andere aber nicht. Der Elternteil, welcher Psychotherapie ablehnt, versucht nicht selten, eine Koalition mit den pathologieorientierten Behandlern der Psychiatrie einzugehen. Erlaubt sich der IP dann eine effektive Kooperation in der Psychotherapie, rekonstelliert er seine altvertraute Zwickmühlensituation. Durch einen Erfolg, so seine Furcht, würde er ja jemand Wichtiges verprellen.

Es muss also eine Sicht entwickelt werden, die den IP ermutigt, seinen Erfolg unabhängiger von solchen Interpretationen zu sehen. Gelingt dies nicht, wird sich der IP klar ersichtliche (auch für ihn selbst) Erfolgsentwicklungen nicht erlauben.

Typische Fragen zur Kontextklärung sind zum Beispiel: „Wer ist auf die Idee einer Einzeltherapie hier gekommen?" Wenn dies nicht der IP selbst war: „Wenn ich Ihre Mutter (Vater etc.) fragen könnte, was würde sie gerne als Ergebnis der Therapie haben? Wenn Sie nach Hause kommen, woran würde Ihre Mutter ablesen, dass das von ihr von der Therapie Gewünschte herausgekommen ist? Wie würde sie reagieren, wenn Sie sich so verhalten würden, wie sie es wünscht? Was spielt sich denn in Ihnen ab, wenn Sie daran denken, dass Ihre Mutter diese Erwartungen hat? Nehmen wir an, Sie würden nicht in die Therapie gehen. Wie würde Ihre Mutter (Vater etc.) dann reagieren? Welche Auswirkungen in den Beziehungen zu Hause hätte das? Was, denken Sie, sollte ich (der Therapeut) nach dem Wunsch der Mutter (etc.) tun? Nehmen wir an, ich würde mich so verhalten. Wie würde sich das auf unsere Zusammenarbeit auswirken? Was würde sich ergeben, wenn ich mich nicht so verhalten würde? …"

Oft stimmen die vom IP angestrebten Ziele partiell mit den offiziell von den Eltern definierten überein. Dies erzeugt gerade Ambivalenz bei ihm. Dann sind Fragen nach den Auswirkungen eines möglichen Therapiererfolgs wichtig, zum Beispiel:

„Wenn die von Ihnen angestrebten Ziele in unserer Zusammenarbeit erreicht wären, was würde Ihr Vater (etc.) dazu sagen? Wie wäre das für Sie? Was löst die Vorstellung in Ihnen aus, dass diese Menschen dann Genugtuung empfinden könnten?" Häufig fantasieren die Klienten aber eher, dass jemand sehr belastet durch die Zielverwirklichung wäre: „Was läuft in Ihnen ab, wenn Sie davon ausgehen, Ihr Erfolg hätte so problematische Auswirkungen? …" Die Klärung solcher Dynamik bietet meist schon viele Chancen dafür, die Symptomatik des Klienten zu rekontextualisieren. Meist reagiert er nämlich bei der Betrachtung solcher Fragen verwirrt, resignativ, oder er zieht sich aus dem Kontakt zurück und antwortet vieldeutig. Kontextorientierte Unterschiedlichkeitsfragen bringen den IP oft schnell Informationen über ihre Gestaltungsmöglichkeiten und über Zusammenhänge, in denen die Symptomatik von ihnen aktiviert wird. Da die auftretende Verwirrung meist damit zusammenhängt, dass die IP eben nicht nur ihr eigenes Wohlergehen im Auge haben, sondern sich massiv Verantwortung für andere auferlegen, bietet sich an: „Wann reagieren Sie nach Ihrer Erfahrung mehr verwirrt – eher, wenn Sie viel Verantwortung für die Eltern übernehmen, oder eher, wenn Sie sich erlauben, die Eltern als selbstverantwortliche, mit Ihnen gleichrangige Wesen zu behandeln? Wie müssten Sie an mögliche Entwicklungen in der Zukunft denken, wenn Sie sich sehr verwirren wollten und schließlich in Resignation und Angst landen wollten? Wäre es dafür wirksam, die Eltern als völlig auf Sie angewiesenes hilfloses Bündel anzusehen oder was eher?" Die Klienten berichten dann oft schnell über ihre schweren Dilemmasituationen, darüber, dass sie sich als völlig hin und her gerissen erleben zwischen Wünschen nach Eigenständigkeit, aber auch Angst davor, dies selbst nicht zu schaffen, vor allem aber der Angst, dass sie verheerende Auswirkungen für andere auslösen könnten, wenn sie gut für sich sorgen würden.

Beispiel 4: Ein IP berichtete zum Beispiel, er sei bei seiner Großmutter aufgewachsen, weil seine Eltern sich getrennt und ihn dort untergebracht hatten. Er war der Großmutter sehr dankbar, war auch ihr Hauptgesprächspartner und „Seelentröster", gerade dann, wenn sie wieder mit dem Großvater heftige Streitigkeiten hatte (was sehr häufig vorkam). Als der IP mit 20 Jahren begann, sich für Frauen zu interessieren, warnte ihn die Großmutter beschwörend davor; Frauen, insbesondere ja auch seine Mutter (ihre Tochter also) seien alle Flittchen, und es würde etwas Schreckliches passieren, wenn er sich doch mit ihnen einlassen würde. Er begann dennoch eine Freundschaft, nach ca. vier Wochen bekam die Großmutter massive Herzrhythmusstörungen und blutige Durchfälle; außerdem klagte sie über Lähmungserscheinungen. Als dann seine neue Freundin den IP unter Druck setzte, sich für sie zu entscheiden und mit ihr in eine andere Stadt zu ziehen, reagierte er psychotisch. Seine Zukunftsfantasien hinsichtlich eigener Erfolgsschritte waren zu stark mit Schreckensvisionen verankert. Hätte der Therapeut einseitig das Ziel „Gesundung" des IP im Auge, würde der IP die Therapie als Faktor interpretieren, der zur Ablösung von der Großmutter und damit zu deren Lebensbedrohung beitragen wolle.

Klärt man solche Zusammenhänge, kann schnell Anerkennung für die große Loyalität der Klienten entwickelt und die Symptomatik auch schon in einen positiveren Bezugsrahmen gesetzt werden (z. B.: nicht Krankheit, sondern anerkennenswerter Lösungsversuch, um loyal sein zu können).

In aller Regel wird dann deutlich, dass den Klienten nicht gedient wäre, wenn man den zunächst offiziell von ihnen definierten Auftrag zur Basis eines Kooperationskontrakts machen würde. Denn er stellt eben meist nur die einseitige Repräsentation einer Seite der Strebungen der Klienten dar. Die gegen Auflösung der Symptommuster gerichteten Strebungen erscheinen zunächst dissoziiert und werden im bewussten Denken von den Klienten nicht als wertvoll angesehen. Würde der Therapeut den Auftrag annehmen, nur auf das Ziel „persönliches Wohlergehen des IP" hinzuarbeiten, würde er den Kontakt zu den symptominduzierenden Kräften im IP schnell verlieren. In dieser Zusammenarbeit müssen also differenzierte Zielvisionen miteinander erarbeitet werden; diese sollten eher eine konstruktive Balance zwischen Selbstständigkeitsbestrebungen des IP und Strebungen nach loyaler Verwobenheit (auch Abhängigkeitswünschen) berücksichtigen. Auch die Katamnesen unserer systemischen Therapie mit Familien mit psychotischen IP zeigen, dass *die*

IP eher schwierigere Verläufe zeigten, die schnell auf Unabhängigkeit hinstrebten, dies aber eher ein Überspringen der immer zu findenden Ambivalenz war; gelang es uns, eine ausgewogene Balance zwischen Ablösung und bleibender Bindung anzuregen, waren die langfristigen Ergebnisse sehr gut (Retzer 1991).

Auch die Ambivalenz oder das Misstrauen dem Therapeuten gegenüber sollte dabei nicht problematisiert werden, sondern als sinnvolle Abgrenzungskompetenz der IP utilisiert und anerkannt werden. Sich in einer Therapie einzulassen und konstruktiv zu öffnen bedeutet für IP aus „psychotisch" kommunizierenden Systemen meist auch eine Art Tabubruch, da ja die familiären impliziten Regeln eher untersagen, nach außen in einen wichtigen Kontakt einzutreten.

Metaphorische Interventionen für die Kontextgestaltung

Bei der Klärung der Therapiesituation können indirekt-hypnotische Strategien sehr hilfreich sein. Da die IP ohnehin meist hervorragende Imaginationspotenziale aufweisen (in ihrer Symptomatik kommt die ja kräftig zum Ausdruck), bietet es sich an, dies zu nutzen (Utilisationsansatz).

Der psychotische Prozess eines IP kann jeweils auch als Kommunikation verstanden werden, die viele metaphorische Elemente enthält. Ein entscheidender Unterschied zwischen einer „normalen" Kommunikation, die sich Metaphern bedient, und einer „psychotischen" ist hauptsächlich der, dass im „Normalfall" die Beteiligten sich darauf einigen, die Metaphern als „So-tun-als-ob"-Beschreibungen zu behandeln, die für etwas anderes stehen. Auf einer Metaebene werden die Metaphern also relativiert und nicht als die eigentliche Bedeutung der Kommunikation qualifiziert. Hierdurch kann man sich in schützender Weise von ihr distanzieren. Im psychotischen Prozess hingegen wird so getan, als ob die Metapher die eigentliche Wahrheit wäre, sie wird wortwörtlich als Realität genommen. Die Distanz zum Gehalt der Metapher (auch die Metaebene der Betrachter) wird aufgehoben, sie kann sich ganz unmittelbar und viel weniger gefiltert emotional auswirken. Die große Fähigkeit der Klienten zur metaphorischen Kommunikation kann nun für die Therapie gut genutzt werden, indem man sie zu metaphorischen Beschreibungen ihres Situationserlebens einlädt. Durch die Einigung darauf, dass dies eine sinnbildliche Beschreibung der Beteiligten ist, die miteinander „darüber" reden (nicht darin oder darunter), führt man automatisch eine Metaebene ein, die Distanz zum ängstigenden Erleben schaffen kann. Gleichzeitig können die Metaphern in ihrer Mehrdeutigkeit intensive Suchprozesse beim Klienten anregen (Erickson u. Rossi 1981; Zeig 1982; Lankton 1983; Rosen 1985) – besonders dann, wenn man die vielfältigen Implikationen einer Metapher hinsichtlich der in ihr enthaltenen Beziehungswechselwirkungen in ihren hypothetischen Variationsmöglichkeiten durchspielt.

Beispiel 5: Ein IP, der sich mehrfach (mit dem Ergebnis von Klinikeinweisungen) als Jesus erlebte und sich so in Beziehungen präsentierte, zeigte sich im Erstinterview sehr ängstlich, sprang häufig vom Stuhl auf und sagte: „Oh Gott, ich glaube, es beginnt wieder." (Dies immer dann, wenn ich ihn nach wichtigen Beziehungszusammenhängen fragte.) Er bat mich auch mehrfach, ihn unbedingt am Ende des Interviews in einer Klinik stationär unterzubringen.

Als er erwähnte, er habe das Empfinden, dass es überall an ihm zerre und er bald zerrissen werde, lud ich ihn ein, seine momentane Situation metaphorisch zu beschreiben. Ich fragte ihn, wer oder was denn wo und wie an ihm zerre. Nach einigem Zögern beschrieb er, dass seine Frau ihn nach vorne, seine Mutter nach links, sein Vater nach rechts, die ihn behandelnde niedergelassene Psychiaterin in seinem Heimatort nach hinten zerren würde. „Nach vorne" hieß in seinem Bild, seine Frau setzte ihn sehr unter Druck, wieder arbeiten zu gehen und „seinen Mann zu stehen", das heißt Verantwortung zu übernehmen und sich auch ihr gegenüber wieder selbstbewusst und durchsetzungsfähig zu zeigen. Die Therapie, so wurde dann deutlich, ging sehr auf die Initiative seiner Frau zurück. Aktiv in der Therapie an Zielen zu arbeiten, die zwar offiziell seine waren, vor allem aber von seiner Frau definiert waren, brachte ihn in eine Art „Sei-spontan"-Paradoxie; wäre er zum Beispiel dem Wunsch seiner Frau nachgekommen, sich gegen sie durchzusetzen, wäre er gerade dadurch ein besonders willfähriger „Junge" gewesen, der sich so gerade nicht gegen sie durchgesetzt hätte.

„Nach hinten" bedeutete, dass die Psychiaterin ihm gesagt hatte, er müsse noch monatelang krankgeschrieben bleiben, weil er noch zu geschwächt sei und sonst ein Rückfall zu erwarten sei. An beiden Seiten zogen die geschiedenen Eltern, jeder gab dabei dem anderen Mitschuld an der Psychose des IP, vor allem aber beschuldigten sie die Frau des IP (woran dieser nicht unbeteiligt war, denn bei der ersten Klinikeinweisung hatte er sie angerufen und erzählt, seine Frau sei eine Hexe und habe ihn auf betrügerische Art in die Klinik gebracht). Dann fragte ich ihn, wo denn ich in diesem Bild wäre, ob ich auch irgendwo ziehen würde.

Er berichtete, er sähe mich an der Seite seiner Frau nach vorne ziehen. Nach seinen Reaktionen auf dieses Gezerre befragt, schilderte er, er versuche verzweifelt, sich in keine Richtung zu bewegen, da sonst er zerrissen oder jemand abgerissen werden und ins Leere fallen könnte. Als ich ihn fragte, was dann passieren würde, wenn er nun in eine Klinik eingewiesen würde und wie man dies sinnbildlich beschreiben könne, ging ein erleichtertes Aufatmen durch seinen Körper. Die Klinik visualisierte er „oben", eher über sich und den anderen. In seinem Bild zog und hob ihn die Klinik aus diesem Getöse auf eine ruhigere Lichtung. Wir tauften die Klinik daraufhin gemeinsam in „Naturschutzgebiet" um, allerdings eines mit einem Kreuz, nämlich dem der psychotischen Ängste und den von ihm sehr verabscheuten Neuroleptika. Deutlich wurde auch, dass er jeweils bisher versucht hatte, zum Preis des Bewegungsverlusts, allen gerecht zu werden. Ich sagte ihm daraufhin, ich verstünde jetzt besser, weshalb ihm sein kluges Unbewusstes (therapeutische Verdinglichung) die Beschreibung „Jesus" geliefert habe. Er habe sich ja oft wie Jesus verhalten und sich für andere aufgeopfert, mit einem Quasikreuz als Ergebnis. Zunächst sah der Klient sich dieser Situation ganz ausgeliefert; er bemerkte, er wolle sich gar nicht mehr aufopfern, sehe aber keine andere Möglichkeit.

Um fest gefahrene Sichtweisen zu flexibilisieren, bietet es sich an, verschiedene hypothetische Alternativgestaltungen der metaphorischen Beschreibungen der Klienten gemeinsam zu entwickeln. Man erzählt quasi seine „Geschichte", die als Vorlage dient, mit unterschiedlichen weiteren Verläufen. Als Startvariation (nach der Problemmetapher) ist fast immer zu empfehlen, mit dem IP eine Vorstellung davon zu entwickeln, was seine Wunschlösung (im Bild der Metapher ausgedrückt) wäre. Je detaillierter diese Zielbeschreibung wieder ist, desto erlebnisnäher im Hier und Jetzt wird sie schon (indirekte Konversationstrance). Von diesem Lösungsszenario als Orientierungspunkt aus können dann diverse Alternativen durchgespielt werden, die dem IP mehr Optionen anbieten können.

Als ich so mit dem IP verschiedene Alternativen auch meines Beitrags durchspielte, konnte er bald selbst direkt und deutlich formulieren, welche Haltung von mir für ihn die hilfreichste wäre. Er definierte klar, dass er es am besten brauchen könne, wenn ich behutsam und ohne Erwartungen an ihn ihm als klärender Begleiter fungieren würde, der ihm helfen würde, allmählich herauszuarbeiten, wie er sich aus seinen Fesseln lösen könnte, ohne die Bindungen ganz abzuschneiden.

Die Induktion des „Wunsch-Unbewussten"

Neben indirekten können aber durchaus auch direkte Tranceinduktionen angeboten werden. Entscheidend dabei ist nur, dass sie nicht den Eindruck einer Fremdsteuerung erzeugen, wie dies bei klassischen Induktionen oft der Fall ist.

Die üblichen ericksonschen Angebote im Sinne von „Vertraue deinem gesunden, kreativen Unbewussten" etc. sind aber nicht von vornherein sinnvoll. Wenn jemand psychotisch reagiert hat und durch eine pathologieorientierte Sozialisation gegangen ist (Reaktion von Angehörigen, Psychiatrie etc.), hat er meist keine vertrauensvolle und stolze Beziehung zu seinem so genannten Unbewussten. Er orientiert sich entweder einseitig an seinem Primärprozess und wertet dabei die Konsensusrealität ganz ab; dann wären Angebote wie „Vertraue deinem Unbewussten" für ihn nur Aufmunterungen, sich noch mehr abzukoppeln vom sozialen Konsens. Oder er hat sich schon massiv dissoziiert und passt sich auf bewusster Ebene authentisch der sozialen „Normalität" an (wobei vorbewusst seine psychotische, verrückte und verrückende „Seele" dagegen ankämpft). Dann wird der IP eine sehr schlechte offizielle Meinung von seinem so genannten Unbewussten haben und immer verkrampfter reagieren, je mehr er zu Vertrauen in diese für ihn gefährlich, dschungelartig anmutende Instanz eingeladen wird. Die Erfahrung eines „vertrauenswürdigen, hilfreichen Unbewussten" sollte also erst einmal rekonstruiert werden.

Sie stärkt das Vertrauen in die eigene Wahrnehmung sehr und ist damit eine zentrale Änderung des psychotischen Musters.

Sehr gute Erfahrungen haben wir mit folgendem Modell.

Wir fragen in der beschriebenen indirekt-hypothetischen Art danach, ob der IP jemals Erfahrungen gemacht hat, die ihm deutlich bestätigten, dass er seinem Organismus (oder seiner „inneren Stimme" etc.) und seinem intuitiven Wissen mit Recht trauen konnte; ob er also erlebt hat, dass ihm die Achtung solcher organismischer Signale geholfen hat und sich sein damit vermitteltes intuitives Wissen als wichtige Hilfe für eine gute, konstruktive Abstimmung mit der Konsensusrealität bewährt hat. Bisher konnte noch jeder IP entsprechende Erfahrungen berichten.

Um diesen Ressourcenbereich noch zu stärken, laden wir die IP ein, in der gemeinsamen Konversation zu imaginieren, wie sie sich ihre „Wunschintuition", ihr „Wunschunbewusstes" oder die optimale „Teamarbeit" zwischen kognitiven und intuitiven Instanzen vorstellen. Diese Kreation einer imaginativen „Wirklichkeit" wird so detailliert als möglich auf allen denkbaren Erlebnisebenen und Submodalitäten durchgespielt.

Gleichzeitig machen die IP so wieder zunehmend mehr Erfahrungen, die ihr Vertrauen in ihre eigene Wahrnehmung stärkt; sie erfahren dabei auch, wie sie wertschätzenden Kontakt „nach innen" mit konstruktiver Beziehung „nach außen" verbinden können, ganz gelassen, locker und „wie von selbst". Die Abgrenzung über Psychose wird so indirekt durch konstruktivere Alternativen ersetzt.

Die Tranceinduktion kann vom IP als modellhafte Lernerfahrung für den Prozess „bezogener Individuation" (Stierlin 1980) verwertet werden.

Die „innere Prüfinstanz" (andere häufige Metaphern: „innere Stimme", „innere Goldwaage" etc.) des IP wird so zum autonomen Quasisupervisor der Kooperation zwischen Klient und Therapeut. Abschweifen, Irritationen oder Verwirrung des IP, Angst etc. können jeweils codiert werden als Barometer für zu wenig Rapport und Pacing. Der IP kann so permanent überprüfen, dass er selbst den Prozess der Kooperation weitgehend bestimmen kann. Der therapeutische Kontakt wird dadurch gefördert.

Rekontextualisierung des psychotischen Prozesses

Das psychotische Erleben wird von den IP und anderen meist so erlebt, als käme es wie von alleine, ohne sinnvolle Situationszusammenhänge. Die eigenen Beiträge dazu, die es erst konstituieren, aber auch die Interaktionsfaktoren, die die IP dazu einladen, erscheinen oft völlig dissoziiert. Solange noch keine Experteninstitution unseres Gesundheitssystems (oder besser Krankheitssystems) eingeschaltet ist, pendeln sie meist zwischen Erklärungen im Sinne von Böswilligkeit und Krankheit hin und her, nach Einschaltung von Experten fixieren sie sich meist auf Krankheitsmodelle.

Psychotisches Verhalten kann quasi gleichbedeutend gesetzt werden damit, das situationsspezifische Reagieren aus seinem konkreten Kontext zu reißen, es zu dekontextualisieren oder in einen bizarr und für die Beziehungspartner irreal erscheinenden Kontext zu stellen.

Die traditionelle, an Psychopathologie orientierte psychiatrische Diagnostik verstärkt diesen Prozess noch sehr. Viele meiner Klienten (oft mit langer Psychiatriekarriere) haben die diagnostischen Konstrukte der Psychiatrie schon übernommen und verwenden dafür fast immer Generalisierungen, zum Beispiel „Ich habe eine Psychose", „Ich habe eine Schizophrenie, eine schizophrene Erkrankung", „Ich höre Stimmen" ...

Beschreibungen dieser Art weisen alle Merkmale auf, die im so genannten Metamodell (Grinder a. Bandler 1975) ausführlich beschrieben sind. Alle denkbaren Situationsunterschiede werden dabei eingeebnet, der Aspekt zeitlicher Entwicklung fällt ganz heraus, jeder Kontextbezug fehlt.

Solche Etikettierungen wirken wie massive problemhypnotische Induktionen. Implizit wird meist Unveränderbarkeit, Chronizität, Unfähigkeit, Stigma etc. durch sie suggeriert. Dadurch erscheint der psychotische Prozess völlig verdinglicht, aus einem lebendigen, situationsbezogenen Gestaltungsprozess wird quasi ein „Ding", eine eigenständige Wesenheit, genannt „Psychose" (Schmidt 1985b, c; Simon 1990; Weber et al. 1987; Weber u. Simon 1988). Wird diese Wesenheit dann noch als Krankheit definiert, erscheint der IP noch mehr als Opfer, das Geschehen unveränderbar.

Eines der wesentlichsten Ziele systemischen Arbeitens ist es, den spezifischen Kontextbezug und den lebendigen Fluss interaktioneller Entwicklung wieder zu rekonstituieren. Systemisch gesehen, bekommt jedes Phänomen seine Bedeutung und Wirkung jeweils immer erst durch seinem Kontextbezug. Die differenzierte Beschreibung von Unterschieden in Beziehungspositionen, Situationsgestaltungen, Koalitionspraktiken etc. gehört dementsprechend mit zu den Hauptaufgaben eines systemisch geführten Interviews, ebenso die Auflösung des „betonierten" Krankheits- und Defizitkonstrukts.

Im systemischen Verständnis werden so genannte Charaktereigenschaften nicht als feste Strukturen und ihre Benetzung nicht als Aussagen über ein Individuum verstanden, sondern als Resultat eines hochkomplexen Interaktionsprozesses und als dabei entwickeltes soziales Realitätskonstrukt angesehen. Dies gilt auch für das Konstrukt „Psychose".

Der psychotische Prozess muss deshalb wieder in seinen Situationszusammenhang gestellt werden, wobei besonders auf differenzierte Beschreibung von Unterschieden in Beziehungssituationen und damit einhergehende unterschiedliche Bewusstseins- und Verhaltensergebnisse Wert gelegt werden muss.

Herausgearbeitet werden soll, wie Situationen gestaltet werden, die mit dem Resultat „Psychose" einhergehen, aber auch, wie Situationen gestaltet werden, die mit „gesünderem" Ergebnis einhergehen. Je mehr solche unterschiedlichen Situationen deutlich werden und einem detaillierten Vergleich unterzogen werden können, desto stärker kann das quasi betonierte problemstärkende Suggestivsystem „Psychosekrankheit" aufgelöst werden und der Fokus auf hilfreiche Ressourcen gestärkt werden.

Eine differenzierte Rekontextualisierung kann als die wichtigste therapeutische Aufgabe in der Arbeit mit psychotischen IP angesehen werden. Gelingt sie, wird damit schon das wesentlichste problemstabilisierende Muster, eben die verwirrende, Beziehungsdefinitionen vermeidende Dekontextualisierung, verändert; der therapeutische Erfolg steht und fällt mit ihr.

Für eine Rekontextualisierung werden viele zirkuläre Fragen gestellt, welche die Interaktionszusammenhänge beschreibbar machen (zum Konzept des zirkulären Fragens siehe z. B. Stierlin 1990; Schmidt 1985b, 1989c; Selvini Palazzoli et. al. 1981; Penn 1986; Tomm 1989).

Typische Fragen hierfür sind zum Beispiel: Wer definiert was, wann, auf welche Art als psychotisch? Wer sieht das anders? Wann, wo, wie, in wessen Beisein praktiziert der IP die so genannte Psychose? Welche Auswirkungen hat dies auf die Beziehungen? Wer reagiert wie darauf? Gibt es Unterschiede dabei bei Beteiligten? Wie wirken diese sich auf die Beziehungen aus? Wer hat für das Verhalten des IP welche Erklärungen? Welche Maßnahmen? Unterschiede bei Beteiligten? Wie wirken die sich aus? Wer rückt wem näher, wer geht in Koalition mit wem, wer steht gegen wen, wenn „die Psychose" auftritt? Wann reagiert der IP mehr so, wann weniger? Wie lassen sich Unterschiede dabei erklären? Wie wirkt es sich unterschiedlich aus, wenn der IP mehr oder weniger oder gar nicht psychotisch reagiert? Verhindert sein psychotisches Verhalten bestimmte anstehende Entwicklungen, zum Beispiel Ablösung, Änderung alter Koalitionen, Auseinandersetzung anderer? Welche Reaktionen des IP und anderer begünstigt eher psychosefreies Verhalten? Welche Auswirkungen hätte es, wenn dies mehr beachtet und gelebt würde? In welchen Beziehungen würde die kontinuierliche Nutzung dieser günstigeren Interaktionen welche Veränderungen bringen? Was würde passieren, wenn das Verhalten des IP nicht mehr als Krankheit, sondern als selbstverantwortliches Verhalten angesehen würde? Wer müsste was tun, damit der IP wieder mit psychotischem

Verhalten reagieren würde? Welche Lösungsversuche gab es bisher schon, welche davon haben welche Ergebnisse gebracht, für den IP, aber auch in seinem Beziehungssystem? Etc.

Beispiel 6: In der achten Sitzung sprach ich mit dem IP (31 Jahre alt) über seine hochsymmetrische Beziehung zu seiner Mutter. Bei ihr, sie war seit langem Witwe, lebte der IP. Er gab meist ihr alleine die Schuld an allen seinen Problemen, erlebte es aber als unmöglich, sich von ihr zu lösen. Seine Beschreibungen luden mich zu dem metaphorischen Vergleich ein, diese Beziehung komme mir vor wie die eines alten, hadernden Ehepaars. Der IP stimmte dem zu. Im weiteren Gesprächsverlauf äußerte er den dringenden Wunsch, nun endlich diese „Ehe" aufzulösen. Er traute seiner Mutter aber nicht zu, dass sie das verkraften würde; die Mutter aber, so berichtete er auf mein Fragen, betonte, sie sei jetzt in der Lage, die Ablösung des Sohnes gut zu verkraften, und sie wolle auch, dass sie endlich stattfinde.

Ich versuchte, ihn bei der Ablösung zu langsamen und behutsamen Schritten zu bewegen (viele Erfahrungen mit verdeckter Ambivalenz im Gedächtnis). Er bekundete aber seine Entschlossenheit zum Vollzug der Ablösung.

Drei Tage darauf rief mich der IP überraschend an. Bis dahin war er in unseren Begegnungen immer völlig klar und „gesund" aufgetreten. Nun konfabulierte er in höchst bizarrer Weise und wirkte sehr psychotisch am Telefon. Schnell stellte ich für mich den Bezug zum Kontext unseres letzten Gesprächs her. Ich versuchte dementsprechend, sein jetziges psychotisches Verhalten zu kontextualisieren. Ich fragte ihn, wie es sich auswirken würde, wenn er seiner Mutter und seinem behandelnden Psychiater gegenüber so auftreten würde. Ob die sein Verhalten als wichtigen Entwicklungsschritt auf dem Weg der Verselbstständigung oder eher als Zeichen von Krankheit werten würden? Der IP antwortete nach einigem Zögern, beide würden sagen, er sei wieder psychotisch. Der Psychiater würde versuchen, ihn wieder stationär einzuweisen. Nun fragte ich ihn, wie sich eine solche Einweisung denn auf das deklarierte Vorhaben der „Ehescheidung" von seiner Mutter auswirken würde; ob es diese beschleunigen oder verlangsamen würde? Er antwortete, nun wieder kognitiv sehr klar, aber widerwillig, es würde die Ablösung natürlich stoppen. Ich sagte ihm daraufhin, wenn er sich weiter psychotisch verhalte, würde ich dies als klare Entscheidung von ihm werten, die geplante Ablösung zu vertagen. Ich könne diese Entscheidung gut respektieren, würde es aber bedauern, dass er dafür einen Weg mit so hohem Preis auswähle. Für mich verändere dies auch deutlich seinen Auftrag. Sein jetziges Verhalten würde ich schon als Aufruf an mich werten, die Ablösung doch nicht zu forcieren, sondern langsam vorzugehen. Würde er gar in die Klinik gehen, hieße dies für mich auch, er

> wolle unsere Zusammenarbeit auf Sparflamme setzen. Darauf sprach der IP wieder sehr differenziert mit mir und meinte, wir sollten wohl doch noch einmal in Ruhe die Implikationen einer schnellen Ablösung bearbeiten.
>
> Im weiteren Verlauf reagierte er wieder völlig orientiert; nur einmal, als er wieder seine eigene Ambivalenz übersprungen hatte und mich verdächtigte, ich wolle ihn zu schnell in eine Berufsmaßnahme „schubsen" (was nicht meine Intention war), reagierte er wieder ähnlich. Auch dies konnten wir als Feedback und Handlungsanweisung an den Therapeuten rekontextualisieren, woraufhin das psychotische Verhalten wieder verschwand.

Nutzt man das psychotische Verhalten auf diese Weise, kann es sogar ein wichtiges Potenzial für die Zusammenarbeit werden. Dem IP kann so außerdem klar werden, dass er mit seiner Psychose in Beziehungen interveniert; die damit erlebbare beziehungsgestaltende Kompetenz kann wieder sein Selbstbewusstsein stärken. Sehr deutlich kann ihm so auch immer wieder in Erinnerung gerufen werden, zu welchen Beziehungs-„Kosten" er sich entscheidet in unserer Gesellschaft, wenn er den psychotischen Lösungsversuch auswählt, jedenfalls dann, wenn er ihn quasi veröffentlicht.

Nutzung der Dissoziationsfähigkeit des IP

Der psychotische Prozess weist ein hohes Maß an Dissoziation von den üblichen Konsensusrealitätsregeln auf. In keinem Fall habe ich es erlebt, dass ein IP auf Befragen nicht wusste, wie die üblichen Verhaltensregeln seien, deren Beachtung einen Menschen als „normal" ausweisen. In der psychotischen Phase dissoziiert der IP aber seine inneren Steuerungsinstanzen mehr oder weniger weitgehend von seinen eigenen Fähigkeiten, sich „regelkonform" zu verhalten und zu erleben. In der ericksonschen Arbeit versucht man, die Dissoziationsfähigkeit zu utilisieren (siehe auch oben, Abschnitt *Klärung des Therapiekontexts*). Gerade die im Symptomprozess zu beobachtenden Prozesse und Organisationsstrukturen können besonders gut für Lösungen genutzt werden (Gilligan 1991). Erlebt zum Beispiel jemand visuelle Halluzinationen, wird er wahrscheinlich besonders leicht Suggestionen für visuelle Erlebnisse umsetzen können; hört jemand Stimmen, wird er gut in der Lage sein, auditive Induktionselemente nutzen zu können; weist der Symptomprozess eines IP auf dissoziative Elemente hin, wird er gut auf das Angebot des Trancephänomens Dissoziation eingehen können (etc.). Die IP sind oft erstaunlich schnell bereit, in diesem Sinn zu kooperieren.

Für die therapeutischen Ziele muss diese Prozessfähigkeit aber inhaltlich anders als im psychotischen Prozess gestaltet werden.

Hierzu muss die obige Beschreibung noch ergänzt werden. Jedes Phänomen (wie z. B. Dissoziation) entwickelt sich im dialektischen Wechselspiel mit seinem Gegenpol. Im psychotischen Erleben wird nicht nur von den „Ich-Instanzen" dissoziiert, welche die kognitive und regelkonforme Verbindung zur sozialen Konsensuswelt erhalten. Zu dieser wird quasi eine kommunikative Grenze aufgebaut. Gleichzeitig wird massiv einseitig assoziiert, und zwar mit den primärprozesshaften Erlebnisbereichen; zu ihnen wird eine intensive Durchlässigkeit erzeugt, die Filterfunktionen können so weit aufgehoben sein, dass der Primärprozess als einzig „wirklich" gültige Wirklichkeit erlebt wird.

Therapeutisches Ziel sollte es also sein, den IP zu unterstützen, seine Dissoziationsfähigkeit wieder zu nutzen, um sich so vom psychotischen Erleben zu dissoziieren und um sich, wenn er das will, mit der Erlebnisweise der Konsensusrealität mehr zu assoziieren.

Neben der geschilderten Rekontextualisierung bieten sich für die direktere Arbeit mit dem psychotischen Prozess noch andere Dissoziationstechniken an. Die verschiedenen Strategien haben alle das gleiche Grundziel, nämlich dem IP eine Position außerhalb des psychotischen Prozesses anzubieten.

Metaphorisch kann man die IP die psychotische Situation so beschreiben lassen, als ob sie einen Film (etc.) gedreht hätten oder einer Filmvorführung (oder einem Konzert etc.) beiwohnen würden, sich dabei aber allmählich in den Film oder auf die Bühne hineinbewegt hätten, dann aber vergessen hätten, dass dies eine solche Vorstellung ist, und diese dann (quasi distanzlos) als einzig gültige Realität erleben. Die Klienten werden dann eingeladen, sich allmählich wieder von der Bühne weg- oder aus dem Film (etc.) herauszubewegen, auf einen gut gesicherten, behaglichen „Logenplatz", von dem aus das Geschehen mit Interesse verfolgt werden kann, wenn gewünscht, aber eben in einer Position gebührender Distanz.

Da die IP meist schon viele Misserfolgserfahrungen hinter sich haben, kann man zunächst selten direkt Rapport zu diesen Potenzialen der Person herstellen. Die gewohnte Denkhaltung der IP repräsentiert meist Minderwertigkeitsansichten über sich selbst und den starken Glauben an die eigene Unfähigkeit zum erfolgreich steuernden Umgang mit psychotischen Erlebnissen. Hilfe wird nur noch von außen fantasiert (z. B. Neuroleptika etc.). Auch dies verstärkt wieder den Glauben an die eigene Unfähigkeit. Die Instanz des sicher und klar beobachtenden „Ich" (diese Bezeichnung ist natürlich eine Verdinglichung), welches distanziert mit dem psychotischen Material umgehen kann, muss also erst wieder in den Fokus der Aufmerksamkeit gerückt werden.

Der IP wird zunächst danach gefragt, ob er es als sinnvolles Ziel ansehen würde, wenn er aus einer solch sicheren Beobachter- und Handlungsposition heraus auf kritische Situationen reagieren würde. Die Zielbestimmung sollte unbedingt von ihm kommen (Autonomie des IP sollte immer gewürdigt werden).

Stimmt er zu (was bisher in meiner Arbeit immer der Fall war), können alle Erlebnisse, die Elemente dieses Zielbewusstseins enthalten, für eine fokussierende Befragung genutzt werden. Dies müssen nicht unbedingt direkte Erfahrungen in Beziehungen sein, hilfreich sind z. B. auch Erlebnisse, in denen der IP ein aufwühlendes Fernsehspiel oder einen Film gesehen hat, aber in relativ distanzierter Haltung.

Bewährt haben sich hypothetische Fragen danach, woran der IP merken würde, dass er sich als klar und sicher und mit Überblick und Handlungsfähigkeit erleben würde, voll integriert in die soziale Konsensusrealität. Je konkreter solche Fragen angeboten werden, bis zu differenziertesten Details des Erlebens, desto schneller entwickelt der IP ein entsprechendes Erleben im Hier und Jetzt (Fragen als lösungsorientierte Einstreutechnik, vgl. oben, Abschnitt *Therapeutische Metaziele*).

Bevor ich diese Fragen stelle, lade ich den IP dazu ein, sich in das Erlebnismuster der „Wunschtrance" zu begeben (siehe oben, Abschnitt *Klärung des Therapiekontexts*), mit dem Vorschlag, sich seine hilfreiche Intuition als Imaginationshilfe zu aktivieren.

Wesentlich ist auch, auf Situationen zu fokussieren, in denen er schon relativierend und gut kompensierend mit psychotischen Erfahrungen umgehen konnte (solche lassen sich immer finden).

Imaginationen der hilfreichen Muster können also genutzt werden, um die Position des handlungsfähigen Beobachters, der den Überblick hat, zu etablieren. Hat der IP dieses Erleben entwickelt, schlage ich ihm vor, es sicher zu verankern. Hilfreiche Anker sind oft einige wohltuend tiefe Atemzüge, einige absichtliche Blinzelbewegungen, eine selbst durchgeführte einfache Berührung oder eine typische unauffällige kleine Geste des IP (z. B. eine Körperhaltung, die symbolisch die Ressourcenposition ausdrückt), die wie eine rituelle Erinnerung wirkt.

Weiter lade ich ihn ein, eine Erfahrung zu entwickeln (Bild etc.), welche eine sichere Kooperationsverbindung mit mir enthält (z. B. eine Sicherheitsleine etc.). Dies gewährleistet, dass unser Kontakt auch in eventuellen kritischen Momenten tragfähig bleibt. Da der IP ja im Problemmuster oft dazu neigt, aus dem direkten Kontakt auszusteigen, ist dies einerseits schon eine hilfreiche Modellerfahrung dafür, im sozialen Kontakt in kritischen Momenten angekoppelt zu bleiben, außerdem stärkt es andererseits die Kooperation und macht auch den Therapeuten sicherer, dass er „am Ball" bleiben kann.

Der IP stellt sich dann vor, wie er sich in einer sicheren Distanz sitzen, stehen etc. sieht. Er imaginiert also, wie er sich selbst (z. B. wie in einem Film) beobachtet. Diese Imagination dient dazu, eine wirksame „Pufferzone" zwischen dem Beobachter und seinem beobachteten Gefühlsprozess aufzubauen, damit ihn der Gefühlsprozess nicht überflutet und zum vorherrschenden Erlebnis wird. (Dieses Verfahren bewährt sich ja auch bei anderen Problemstellungen, z. B. bei der Revision kindlicher Traumata oder bei Therapie im Zusammenhang mit Missbrauchserfahrungen.)

Berichtet der IP, dass er sich „da drüben" so wahrnehmen kann und dabei noch kongruent seine sichere Beobachterposition hält, schlage ich ihm vor, sich nach und nach verschiedene Szenen anzuschauen, in denen er psychotisch reagiert hat.

Dabei kann es sinnvoll sein, die damit einhergehenden Situationszusammenhänge anzuschauen; dies immer dann, wenn man die Kontextbezogenheit und Sinnhaftigkeit der Symptomatik erfahrbar machen und daraus Suchprozesse ableiten will im Hinblick darauf, wie man in ähnlichen Situationen ähnlich wirksam kommunizieren könnte, aber ohne Symptomatik und Etikettierung (Visualisierung der äußeren Systemmuster).

Meist erweist es sich aber auch als wesentlich, die internale Dynamik zu beleuchten. So wird die Verfügbarkeit eigener Möglichkeiten zum Umgang mit der Psychose erlebbar.

Der IP sieht sich dann selbst, wie er in das psychotische Erleben „eintaucht" und was er im Einzelnen tut, sodass dies weitergeht.

Um dies plastischer zu machen, kann der IP eingeladen werden, die psychotischen Erlebnisinhalte auch in einem Bild zu imaginieren (z. B. Stimmen oder andere halluzinatorische Qualitäten szenisch im Bild darzustellen). Ein IP zum Beispiel visualisierte sich und dann Pfeile, die auf ihn im Bild zuflogen und ihn durchbohrten.

Je nachdem, wie massiv die Erlebnisse sind, sollte immer wieder Zwischenfeedback darüber eingeholt werden, ob der IP die Szene noch aus seiner sicheren Beobachterposition erlebt oder sich ins Bild hineinziehen lässt. Gibt es für Letzteres Anzeichen, schlage ich sofort vor, dass wir das Bild ausschalten, besser aber noch, dass wir es so weit wegschieben, verdunkeln, verkleinern, den Ton ausschalten etc. (Arbeit mit Submodalitäten, siehe z. B. Bandler 1988), bis es wieder in sicherem Abstand ist und der IP die klare, sichere Metaposition erneut einnimmt.

Meist gelingt dies recht leicht. Zeigen sich Schwierigkeiten, ermöglicht der Kontakt zum Kooperationsanker zwischen Klient und Therapeut wieder den konstruktiven Schwenk.

Die beschriebene Abweichung von der Beobachterposition stellt kein Problem dar, sondern bietet viele Chancen. Denn wenn es gelingt, die erlebte Bedrohlichkeit des Bildes wieder durch Änderung der Submodalitäten umzugestalten und zu einer sicheren Beobachterhaltung zurückzukehren, hat man schon genau das Muster erprobt, welches für den Ausstieg aus der Psychose hilfreich ist.

Wenn der IP eine erlebnisnahe „Psychoseszene" in der sicheren Distanz visualisieren konnte, schlage ich ihm vor, zunächst einmal dieses „Video" (Bühnenszene etc.) anzuhalten, den Beobachter davon wegrücken zu lassen und mit mir über die Szene zu sprechen. Dieser Schritt kommt einer fraktionierten Induktion im Sinne von O. Vogt gleich.

Wir überlegen dann, wie ein handlungsfähiger, kreativer Regisseur und Autor nun diese Szene weiter-„schreiben" und inszenieren könnte, sodass die nächsten Szenen zeigen, wie der Betroffene in der Szene mit diesem psychotischen Prozess anders umgehen könnte. Diesen Regisseur (er verfügt meist über das gleiche Erlebnismuster wie der klar gestaltungsfähige Beobachter) imaginiert der IP dann als Nächstes, so konkret als möglich. Zeigt der IP, dass er sich diese Gestalt stimmig vorstellen kann, platziert er sie an einem stimmigen Platz im Bild von vorhin. Dann imaginiert der IP wieder in seiner sicheren Beobachterhaltung die psychotische Szene, wobei dieses

Mal der „Regisseur" dem IP „dort" hilfreiche Anweisungen gibt, wie man mit dem bedrohlichen Geschehen umgehen könnte; hierbei steht der Regisseur quasi in „Funkverbindung" mit uns „hier", der IP (Beobachter) und ich sind die „Supervisoren" des Regisseurs und des (noch) leidenden IP „dort". Wir transzendieren den Problemfilm also in einen Lösungsfilm.

Meist gelingt es erstaunlich schnell, dass der (Beobachter-) IP berichten kann, wie sich eine neue, konstruktivere Lösung entwickelt.

Ist diese einigermaßen stabil etabliert, schlage ich dem IP vor, dass er mehrfach als Beobachter in das Bild „einsteigt" und nach kurzer Zeit wieder auf seine Beobachterposition zurückkehrt (indirektes Proben des Ausstiegs aus dem Problemmuster). Auch bei diesem Prozess installieren wir wieder Erinnerungsanker und Unterbrecher des Problemmusters, wie zum Beispiel eine kleine symbolische Geste für den konstruktiven Ausstieg oder einen angenehmen Summton dafür etc.

Die katamnestischen Befragungen ergeben meist, dass der IP in relativ kurzer Zeit akute psychotische Episoden, auf die er vorher panisch reagiert hat, nun nach kurzer Irritation selbst recht gut bewältigen kann. Jeder selbst gestaltete „Ausstieg" aber verstärkt sein Wissen hinsichtlich seiner Kompetenz und verbessert damit sein Selbstbild; dies wieder hat generalisierende Wirkungen auf viele Lebensbereiche.

Beispiel 7 (illustriert weitere typische Schritte; dargestellt wird der zusammengefasste Ablauf über mehrere Sitzungen): Ein 30-jähriger IP berichtet, er habe schon als Kind oft albtraumartige Erlebnisse (auch während des Tages) gehabt, welche ihm fürchterliche Angst gemacht haben. Seit seinem 19. Lebensjahr habe sich dies massiv verstärkt (neben diversen anderen Halluzinationen), und er sei dabei oft so panisch und verwirrt geworden, dass er mehrfach annähernd oder völlig kataton in die Klinik gekommen sei. Die Erlebnisse waren immer wieder ähnlich: Er glaubte, an einer Stelle in einem engen Raum zu sein, von der er sich nicht wegbewegen konnte, da eine sehr große Eisenkugel über ihm hin- und herpendelte. Diese Kugel hatte Ähnlichkeit mit den schweren, massiv eisernen Abbruchs-„Birnen", mit denen alte Häuser demoliert und abgetragen werden.

Er erlebte diese Kugel, welche an einer Eisenkette festgemacht war (wobei er nicht sagen konnte, woran diese festgemacht war), so, als ob sie real über ihm hin- und herschwingen würde. Er entwickelte bei diesem Erleben extreme Angst davor, zerschmettert zu werden. Wenn er versuchte, sich wegzubewegen, zum Beispiel in eine Ecke oder ganz an einer Wand entlang, erlebte er oft noch dazu, dass die Wände enger wurden, so, als ob sie sich zusammenschöben. Einen Ausgang konnte er nirgends entdecken. Die einzige Chance, die er in diesem Erlebniszustand noch sah, war es, völlig still und so flach als möglich am Boden zusammengekauert zu verharren, in der Hoffnung, dass die Kugel gerade noch hauchdünn über ihm vorbeischweben würde. Als ich ihn fragte, warum er denn zum Beispiel nicht aus dem bedrohlichen Feld wegrücken würde, berichtete er, dass um ihn überall Dunkelheit sei und er den Raum als sehr eng erlebe, ohne Ausweg.

Zunächst kooperierten wir wie beschrieben (Aufbau der Beobachterposition, Etablierung von „Sicherheitsleinen", Variationen der Distanz zum Problem-„Film" einschließlich der Festlegung des sicheren Abstands). Dann lud ich ihn ein, den bisherigen Bildablauf zu verändern.

Ich schlug ihm vor auszutesten, ob denn der unter der Kugel Liegende nicht wenigstens ans Ende der Amplitude der Kugel robben könnte. Er war über diese (für mich nahe liegende) Frage sehr verblüfft. Er war selbst noch nie auf diese Idee gekommen.

Dies zeigte für mich kein geistiges Unvermögen, sonder wies mich darauf hin, dass er sich im Bild in eine Altersstufe hineinbewegt hatte, in der ihm dieser differenzierende Blick auf die Situation noch nicht zur Verfügung stand. Ich bat ihn deshalb, zunächst wieder aus dem Bild auszusteigen. Wir besprachen gemeinsam, wie alt sich diese Person „da drüben" fühlen würde. Er sagte, die fühle sich wie circa fünf Jahre alt, dabei völlig alleine und verzweifelt. Die Schilderung dieses Erlebens war für uns beide sehr bewegend; es wurde deutlich, dass der IP bisher in seiner Verzweiflung meist nur mit Angst und schließlich mit mörderischem Selbsthass reagiert hatte, da er sich vorwarf, solche Angstgefühle zu haben. Ich fragte ihn, was ein solch verzweifelter kleiner Junge denn brauche; ob es ihm denn helfe, wenn er noch beschimpft würde? Wie alle IP, die ich kenne, wusste er sehr genau, was der kleine Junge brauchen würde; er hatte sich schließlich jahrzehntelang danach gesehnt. Er berichtete an dieser Stelle auch, er sehe sich jetzt als kleinen Jungen. Bisher hatte er in dem psychotischen Bild nie sich selbst gesehen, sondern war immer ganz fixiert auf das bedrohliche Pendel.

(Solche Wahrnehmungsprozesse, in denen ein IP den Kontakt zur Selbstwahrnehmung fast aufgibt und völlig außenfixiert wird, lassen sich bei psychotischen IP oft finden.)

Nun lud ich ihn ein, sich erst einmal eine Situation vorzustellen, in der der verzweifelte kleine Junge Besuch von seinem erwachsenen „Beobachter" bekam. Ich bat ihn auszuprobieren, wie es für den kleinen Jungen wäre, wenn der „Beobachter" (also der IP in seiner Erwachsenenkompetenz) tröstend, liebevoll und schützend mit dem kleinen Jungen umgehen würde. Nach anfänglichem Zögern begann der IP, ein Bild zu imaginieren, in dem der „Beobachter" den kleinen Jungen streichelte und tröstete. Der IP begann zu weinen, und in einer recht langen Phase der Sitzung lebte er diese tröstende Begegnung aus. Er berichtete dann, dass ihm klar geworden sei, dass er sich nach solcher Unterstützung schon als Kind immer sehr gesehnt hatte, sie aber nie bekommen habe.

Nach dieser tröstenden „Begegnung mit sich selbst" war der Kontakt dichter, klarer.

Ich schlug ihm vor, seinen „erwachsenen Helfer" mit in das Bild hineinzunehmen, damit er zum Beispiel vielleicht das bedrohliche Pendel anhalten könnte. Gequält berichtete sein „Beobachter" aber, dass dies nicht gehe, da der Raum, in dem der vom Pendel bedrohte „Kleine" verharre, wie eine ganz enge Zelle mit dunklen Wänden sei, da passe nichts mehr hinein.

Berichte wie diesen höre ich von IP relativ häufig, wenn man nur in ihrem vorgegebenen Bild bleibt. Zunächst ist es sinnvoll zu versuchen, Veränderungen im ursprünglichen Bild selbst anzuregen. Solche Bilder sind aber Wahrnehmungskonstrukte der IP aus ihrer Position im problemhypnotischen Kontext, in dem ihr Blickfeld eingeengt ist (Tunnelvision). So ist es nicht verwunderlich, dass Elemente des Problembilds, die ihnen als besonders bedrohlich und unveränderbar erschienen (und damit zu ihrem Opfererleben beitrugen), auch nach Einladungen des Therapeuten zunächst weiter als unbeeinflussbar erscheinen.

Da die „Horrorfilme" des IP nicht generell auftraten, sondern situationsspezifisch (dies ist immer so), empfahl sich eine Rekontextualisierung.

Als Beitrag dazu lud ich den IP also ein, mit mir quasi „über das Kuckucksnest zu fliegen", das heißt, sein Beobachter-Ich und ich schauten uns die bedrohliche Szene von oben an, so, als ob wir die Szene aus der Vogelperspektive betrachten würden (Metaebene). Hierbei schlug ich ihm vor, einmal zu schauen, was oder wer die Wände des engen, dunklen Raumes, in dem der bedrohte IP mit dem Pendel kämpfte, so eng und stabil mache. Nach längerem Suchen berichtete er, er sehe seine Mutter, seinen Vater und die Großeltern jeweils an einer Wandseite von außen schieben. Je mehr einer von ihnen schob, desto mehr schoben die anderen dagegen, was aber den IP jeweils immer mehr einengte.

Ich schlug ihm vor, auch zu beleuchten, wie denn das bedrohliche Pendel zum Schwingen komme, von wem oder was es bewegt werde. Auch hierbei dauerte es einige Zeit, bis er berichtete, er sehe zwar nicht, wer das sei, aber er höre immer wieder die Stimme des „Pendelschwingers". Diese sage immer „Du bist schuld, du bist schuld, du hast versagt, bald ist es aus …" und Ähnliches. Ich lud ihn ein, eine Gestalt, die noch am ehesten dazu passen würde, zu entwerfen. Er schilderte einen unglaublich wütenden älteren Mann mit ganz zornverzerrtem Gesicht.

Hierauf schlug ich vor, wieder aus dem Bild hinauszugehen und in einer wieder mehr kognitiv orientierten Besprechung dieser Interaktionen ihre Dynamik zu beleuchten (kognitive Metareflexion als fraktioniertes Modell für Ausstieg aus dem Problemmuster).

Es zeigte sich, dass dieses Bild das Muster eines hochsymmetrischen Kampfes widerspiegelte: Schon seit er denken konnte, so berichtete er, seien seine Eltern meist miteinander im Clinch gelegen, hätten auch oft über Trennung geredet, diese aber nie vollzogen. Bei diesen Streitigkeiten mischten sich auch die Großeltern (Mutter des Vaters und Vater der Mutter) oft ein, wodurch die wechselseitigen Abwertungen noch heftiger wurden. Nun wurde auch deutlich, dass der IP bevorzugt dann seine psychotischen Muster entwickelte, wenn die Eltern und Großeltern in symmetrische Kämpfe miteinander gingen.

Der Therapeut sollte dabei auch den eigenen Beitrag des IP sehr in den Fokus rücken. In diesem Fall zeigte es sich, dass der IP immer dann in die furchtbare Situation geriet, welche das Bild mit dem Pendel ausdrückte, wenn er sich selbst auferlegte, er müsse die Probleme lösen, welche die Eltern und Großeltern untereinander hatten. Schon als kleiner Junge glaubte er, wenn er nicht aufpasse, würde die Ehe der Eltern zerbrechen. Die psychotische Situation entwickelte sich immer dann, wenn er sich suggerierte, er sei schuld an der Misere der Familie, und alles würde zusammenbrechen, wenn er nicht sein Leben dafür zur Verfügung stellen würde. Er merkte also in unserem Gespräch, dass er selbst der war, der das Pendel bewegte und sich die orakelartigen Schuldzuweisungen gab.

Mittels zirkulärer Fragen lud ich ihn dann zum Vergleich von Situationen ein, in denen er auf Eskalationen psychotisch reagiert hatte, und solchen, in denen er sich ausnahmsweise aus dem Geschehen herausgehalten hatte. Dieser Vergleich ergab, dass die Eltern und Großeltern auch selbst zur konstruktiven Regulation in der Lage waren, wenn niemand für sie einsprang. (Dieses Vorgehen ist ein ressourcenorientierter Problem- / Lösungsvergleich.)

Es wurde also klar, dass sein psychotischer Lösungsversuch eine konstruktive Lösung ohne Psychose eher verhinderte.

Im weiteren Verlauf bearbeiteten wir seine Ambivalenz der Möglichkeit gegenüber, seine psychotische Position aufzugeben. Mit ihr verband er nämlich (wie viele IP) die Hoffnung, seine verdiente Anerkennung durch Eltern und Großeltern doch noch zu erzwingen. Als er sich von dieser Hoffnung mehr und mehr löste, kam er in Kontakt mit enormer Wut gegen Eltern und Großeltern. Metaphorische Interventionen (z. B. Dampfkochtopf als Beispiel für konstruktiven Umgang mit starken Energien etc.) unterstützten ihn bei der Entwicklung eines differenzierten Umgangs mit seiner Wut. Die Erfahrungen in unserer Kooperation halfen ihm auch dabei, mit seinen anderen halluzinatorischen Erlebnissen eigenständig erfolgreich umzugehen.

Eine sehr hilfreiche Dissoziationsmethode, die gleichzeitig eine konstruktive systemische Organisation anregt, besteht darin, die widersprüchlichen Strebungen des IP als innere „Teilpersönlichkeiten" zu imaginieren. Auch im Reframing-Modell des NLP oder in der Gestalttherapie symbolisiert man einzelne Strebungen als so genannte Anteile. Versucht man, mit psychotischen IP so zu arbeiten, dass man einen symptominduzierenden Teil im Sinne des Reframing-Modells für seine gute Absicht anerkennen will, löst dies oft sehr symmetrische Abwertungskämpfe der verschiedenen „Seelen" in der Brust des IP aus. Diese Dynamik ist vergleichbar damit, dass ein Therapeut in einer Familientherapie einseitig Partei für eine Seite ergreift. Im internalen System des IP kämpfen ja mehrere widersprüchliche Seiten miteinander; wird eine anerkannt, reagiert der IP so, als ob gegen seine anderen Seiten koaliert worden wäre.

Systemisch gesehen, besteht das Hauptproblem des IP nicht darin, so unterschiedliche Strebungen zu haben, sondern in dem gnadenlosen symmetrischen Kampf der unterschiedlichen Seiten gegeneinander. Gelingt es, den IP anzuregen, dass er mit seinen kontroversen Strebungen konstruktiver umgehen kann, wird aus den Widersprüchlichkeiten sogar eine Bereicherung. Eine ausführliche Beschäftigung mit den verschiedenen Anteilen in der Art des Reframing-Modells wird auch so komplex, dass der IP nur noch verwirrter würde (zum Reframing-Konzept siehe z. B. Bandler a. Grinder 1985).

Angeregt durch V. Satirs Idee der „Parts' Party", habe ich ein Modell entwickelt, das es erlaubt, mit der „inneren Familie" des IP eine konstruktive Konferenz zu führen. Die diversen widersprüchlichen Anteile werden symbolisiert als kontroverse Fraktionen eines „inneren Parlaments" oder einer „inneren Familie". Dann lade ich den IP ein, verschiedene Stile des Umgangs der Anteile miteinander zu vergleichen. Es zeigt sich meist schnell, dass die psychotische Symptomatik dann auftritt, wenn die Anteile immer schneller und härter miteinander kämpfen und dabei jeweils versuchen, einseitig die Macht zu bekommen, das heißt, als einzig gültige Sicht vom IP behandelt zu werden. Gelingt eine Konferenz mit mehr Koexistenzdynamik der Anteile, erweist sich dies als hilfreich.

Fast immer kämpfen die Anteile miteinander, wenn das „Ich" des IP sich einseitig mit einem von ihnen verbündet oder wechselnde

Koalitionen eingeht oder wenn sein „Ich“ sich ganz überfluten lässt von den einzelnen Anteilen.

In der metaphorischen Beleuchtung der Dynamik schlage ich dem IP dann vor, eine Konferenz zu imaginieren, in der er sich darauf konzentriert, dass die Konferenz der Anteile geleitet wird von einem klar strukturierenden Konferenzleiter, der fair dafür sorgt, dass jede Fraktion gehört wird, aber auch (wie z. B. ein richtlinienkompetenter Bundeskanzler) entscheiden kann, wenn Dissens auftritt. Der IP wird eingeladen, die Konferenz so zu imaginieren, dass er selbst jeweils der Leiter (z. B. auch Dirigent o. Ä.) ist, die diversen Anteile dann so platziert, dass eine übersichtliche Konferenzleitung möglich ist (vorher erlebt der IP oft Anteile als von hinten an ihm zerrend, ihn würgend etc., also schlechte Voraussetzungen für eine gute Konferenzleitung).

Dadurch, dass er die Anteile in gebührendem Abstand von sich positioniert, erlebt er oft sehr schnell Entlastung und Klarheit. Ihre kognitiven Ich-Instanzen werden zudem stark durch die Funktionssuggestionen für den Konferenzleiter unterstützt (Schmidt 1992a, b).

Die Psychose als Familienmitglied

Eine therapeutisch hilfreiche Rekontextualisierung und ressourcenfördernde Dissoziation kann auch metaphorisch genutzt werden. Dies stellt eine für die Klienten, aber auch die Therapeuten besonders schöne, spielerische und humorvolle Möglichkeit hilfreicher Zusammenarbeit dar.

Analysiert man die Beschreibungen der IP, aber auch die ihrer Beziehungspartner, so fällt auf, dass das psychotische Verhalten meist wie eine eigenständige Wesenheit beschrieben wird: „Meine Tochter ist so ein lieber Mensch, aber wenn die Psychose kommt …“

Das psychotische Verhalten wird nicht der Person IP selbst direkt zugeschrieben, sondern eher einer fremden Kraft, eben der Krankheit Psychose. Manchmal wird sie charakterisiert, als handele es sich um einen Dämon oder Ähnliches. Sie wirkt sich sehr konkret aus, genau so, als ob ein zusätzliches menschliches Mitglied in das System eintreten würde. Dabei erleben die Beteiligten dieses neue Mitglied häufig als stärker als alle anderen zusammen, als fürchterlichen Tyrannen. Der IP selbst erlebt die Beziehung zu diesem „Tyrannen“ meist als sehr ambivalent. Einerseits leidet er unter ihm, er fühlt sich von ihm vielleicht sogar völlig beherrscht. Andererseits teilt dieser Beziehungspartner „Psychose" zum Teil sehr aggressiv an die anderen im System aus, mit denen der IP in heftigem Clinch liegt und gegen die er auch oft massive Wut empfindet. Im Moment des psychotischen Erlebens aber erscheint ihnen diese Wesenheit meist als ihnen gegenüber übermächtig, sie fühlen sich von ihr überflutet, nicht sie (ihr Ich) bestimmen dann ihr Leben, sondern die fremde Macht „Psychose". Hilfreich ist entsprechend, wenn das Erleben wieder gestärkt werden kann, dass die Beziehung zur Psychose, auch die Distanz zu ihr, beeinflussbar ist und damit auch ihre Wirkkraft verändert werden kann.

Mit folgendem Vorgehen konnten wir sehr hilfreiche Entwicklungen bei den IP anregen.

Die Psychose wird, unter Beachtung der verschieden Submodalitäten, detailliert beschrieben, als ob es sich tatsächlich um ein Wesen handelte. Die Patienten wählen dafür unterschiedliche Gestalten aus, manche beschreiben sie als Mensch, viele eher als Fabelwesen, Tiere, Monster, Drachen etc.

Dann malen wir genau aus, wie das Auftreten dieses Wesens die Beziehungen (auch die des IP zu sich selbst) verändert. Dabei kann lokalisiert werden, neben wem, zwischen wem etc. die Psychose ihren Platz einnimmt und welche Auswirkungen dies hat. Wichtig dabei ist es, auch die Reaktionen der anderen (und des IP) diesem Wesen gegenüber zu beschreiben. Denn dadurch wird oft viel schneller als im rational orientierten Gespräch klar, welche Reaktionen gerade dazu beitragen, dass die Psychose überhaupt an Wirkkraft gewinnt. Wenn zum Beispiel ein IP merkt, die Psychose gewinnt dadurch die Überhand, dass er sich immer mehr zusammenkauert, wenn er sie wahrnimmt, und dass sie ohnehin viel eher kommt, wenn er sich anderen gegenüber vorher schon sehr klein gemacht hat, dann gibt ihm dies oft schon alleine viele Anregungen, was er tun kann, um sie zu vermeiden. Oder: Wenn er merkt, dass das „Psychosewesen" gerade dadurch so stark wird, dass er es immer wieder hinter sich stehen lässt und es schließlich auf seinen Rücken hüpft und ihn hetzt, kann er schnell erleben, welche erstaunliche Änderung es bringt, dieses Wesen vor sich hinzusetzen und dabei auch noch die Distanz zu ihm zu vergrößern (Arbeit mit Submodalitäten). Wenn ich dann noch dazu einlade, dass er das Wesen die gleichen Sätze, die es bisher (als Stimmen, die er hörte) in für ihn sehr ängstigender Weise zu ihm gesagt hat, nun einmal singen lässt, womöglich noch mit vertrauten, komischen Weisen, überzeugt die sofort erlebte Veränderung den IP viel mehr von seinen eigenständigen Gestaltungsmöglichkeiten als viele kognitiv orientierte Gespräche.

Dieses metaphorische Vorgehen bietet noch weitere Vorteile. Häufig versuchen wir ja, als wichtige Musteränderung, die Bedeutung der Symptomatik umzugestalten, zum Beispiel im Sinne von positiven Konnotationen (Ähnliches geschieht im Reframing-Konzept, siehe Grinder u. Bandler 1985). Viele Klienten akzeptieren aber dieses Angebot nicht. Sie bleiben dabei, dass die Psychose nur schlimm und eine Krankheit sei. Dies ist besonders dann der Fall, wenn ein IP aus einer Umdeutung schließen würde, er sei „schuld“ an der Psychose und an ihren leidvollen Auswirkungen, oder wenn er lange sehr unter ihr gelitten hat und dieses Leid noch sehr akut ist.

Bliebe der Therapeut dann bei seinen Reframing-Ideen, würde er nur die Beziehung zu den Klienten gefährden, niemandem wäre damit gedient. Beschreiben wir die Psychose nun metaphorisch, können wir dabei auch die Krankheitsdefinition akzeptieren und gleichzeitig utilisieren. Bewährt hat sich das Bild, dass diese fürchterliche Krankheit dann zwar ohne Zutun des IP kommt, mit ihrem Kommen aber Einladungen und Aufforderungen an den IP ausspricht. Nachdem ich dieses Bild angeboten habe, erzähle ich von anderen Klienten, die das Auftreten der Psychose auch nicht verhindern konnten, es wohl aber geschafft haben, die Einladungen dieses Wesens abzulehnen. Einladungen, ja sogar Befehle könne man schließlich annehmen oder ablehnen. Dann malen wir plastisch aus, wie der IP die Einladungen ablehnen könnte, aber auch, was er tun müsste, um sie wie selbstverständliche Verpflichtungen anzunehmen. Dadurch wird ihm oft schnell deutlich, was auch bisher schon problemstabilisierende Reaktionen von ihm waren und wie er sie vermeiden könnte.

Die Idee, man könne die Einladungen der „Krankheit“ ablehnen, haben wir als Team während eines Forschungsprojekts mit manisch-depressiv diagnostizierten IP entwickelt. (Zum Team gehörten F. B. Simon, H. Stierlin, G. Weber und ich.)

Mit dem Konzept der metaphorischen Familienmitglieder arbeite ich seit ca. 1980, ermutigt durch einige persönliche Anmerkungen von Milton Erickson. M. White hat ein ähnliches Vorgehen entwickelt für die Arbeit mit Problemen von Kindern, aber auch in seinen Therapien mit psychotischen Klienten (White u. Epston 1990; Tomm 1989). Die von ihm „Externalisierung" genannte Strategie weist viele Ähnlichkeiten mit den hier diskutierten indirekt-hypnotischen Dissoziationstechniken auf. White geht aber in einem für mich entscheidenden Punkt anders dabei vor. Er versucht, die Familienmitglieder zu motivieren, miteinander das externalisierte Problem zu bekämpfen. Er erzielt damit oft gute Erfolge. Aus meiner Sicht hat dieses Vorgehen aber den Nachteil, dass die eventuell sinnhafte, auch positive Seite des psychotischen Verhaltens nicht berücksichtigt wird. Wie schon deutlich wurde, kann es als Lösungsversuch in verzweifelter Zwickmühlenlage verstanden werden. Im psychotischen Verhalten sind in verdichteter und indirekter Form meist auch wichtige Informationen über wesentliche Bedürfnisse eines IP enthalten, die bisher nicht berücksichtigt waren. Bekämpft man die Psychose, ist die Gefahr groß, dass der IP unbewusst den Eindruck bekommt, man bekämpfte auch diese Bedürfnisse von ihm, die ihm dann auch wieder als tabu erscheinen. Das aber würde gerade wieder seine Tendenz stärken, sie verdeckt, quasi im Untergrund, auszuleben.

Wie sehr dieses fürchterliche Wesen in schillernder Weise auch andere, positive Seiten repräsentiert, lässt sich oft schnell erfahren. Im Rahmen der metaphorischen Darstellung des „Psychosewesens" lade ich die IP auch ein, hypothetisch durchzuspielen, dass das „Psychosewesen" in Situationen, in denen es bisher verlässlich erschien, plötzlich nicht mehr käme und auch noch ausrichten ließe, es würde von nun an nie mehr kommen, es würde „den Job kündigen". Sehr häufig reagieren die IP darauf gar nicht begeistert, sondern eher erschreckt, so, als ob eine wichtige Schutzperson verschwinden würde. Diese Reaktion macht es dann auch schnell möglich, die Psychose positiver umzudeuten und mit den IP in Ruhe durchzuspielen, was beachtet werden müsste, damit die wichtigen „Leibwächter"-Aufgaben der Psychose mindestens genauso wirksam von einem angenehmeren Muster übernommen werden könnten.

Deutlich wird mit diesem Konzept auch schnell, welche hypnotischen Suggestionen „die Psychose" für Beziehungspartner des IP enthält. Denn tritt sie auf, ruft sie diese Partner schnell auf, unwillkürlich anders als sonst zu reagieren, das heißt, sie entwickeln die entsprechenden Komplementärphänomene („Wesen") zum „Psychosewesen“. Diese Auswirkungen sollten in die systemische Befragung einbezogen werden.

Im Rahmen dieser metaphorischen Arbeit erweisen sich daraus abgeleitete symbolische Aufgaben, Rituale mit Symbolen oder Spielzeugfiguren, die die Psychose und andere metaphorische Familienmitglieder darstellen, als wichtige und hilfreiche Interventionen.

Die Konstruktion kleiner, lösbarer Probleme

Das psychotische Geschehen kann, wie gezeigt, als Antwort verstanden werden auf vom IP erlebte Situationen, in denen er vielen, zum Teil völlig widersprüchlichen Anforderungen gleichzeitig gerecht werden will. Das dabei verwendete Denkmuster des IP wird von ihm mit großer Wahrscheinlichkeit auf neue Entwicklungsschritte angewandt, auch auf solche, die im Prozess der Therapie angeregt werden. Will der IP zum Beispiel im Verlauf der Zusammenarbeit sich beruflich entwickeln, oder will er Kontakte zu Gleichaltrigen aufbauen (z. B. auch zu eventuellen Liebespartnern), kann man immer wieder beobachten, dass er dies als maximalistische Anforderung interpretiert und mit perfektionistischen Ansprüchen an sich zu lösen versucht. Dadurch werden solche Entwicklungsschritte aber zu ähnlich unlösbaren Problemkonstruktionen wie die, die den IP zur Psychose einluden. Dann erscheinen dem IP die selbst aufgestellten Anforderungsmaßstäbe als so überwältigend und die angestrebten Ziele als so weit entfernt, dass er schnell wieder jede Motivation verliert und in gewohnter Mutlosigkeit endet.

Mit der Bewältigung der Psychoseprozesse hört die therapeutische Kooperation also nicht auf, sie sollte unbedingt dadurch ergänzt werden, den IP dabei zu unterstützen, sich von solchen perfektionistischen, unerfüllbaren Zielvorgaben zu befreien.

Hierfür werden die bisherigen Lösungsvorstellungen dekonstruiert und in kleine, überschaubare Schritte unterteilt. Diese Schritte sollten handlungsorientiert definiert sein, dabei jeweils kurzfristig realisierbar und auch vom IP direkt überprüfbar (siehe dazu Schmidt 1992a; de Shazer 1990a; Dörner 1989). Nach meiner Erfahrung am besten sind weiter solche Zieldefinitionen, die Beziehungsaspekte enthalten. Zum Beispiel: „Was wäre ein nächster kleiner Schritt, den Sie im Verhalten ihrem Ausbilder in der Reha-Maßnahme gegenüber von heute an bis morgen Nachmittag umsetzen würden? Was wäre eine kleine Verhaltensreaktion von Ihnen Ihrem Zimmernachbarn gegenüber, zum Beispiel heute Abend und Ähnliches morgen, welche Ihnen wieder ein wenig mehr in Erinnerung ruft, dass Sie ihre Bedürfnisse klar und konstruktiv vertreten können? …"

Hierdurch wird dem IP immer wieder die Perspektive angeboten, dass viele kleine Schritte allmählich eine ganze Bergbesteigung ermöglichen und dass langsame Fortschritte keineswegs ein Zeichen für Impotenz oder Versagen sind, sondern als adäquate Erfolgsschritte verstanden werden können.

Besonders der Aspekt der handlungsorientierten Überprüfbarkeit unterstützt den IP, sein üblicheres Verhaltens- und Wahrnehmungsmuster zu transformieren, welches ja eher gekennzeichnet war durch viel Uneindeutigkeit und die Tendenz, sich nicht klar zu definieren, meist nicht einmal sich selbst gegenüber. Dabei muss allerdings besonders darauf geachtet werden, dass der Therapeut nicht der Versuchung erliegt (die hierbei nicht gering ist), selbst zum Überprüfer und Kontrolleur des Vollzugs der „kleinen Lösungsschritte" zu werden. Geht der Therapeut in eine Kontrolleurshaltung, schafft er dadurch schnell einen Kontext, welcher den IP einlädt, wieder seine psychotischen Interaktionsbeiträge abzurufen, denn diese wurden ja als effektive Gegensteuerungsmaßnahmen genutzt, wenn der IP sich „in der Ecke" fühlte („in the corner-lifestyle", White u. Epston 1990).

Die Überprüfbarkeit bietet eine wesentliche Informationshilfe für die Kooperation zwischen Klient und Therapeut. Berichtet der IP zum Beispiel, dass er die von ihm in der vorherigen Sitzung ja selbst definierten „kleinen Schritte" nicht praktiziert hat, kann der Therapeut dies als wichtiges Feedback für den momentanen Stand der Zusammenarbeit werten. Der Nichtvollzug der Schritte wird nicht als Versehen oder gar als Versagen gewertet, sondern als wichtiges Signal dafür, dass etwas Wesentliches noch nicht genug berücksichtigt worden war; genau dies herauszuarbeiten wird dann zum nächsten zentralen Schritt der Zusammenarbeit. Der Therapeut kann also jedes Ergebnis als Handlungsanweisung für sich verwerten; hat der IP die von ihm definierten kleinen Schritte umgesetzt, wird geklärt, ob das heißt, man könne weitere kleine Schritte entwickeln. Hat er sie nicht umgesetzt, wird gefragt, was dies übersetzt als Botschaft und indirekter Auftrag an den Therapeuten heißen könne. So wird vermieden, dass der IP unter Leistungsdruck gerät; der Therapeut kann zudem nah am momentanen Prozess des Klienten bleiben.

Der Aspekt der sozialen Kontrolle in der Beziehung zwischen Klient und Therapeut – Strategien für die Kooperation in der Akutphase und im stationären Kontext

Findet die Zusammenarbeit mit psychotischen Klienten im stationären Setting statt, impliziert dies erheblich andere Regelungen als im ambulanten Kontext. (Hier kann nur auf einige wesentliche Aspekte Bezug genommen werden.) Im ambulanten Kontext, jedenfalls dann, wenn die potenziellen Probleme des Überweisungskontexts berücksichtigt wurden und keine akut florierende Symptomatik vorliegt, kann von Freiwilligkeit der Zusammenarbeit ausgegangen werden. Dies wirkt sich auf die Verteilung der Verantwortlichkeit entsprechend aus. Der Therapeut übernimmt die Verantwortung für seine Angebote, der Klient wird behandelt als selbstverantwortliche und dem Therapeuten gleichrangige Persönlichkeit. Nur von dieser Basis der Kooperation aus ergibt der beschriebene Umgang mit den psychotischen Verhaltensweisen überhaupt Sinn; das psychotische Verhalten wird letztlich als Wahl, als Entscheidung (wenn auch nicht als willkürlich-bewusste) gewertet, damit auch als Entscheidung für bestimmte Auswirkungen. Dann ist es nur logisch, dass der Therapeut zum Beispiel auch detailliert mit dem Klienten durchspielt, was er tun müsste, um wieder eine Klinikeinweisung zu erwirken etc. (Auflösen der Unwillkürlichkeit, Quasi-Symptomverschreibung). Praktiziert ein IP wieder einmal psychotische Muster, wird ihm selbstverständlich Hilfe angeboten, wenn er dies wünscht, aber es wird viel Aufmerksamkeit darauf verwendet herauszuarbeiten, was ihn zu dieser Wahl eingeladen haben könnte. Die jeweiligen Folgen seiner psychotischen Wahl werden systemisch detailliert mit ihm durchgearbeitet, er wird aber nicht kontrolliert oder irgendwie reguliert dafür, es wird auch keinerlei Zwang ausgeübt.

Diese Regelung kann aber auch ambulant nur so lange aufrechterhalten werden, wie das Verhalten des IP nicht selbst- oder fremdgefährdende Implikationen hat; das jeweilige Unterbringungsgesetz, dem der Therapeut unterliegt, hat dafür klare Definitionen, auch für die Rolle des Therapeuten, der im Falle der Gefährdung Verantwortung für den Klienten zu übernehmen und Kontrollmechanismen wie zum Beispiel Klinikeinweisung in Gang zu setzen hat. Der therapeutische Kontext wird dann vermischt mit dem Kontext sozialer Kontrolle, dieser hat dabei erste Priorität. Bis die Belange sozialer Kontrolle berücksichtigt sind, hört der Therapeut auf, ob er will oder nicht, in der Rolle des Therapeuten zu sein, er wird zum Sozialkontrolleur. Im therapeutischen Kontext vermeidet es der Therapeut gerade, den IP zu etwas zu nötigen oder womöglich gegen seinen Willen zu etwas zu bringen. Im Kontext sozialer Kontrolle muss der Therapeut den IP direkt zu etwas bringen, nämlich dazu, selbst- oder fremdgefährdendes Verhalten aufzugeben oder, tut der IP es nicht, entsprechenden Zwang einzuleiten.

Im stationären Kontext wirkt sich diese Kontextvermischung ständig aus. Die Position des Therapeuten wird dadurch zumindest zweideutig, ja sie weist strukturell die gleichen Widersprüchlichkeiten auf, die der IP in seinem familiären Umfeld in den Positionen der Eltern wahrgenommen hat. Würde der Therapeut versuchen, eine Haltung einzunehmen, die die Verhaltenswahl des IP jeweils ganz respektiert, könnte er dies spätestens dann nicht mehr durchhalten, wenn der IP die Regeln des sozialen Konsenses durchbricht. Dann muss er reglementieren oder ist zumindest Teil des reglementierenden Systems. So zu tun, als ob er damit nichts zu tun hätte (z.B. dadurch, dass die soziale Kontrolle von Teamkollegen ausgeübt wird), trägt nur zur Mystifizierung bei und ist gleichgestaltig zur psychotischen Kommunikation des IP, wenn dieser sich nicht klar in Beziehungen definiert.

In der Rolle als Therapeut könnte der Therapeut das Verhalten des IP zum Beispiel positiv konnotieren, als Sozialkontrolleur müsste er im nächsten Moment Zwangsmaßnahmen dagegen anwenden oder die Symptome mit Neuroleptika zu unterdrücken versuchen. Neuroleptikagaben aber wirken in ihrer üblichen Bedeutungsgebung als intensive Defizitsuggestionen; sie werden ja mit der Annahme gegeben, dass der IP ohne ihre Hilfe nicht mit seinen Symptomen konstruktiv umgehen könne. Die Kompetenz dafür, die Symptome zu meistern, wird also den Medikamenten und nicht dem IP zugeschrieben. Die Symptome werden suggestiv als Pathologie definiert. Dies ist eine der hier beschriebenen Ressourcenarbeit völlig entgegengesetzte Kommunikationsrichtung. Gibt ein Therapeut also Neuroleptika und lässt die traditionelle Bedeutungszuschreibung der Medikamente bestehen, macht er seine Ressourcenarbeit geradewegs wieder zunichte. Die Handlungen des Therapeuten und gleichzeitigen Sozialkontrolleurs wirken dann wie eine intensive Konfusionstechnik.

Viele therapeutisch orientierte Kollegen im psychiatrischen Kontext leiden unter ihrer Doppelrolle. Sie versuchen dadurch mit ihr klar zu kommen, dass sie die (von ihnen innerlich abgelehnten) Sozialkontrollmaßnahmen, deren Durchsetzung die Gesellschaft und die Institution von ihnen verlangt, nicht als solche definieren wollen. Sie versuchen dem Patienten zu vermitteln, solche Interventionen seien als therapeutisch notwendige Schritte zu seinem Wohle zu verstehen. Der Patient erlebt dies aber ähnlich dem, wenn er sich zu Hause Unterwerfungsversuchen ausgesetzt sah, diese aber als sein Bedürfnis definiert und damit mystifiziert wurden (z. B.: „Wenn du wütend auf Mutti bist, meinst du das ja gar nicht so, in Wirklichkeit zeigst du Mutti damit, dass du von ihr besonders gesagt bekommen willst, was du zu tun hast …"; „Ich will, dass du ins Bett gehst, aber nur, weil ich weiß, dass du müde bist, auch wenn du selbst dies nicht merkst …"). Die Sozialkontrollmaßnahmen erlebt der Patient eben nicht als etwas zu seinem Wohl Geschehendes, sondern als ihm aufgezwungene Beherrschungsaktionen. Dies gilt häufig auch für die Medikamentengabe.

Um die Frage, ob der IP Medikamente einnehmen soll, gibt es, besonders in akuten Phasen, in den betroffenen Familien oft heftige Kämpfe. Der IP vertreten dabei die Meinung, ihre Realitätssicht sei richtig, eher die anderen seien das Problem; deshalb sei nicht einzusehen, warum er Medikamente nehmen sollte. Würde er dies tun, würde ihm die Einnahme als Unterwerfung erscheinen, er würde seiner Ansicht nach dann seine ihm berechtigt erscheinende Weltsicht verraten. Die Angehörigen wieder werten die Weigerung des IP als Beweis seiner wieder zunehmenden Krankheit (Schmidt 1989a; Simon u. Weber 1992).

Therapeuten können andererseits auf solche Maßnahmen wie zum Beispiel Medikamentenverordnung oder Verlegung auf geschlossene Stationen nicht verzichten, wenn sich der IP in regelverletzender Weise verhält, da sie sonst die Aufträge missachten, für die sie bezahlt werden und zu denen sie gesetzlich verpflichtet sind. Verhält sich der IP also regelverletzend, bringt er den Therapeuten damit in eine Situation, die seiner psychosefördernden Zwickmühlenposition in seinem Bezugssystem ähnlich ist.

Während meiner Tätigkeit als Stationsarzt in der Psychiatrie erlebte ich selbst einige Male, wie schwierig dies für den Therapeuten werden kann. In einem Fall zum Beispiel konnte ich in einer Familiensitzung dem noch stationär verweilenden IP mit viel von der Familie berichtetem Material sein psychotisches Verhalten als sinnvoll und als anerkennenswerten Dienst für die Familie konnotieren. Zwei Tage später bekam ich aber heftigste Vorwürfe vom Pflegeteam (mit Recht), denn der IP hatte sein psychotisches Verhalten auf der Station wiederholt, dabei ein Bett anzuzünden versucht und danach den Pflegern mitgeteilt: „Dr. Schmidt hat doch gesagt, mein Verhalten sei sehr anerkennenswert ..."

Diese Zwickmühle kann aufgelöst werden, sie kann sogar als Modellerfahrung dafür, wie Regelungsprozesse in unserer Gesellschaft organisiert werden, in der Zusammenarbeit genutzt werden. Der Therapeut muss dafür dem IP gegenüber eindeutig seine beiden widersprüchlichen Rollen definieren und ihm auch klar mitteilen, welche Priorität er ihm gegenüber im Zweifelsfalle setzen wird, nämlich die, zuerst dem Aspekt sozialer Kontrolle gerecht zu werden, wozu er verpflichtet ist. Beste Erfahrungen habe ich (wie viele Kollegen, die sich auf meinen Vorschlag hin ähnlich verhalten) mit folgender Haltung.

Zunächst wird dem IP klar vermittelt, welche Regeln in der Institution gelten, zum Beispiel, was erlaubt und nicht erlaubt ist, aber auch, was üblicherweise institutionsgemäß auf psychotisches Verhalten hin erfolgt. Arbeiten die Therapeuten in einer üblich fungierenden Psychiatrie, heißt dies meist, psychotische Reaktionen ziehen Neuroleptika oder Ähnliches nach sich, jedenfalls ab einer gewissen Intensität. Dem IP muss deutlich vermittelt werden, was er für welche Reaktion zu erwarten hat (damit das Muster der Uneindeutigkeit verändert wird). Dies kann ähnlich einem „Flensburger Punktekatalog" (für Straßenverkehrsteilnehmer) mit ihm durchgesprochen werden. Deutlich werden muss auch, dass der Therapeut selbst ebenso diesen Regeln unterstellt ist, aber auch, dass er konsequent solche Maßnahmen durchführen wird, wenn der IP sich entsprechend verhält.

Dem IP sollte dann klar gemacht werden, dass der Therapeut viel lieber nach den Regeln des therapeutischen Kontexts mit ihm zusammenarbeiten würde, dass er aber seine Mithilfe braucht, um überhaupt vorrangig als Therapeut mit ihm arbeiten zu können.

Verhalte sich der IP psychotisch und stark regelverletzend, zwinge er den Therapeuten förmlich dazu, seine Therapeutenposition zu verlassen und soziale Kontrolle auszuüben. Dieser Zusammenhang muss deutlich werden, damit der IP seine eigenen Beiträge zur Zwangsinteraktion sehen kann und diese nicht als übliche Unterwerfungsaktion definiert, mit deren Auslösung er nichts zu tun hat (Auflösung der Opferdefinition).

Entscheidend ist dabei, dass dem IP diese sozialen Regeln nicht „verkauft" werden als etwas, was um seinetwillen geschieht; denn der IP sieht sie selbst durchaus nicht als seinem Wohl entsprechend. Würde man dies so vertreten, würde man sich anmaßen, man wisse besser als der IP selbst, was für ihn gut sei. Genau dies wäre eine Wiederholung der psychosefördernden Interaktionen aus dem Familiensystem. Man muss schon selbst die Verantwortung für diese Regelsetzungen übernehmen, zum Beispiel indem man klar macht, dass diese Regeln von der Institution gebraucht werden (was ja stimmt) oder eben von der Gesellschaft willkürlich bestimmt wurden (was ja auch stimmt, auch wenn dies nicht mehr jedermann klar ist). Die Einhaltung der Regeln erfolgt also zum Wohl der Gesellschaft oder der psychiatrischen Institution. Dies ist selbstverständlich auch legitim und braucht vom Therapeuten nicht mit Schuldgefühlen beantwortet zu werden. Entwickelt er diese dennoch und erkennt, dass er nicht hinter diesen Regeln stehen kann, sollte er besser den Kontext Psychiatrie verlassen und auch aufhören, ambulant mit psychotischen IP zu arbeiten, da er sonst in verwirrender Weise unterschwellig die IP einladen könnte, in eine subversive Kollusion gegen die Konsensusregeln einzutreten.

Das hier vertretene Modell bedeutet keineswegs, dass der IP zu kritikloser Übernahme der Konsensusregeln gedrillt werden soll. Er kann gerade so konstruktive Unterstützung erhalten dafür, seine (auch abweichende) Weltsicht weiter leben zu können und die vorherrschende Meinung kritisch infrage zu stellen, aber auf eine Weise, die ihn nicht mehr in selbstdestruktiver Weise als pathologisch stigmatisiert.

Eine Stellungnahme des Therapeuten könnte zum Beispiel so lauten: „Ich möchte Ihnen die hier in unserer Gesellschaft und in unserer Klinik geltenden Regeln noch einmal in Erinnerung rufen; intensives aggressives Verhalten, sich selbst oder anderen gegenüber, hat bei uns üblicherweise die geschlossene Abteilung zur Folge; noch stärkere Agitiertheit wird mit medikamentöser oder mechanischer Ruhigstellung beantwortet. Massive psychotische Symptome werden bei uns in der Regel mit entsprechender Neuroleptikadosierung beantwortet. Dies entspricht überhaupt nicht meinem Wunsch in der Zusammenarbeit mit Ihnen. Ich möchte lieber mit Ihnen daran weiterarbeiten, dass erkennbar wird, dass Sie ein kompetenter, selbstverantwortlicher Mensch sind, mit dem man gleichrangig kooperieren kann. Ihre psychotisch genannten Symptome haben sich ja auch als sinnvolle Lösungsversuche in ihren Beziehungen verstehen lassen. Dennoch reagiert unsere Gesellschaft auf solche Lösungsversuche, so sinnvoll sie für Sie selbst auch sein mögen, ganz anders, wie Sie wissen. Ich bin hier auch mit der Aufgabe betraut, Sie zu unterstützen, dass Sie diese Regeln konsequent beachten. Und dieser Teil meiner Aufgaben hat im Zweifelsfall Vorrang, auch für mich selbst, da ich sonst meinem Job nicht gerecht werde. Reagieren Sie also in Zukunft regelverletzend psychotisch, heißt dies eindeutig für mich, dass Sie mich in die Rolle des sozialen Kontrolleurs rufen, die ich dann auch übernehmen werde. Ich möchte lieber als Therapeut mit Ihnen arbeiten. Dazu brauche ich aber Ihre Mithilfe in der Weise, dass Sie einigermaßen regelkonformes Verhalten zeigen. Bitte helfen Sie mir doch, dass wir therapeutisch zusammenarbeiten können …"

Der Therapeut kann mit einer solchen Kommunikation seinen beiden Rollen gerecht werden. Einerseits kann er anerkennend signalisieren, welch sinnvoller, ressourcenträchtiger Beitrag das psychotische Verhalten im familiären Kontext des IP sein kann. Dementsprechend kann er, wie schon beschrieben, mit dem IP zusammen die Symptomatik therapeutisch in Lösungsmuster transformieren.

Er kann so aber auch vermitteln, dass im sozialen Kontext andere Regelungen als in der Familie des IP gelten und dass dessen psychotisches Verhalten im sozialen Kontext einen entsprechenden hohen Preis hat, auch im Kontext der therapeutischen Kooperation. Denn verhält sich der IP einigermaßen orientiert an den sozialen Konsensusregeln, erlaubt er damit therapeutische Arbeit und ermöglicht eine entsprechende intensive Zusammenarbeit mit höheren Erfolgschancen. Verletzt er diese Regeln, wirkt dies (in seiner Konsequenz) wie eine eindeutige Entscheidung, von der Allgemeinheit wie ein Kranker und nicht wie ein mündiger Mensch behandelt zu werden.

Jede Reaktion des IP kann mit solchen Definitionen eindeutig im Kontakt zum Therapeuten codiert werden. Zeigt sich der IP von seiner „gesunden" Seite, kann dies als Auftrag an den Therapeuten gewertet werden, ressourcenorientiert nach Regeln des Therapiekontexts mit ihm zu kooperieren. Zeigt er sich von seiner „kranken" Seite, kann dies als eindeutiger Aufruf an den Therapeuten gewertet werden, seine Therapeutenrolle zu verlassen und der sozialen Kontrolle Priorität zu geben. Klar codiert wird so auch, dass der IP sich damit für fremdverantwortliche Reglementierung entschieden hat.

Mit dem hier vorgeschlagenen Modell kann das psychotische Verhalten transformiert werden in klare, selbstverantwortliche Entscheidungsprozesse des IP im Kontext seiner Umweltbedingungen. Der Therapeut kann so auch wieder frei handeln, ohne dass er die ihm auferlegten Regeln verletzt und ohne dass er dem IP als willkürlicher Vertreter der feindlichen Umwelt erscheint.

Systemisch-hypnotherapeutische Konzepte für die Kooperation mit als depressiv definierten Menschen und ihren Beziehungssystemen

Einführung

In dieser Arbeit wird dargelegt, wie die Konzepte eines systemisch-hypnotherapeutischen Integrationsmodells in der Kooperation mit als depressiv diagnostizierten Klienten und Klientinnen und ihren Beziehungssystemen effektiv umgesetzt werden können. Diese auch als lösungs- und kompetenzorientiert bezeichneten Modelle haben in den letzten Jahren erheblichen Einfluss gewonnen, besonders im Bereich der Kurzzeitpsychotherapie so genannter schwerer Störungen. Wir nutzen sie seit vielen Jahren ambulant, stationär seit 1995 an der Fachklinik am Hardberg in Siedelsbrunn.

Die Ätiopathogenese depressiver Störungen wird hier multifaktoriell (bio-, sozio-, psychologisch) gesehen. Diese Arbeit konzentriert sich nur auf die psychologische und interaktionelle Dimension, also den Bereich, der psychotherapeutischen Interventionen zugänglich ist.

Die systemische Therapie hat in den letzten 25 Jahren eine Transformation in Richtung einer konsequenten Kompetenz- und Lösungsorientierung erfahren. Diese Entwicklung hat ihre Wurzeln in der Hypnotherapie nach Milton Erickson (ericksonsche Hypnotherapie, EH). Auch andere Verfahren, z. B. die Konzepte von de Shazer, die Ansätze des NLP oder die von mir vorgeschlagenen hypnosystemischen Kompetenzmodelle (Schmidt 1985b, 1992b, 1998) gehen auf die Umsetzung ericksonscher Modelle zurück. Ausführliche Darstellungen der systemischen Therapie sind an anderer Stelle zu finden (z. B. Mücke 2000; von Schlippe u. Schweitzer 1996; Schmidt 1992b, 1994, 1996, 1998; Sparrer 2001).

Prämissen

Systemische Grundannahmen

Sowohl in der systemischen als auch in der ericksonschen Psychotherapie gilt das zentrale Interesse so genannten Mustern. Als „Muster" können generell beschrieben werden die assoziativen (und meist häufig wiederholten) Verkoppelungen von Erlebniselementen aus den Sinneskanälen – visuell, auditiv, kinästhetisch, olfaktorisch, gustatorisch – (als Bestandteilen des Denkens, Fühlens und Verhaltens), von den damit verbundenen Interaktionsbeiträgen und von den sie beeinflussenden Kontextfaktoren. Durch solche Verkoppelungsprozesse wird die Aufmerksamkeit auf bewusster und unbewusster Ebene fokussiert.

Als relevanteste Ebenen der Musterbildung, auf denen sich individuelle Subjekte in interaktionellen Kontexten aufeinander beziehen, beeinflussen und ihr Erleben gestalten, können unterschieden werden (siehe auch z. B. Kriz 1992):

1. Die Ebene der inneren selbstrückbezüglichen Kommunikation oder Beziehung mit sich selbst.
2. Die Ebene der „Außenwahrnehmungen" der Subjekte: Wie werden andere und Kontextfaktoren interpretiert, bewertet, in welcher Relation zu sich selbst etc.?
3. Die Ebene des interaktionellen Austauschs (z. B. mit Regeln, wie oben genannt).

Der systemische Ansatz beschäftigt sich besonders damit, wie interaktionelle Muster in Beziehungssystemen (z. B. in Familien) gebildet werden und was sie bewirken. Jedes System organisiert sich nach Regeln, die sein Überleben und die Erfüllung seiner Aufgaben gewährleisten sollen. Ein Individuum wird gesehen als eingebettet in solche Interaktionsmuster. Der Sinn seines Verhaltens und Erlebens – auch eines symptomatischen – lässt sich erst in diesem Kontext erfassen.

Basiselemente ericksonscher Hypnotherapie

Konstruierte Wahrnehmung, hypnotische Prozesse

Die EH geht davon aus, dass Wahrnehmung selbst gemacht wird durch Fokussierung der Aufmerksamkeit (willkürlich und unwillkürlich). Diese Fokussierungsprozesse laufen autonom, selbst organisiert ab (Maturana 1982; Maturana u. Varela 1987; Roth 1997; Spitzer 2000; von Foerster 1973, 1981, 1989; Watzlawick 1981). Niemand kann von außen einen Menschen zu einem bestimmten Erleben bringen. Jede Fremdsuggestion wirkt immer nur, wenn sie zu einer autonomen Selbstsuggestion wird.

Ihr zentrales Thema ist: Wie „macht" auf internaler Ebene ein Individuum sein Erleben durch willkürliche und unwillkürliche Beiträge, und wie geben sich im interaktionellen Wechselspiel Beteiligte dazu Einladungen (Suggestionen)? Als Interventionen dienen ihr viele direkte und indirekte Kommunikations- und Imaginationstechniken auf allen Sinneskanälen, die Menschen dabei unterstützen sollen, hilfreiche, gewünschte Erlebnisprozesse dauerhaft zu aktivieren (Erickson u. Rossi 1981; Kossak 1989; Yapko 1989; Schmidt 2000a), besonders auf unwillkürlicher Ebene, da dort die Wirkung sich immer schneller intensiver einstellt als beim willkürlichen Erleben.

Der Bereich der direkten Hypnose stellt in der EH nur ein Interventionsmittel von vielen dar (und wird nur in der Minderzahl der Fälle genutzt). Es geht dabei auch nicht um die klassische direktive Hypnose. Die mit dem Begriff „Hypnose" meist assoziierten so genannten Tranceinduktionen sind nur Rituale systematischer Fokussierung von Aufmerksamkeit – ein Mittel zu dem Zweck, gewünschtes Erleben auf unwillkürlicher Ebene zu aktivieren. Trance geht meist mit erhöhter Konzentration auf die fokussierten Inhalte einher (oft mit nach innen gerichteter Aufmerksamkeit), dadurch werden diese intensiver assoziiert und lebendiger gemacht (reaktiviert), während andere Erlebnisinhalte dissoziiert (ausgeblendet) werden. In einer Trance passiert aber nichts grundsätzlich Neues. Alle Erlebnisphänomene, die mit ihr assoziiert sind, sind alltägliche Phänomene, nur intensiver sinnlich fokussiert.

Für die genannten Ziele verwendet man in der EH spezielle Beschreibungen dafür, wie Wahrnehmungs- und Erlebnismuster von Individuen in einem System gestaltet werden. Typische Elemente dieser Muster der internen, selbstrückbezüglichen Kommunikation und Beziehung mit sich selbst sind z. B.: Gedanken, innere Dialoge (auditiv), bildhafte Prozesse (Erinnerungen, gegenwärtige oder Zukunftsbilder), Gefühlsprozesse, Empfindungen, Geruchs- und Geschmackserleben, Alterserleben (man erlebt sich z. B. als jünger oder älter, als man tatsächlich ist), physiologische Reaktionen (Atemmuster, Erleben von Stärke oder Schwäche), Körperkoordination, Erfahrung von Enge bzw. Weite des subjektiv erlebten Raums, Beiträge des Verhaltens und Art der Kommunikation. Wie in jedem Traum wird immer das zum vorherrschenden Erleben, was (willkürlich und unwillkürlich) ins Zentrum der imaginativen Aufmerksamkeit von Menschen rückt. Die Inhalte der Imagination werden zur psychophysiologischen Wirklichkeit (dies zeigt z. B. auch die Psychoneuroimmunologie) (Kropiunigg 1990; Hennig 1998; Bongartz u. Bongartz 2000).

Aus dieser Perspektive „ist" man auch nicht (im Sinne statischer Eigenschaften), man lebt sich durch Fokussierung in ein Erleben hinein, gestaltet sich so quasi als multiple Persönlichkeit (Ornstein 1992; Gergen 1996). Die Wahl der Fokussierung läuft zum größeren Teil unbewusst ab. Auch Familiensysteme sind nicht statisch (z.B. „Suchtfamilien" oder Familien mit „Depressionsmustern"). Sie weisen eine Vielzahl von Organisations- und Interaktionsmustern auf, können also als „multiple Familien" beschrieben werden. Einmal gemachte Erfahrungen bleiben unbewusst gespeichert (bei nicht zerstörtem Gehirn). Dies gilt für sehr belastende, aber ebenso für schöne, aufbauende Erfahrungen und Kompetenzen. Obwohl ich hier die üblichen diagnostischen Begriffe nutze und von „depressiven IP" (Indexpatienten bzw. -patientinnen) spreche (um den Text zu vereinfachen), ist deshalb aber nicht gemeint, jemand „sei" depressiv, sondern: Jemand organisiert sich selbst ein Erleben, welches als „depressiv" definiert wird (von ihm und / oder anderen).

Alltags-„Trance"

Die im Alltag erlebte Wirklichkeit zeigt, in welche Muster man sich gerade absorbieren lässt. In der EH wird unter „Trance" nicht nur z.B. Entspannung mit Katalepsie verstanden. Als „tranceähnlich" gelten alle Erlebnisprozesse, bei denen unwillkürliches Erleben dominiert (Beahrs 1982), also auch solche im Wachbewusstsein. Diese Sicht deckt sich mit den Erkenntnissen ethnologischer Forschung über Trance- und Heilungsrituale weltweit (Bongartz u. Bongartz 2000; Goodman 1994).

Auch Kommunikationsbeiträge in einem Beziehungssystem wirken auf die Einzelnen ein wie Suggestionen, welche die Identität des Systems aufrechterhalten sollen. Die Beteiligten richten ihre Wahrnehmung dabei meist auf die gültigen Glaubenshaltungen im System aus. Ich nenne das „systemische Regeltrance" (Schmidt 1985b, c). Wir „hypnotisieren" uns permanent (oft ungewollt) gegenseitig in Begegnungen, aber häufig bewusst nicht wahrnehmbar. (Zur Dynamik interaktioneller Tranceprozesse in Familiensystemen siehe z. B. Ritterman 1983; Schmidt 1985b, c; Schmidt u. Trenkle 1986; Kershaw 1992.)

Interventionen, die eine erwünschte Fokussierung anregen, erfordern nicht die klassische Art eines hypnotischen Induktionsrituals. Jede Art der Kommunikation kann dafür dienen, auch die eines alltäglich üblichen Gesprächs. Die Gestaltung unserer Sprachmuster, damit assoziierte Bewertungen, Schlussfolgerungen und Metaphern, aber auch Sprechrhythmik, Körperkoordination etc. wirken wie indirekt hypnotische Induktionen.

Symptom-„Trance", Depressions-„Trance"

Bei depressiver Symptomatik dominiert unerwünschtes, leidvolles unwillkürliches Erleben. Das „Ich" empfindet sich als ohnmächtiges Opfer des als terrorisierend erlebten mächtigeren unwillkürlichen „Es", ohne eigene Gestaltungsmöglichkeit und meist auch ohne Einsichtsmöglichkeit bezüglich dessen, was diese fürchterliche Erfahrung so stark macht. Typisch sind Beschreibungen wie „die völlige Übermacht der Depression" – die damit wie ein diktatorisches Wesen verdinglicht wird. Da wie in einer Trance Unwillkürliches vorherrscht, können Symptome als Zeichen einer „Symptomtrance" oder „Problemtrance" verstanden werden (Schmidt 1992a, b; Gilligan 1991; Wolinsky 1993). Die Glaubenshaltungen, Fantasien und andere Musterelemente, auf die wir uns dabei unbewusst ausrichten, erscheinen uns dabei nicht beeinflussbar. Die depressiven Symptome sind Ausdruck der dissoziierten Aktivität der Klienten, ihrer unwillkürlichen, selbsthypnotischen Imaginationen und Selbstsuggestionen. Man „macht" sich (ungewollt) auf unwillkürlicher Ebene selbsthypnotisch fokussierend depressiv. (Für eine detaillierte Auflistung der – emotionalen, kognitiven, körperlichen – Symptome, die zur Diagnose einer ausgeprägten Depression führen, siehe ICD-10 oder DSM-4.)

Einige Aspekte dieser selbsthypnotischen Aktivität sind:

- Der Wahrnehmungsfokus ist eingeengt auf negative, schmerzliche, enttäuschende Erfahrungen, sodass diese vorherrschend werden. Daraus werden generalisierte negative Bewertungen der Gegenwart und „Worst-Case"-Schlussfolgerungen abgeleitet bezüglich der Zukunft („negative Triade", Beck 1967).

- Erfreuliche Erlebnisse werden oft sogar noch als Verstärkung der negativen Einschätzungen verwendet, indem darauf fokussiert wird, dass sie zu Ende gingen und den schmerzlichen Kontrast zum Negativen nur noch krasser machten.
- Rapport zu Mitmenschen wird reduziert, diese werden oft in Schwarz-Weiß-Manier bewertet und gezeichnet (idealisiert oder völlig abgewertet). Unabhängig vom Kontext werden die immer gleichen Verhaltens- und Beziehungsmuster wiederholt. Zum Beispiel werden erniedrigende Beziehungen in der Hoffnung aufrechterhalten, es würde doch noch besser werden. Oder im Gegenteil wird angenommen, bestimmte Enttäuschungen bewiesen, dass jede Hoffnung für die Zukunft auszuschließen sei.
- Unwillkürliche, für das bewusste Denken nicht mehr bemerkbare Dissoziation von Wahl- und Gestaltungsmöglichkeiten. Massive Fokussierung nach innen, auch in Kontexten, in denen eher Außenfokussierung hilfreich wäre.
- Selbstabwertung und Selbstablehnung, verbunden mit perfektionistischen Leistungsansprüchen an sich selbst, die uneinlösbar sind, aber dennoch aufrechterhalten werden (mit der Hoffnung, man würde doch die ersehnte Anerkennung von wichtigen Bezugspersonen bekommen, wenn man sie erfüllen würde). Eigene Bedürfnisse nach Abgrenzung oder Wut über erlebte Zurückweisungen, bestimmte Seiten, die für das offizielle „Ich" nicht erlaubt scheinen oder von den Regeln des Beziehungssystems entwertet und bekämpft werden, werden dissoziiert.
- Stabiler Attributionsstil, z. B. der Glaube, dass keine noch so große Anstrengung je einen Unterschied bewirken werde.

So entwickelt sich eine starke Absorption (Trancephänomen „Röhrenblick", selbstrückbezüglich verstärkendes Feedback). Ist die depressive Selbsthypnose stark, kann sich ein Erleben fast völliger Zeitlosigkeit entwickeln. Hilfreiche Erfahrungen werden dann vergessen oder zählen nicht mehr. In den vergangenen 25 Jahren habe ich es aber in mehreren tausend Gesprächen noch nie erlebt, dass wir länger als maximal zwei Sitzungen brauchten, um hilfreiche Episoden und die damit verbundenen Kompetenzen zu entdecken und zu reaktivieren, auch dann, wenn die Klienten eine lange, sehr schwere Leidensgeschichte hatten.

Die Traumata sind aber nicht „Ursachen" der Depressionen. Dies zeigen die Ansätze der Salutogenese (Antonovsky 1993), der Life-Event-Forschung (z. B. Brown a. Harris 1978), der Resilienzforschung, der Kognitionspsychologie (Konzept der erlernten Hilflosigkeit bzw. Hoffnungslosigkeit, Seligman 1986) und die Beiträge von Beck (1986). Entscheidende Faktoren dafür, ob jemand eine Depression entwickelt oder traumatische Lebensereignisse gesundheitserhaltend verarbeiten kann, sind:

- die Art, wie Lebensereignisse bewertet werden,
- die Schlussfolgerungen, die daraus abgeleitet werden (z. B. über den eigenen Wert, die eigenen Möglichkeiten auch in der Zukunft und über die Sinnhaftigkeit des Erlebens),
- das Maß der Unterstützung, auf die man bauen kann. Diese Perspektiven sind nicht konstant, sie variieren, abhängig vom Kontext und Bewusstseinszustand, jeweils in der Gegenwart.

Erfahrungen der Vergangenheit werden dabei als Material für Erklärungen und Bedeutungsgebungen verwendet, sie „bestimmen" den Prozess aber nicht, sind nicht „Ursache". Die Art der Muster in der Gegenwart bestimmt, wie viel Einfluss Aspekte der Vergangenheit bekommen (die ja auch erfolgreiche Episoden enthält).

Das Leid entsteht erst, wenn gegen die traurige, entmutigte Seite eine andere „Seite" des Menschen ankämpft, die sich nach schöneren Lebensmöglichkeiten sehnt, aber immer wieder der Übermacht der „düsteren Seite" unterliegt. Erst das so entstehende Spannungsfeld führt zur depressiven Symptomatik. Aus einer ressourcenorientierten Perspektive erscheint es sehr wichtig zu beachten, dass die Depression verdeckt auch eine lebensorientierte (unterdrückte) Seite zeigt. Mit dieser Seite kann in der Therapie wieder stärkender Kontakt hergestellt werden.

Die in der Depression erlebten Gefühle tiefer Wertlosigkeit, Sinnlosigkeit und Ohnmacht versucht jemand, der dies erleidet, zunächst sehr aktiv zu bekämpfen. Solche Lösungsversuche sind aber äußerst selten erfolgreich, führen deshalb eher zu Hoffnungslosigkeit, die wieder verstärkend auf das depressive Erleben zurückwirkt. Darauf folgen wieder weitere Prozesse der Selbstabwertung und Erschöpfung, die eher problemstabilisierend oder eskalierend wirken.

Therapeutische Interventionen – Intervention als Unterschiedsbildung

Erleben kann durch Umfokussierung umgestaltet werden. Alle Interventionen sollten als Forschungsaktionen in Bezug auf Erlebnisse und Visionen gestaltet werden, die überzeugende Unterschiede bieten zu den Erfahrungen, welche bisher die depressiven Glaubenshaltungen gestärkt haben. Hierfür eignen sich z. B. zirkuläre Fragen nach kontextuell unterschiedlichem Erleben. Auch kleine Veränderungen können sehr wirksam sein. Allein schon das Atemmuster oder die Körperkoordination (oder beides) zu ändern gestaltet die depressiven Erlebnisweisen sofort um für die Zeit dieser Änderungen, bei sonst unveränderten Situationsbedingungen.

Die Muster, die zur depressiven „Trance" beitragen, zeigen auch, worauf in der Therapie fokussiert werden sollte, damit hilfreiche Unterschiedsbildungen aufgebaut werden können, z. B.:

- Wiedererleben eigener Gestaltungsfähigkeit
- Perspektiven von Hoffnung aufbauen
- Bewertung von Lebensereignissen verändern
- selbstwertverbessernde Perspektiven entwickeln
- Loyalitätsleistungen würdigen
- Depression verstehen lernen als wertvolle Informationsquelle in Bezug auf wichtige Bedürfnisse, die bisher nicht geachtet wurden
- wertschätzende Haltung gegenüber eigenen organismischen Rückmeldungen – Organismus als Vertragspartner und Supervisor mittels Impulsfeedback
- Unterstützung konstruktiver Kommunikationsprozesse im sozialen Raum
- Unterstützung hilfreicher Interaktionen im Beziehungssystem und Beachtung auch der Bedürfnisse anderer (bezogene Individuation für alle)
- Unterstützung optimaler Balance zwischen eigenen Bedürfnissen und Loyalitätsverpflichtungen (vom „Entweder-oder" zum „Sowohl-als-auch"; bezogene Individuation). Damit ver-

bunden: Leistungserwartungen an sich selbst auf „menschliches Maß" relativieren, statt sich perfektionistisch zu überfordern.

Als Interventionen werden z. B. genutzt Fragen, Skalierungen, Umdeutungen, Musteränderungen auf allen Sinnesebenen und in Interaktionsbeiträgen. Zusätzlich werden so genannte Schlussinterventionen am Ende der Sitzung eingesetzt:

- Sie dienen dazu, die diversen Interventionen noch einmal mit Bedeutung „aufzuladen".
- Sie sollen die Aufmerksamkeit lenken auf die relevanten Themen und auf Möglichkeiten der Musterveränderung im Alltag.

Zur zeitlichen Orientierung durch Fragen in der Therapie

Depressive Muster weisen typische Merkmale bei der Zeitfokussierung auf (Becks „negative Triade"). Aus der negativen Bewertung der Vergangenheit wird auf eigenes Versagen, auf düstere Aussichten, Hoffnungslosigkeit und Sinnlosigkeit geschlossen. Dies bildet einen der stärksten Stabilisierungsfaktoren für depressives Erleben. Wird in der Therapie hauptsächlich auf diese Aspekte der Vergangenheit fokussiert, verstärkt dies oft nur wieder die Problemmuster (Lösungsversuch vom Typ „Mehr desselben", Watzlawick, Weakland a. Fish 1971).

Damit die IP dem Sog der Problemmuster entrinnen (Yapko 1996), sollten Unterschiede durch Fokussierung auf Zeiten, in denen das gewünschte Lösungserleben bereits aufgetreten ist, erzeugt werden. Die Therapie sollte ein Ritual der Fokussierung auf hilfreiche, ermutigende Zeiten sein – die Klienten können „lernen von sich selbst". Dafür wirken effektiv:

- Fragen nach Zeiten mit hilfreichen bisherigen Erfahrungen (Strategie der kompetenzorientierten Altersregression). Diese repräsentieren schon gelebte Kompetenzen und sind noch überzeugender für die Klienten als hypothetisch ausgemalte einer gewünschten Zukunft.
- Hypothetische Fragen, die auf den Möglichkeitsraum gewünschter Erfahrungen in der Zukunft zielen – z. B. „Wunder-

fragen“ (de Shazer 1989b,1990a, Zeitprogression und Pseudoorientierung in der Zeit (Rossi 1995).
- Fragen nach Skalierungen, durch die Erlebnisunterschiede abgebildet werden. Durch sie werden Generalisierungen verflüssigt, die Depressionen stärken (z. B. „Immer geht es mir so schlecht ...“).
- In der EH sind Fragen auch wirksame Instrumente zur Schaffung von Informationen, wodurch nützliche Muster aktiviert werden, ohne dass sich die IP auf diese verpflichten müssten (Schmidt 1985b; Tomm 1994). Dies ist für depressive IP mit perfektionistischen Ansprüchen an sich selbst eine große Hilfe. Ich habe dieses Vorgehen als „imaginative Reise in die gewünschten Lösungszeiten“ bezeichnet. Das Bedürfnis der Klienten, über die Vergangenheit zu reden, kann so wertschätzend genutzt werden. Würde man den Wunsch abblocken, über Leidvolles zu reden, könnte dies als Missachtung erlebt werden und die Kooperationsbeziehung gefährden.

Die Gestaltung der Abstände zwischen den Sitzungen ist wesentlich. Sie sollten in aller Regel mehr als eine Woche betragen, am besten mindestens 14 Tage, oft sind aber drei bis vier Wochen effektiver (zumindest nach einigen Sitzungen), verbunden mit zielgerichteten Schlussinterventionen. So können die Klienten selbst ihre eigenen Möglichkeiten ausprobieren, Abhängigkeitsmuster werden vermieden und die Erfahrungen, die so gesammelt werde können, werden wieder als Feedback für die nächsten Schritte nutzbar. Mit dieser Art der Zeitgestaltung benötigen wir nur selten mehr als zehn bis zwölf Sitzungen (auch als Einzeltherapie), bis die wesentlichen hilfreichen Prozesse wirksam angeregt sind.

Individuumzentriertes oder systemzentriertes Arbeiten?

Depressive Patienten fürchten oft, dass es zu zerstörerischen Konflikten in ihren Beziehungen kommen würde, wenn sie die wieder entdeckten hilfreichen Ressourcen nutzen würden. Dies kann dazu führen, dass sie sich quasi aktiv diese Ressourcen auf unbewusster Ebene wieder verbieten, obwohl sie zugleich unter dem Verbot leiden.

Im gegenwärtigen Beziehungssystem der depressiven IP finden wir oft als vorherrschende „Ideologie“, es gebe in der Familie keine Konflikte, alles sei „normal" und unauffällig. Implizit gilt, dass eigene Bedürfnisse nicht gegen die anderer durchgesetzt werden dürfen, dass die Bedürfnisse anderer Vorrang vor den eigenen haben. Abgrenzung gegen die Bedürfnisse anderer wird bewertet als egozentrisch, kaltherzig und schuldhaft. Leistungen zu erbringen und Ordnungsvorstellungen zu erfüllen wird als vorrangig angesehen im Vergleich zur Beachtung des eigenen Wohlgefühls, auch als wichtiger als das Beachten körperlicher Signale im Zusammenhang mit z. B. Erschöpfung, Unlust etc.

Auch in ihrer Herkunftsfamilie machten viele Klienten Erfahrungen massiver Gegenregulation bei Abweichungen von solchen vorherrschenden Regelungen, z. B. *massives Unterdrücken* mit Grundbotschaften wie: „Wenn du das noch einmal tust, werde ich dich verlassen und niemals zu dir zurückkommen" oder *Übergehen und Ausgrenzen* mit Botschaften wie: „Du wirst jetzt ausgeschlossen (musst auf dein Zimmer etc.), du darfst erst wieder mit uns zusammen sein, wenn du dich entschuldigst und eingestehst, dass alles allein dein Fehler war" (was vom Adressaten meist als Forderung nach Totalunterwerfung erlebt wird) oder *Retterdelegation* im Sinne von: „Mein Wohlergehen, ja vielleicht sogar mein Leben hängt davon ab, dass du dich so verhältst, dass es mich nicht belastet, und tust du das nicht, machst du dich schuldig" (vgl. auch Lake 1990). Sozialisation unter solchen Abhängigkeits- und Loyalitätsbedingungen fördert es, dass jemand sein von den Regeln abweichendes Erleben aus der bewussten Wahrnehmung dissoziiert. Die Sehnsüchte, z. B. einfach so akzeptiert und geliebt zu werden, wie man sich selbst versteht, sind dann zwar unterdrückt („deprimiert"), aber nicht weg. Sie melden sich durch die unwillkürlichen Signale, welche dann als Symptome der Depression beschrieben werden. Die Symptome können so als wertvolle Botschafter der berechtigten, unterdrückten Bedürfnisse verstanden und genutzt werden.

In der traditionellen systemischen Therapie wird aus diesen Wechselwirkungen gefolgert, man müsse das Beziehungssystem einbeziehen und dabei den Fokus weg vom IP auf die Familienmuster lenken. Gerade in der Therapie von Depressionen hat sich bei uns dieses Vorgehen wenig bewährt. Angehörige und auch IP selbst erleben das oft so, als ob die Familie diskriminiert und die „Ursache" der Symptome abqualifiziert würde. Familiengespräche werden dann zum Schuld zuweisenden Tribunal. Dies kann massiven Widerstand in der Familie erzeugen, die IP bringt es dazu in starke Loyalitätskonflikte, auf die sie häufig mit vermehrten, die Depressionen verstärkenden Schuldgefühlen reagieren. Aber auch, wenn die Angehörigen kooperieren, kann sie dies in Zwickmühlen bringen: Gerade, wenn Veränderungen sich hilfreich auswirken, interpretieren sie dies im Rückblick auf die Vergangenheit oft als Beweis früheren Versagens, mit der Annahme, hätte man sich so schon früher verhalten, wäre viel Leid vermeidbar gewesen. Dann wirkt sich aber sogar der Erfolg wieder deprimierend aus, die Lösung schafft wieder Problemtendenzen. Und die Fokussierung auf dysfunktionale Muster in der Familie kann suggerieren, Besserung setze deren Änderung voraus. Dadurch wird der Fokus weggelenkt von den eigenen Fähigkeiten der IP und behindert so deren Reaktivierung.

Das Beziehungssystem sollte direkt oder indirekt einbezogen werden, aber mit dem Fokus auf seinen Kompetenzen. Familiengespräche sind ein Mittel zum Zweck, dem depressiven IP zur Gesundheit zu verhelfen. Sie sollten sich deshalb auf für dieses Ziel hilfreiche familiäre Interaktionsmuster konzentrieren, die auch immer zu finden sind. Die Angehörigen können so als ko-therapeutisches Helfersystem wertvolle Unterstützung für den IP einbringen, Loyalitätskonflikte der IP lösen sich auf. Damit dieses Vorgehen die Angehörigen nicht einseitig benachteiligt oder überfordert, arbeiten wir mit ihnen aber auch heraus, was für sie hilfreich ist, damit sie helfen können. Indirekt nützt so die Therapie auch ihrer Gesundheit (Schmidt 2000a).

Die stringente Orientierung am Konzept des Pacings der autonomen Sicht der IP führt auch zur Revision anderer systemischer Grundregeln: Dort gilt, dass Therapeuten eine neutrale Haltung einnehmen:

- gegenüber Personen und Meinungen im Klientensystem,
- gegenüber der Tendenz zur Veränderung oder Nichtveränderung von Erleben oder von Situationen (von Schlippe u. Schweitzer 1996).

Strikt angewendet, wirkt sich Neutralität im Umgang mit depressiven IP aber oft ungünstig aus. Sie interpretieren sie als Bestätigung ihrer Hoffnungslosigkeit und nehmen an, wenn es Chancen gäbe, würden die Therapeuten sich dafür aktiv engagieren. Von Beginn der Therapie an sollten Therapeuten deshalb bei den Klienten durch unterschiedsbildende Interventionen Erfahrungen unterstützen, die Hoffnung vermitteln und zeigen, dass die IP aus eigener Kraft Hilfreiches für sich entwickeln können. Die IP überzeugt nur eigene gelebte Erfahrung davon, dass sie selbst Kompetenzen für gewünschte Lösungen haben. Dies erfordert aber eine Parteinahme der Therapeuten für eine lebensorientierte Seite der IP.

Das Prinzip der Utilisation

Soll die Therapie zum Ritual von Kompetenzerleben werden, muss sie Realitätskonstruktionen fördern, welche die Beiträge der Klienten als Kompetenz verstehbar und nutzbar („utilisierbar") machen. Unter „Utilisation" wird verstanden, dass die diversen Beiträge (Bewertungen, Emotionen, Handlungen etc.) von Beteiligten (sowohl von Klienten als auch von Therapeuten) als wertvolle Informationen interpretiert werden. Sie zeigen, was die Betreffenden gerade notwendig für sich finden, um stimmig weiter kooperieren zu können. Ob etwas als Kompetenz, als wertvoller Lösungsversuch oder gar als adäquate Lösung für bestimmte Ziele unter bestimmten Situationsbedingungen verstanden werden kann oder ob das genau gleiche Phänomen eher als Inkompetenz, „Krankheit" gesehen wird, hängt ausschließlich vom Kontextrahmen ab, in den man es stellt.

Um etwas zieldienlich nutzen zu können, sollte:

1. jeder Impuls zunächst als wertvolle Information über mit ihm verbundene berechtigte Bedürfnisse verwertet werden (= Pacing, d. h. eine annehmende, quasi willkommen heißende Haltung),
2. dann aber sollte genau geprüft werden, welcher Umgang damit (welche Art des Lösungsversuchs) eher zieldienlich und lösungsförderlich wäre und welcher eher destruktiv oder problemverstärkend.

Hilfreich sind dafür Fragen wie: „In welchem Kontext würde diese Reaktion des Klienten sinnvoll und kompetent erscheinen, auf welche seiner berechtigten Bedürfnisse weisen sie hin, und wie könnten wir gemeinsam genau die Kraft und Kompetenz, die sich in seinen

Beiträgen zeigt, für eine erfolgreiche Therapiekooperation nutzen?" So können z. B. pessimistische Zukunftseinschätzungen gewürdigt werden als anerkennenswerte Strategie, die Sicherheit, Eindeutigkeit und Schutz vor weiteren Enttäuschungen gewährleistet, quasi als „Leibwächterkompetenz"; der „Röhrenblick" auf die immer gleichen negativistischen Perspektiven kann verstanden werden als Fähigkeit, sich tief absorbieren zu lassen und sich konzentrieren zu können; die Fixierung auf schlimme Erlebnisse kann gesehen werden als Loyalitätsleistung in dem Sinne, dass dem damals verletzten Kind endlich Würdigung und Anteilnahme zukommen und seine Bedürfnisse nicht vergessen werden mögen; die Tendenz, auf eigene Bedürfnisse zu verzichten, kann verstanden werden als Loyalität zu anderen. In der Therapie können solche Einstellungen der Klienten dafür genutzt werden, jetzt nach den bestmöglichen Wegen zu suchen, um die frustrierten Bedürfnisse doch noch erfüllbar zu machen oder die besten Strategien dafür zu entwickeln, damit gesund umgehen zu können, wenn sie nicht mehr in der ersehnten Weise erfüllbar sind. So werden die problemstabilisierenden bisherigen Lösungsversuche ersetzt durch integrierende Maßnahmen und durch differenziertere, gesündere Zielentwürfe, von „Entweder-oder"- gelangt man zu „Sowohl-als-auch"-Aufträgen (siehe dazu auch Simon 2001).

Zur Beziehungsgestaltung in der Therapie und zum Aufbau des Therapiesystems als zieldienliches, kompetenzstärkendes und als sinnvoll erlebtes Kooperationssystem

Bei depressiven IP finden wir meist einen starken Mangel an so genannten „Kohärenzgefühl" (Salutogenese, siehe oben). Dies meint das Gefühl des Vertrauens, „dass erstens die Anforderungen aus der inneren und äußeren Erfahrenswelt strukturiert, vorhersagbar und erklärbar sind und dass zweitens die Ressourcen zur Verfügung stehen, die nötig sind, um den Anforderungen gerecht zu werden, und drittens, dass diese Anforderungen Herausforderungen sind, die Investitionen und Engagement verdienen" (Antonovsky 1993).

Alle therapeutischen Interventionen dienen als Ritual dafür, Kohärenzgefühl zu entwickeln. Sie sollten als Ausdruck der Kooperation gleichrangiger Partner erlebbar, transparent und plausibel, also sinnhaft gemacht werden. Transparenz durch erklärende Metakommunikation sehe ich als zentral an. Werden die Interventionen ohne Erklärung angeboten, wie z. B. im Ansatz von de Shazer (de Shazer 2000), können sich depressive Klienten als fremdbestimmt und wieder in der passiv-ausgelieferten Position erleben.

Damit bei den IP das Erleben von Eigenkompetenz, Selbstwert, Selbstbehauptungsfähigkeit gestärkt werden kann, müssen die Ziele in der Therapie daraufhin geprüft werden, ob sie für die IP realisierbar erscheinen (auf Basis der zurzeit von ihnen erlebten Fähigkeiten). Man sollte kleine Schritte und Teilziele empfehlen, diese sind eher umsetzbar.

Wird bei starken suizidalen Tendenzen soziale Außenkontrolle erforderlich und vorrangig, muss auch dies, wenn es aus Sicht der Therapeuten aktuell wird, ganz transparent dargelegt werden. Kann ein IP seinen Selbstschutz nicht mehr gewährleisten, muss diese Kompetenz z. B. durch eine Einweisung ersetzt werden, bis eine lebensorientierte „Seite" wieder genügend Einfluss bei ihm gewinnt. Die Einweisung erfolgt dann aber nicht, weil der Therapeut beansprucht, besser als der IP zu wissen, was für diesen gut sei, sondern als Beachtung der übergeordneten gesetzlichen Verpflichtung des Therapeuten, also als Lösung eines Problems des Therapeuten. Dies als Ich-Botschaft klar zu machen ist sehr wichtig, damit sich der IP nicht wieder definiert und unterworfen fühlt, was die suizidale Dynamik verstärken könnte.

Utilisation des Attributionsstils

Bei depressivem Muster finden wir häufig die stabil gehaltene Auffassung, dass keine noch so große Anstrengung je einen Unterschied bewirken würde. Implizit wird damit die Therapie als im Grunde sinnlose Veranstaltung definiert. Kooperation mit den IP setzt voraus, dass diese Sicht relativiert oder aufgelöst wird. Sie direkt infrage zu stellen, löst aber bei IP oft Widerstand aus. Dieses Dilemma lässt sich wieder utilisieren. Zunächst schildern wir das Dilemma durch Metakommunikation; dann erläutern wir transparent das Erfahrungswissen darüber, dass einmal gemachte hilfreiche Erfahrungen als Ressourcen gespeichert sind, dies oft aber unbewusst bleibt. Dann laden wir ein zur Suche nach solchen Erfahrungen. Fast alle IP berichten, dass es Tagesschwankungen gibt (meist Morgentief und abendliches „Hoch"), die aber als unbeeinflussbar erlebt werden. Aus Sicht der EH zeigt das Hoch eine unwillkürlich auftretende Ressourcenepisode. Diese Sicht bieten wir den Klienten an, mit Empathie dafür, dass sie damit bisher nichts Konstruktives anfangen konnten, da die darin enthaltenen Ressourcen ja dissoziiert waren. Mit den Rekonstruktionsmethoden der EH identifizieren wir dann die hilfreichen Musterelemente. Durch systematischen Vergleich von Morgentief und Abendhoch auf allen sinnlichen Ebenen wird deutlich, was in beiden Phasen an unterschiedlichen Imaginationen, Bewertungen, Zukunftsfantasien, inneren Dialogen, Erwartungshaltungen in Bezug auf sich und andere etc. produziert wird. Dadurch wird das bisher dissoziierte Wissen auch bewusster und willkürlicher zugänglich. So können sogar gerade die Tagesschwankungen sehr gut für einen Kompetenzfokus genutzt werden.

Beispiel: Mit Ausschnitten aus einer Therapie sollen nun typische Schritte unseres Vorgehens illustriert werden: Herr M., Lehrer, 50 Jahre, verheiratet, zwei Kinder (20 und 16) kommt auf Drängen seiner Frau zum Erstinterview. Seine Frau konnte zum Erstinterview wegen einer unvorhergesehenen Arbeitsverpflichtung nicht mitkommen. Herr M. schildert, dass er selbst schon keine Hoffnung mehr habe. Er sei seit Jahren immer depressiver geworden, sei manchmal schon über Monate deshalb krankgeschrieben gewesen, auch schon zweimal in kurzzeitiger stationärer psychiatrischer Behandlung. Er glaube eigentlich gar nicht mehr, dass irgendwas helfen könne. Er habe ja schon alles versucht. Wenn er daran denke, würde er aber gerade noch depressiver. Manchmal weine er nur noch und sehne sich danach, dass alles vorbei sei. – Ich greife seine Schilderung auf:

Th Ich gewinne den Eindruck, dass Sie sich schon sehr bemüht haben. Sie haben schon so viel versucht. Es muss sehr schmerzlich sein, dann nicht die verdiente Besserung erleben zu können. Und ungerecht finde ich das auch. Ich kann mir vorstellen, dass es manchmal für sie sogar schwerer ist, als ich es verstehen kann, schwerer, als man es in Worten ausdrücken kann, sodass Sie sich manchmal ganz einsam in diesem Leid fühlen. *(Depressive IP fühlen sich meist viel eher verstanden, wenn Therapeuten nicht anbieten, sie würden sie verstehen. Denn sie gehen oft davon aus, dass ohnehin niemand verstehen könne, wie es ihnen geht. Verständnis zu signalisieren wird dann manchmal sogar als Missachtung erlebt.)*

HM Da haben Sie Recht; aber wenn es mir so schlecht geht, denke ich deshalb oft, es hat ja gar keinen Sinn, andere damit zu belasten, man kann es ja doch nicht verstehen, und helfen kann mir auch niemand.

Th Ich finde es sehr anerkennenswert, dass Sie selbst dann noch das Wohlergehen anderer beachten wollen, wenn es Ihnen so schlecht geht, sogar so sehr, dass Sie sich selbst so zurücknehmen.
HM Aber das ist doch selbstverständlich. Ich bin schon Belastung genug.
Th Umso mehr, finde ich, sollte unser Gespräch gewissenhaft darauf ausgerichtet werden, dass es ein hilfreiches Mittel zum Zweck für Sie wird. Sie haben schon genug Enttäuschungen erleiden müssen. Wenn wir zusammenarbeiten, sollte dies dazu dienen, Ihrem Anliegen gerecht zu werden. Dafür ist es wichtig zu wissen, was als Wunschergebnis für Sie herauskommen sollte. Wenn unsere Zusammenarbeit einigermaßen das erbringen würde, was Sie gerne hätten, was wäre das? Woran könnten Sie das ablesen? *(Mit dieser Fragerichtung wird auf das gewünschte Erleben in der Zukunft fokussiert.)*
HM Das wäre schön, wenn das ginge, aber ehrlich gesagt kann ich mir das nicht vorstellen.
Th Wenn es Ihnen so geht, ist es doch ganz natürlich, wenn Sie erst einmal vieles als hoffnungslos ansehen. Ich könnte sogar gut nachvollziehen, wenn Sie zunächst ablehnend reagieren würden, wenn Ihnen jemand wie ich sagen würde, da gäbe es Möglichkeiten hilfreicher Art, da könne man etwas Hilfreiches machen.
HM Nein, nein, Sie meinen es ja gut, das merke ich schon. Und meine Frau hat sich auch schon so sehr eingesetzt, die meint es ja auch gut. Sie hat mir zugeredet, dass wir hierher kommen. Es muss ja was passieren, so kann es nicht weitergehen. Ich sage mir das ja auch jeden Tag x-mal. Sie und die Kinder hätten das auch verdient. Es ist ja nicht zum Aushalten mit mir. Aber sosehr ich mir das auch sage, ich bin so kraftlos, manchmal fühle ich mich wie eingemauert, und das macht mich dann noch mehr fertig.
Th Das muss eine schlimme Zwickmühle für Sie sein. Mir kommt es so vor, als ob eine Seele oder Seite in Ihnen Sie so richtig antreibt, endlich das zu tun, was Sie als wünschenswert erleben, aber eine andere Seite sich dabei völlig überfordert fühlt.
HM Genau, ja, so ist es, ich fühle mich oft innerlich total zerrissen.
Th Das könnte sich ja auf viele Aspekte beziehen. Ich frage mich gerade auch, ob Sie hier wären, wenn Ihre Frau nicht die Initiative ergriffen hätte?
HM Ich glaube nicht. Ich selbst habe oft schon resigniert und denke, es macht alles keinen Sinn mehr.
Th Dann finde ich es aber besonders anerkennenswert, dass Sie überhaupt hier sind. Das ist für mich eine enorme Leistung. Es zeigt für mich auch, dass es Ihnen offenbar sehr am Herzen liegt, auf Wünsche anderer einzugehen, selbst wenn Sie von sich aus anders handeln würden.
HM Ja, das stimmt. Aber wenigstens das muss ich doch tun. Sonst bin ich ja kaum noch zu was nütze.
Th Aber unter diesen Umständen sollten wir aus meiner Sicht nicht gleich davon ausgehen, die Gespräche mit mir hier für Sie gleich als sinnvoll anzusehen. Da kenne ich Menschen, die sich dann fremdbestimmt und übergan-

gen fühlen würden und die Gespräche fast als Zwang erleben würden. Dann wären die aber eher nicht hilfreich. Wenn Sie schon mitarbeiten würden, sollte Ihre Skepsis als berechtigt gewürdigt werden, und wir müssten sehr genau darauf achten, was Sie brauchen, sodass die Zusammenarbeit stimmig wird.

HM Aber es muss ja was geschehen. Ich habe mir gesagt, du musst dich jetzt zusammenreißen und diese blöde Skepsis unterdrücken.

Th Was sind denn Ihre Erfahrungen mit so einem Umgang mit eigenen Reaktionen? Tut Ihnen das gut, so etwas zu unterdrücken? Ich könnte mir auch vorstellen, dass das dann noch mehr Druck macht. *(Mit dieser Frage versuche ich, schon erste Hinweise auf bisherige Lösungsversuche und ihre Auswirkungen zu fokussieren. Würde es bei dieser Form des Lösungsversuches durch Druck bleiben, könnte die Therapie wieder zum Druck machenden Ritual werden.)*

HM Ja, das stimmt. Ich habe oft so viel Druck. Vielleicht mache ich mir ja manchmal dann noch mehr. Aber sonst versacke ich ja ganz.

Th Ja, das scheinen Sie zu befürchten. Wären Sie denn daran interessiert herauszufinden, ob es auch noch andere Wege geben könnte, sich wieder auf stimmige Art in Bewegung zu bringen?

HM Ja, wenn das ginge. Meinen Sie denn, das geht?

Th Meiner Erfahrung nach, ja. Entscheidend ist dabei meist, wie man mit seinen eigenen widersprüchlichen Impulsen umgehen kann. Wenn man gegen etwas ankämpft, kostet es halt oft viel Energie, das kann auch auslaugen. Wenn es Sie interessiert, kann ich Ihnen da gerne zeigen, was sich in unserer Arbeit als Alternativen besonders bewährt hat. *(Ich will Neuinformation anbieten, neugierig machen, aber gleichzeitig Wahlmöglichkeiten respektieren und vermeiden, dass die bisherigen Strategien von Herrn M. abgewertet erscheinen.)*

HM Das würde mich schon interessieren. *(Nun sollte ich aber nicht einseitig die positiven Möglichkeiten der Therapie herausstreichen, sondern ein wertschätzendes Pacing für die sicher bleibenden Ambivalenzen von Herrn M. anbieten und diese gleich utilisieren, indem ich auch meine Zwickmühle transparent mache.)*

Th Dabei erlebe aber auch ich eine Zwickmühle. Denn wenn Sie das wollen, will ich Sie natürlich darin unterstützen, dass Sie so schnell als möglich wieder merken können, was für Sie hilfreich wäre und wie Sie das bewerkstelligen könnten. Und meine Erfahrung in der Arbeit mit Menschen in ähnlicher Lage zeigt mir, dass ich Ihnen wahrscheinlich schon Hilfreiches anbieten könnte. Aber an Ihrer Stelle wäre ich doch sehr skeptisch, ob es so etwas geben könnte. Ich würde wahrscheinlich misstrauisch reagieren oder mich noch mehr selbst unter Druck setzen, wenn ich so was hören würde. Eine Seite in Ihnen geht doch davon aus, dass Sie dem ganzen Geschehen gegenüber eher ohnmächtig sind, und das ist doch verständlich, Sie haben das doch schon so oft erlebt. Um dies zu respektieren, könnte man denken, sollte man vielleicht eher zurückhaltend sein und Ihnen nichts anbieten, was von Ihrer Einschätzung abweicht. Aber ich möchte Ihnen auch nicht verschweigen, welches Vorgehen sich gerade bei Menschen in Situationen wie der Ihren schon so oft so hilfreich bewährt hat. Oder?

HM Ich weiß nicht, ob ich Sie verstehe. Und Sie meinen, da gäbe es Möglichkeiten? Schön wäre es ja, und ich brauche doch Hilfe! Aber wahrscheinlich geht es ja doch wieder nicht. Aber heißt das, Sie wollen mir doch nicht helfen?

Th Natürlich möchte ich Ihnen helfen. Aber einfach damit gleich anzufangen könnte ja von Ihnen so verstanden werden, als ob ich mich einfach über Ihre verständliche Skepsis hinwegsetze und Sie gar nicht ernst nehme. Das wäre dann ja sicher keine Hilfe. Ich möchte Sie respektieren.

HM Ja, das macht für mich Sinn. Aber was kann man denn dann machen?

An dieser Stelle empfiehlt es sich, Dissoziationstechniken (siehe den nächsten Abschnitt) anzubieten, um der Ambivalenz des Klienten wertschätzend gerecht zu werden und neue Optionen eröffnen zu können.

Dissoziationstechniken und „innere Konferenzen"

Die zur Depression beitragenden Prozesse wirken so leidvoll beherrschend, weil sich die IP assoziativ mit ihnen identifizieren. Ihre Dominanz kann aufgelöst werden, indem man die unerwünschten unwillkürlichen Prozesse dissoziiert, sich also mental von ihnen distanziert. Mit Methoden der EH können a) konstruktive Dissoziationen angeregt und b) bisher unbewusste Problemprozesse rekonstruiert und bewusst gemacht werden. Die inneren Kämpfe und selbst abwertenden inneren Dialoge von Herrn M. lassen sich effektiv utilisieren, indem man sie metaphorisch verdinglicht, so als ob widersprüchliche „Seiten" oder Persönlichkeitsanteile aufträten. Im depressiven Prozess gehen solche „Seiten" sehr feindselig miteinander um, sie vertreten gegensätzliche Wertvorstellungen. Die Metaphorik hilft den IP, die bedrängenden Prozesse mental zu externalisieren.

Ich habe solche Interventionen entwickelt aus Dissoziationstechniken, die zur Therapie starker Schmerzen oder Traumata genutzt werden. Da es dabei immer mehrere Anteile gibt, die ähnlich einer Konferenz miteinander kommunizieren, habe ich daraus Modelle „innerer Familienkonferenzen" oder eines „inneren Parlaments" entwickelt (Schmidt 1989b; vgl. auch Stierlin 1994; Hesse 2000). In den letzten Jahren wurden mehrere ähnliche Modelle veröffentlicht (Schwartz 1997; Schulz von Thun 1999). In der Fachklinik am Hardberg wenden wir diese Konzepte als Teil eines systemischen

Gruppenkonzepts an; dabei können die Gruppenmitglieder die verschiedenen „Seiten" und wichtige Bezugspersonen darstellen, wodurch auch die Wechselwirkung zwischen innerer und äußerer Systemdynamik deutlich wird und hilfreiche Alternativen erprobt werden können. In der Gruppe entstehen so oft eine sehr bewegende, intensive Anteilnahme und wechselseitige Solidarität, die von den depressiven IP als sehr hilfreich und ermutigend erlebt wird (für weitere Interventionen im stationären Bereich siehe Schmidt 2000a).

Die Metaphorik ermöglicht stärkere Dissoziation von bedrängenden Mustern, bessere Imagination hilfreicher Prozesse und freiere Metapositionen. So wird Besserung schnell erlebbar.

Beispiel: Im Gespräch mit Herrn M. sieht dies folgendermaßen aus.

Th Man kann da unserer Erfahrung nach sehr wohl Hilfreiches aufbauen. Es ist dafür aber wichtig, dass wir allen Aspekten in Ihnen gerecht werden. Es scheint so zu sein, als ob da mehrere Seelen oder Seiten miteinander in Ihnen im Clinch liegen.

HM Ja, das stimmt. Manchmal zerreißt es mich fast. Das kostet so viel Kraft.

Th Das glaube ich Ihnen. Wir alle reden ja auch wie Sie, so, als ob wir immer einheitlich in unserem Erleben wären. Genau genommen, wenn man Ihnen gerecht werden will, müsste man aber sagen, eine Seite fühlt sich so fertig, und eine andere Seite kämpft dagegen an. Denn die, welche sich so niedergedrückt fühlt, ist sicher nicht die gleiche wie die, welche kämpft. Wir wissen heute, dass es sich ganz unterschiedlich auf menschliches Erleben auswirkt, je nachdem, wie man es beschreibt. Wenn Sie mal vergleichen würden, wie es sich auswirkt, wenn Sie den Ablauf wie bisher schildern *(ichassoziiert)*, und wie, wenn Sie sagen würden, das ist eine Seite und das eine andere, aber beides nicht ich als ganzer Mensch, welche unterschiedlichen Auswirkungen erleben Sie dabei? *(Nach diesen Dissoziationsangeboten berichten fast alle IP sofortige Verbesserungen. Ich kenne sonst keine Intervention, die in kurzer Zeit derartig effektiv und dabei sofort völlig transparent in Eigenregie für die Betroffenen verfügbar ist.)*

HM Wenn ich sage „Ich bin depressiv" und dann „Ich sollte das nicht sein", empfinde ich sehr viel Druck. Aber wenn es nur eine Seite ist, die depressiv ist, empfinde ich viel weniger Druck. Und wenn es eine depressive Seite gibt, könnte es auch andere geben. Ich habe das Gefühl, es tut sich ein Fenster auf, und ich habe mehr Raum …

Th Verstehe ich Sie richtig, dass Ihr Organismus Ihnen gleich durch andere Gefühle und Körperreaktionen zurückmeldet, dass ihm das Zweite mehr gut tut? *(Mit dieser Frage will ich schon die Idee anbieten, die Feedbacks aus dem eigenen Organismus ernst zu nehmen und als hilfreiche Information über Bedürfnisse achtungsvoll zu behandeln.)*

HM Ja. Es ist erleichternder, wenn ich mir vorstellen kann, dass es nur eine Seite ist.

Th Ich habe den Eindruck, Ihre Erleichterung weist darauf hin, was Sie brauchen können, z. B. mehr Raum und Entlastung; es ist, als ob Ihr Organismus mit seiner spontanen Reaktion Ihr intuitives Wissen zeigt, was hilfreich für Sie ist. *(Angebot von Ideen und Erfahrungen, die ein positiveres Selbstbild und allmählich wertschätzenden Umgang mit unwillkürlichen Prozessen fördern können.)*

HM Wie meinen Sie das? Ich soll intuitives Wissen haben? Ich fühle mich oft so leer und hohl.

Th Na ja, je nachdem, wie Sie über sich denken und reden, reagiert Ihr Organismus sofort anders. Da müssen Sie gar nicht extra noch was machen. Das geschieht ganz unwillkürlich. So äußert sich bei Menschen unbewusstes Wissen. Und wenn es Ihnen schlecht geht, geschieht das ja auch unwillkürlich. Wenn Sie sich wieder erlauben, verschiedene Seiten von sich wahrzunehmen, schafft Ihnen das offenbar sofort Raum und Abstand vom Bedrückenden, und Sie erleben dadurch Erleichterung. Ich schließe daraus, Ihr Organismus spricht in seiner Körpersprache dadurch sein Wissen darüber aus, was Sie benötigen. Und wenn er es bekommt, antwortet er prompt mit Belohnung. *(Angebot der Idee, den Organismus – als Metapher für unwillkürliche Bedürfnisse – wie einen Kooperationspartner mit Bedürfnissen achtungsvoll zu behandeln, Loyalität auch zu sich selbst aufzubauen. Und: Durch den Vergleich von unterschiedlichen Situationen, ihren Mustern und diversen Auswirkungen wird Veränderbarkeit erfahrbar und eine Metaposition aufgebaut.)*

HM So habe ich das noch nicht gesehen. Meinen Sie etwa, ich könnte Einfluss haben darauf, wie es mir geht? Ich würde das ja gerne haben, aber mir geht es oft so schlecht, da kann ich gar nichts machen.

Th Das ist doch ganz verständlich. Es wäre viel zu leicht dahergeredet, wenn jemand sagen würde, Sie können das so einfach. Das erleben Sie ja täglich. Aber wann würden Sie sich noch mehr ohnmächtig und ausgeliefert fühlen: Wenn Sie zu sich sagen, ich bin so depressiv und kann nichts machen, oder wenn Sie sich sagen würden, eine Seite von mir erlebt das? *(Kompetenzfokussierung darf hier nie assoziiert werden mit der Idee, es wäre leicht. Dann würde sich der IP schnell selbst abwerten, wenn er es bisher noch nicht geschafft hat, sich sehr unter Leistungsdruck setzen – die depressive Spirale würde noch verstärkt.)*

HM Na ja, schlimmer wäre es, wenn ich sagen würde, ich bin es ganz.

Th Dann fühle ich mich geradezu verpflichtet, ab sofort Ihr Erleben immer so zu beschreiben, dass deutlich wird, es ist eine Seite von Ihnen, die oft ganz viel leidvollen Einfluss bekommt bisher. Das mag Ihnen ungewöhnlich erscheinen, denn so reden wir alle ja nicht im Alltag. Aber ich verstehe Sie so, dass Sie sich oft furchtbar ausgeliefert und ohnmächtig fühlen, so, als ob Sie selbst gar nichts machen könnten, damit Ihr Leid weniger wird oder gar aufhört. Verstehe ich Sie da richtig? *(Immer wieder werden meine Angebote mit*

Rückfragen versehen, damit sich der IP nicht als fremddefiniert erleben muss und als Autorität gewürdigt wird.)

HM Ja, genau. Und gleichzeitig sage ich mir tausendmal, ich muss doch was machen können, aber es geht halt nicht, und dann werde ich so niedergeschlagen und resigniere.

Th Das ist doch verständlich, dass es Ihnen so geht. So würde es jedem anderen Menschen auch gehen. Wenn Sie merken würden, Sie können etwas Hilfreiches machen, würden Sie es doch tun, oder?

HM Natürlich.

Th Und genau deshalb fühle ich mich verpflichtet, Ihnen anzubieten, von einer Seite zu reden, die sich depressiv fühlt, anstatt von Ihnen als ganzem Menschen. Denn wie Sie eben ja selbst erlebt haben, lässt sich damit dieses schreckliche Erleben, so eingemauert zu sein, in ersten Schritten in Bewegung bringen. Sie haben ja selbst erlebt, dass es sich verändern lässt, oder habe ich Sie falsch verstanden? *(Erinnerungsangebot, da die hilfreichen Erfahrungen oft sehr schnell wieder amnesiert werden.)*

HM Nein, es stimmt, wenn Sie mich jetzt noch mal darauf aufmerksam machen. Ich habe es schon wieder fast vergessen.

Th Das finde ich ganz natürlich. Das gewohnte Denken und Umgehen mit diesen wichtigen Themen ist wie automatisiert, das geht schneller, als man denkt. Das hat quasi Wettbewerbsvorteile. Damit die hilfreicheren Muster Chancen bekommen, braucht man Maßnahmen, die helfen, die alten Gewohnheiten zu unterbrechen und die hilfreicheren zu stärken. Wären Sie daran interessiert, dass ich Ihnen einige Strategien anbiete, die nach unserer Erfahrung dabei sehr oft helfen? *(Hier werbe ich um einen differenzierteren neuen Auftrag, der IP wird wieder als Autorität gewürdigt, welche die Interventionen erlaubt oder nicht.)*

HM Ja, das interessiert mich sehr.

Th O. k. Aber bevor ich damit beginne, möchte ich Sie noch um etwas bitten. Wenn das, was ich Ihnen anbiete, Ihnen plausibel erscheinen würde und Sie es für sich passend finden würden, habe ich gerade bei Menschen, die sehr gewissenhaft sind und es sehr gut machen wollen, was ja für sie spricht, die Erfahrung, dass die dazu neigen, sich sofort unter Druck zu setzen und von sich zu erwarten, sie müssten das Gehörte schnell zu 100 % umsetzen.
Das wäre aber eine schlimme Überforderung. Hilfreich ist es in aller Regel nur, wenn man sich erlaubt, langsam, in kleinen Schritten und mit Geduld und viel tröstender Toleranz dafür, wenn es mal nicht so klappt, behutsam eines nach dem anderen auszuprobieren und sehr achtsam mit den Reaktionen darauf umzugehen. Dann aber kann es sehr unterstützend wirken. Ich möchte Sie also bitten, alles, was ich Ihnen anbiete, so zu behandeln, und wenn Sie merken, dass Sie sich mal unter Druck setzen, was ja ganz natürlich wäre, oder wenn es Ihnen zu schnell ginge, mir dies bitte so schnell als möglich zurückzumelden. Wären Sie dazu bereit? *(Diese Intervention soll einladen dazu: die perfektionistischen Antreiber zu relativieren, was der IP von sich*

aus wahrscheinlich nicht tun würde; neugierig auf sich selbst und auf die eigenen unwillkürlichen Feedbacks zu werden [Metaposition]; selbstverantwortlicher eine wertschätzendere Haltung zu sich aufzubauen.)

HM Eigentlich dachte ich, wenn ich mich nicht endlich zusammenreiße, wird das nichts mehr. Aber wenn es Ihrer Erfahrung nach hilfreicher ist so, versuche ich, darauf zu achten. *(Der Klient nimmt die Erlaubnis vorsichtig an.)*

Im weiteren Verlauf unserer Therapiesitzungen erläutere ich ihm dann jeden Interventionsschritt. So wird der IP als gleichrangiger Kooperationspartner behandelt. Durch seine Kompetenzen bewirkt er den Erfolg; dementsprechend ist eine kollegiale Kommunikation angemessen, die auch meine eigenen Beiträge immer wieder zur Disposition stellt. Durch diese Transparenz wird schneller erreicht, dass ein IP unabhängig von der Therapie und sein eigener „Coach" wird. Die Therapie wird so zu einer Art Fortbildung mit Selbsterfahrungscharakter, die hilft, auch sehr bedrängende Erlebnisse wieder konstruktiv steuern zu lernen und gesundheitsförderlich zu nutzen. Dies kann auch als sehr wirksam zur Prävention genutzt werden.

Depressionen übersetzen als Information über wertvolle, berechtigte Bedürfnisse

Die selbst abwertenden Lösungsversuche in der depressiven Trance verstärken das Problem. Durch metaphorische Beschreibung diverser „Seiten" und ihres Umgangs miteinander lassen sich positive Umdeutungen und integrativere Strategien unterstützen, die inneren Frieden und mehr Wertschätzung für sich selbst bringen.

Bei den meisten IP treffen perfektionistisch fordernde Seiten auf die Seite eines angepassten, unterwürfigen Kindes (Altersregression), welches bis zur Erschöpfung versucht, die Forderungen zu erfüllen. Gleichzeitig meldet sich aber auch eine kindliche Seite voll Sehnsucht nach Geborgenheit, Harmonie und danach, einfach so angenommen zu werden, wie man sich spontan erlebt, ohne extra etwas dafür tun zu müssen. Wenn solche Wünsche immer wieder übergangen werden, tritt noch eine Seite voller Wut auf. Diese wird meist aber sehr abgewertet und unterdrückt. Sie stellt gegen die anderen eine Minderheit dar, wehrt sich aber dagegen mit Verweigerung und Verspannungen. Schließlich wendet sie sich gegen die Person selbst. Die inneren Kämpfe führen zu Erschöpfung, die schließlich mit Todessehnsucht einhergeht.

Wenn wir diese Prozesse mit den IP metaphorisch durchspielen, verstehen sie, dass die Depression eine angemessene Reaktion auf Unterdrückung und Abwertung ist und berechtigte Bedürfnisse anzeigt. Vergleicht man die Unterdrückungsprozesse im depressiven Muster mit Mustern, in denen die Klienten mit ihren bedürftigen Seiten freundlicher und empathischer umgehen, zeigt sich, dass dann die Depressionen sofort geringer werden oder sich sogar auflösen.

Dennoch ist es meist nicht hilfreich, den IP zu empfehlen, sich nun ganz liebevoll und einseitig parteiisch den bedürftigen Seiten zu widmen. Denn auch die perfektionistische Seite ist Teil ihres Wertesystems und drückt ihre Loyalität zu wichtigen Bezugspersonen aus. Sie auszugrenzen würde schwächen und inneren Unfrieden bringen. Keine dieser „Seiten" ist an sich problematisch. Sie alle sind Repräsentanzen wichtiger Teilaspekte des menschlichen Lebens, die für ein Individuum nötig sind, welches auch seiner Bezogenheit auf andere Menschen gerecht werden will. Sie tragen nur dann zu einer depressiven Eskalation bei, wenn sie als unversöhnlich gegeneinander stehende Polaritäten – als „Ganz oder gar nicht"-, „Entweder-oder-Muster" – auftreten. Der Versuch, die Ambivalenzen endgültig zu beseitigen, führt in die Depression.

Wir laden die IP (in der Tradition der Familienskulpturen) dazu ein, die Seiten mit stimmiger Nähe-Distanz-Regelung so um sich herum zu positionieren, dass sie sich dabei als wirksame, Kraft und Wohlgefühl spürende Konferenzleiter wahrnehmen können, die keine Seite ausgrenzen. Sie sollten dabei ihre organismischen Reaktionen beachten. Bei bestimmten Konstellationen erleben die Klienten starke körperliche Zeichen von Stimmigkeit, die ihr intuitives Wissen über die optimale innere Organisation ausdrücken. Fokussieren sie darauf, kommen sie schnell in eine Haltung, aus der heraus sie die Impulse der Seiten wie in einer Anhörung wahrnehmen und leichter den optimalen Umgang damit finden können. So kann die Depression übersetzt werden als Information über Sehnsüchte, z. B. danach, gebraucht zu werden, Sinn zu spüren, anerkannt zu sein, angenommen zu sein, sich abgrenzen zu dürfen, aber auch Nähe zu wollen, auch nehmen zu dürfen, sicher zu sein. Dabei entsteht schnell Empathie für alle relevanten Seiten, die Klienten entwickeln internal quasi eine Kultur multikultureller Toleranz und Kooperation.

Beispiel: Bei Herrn M. zeigte sich z. B., dass er schon seit seiner Jugend immer versuchte, die Anerkennung seines Vaters zu erlangen. Er war der einzige Sohn. Der Vater war niederer Beamter, hätte aber selbst gern studiert und „etwas Größeres entwickelt" – auch mit der Hoffnung, den Erwartungen wiederum seines Vaters damit mehr gerecht zu werden. Herr M. hatte immer den Eindruck, sein Vater habe große Hoffnungen in ihn gesetzt und davon geträumt, dass er das erreichen könne (wechselseitige Delegation, Stierlin 1978). Was er aber dann auch getan habe, sei dem Vater nicht genug gewesen. So habe er sich immer mehr angestrengt, aber auch immer mehr die Hoffnung verloren, es schaffen zu können. Wenn er manchmal wütend geworden sei und sich vom Vater abgegrenzt habe, habe die Mutter darunter sehr gelitten und Angst bekommen, der Vater würde jähzornig oder aber selbst depressiv werden, und die ganze Familie würde darunter leiden. Daraufhin habe Herr M. jedes Mal starke Schuldgefühle entwickelt und sich wieder mehr angestrengt. In seiner jetzigen Familie perpetuierte er diese Muster, indem er es seiner Frau und den Kindern auch bis zur Erschöpfung recht machen wollte. Diese häufigen inneren Kämpfe ließen sich nun in der Therapie über das Modell der „Seiten" sehr gut nachvollziehen, aber auch anerkennen. Die Depression wurde so verstehbar als Loyalitätsleistung im Dienste der Familie und gleichzeitig als wertvolle Information über vernachlässigte Bedürfnisse. Mit skalierenden Fragen nach unterschiedlichen Erlebnissituationen, auch solchen, in denen es Herrn M. einmal etwas besser ging, ließ sich recht schnell herausarbeiten, dass „bessere" Zeiten jeweils damit einhergingen, dass er sich etwas mehr Abgrenzung erlaubte und auch mal etwas anerkennender mit sich selbst umging. So verstand er allmählich, dass die Depression eine Rückmeldung aus seinem unwillkürlichen Wissen darüber war, was zu kurz gekommen war und was mehr berücksichtigt werden musste, damit er zu einer Besserung gelangte. Die Depression konnte so umdefiniert werden als „Warnlampe" oder „Leibwächter", der gesünderen Umgang mit sich selbst und anderen fordert.

Depression symbolisieren als „Besucher" und andere symbolische, rituelle Interventionen

Niedergeschlagenheit, Traurigkeit etc. versuchen depressive IP zu beantworten mit kontrollierenden Interventionen, wie z. B. sich selbst gut zureden, anklagen, unterdrücken, „zusammenreißen" etc. Unwillkürliche Prozesse kann man aber nicht dauerhaft erfolgreich bezwingen, der Versuch wirkt destruktiv. In solchen Fällen sollte die Depression als nicht direkt veränderbar (als Restriktion) definiert werden. Es erleichtert die IP, dass sie nicht ganz weggehen muss, der selbst gemachte Erwartungsdruck löst sich weitgehend auf, ein großes Feld von Gestaltungsmöglichkeiten (im Umgang mit ihr) ergibt sich. Das wertschätzende Verständnis der Depression als Informationsquelle führt sogar zu der Erkenntnis, dass es gar nicht gut wäre, sie „wegzumachen", da dann ja ein wichtiger „Leibwächter" eliminiert werden könnte.

Hypothetische Vergleichsfragen, wie etwa „Nehmen wir an, Sie würden sich z. B. verzeihen, wenn Sie mal wieder ungeduldig und überfordernd mit sich umgehen würden, wie würde sich das auswirken? Und wie, wenn Sie sich das vorwerfen?" helfen den IP, die hilfreichsten Lösungsstrategien im Umgang mit der Restriktion zu suchen. Die Depression kann als „Quasisupervisor" für die nächsten Schritte in der Therapie und für optimales Timing utilisiert werden. Denn sie kommt wie ein „mahnender Besucher" nur dann, wenn die für Gesundheit wichtigen Bedürfnisse missachtet werden. So können „Rückfälle" verstanden werden als wertvolle Rückmeldungen darüber, dass etwas zu schnell ging, übersehen wurde oder man sich wieder von den alten Mustern hypnotisieren ließ (Schmidt 1988a). Daraus können hilfreiche Experimente für die Zeit zwischen den Sitzungen abgeleitet werden. Die IP werden z. B. zur Beobachtung ihrer eigenen Reaktionen und der anderer eingeladen. Wird die depressive Seite z. B. als erschöpftes, verzweifeltes Kind beschrieben, das sich aber irgendwie auch steinalt fühlt (ein Hinweis auf frühe Parentifizierung), kann man daraus ableiten, welcher Umgang mit dieser Seite (z. B. Schutz, Trost) gut tut. Metaphorisch kann das etwa als „Hilfsaktion für Bedürftige" oder als „Beitrag zum Kindeswohl" beschrieben werden. Das kommt dem Wertesystem der IP entgegen, die ja meist mehr für andere zu tun bereit sind, auch für „andere" in sich selbst. Grenzt sich ein IP z. B. dann von überlastenden Erwartungen ab, kann er das legitimieren als nicht egoistisch, sondern im Dienste der Gesundheit seines Organismus, die auch allen in seinem System dient.

Wie wir in einer Studie zur Arbeit mit als manisch-depressiv diagnostizierten IP und ihren Familien zeigen konnten, waren Interventionen sehr effektiv, welche die „Krankheit" als „Wesen" behandelten, mit dem man (auch in der Familie) umgehen lernen kann (Retzer et al. 1989; Weber et al. 1987).

Dissoziationsmaßnahmen werden noch wirksamer, wenn man auch die Depression selbst metaphorisch beschreibt. Bilder wie „eine extrem schwere Last, ein Mühlstein, der mich herabzieht", aber auch „ein fürchterlicher Sumpf, in dem ich immer weiter einsinke" oder Metaphern aus dem Bereich der Meteorologie („Eiseskälte", „dunkle Gewitterwolken" etc.) sind häufig. Befreiend wirken sich Interventionen aus, bei denen die Klienten eingeladen werden, aus diesen Bildern direkt ganz konkrete Symbole abzuleiten, die sie im Alltag mit sich tragen oder an gut wahrnehmbarer Stelle postieren.

Beispiel: Herr M. beschrieb seine Depressionen z. B. als eine sehr schwere schwarze Last, die er immer mit sich herumschleppe. Ich schlug ihm vor, sich so viele Briketts zu besorgen, wie er es für angemessen hielt. Er entschied sich für sechs Briketts, wobei er diese auch mit den Anforderungen, die er sich im Hinblick auf seine Eltern, seine Schwester, seine Frau und seine beiden Kinder auferlegt habe, in Verbindung brachte. Er einigte sich mit mir darauf, die Briketts einige Wochen lang in einen Rucksack zu packen und den täglich mit sich herumzuschleppen, wo immer er es für möglich hielt, ohne zu viel aufzufallen. Er berichtete dann, dass ihm so noch einmal richtig deutlich wurde, was er alles geschleppt hatte, aber auch, was er damit alles geleistet hatte. Und jedes Mal, wenn er den Rucksack wieder abstreifte, ging es ihm besser. Rituell bekam er damit auch metaphorische Anregungen, wie er sich Erleichterung verschaffen konnte. Kognitive Ideen in die gleiche Richtung folgen solchen Ritualen meist prompt nach und sind dann noch besser in den Alltag umzusetzen. Für seinen perfektionistischen, gnadenlosen Umgang mit sich selbst entwickelte er das Bild einer Peitsche, mit der er sich selbst antrieb. Ich empfahl ihm, sich eine Peitsche zu basteln oder zu besorgen, und zu beobachten, wann er sich wieder mal die Peitsche gab und welche Alternativen ihm dazu einfielen. Er tat dies und berichtete, er habe sich oft beim Peitschen ertappt, dann aber dieses Muster unterbrechen können und etwas lockerer lassen können. Auf der Suche nach weiteren Analogien kamen wir auch auf das Bild eines nicht endenden Marathonlaufs, den er betreibe. Angeregt durch hypothetische Fragen danach, wie es sich auswirken würde, wenn er tatsächlich joggen würde, begann er mit regelmäßigen Dauerläufen. Dies bot viele Chancen, wieder die beste Art herauszufinden, ohne Antreiber dennoch ans Ziel zu gelangen. Er kaufte sich schließlich eine Pulsuhr, die ihm immer anzeigte, wenn er zu schnell wurde, sodass er sich ein Muster starker Leistung ohne Antreiber aufbaute. Dies übersetzten wir dann im Analogieschluss nur noch in den Alltag und in seine Beziehungsgestaltung.

Auf metaphorische Weise können auch antidepressive Medikamente als „Quasi-Beziehungspartner" utilisiert werden. Sie repräsentieren die Kompetenzen, die der IP gebrauchen kann, in externalisierter Form. Wir behandeln sie wie einen Mitarbeiter des IP, der als „Führungskraft" Aufgaben an die Medikamente delegiert. Solange er glaubt, die Aufgaben nicht selbst bewältigen zu können, zeigt sich der Gebrauch von Medikamenten so als verantwortungsbewusste Handlung. Dann kann aber auch erörtert werden, welchen Preis die Delegation an die Medikamente haben kann (sich als abhängig zu erleben, die eigenen Kompetenzen nicht mehr merken zu können). In kleinen Schritten entwickelt sich so meist eine wirksame Motivation bei den IP, es allmählich mit weniger oder gar keinen Medikamenten zu versuchen und dabei alle Reaktionen darauf konstruktiv zu verwerten.

Balance zwischen Lösungsfokussierung und Wertschätzung des „Problems"

Aus systemischer Sicht reicht es nicht aus, Ressourcen zu aktivieren. Was die IP veranlasst haben könnte, ihre Kompetenzen zu dissoziieren, lässt sich nur mit Blick auf ihren Beziehungskontext verstehen. Es muss danach gefragt werden, welche Auswirkungen die Klienten erwarten würden, a) wenn sie die Kompetenzen in gesunder Weise für sich weiter nutzen würden, und dies verglichen wird mit b) wenn sie diese Kompetenzen wieder dissoziieren und die alten Problemmuster leben würden. Anhand solcher Vergleiche wird meist schnell deutlich, dass die Klienten befürchten, sie würden Konflikte heraufbeschwören, andere belasten und sich schuldig machen etc., wenn sie beachten würden, was ihnen gut tut. Dann kann aber das Problemverhalten als anerkennenswerte Kompetenz für Ziele wie Einhaltung von Loyalitätsverpflichtungen gewürdigt werden, die traditionellen Defizitbeschreibungen werden durch Kompetenzperspektiven abgelöst. Die Symptome werden verstehbar als resultierend aus massiven Zwickmühlen und Zielkonflikten der IP, als Lösungen mit hohem Preis. Da die IP sehr loyal und nicht nur an ihrem eigenen Wohlergehen orientiert sind, müssen sie gerade nach Reaktivierung der Kompetenzen dabei unterstützt werden, diese Zwickmühlen konstruktiv für sich aufzulösen (bezogene Individuation, Stierlin 1994).

Dafür ist es sehr hilfreich, das relevante Beziehungssystem in die Beratung mit einzubeziehen. Familiengespräche fokussieren dann darauf, a) zu prüfen, ob die Befürchtungen des IP zutreffen könnten, b) wer in der Familie bereit wäre, den IP in den Mustern zu unterstützen, die für ihn hilfreich wären, c) was die anderen selbst brauchen, damit auch sie mit den Veränderungen gesund umgehen können. Dabei zeigt es sich, dass auch die anderen in der Familie während der depressiven Akutphasen starke Belastungen aushalten mussten, sich aber auch nicht gesund abgrenzten, da sie dem gleichen Wertesystem folgten wie der IP. Durch vergleichende Fragen, die Auswirkungen unterschiedlicher Interaktionen in der Familie deutlich machen, werden konstruktive Variationen deutlich, und die Beteiligten merken auch, welche Muster eher problematisch wirken würden. Typische Berichte der Familienmitglieder über Hilfreiches für alle Beteiligten sind z. B.:

- Dem IP zugewandt zuzuhören, „es“ aber „stehen“ zu lassen, im Sinne von „Ja, so ist es jetzt für dich“, ohne gleich irgendwelche Änderungsvorschläge zu machen oder Veränderungsbemühungen zu unternehmen.
- Den IP als „nicht selbst schuld zu sein“ zu behandeln und das optimale Coping mit der Krankheit gemeinsam zu suchen.
- Geduld mit dem IP, aber auch mit sich selbst und der Ambivalenz im Gegenüber zu haben.
- „Ich-Botschaften“ auszusenden, also auch über die eigenen Gefühle, Wahrnehmungen, Reaktionen, auch über Frustrationen, Angst, Ärger, Aggressionen zu reden, wenn sie gerade auftauchen, ohne den IP als „Ursache“ anzuklagen.
- Keine „unechten“ (z. B. positive) Gefühle vorzuspielen, denn der IP registriert dies sofort und sieht bestätigt, dass er eine Belastung ist.
- Die eigene Belastungsgrenze zu beachten. Sich zu überfordern würde dem IP wieder Schuldgefühle machen. Ihm hilft mehr die „Liebe, die auch mal Nein sagt“.
- Auch selbst einmal Hilfe in Anspruch zu nehmen und auch eigene Hilfsbedürftigkeit ruhig zu äußern.
- Auf jede „nichtdepressive“ Reaktion anerkennend zu reagieren, dabei zu vermitteln, dass man nicht davon ausgeht, dass dies so bleiben müsse (gemäßigte Erwartungshaltung).
- Den IP zu gemeinsamen Aktivitäten einzuladen.
- Ruhig ihn zu fordern (gemäßigt), denn Unterfordern könnte den IP beschämen.

Beispiel: Herr M. etwa befürchtete, wie er aber erst durch unsere Fragen nach erwarteten Auswirkungen der für ihn hilfreichen Lösungsmuster bemerkte, dass er auf seine Frau und seine Kinder kalt, hartherzig und undankbar wirken könnte und seinen Eltern gegenüber sich so entschieden abgrenzen könnte, dass die Beziehung zu ihnen zerbrechen könnte. Und er hatte Sorge, dass er nachlässig und überheblich werden könnte. Damit dieses „Schwarz-Weiß-Denken" nicht zu neuen Konflikten bei ihm führen würde, boten wir ihm an, nach der optimalen Balance zwischen diesen so widersprüchlich erscheinenden Aspekten zu suchen. Dies erleichterte ihn sehr. In Familiengesprächen brachten seine Frau und seine Kinder mehr und mehr auch ihre Wünsche ein und erlaubten sich langsam, sich auch einmal abzugrenzen, konnten aber gerade dadurch auch mehr kongruente Empathie für ihn entwickeln. Herr M. merkte, dass es ihn geradezu entlastete, wenn seine Frau und seine Kinder nicht zu viel Verantwortung für ihn übernahmen. In einer Sitzung forderte seine Frau ihn auf, die Briketts, welche seine Depression symbolisierten, für einige Zeit mal an sie zu übergeben, damit sie auch einmal spüren könne, wie das so sei, und weil sie auch den Eindruck hatte, sich oft zu überlasten. Daraufhin wollten auch die beiden Kinder die Briketts für einige Zeit tragen, die Depression wurde quasi im System verflüssigt. Herr M. erlebte sich durch diese Dynamik als sehr berührt und getragen. Ursprünglich hatte ich, wie häufig praktiziert, die Absicht, der Familie ein Ritual zur Verabschiedung der Depression vorzuschlagen, bei dem man die Briketts z. B. verbrennen würde (siehe van der Hart 1982). Herr M., unterstützt von seiner Frau, lehnte das aber entschieden ab. Er wollte die Briketts als dauerhaftes Mahnmal für seine langjährigen Bemühungen, als Anerkennung für sein Leid und besonders als Erinnerungshilfe für gesündere Muster an einem „Ehrenplatz auf dem Küchenschrank" behalten. Dies akzeptierte ich, mich dabei an viele ähnliche Reaktionen anderer „depressiver" Klienten erinnernd. Nach neun Sitzungen im Zeitraum von ca. sieben Monaten schlossen wir die Therapie ab, allerdings wie immer mit der Vereinbarung, dass Herr M. und seine Familie jederzeit wieder einmal eine Sitzung in Anspruch nehmen können, aber nicht nur, wenn sie gebraucht würde, sondern auch dann, wenn man sie sich als Belohnung gönnen wolle (so wird die Kooperation aus dem Defizitlicht gebracht).

Können wir der Familie eine erfolgreiche Hypnosetherapie ihres „Patienten" zumuten?

Einführende Bemerkungen

Das Therapiegespräch, das hier im Transkript wiedergegeben wird, stellt kein typisches Beispiel einer systemischen Paar- oder Familientherapie dar. Doch gerade deshalb habe ich es statt anderer möglicher Falldarstellungen ausgewählt.

Wenn wir den für systemische Therapeuten so wichtig gewordenen Überweisungs- und Auftragskontext betrachten, wird klar, dass wir es hier „offiziell" gar nicht mit einer Paartherapie zu tun haben, obwohl ich dieses Gespräch mit einem Ehepaar geführt und kontinuierlich beziehungsorientierte Interventionsangebote gemacht habe. Der definierte Patient, ja, man könnte sagen, das definierte Problem ist allein der Ehemann. Er wird als extrem gefühlsblockiert, kontaktgehemmt, ja kontaktunfähig und ganz allgemein als massiv beziehungsgestört etikettiert, nicht nur von seiner Frau, sondern er insistiert auch selbst auf ebendiesen Etikettierungen. Die so konstruierten Problemzuschreibungen erlebte ich zu Beginn des Gespräches, aber auch schon zuvor bei der telefonischen Anmeldung, als sehr starr. All meine Versuche, sie mehr oder weniger direkt infrage zu stellen, führten nur dazu, dass beide Partner noch mehr an ihnen festhielten.

Die telefonische Anmeldung ging von der Ehefrau aus. Als sie anrief, suchte sie um einen Termin allein für ihren Mann nach, und zwar zum Zwecke einer Hypnosetherapie. Sie schilderte ihren Mann in der genannten Weise als gestört und erläuterte, dass sie beide nach jahrelangen Versuchen (zu denen auch Paartherapie gehörte) zu dem Schluss gekommen seien, dass die intensive Störung so tief in seinem Unbewussten sitzen müsse, dass übliche therapeutische Gespräche einfach nicht mehr hülfen. Nur noch eine Intensivhypnose, in der das verhärtete Bewusstsein ihres Mannes durchbrochen (!) werden sollte, könne noch Besserung bringen. Ihr Mann und auch sie selbst hätten dazu einschlägige Literatur gelesen, in der gezeigt worden sei, wie das Unbewusste suggestiv umgepolt werden könne, nachdem das Bewusstsein ausgehebelt (!) worden sei. Wie sich später herausstellte, hatten sie einige der zurzeit inflationär verbreiteten Bücher zu klassischen autoritären Hypnoseansätzen und zum so genannten positiven Denken gelesen. Dort werden oft in einer – für mich erschreckend schlichten – linear verzerrenden Weise Problemlösungen versprochen.

Wie kommt es zu solchen Anfragen? Nach langjähriger Tätigkeit als Familientherapeut an der psychosomatischen Universitätsklinik in Heidelberg ließ ich mich als Arzt nieder und baute zusammen mit Bernhard Trenkle das Milton-Erickson-Institut Heidelberg/Rottweil für Systemische Therapie und Hypnotherapie auf. Und seither gibt es, obwohl mein Hauptarbeitsgebiet weiterhin die systemische Therapie mit Familien, Paaren oder Einzelpatienten ist, viele Anfragen nach Hypnosesitzungen.

Waren an der psychosomatischen Universitätsklinik bei Anfragen und Überweisungen die Probleme in der Regel als familientherapeutisch zu behandelnde definiert und konnten wir demgemäss die Sitzungen in der üblichen Form systemischer Interviews gestalten, so ließ sich dieses Verfahren bei dezidiert hypnoseorientierten Anfragen, die das Problem so gut wie immer individuumzentriert darstellen, nicht ohne weiteres beibehalten. (Zu den Grundsätzen systemischer bzw. hypnosystemischer und hypnotherapeutischer Arbeit vgl. das Einführungskapitel)

Die Aufgabe, vor die ich mich in dem folgenden Erstinterview gestellt sah, war die, genau die Kontextgestaltung (Definition der Gespräche, Fragerichtung etc.) aufzuspüren und herauszuarbeiten, die den Familienmitgliedern noch am ehesten akzeptabel, d. h. mit ihrer bisherigen Weitsicht vereinbar, erscheint und dennoch Möglichkeiten für eine lösungsfördernde Veränderung ihrer Verhaltensmuster einschließt. Zwar dürften viele Kollegen in Beratungsstellen, Kliniken und ähnlichen Kontexten selten mit dem Wunsch nach Hypnotherapie konfrontiert sein; doch bei den meisten von ihnen ist es sicherlich eher die Regel als die Ausnahme, dass ihnen wie mir in diesem und ähnlichen Fällen Behandlungsaufträge angeboten werden, die auf einen identifizierten Patienten eingeengt sind, oder dass nur ein Teil der Familie mitzuarbeiten bereit ist und dann die Abwesenden als das eigentliche Problem definiert werden. In allen Kontexten, in denen pathologieorientierte Konzepte vorherrschen, stellt sich dies als alltägliches Dilemma. Aufgrund dieser strukturellen Ähnlichkeit glaube ich, dass die hier vorzustellenden Vorgehensweisen auch für Kollegen, die nie etwas mit Hypnose zu tun haben oder gar zu tun haben wollen, von Nutzen sein könnten.

Wichtige Ziele in der Arbeit mit dem Ehepaar namens Milt waren für mich:

- der Aufbau einer tragfähigen Arbeitsbeziehung, in der die vertraute Weltsicht und die bisherigen Lösungsbemühungen des Ehepaares wertgeschätzt werden konnten, ohne dass ihre pathologisierenden Implikationen übernommen werden mussten;
- das Angebot neuer Informationen, die den Beteiligten ihre eigenständige Problemlösungsfähigkeit verdeutlichen können, ohne dass ihre bisherigen Bemühungen als defizitär abgewertet werden;
- die Nutzung ihrer bisherigen Motivation (hier: des gemeinsamen und unumstößlichen Wunsches nach Hypnose für den Ehemann) für eine Zusammenarbeit, bei der gerade der Beziehungsaspekt des Problems bzw. der Probleme sowie die Gleichrangigkeit der Beiträge beider Ehepartner zu diesen Problemen verstärkt herausgearbeitet werden kann.

Das Interview

Die Personen der Handlung (und ihre Darsteller): *Th* (der Therapeut; was Wunder!); *HM* (Herr Milt, Vorname: Franz); *FM* (seine Frau Hanne). Das Zeichen / – / steht für eine Pause.

Th So, jetzt sind Sie hier; was ist das Problem, das Sie hierher geführt hat?
HM Ähm, / – / das ist vor allen Dingen mein Problem. / – / Wir machen schon seit ungefähr zwei Jahren Therapie, und …
FM *(unterbricht)* Gesprächstherapie.
HM Ja.
FM Gesprächstherapie.
HM So 'ne Art Gesprächstherapie ist es.

Th Sie beide zusammen?
FM Ja.
HM *(gleichzeitig)* Ja.
Th Wo machen Sie das?
HM Das ist bei Frau Ypsilon, / – / und das lief jetzt drei Jahre lang, die ganze Sache, und wir haben halt gemerkt, dass wir nicht weiterkommen.
Th Also, Sie sind jetzt aber noch in Kontakt mit der Therapeutin, und Sie haben auch Gespräche mit ihr, aber Sie sind jetzt an einem Punkt, wo Sie den Eindruck haben, wir kommen nicht weiter.
FM Ja, genau.
Th Haben Sie das mit ihr besprochen?
FM Ja. (*HM* Ja) / – / Wir sollen Ihnen auch die Telefonnummer geben …
HM *(unterbricht)* Damit Sie sich gegebenenfalls miteinander …
FM *(unterbricht)* … mit ihr in Verbindung setzen.
HM Ja.
Th Ja, okay.
HM Äh, / – / sie hat darum gebeten, dass wir sie auf jeden Fall informieren, was wir an sich auch für richtig …
Th *(unterbricht)* Hm!
HM Tja, / – / *(stöhnt)* / – / wir sind zu Frau Ypsilon gegangen, weil, / – / ähm, / – / ich einfach nicht mehr zurechtgekommen bin. Auch … / – / Das hat sich dann auch auf unsere Beziehung sehr negativ ausgewirkt. / – / Ähm. / – / Das hat vor drei Jahren also ziemlich stark geknistert, und, tja, ich hatte gehofft, dass ich persönlich auch ein bisschen weiterkomme, und das hat sich leider als Trugschluss erwiesen. Ich kann gedanklich vieles einsehen, aber wenn es dann an die Umsetzung geht, dann habe ich meine Schwierigkeiten damit, ich schaff's einfach nicht, so was Ähnliches wie 'ne innere Barriere zu überwinden.
Th Hm, / – / Sie wissen, wovon Sie sprechen. Ich weiß es noch nicht. Deswegen würde ich gerne konkreter nachfragen im Einzelnen. Das war also die Ausgangsbasis damals vor drei Jahren, und da sind Sie dann drei Jahre / – / in welchem Abstand hingegangen? Wöchentlich?
FM Fast wöchentlich.
HM Ja, zum Teil vierzehntägig, also, während der Hälfte der Zeit, glaube ich, in wöchentlichen Abständen und, äh …
FM Die Hälfte vierzehntägig.
HM Ja, die Hälfte etwa vierzehntägig.
Th Wenn Sie jetzt sagen, das ist in erster Linie mein Problem, was meinen Sie damit? Also, so hab ich Sie jetzt gehört …
HM Ähm, / – / da, wo es uns am ehesten aufgefallen ist, hat sich's drum gedreht, dass es, ähm, / – / dass ich mich einfach mit der Hanne nur schwer unterhalten kann, das ist das eine. Und das andere ist, dass wir überhaupt nicht streiten können. Das ist also das Augenfällige gewesen: Da, wo Kommunikation irgendwie problematisch wurde, da musste ich dann irgendwie

zurückstecken und habe mich in mich selber verkrochen, und ich brauchte immer sehr, sehr lange Zeit, um dann wieder an die Oberfläche zu kommen.

Th Ja, und jetzt würde ich gerne Sie mal fragen, Frau Milt ... Das sollte ich vielleicht vorausschicken, ich frage manchmal den einen Partner darüber, was er sich denkt, was der andere in seinem Kopf so für Gedanken hat, um so eine Außenperspektive noch zu entwickeln ...

FM *(unterbricht)* Ja, ja.

Th Er sagt, das ist in erster Linie sein Problem. Man kann es ja unterschiedlich sehen. Er spricht davon, wir konnten nicht streiten, wir konnten nicht miteinander reden, aber er sagt, das ist sein Problem. Was meint er damit?

FM Ja, / – / weil er zum Beispiel, wenn es einen Anlass gibt, der ihn ärgert, einen konkreten Anlass, meinetwegen irgendwas mit den Kindern oder mit mir, / – / der kann dann nicht sagen: „Du, das hat mir eben gestunken", sondern man merkt richtig, wie bei ihm die Klappe fällt, und dann redet er gar nichts mehr. / – /

Th Für längere Zeit?

FM / – / Das kann manchmal tagelang sein, wegen einem kleinen Anlass, und es kann manchmal nach einer Stunde wieder gut sein, dass er sagt: „Du, ich habe mich eben blöd verhalten, ich hätte auch gleich was sagen können!" Und das läuft eigentlich schon ziemlich lange so. Er ist dann wie eingemauert, wie versteinert, spürt nichts mehr. Ist wie betäubt und ohne jedes Gefühl, auch sprachlos.

Th Ist das seiner Ansicht nach das Problem, was letztlich Sie hierher führt, oder ...

FM *(unterbricht)* Ja, das ist mit das Problem, dass er seine Gefühle nicht ausdrücken kann und dass er auf der einen Seite will, und er zwar vom Kopf her weiß, er müsste sich ändern, und er will es auch, aber er kann es nicht.

Th Und ändern, / – / in welche Richtung? Dass er mehr sagt, was er denkt, seine Gefühle zeigt?

FM *(unterbricht)* Ja, ja.

Th Oder streitet mit Ihnen? Dass er nicht die Klappe runtergehen lässt, sondern sagt, das hat mir gestunken und so weiter?

FM Ja, ja, ganz genau. Denn ich meine, wenn er das immer mit sich rumträgt, dann wird's immer mehr, und irgendwann kommt dann mal die große Explosion, dann kommen eben Sachen dazu, die eigentlich gar nicht zur Sache gehören, die im Moment läuft.

Th Und an was denken Sie da?

FM Hei, / – / dass, dass alles aus der Vergangenheit hochkommt.

Th Also, dann streitet er schon, aber dann auf eine andere Art, die ... die Ihnen nicht gefällt? / – /

FM Ja, die auch mich nicht betrifft. Ich meine, da müsst man vielleicht dazu ausholen ... / – / Es ist seine zweite Ehe. Ich war auch schon mal verheiratet und bin seit sieben Jahren geschieden.

HM Ich war in erster Ehe mit einer Frau verheiratet, die habe ich in der Schule kennen gelernt. / – /

Th Sie sind Lehrer, oder?

HM Nee, nee, als Schüler kennen gelernt, und ich habe dann während des Abiturs geheiratet. Darüber steht jetzt nichts in diesen Unterlagen. / – – / Und diese erste Ehe ist in die Brüche gegangen, ich glaube annehmen zu dürfen, auch wegen meines Verhaltens, das da ähnlich war, nur habe ich damals noch nicht so gesehen, wie ich dieses Problem hätte angehen können, aber ich glaube, ich habe mich ähnlich verhalten, da, wo die Schwierigkeiten rein gefühlsmäßig zu stark auf mich zukamen, da habe ich mich ganz zurückgezogen. Das betrifft jetzt nur die Partnerschaft; über das, was außerhalb der Partnerschaft dann läuft, da müssten wir dann eh noch mal extra dann sprechen.

Th Sehen Sie einen Zusammenhang dieser Fragen mit dem Problem, das Sie jetzt hierher führt, d. h. zum Beispiel, gehen Sie davon aus, dass die Probleme, die Sie jetzt hier lösen wollen, nur gelöst werden können, wenn wir diese Fragen mit einbeziehen? Ich frage das, weil … Also, mir ist es jetzt wichtig, dass wir ein gemeinsames Verständnis dafür entwickeln können, was jetzt Ihre Erwartungen auch sind. Sie haben ja schon viel investiert. Es bringt Ihnen ja nichts, wenn wir dann irgendwie an etwas arbeiten, wo vielleicht Erwartungen nicht erfüllbar wären, oder was auch immer. Das hätten Sie nicht verdient. Wenn Ihr Mann sagt, das ist das Problem, dass er nicht streiten kann usw., denkt er dann, dass er das Problem ist, oder was ist dann seiner Ansicht nach das Problem, frage ich jetzt Sie, Frau Milt. Da stellen sich ja viele Fragen, wenn zwei Menschen, die miteinander leben, eine Ehe führen, nicht miteinander streiten können auf eine Art … Zum Beispiel die Frage, denken Sie denn unbedingt, dass Sie streiten müssten? Selbst wenn, könnte man es ja unterschiedlich sehen. Er könnte denken, er ist das Problem, er könnte denken, Sie sind's, er könnte denken, wir beide oder jemand anderes usw. Wenn er es so schildert wie jetzt, wie er es eben geschildert hat, was heißt das, wenn er denkt, er wäre das Problem? Es hat sich für mich so an-gehört, er denkt, er sei's Problem. Habe ich das richtig oder falsch verstanden?

FM Ja, Sie haben es richtig verstanden.

Th Wie erklären Sie sich das? Wie kommt er auf diese Idee, dass er das Problem ist?

FM Ich glaub, ich hab, ich hab versucht … Zumindest hab ich, bin ich weitergekommen in den drei Jahren.

Th In den Gesprächen auch. „Weitergekommen" hieße?

FM Einsichtiger geworden für manche Dinge, und habe mich auch in manchen Sachen geändert. Ich habe versucht, mich zu ändern und die Sachen anders zu sehen, und er hat's zwar eingesehen, aber er konnte nichts daran ändern, es ist auch schwierig für ihn, es auszudrücken.

Th Aber natürlich, diese Prozesse kann man ja unterschiedlich interpretieren. Seine Interpretation, wenn ich es richtig verstanden habe, mündet darin, dass er sagt, ich bin's Problem; wie's gekommen ist, ist ein Hinweis darauf, dass ich's Problem bin.

FM Ja, aber ich glaube, das mit seiner ersten Ehe war schon wichtig, weil er nämlich ein negatives Frauenbild hat, von seiner Mutter her, von seiner ersten Frau.

Th Was heißt „negatives Frauenbild"? Das ist ein großes Wort!

FM *(lacht)* Ja, also, wenn er zum Beispiel ... Wenn ich was sag, das könnten Millionen andere Frauen auch sagen; aber weil er's eben von seiner ersten Frau oder von seiner Mutter in der Art und Weise gehört hat, ist er dann weggetaucht.

Th „Weggetaucht" heißt?

FM Er hört's, aber er verschließt sich dann. Er ist dann nicht bereit, darüber zu reden, er sagt: „Du, das hab ich schon so oft gehört, ich mag das nicht mehr hören!" Oder: „Könntest du es versuchen, anders auszudrücken?" Nee, es ist also dann einfach, dass er dann nicht mehr bereit ist, überhaupt zu reden.

Th Aber auch da könnte es ja sein, dass er sagt, das ist jetzt nicht das Problem, dass ich das Problem bin, sondern das ist halt, weil diese Frauen immer so sind, und die Frauen sind das Problem. Aber es ist mir jetzt nicht klar, wie er das gemeint hat. Hat er gemeint, dass er das Problem ist, und wenn ja, wie erklären Sie sich das?

FM Also, wir haben schon versucht, das rauszuarbeiten, dass er in seiner Jugend ... Als er vier Jahre alt war, ist er von drüben rübergekommen mit seiner Mutter, und im gleichen Jahr hat er eine Schwester bekommen. Er war vorher bei seiner Großmutter, die ihn aufgezogen hat, und hat da eine Bezugsperson gehabt, und dann kam die kleine Schwester, und die Mutter hat sich logischerweise um die kleine Schwester gekümmert. Und von daher ist alles gefühlsmäßig sehr negativ bei ihm gelaufen. Er hat also nicht die Liebe bekommen, die vielleicht ein Kind bekommen müsste, die Zuwendung und die Zeit bekommen. Er hat viel gelesen, er war wenig draußen mit anderen, hat mit anderen gespielt, er hat auch keine Freunde gehabt, und das war damals, das haben wir rausgearbeitet, eigentlich in der langen Zeit, dass er dadurch seine Seele irgendwo ... / – / verschüttet wurde. Und dass er eine Mauer um sich aufgebaut hat, die nur schwer einzureißen ist und die er vor sich her schiebt, damit er nicht verletzt werden kann.

Th Wo er dann, wie Sie sagen, um nicht verletzt zu werden, er sich dann öfter mal zurückzieht usw. Und das wiederum Auswirkungen hat auf Ihre Beziehung, die Sie nicht wollen oder die er nicht will oder die Sie beide nicht wollen.

FM Ja, ja.

Th Wenn er das so sieht und immer mit dem Schluss, so habe ich es verstanden, dass er das Problem ist, was sind dann seine Erwartungen an so ein Gespräch oder eventuell Gespräche hier jetzt? Er hat ja bestimmte Erwartungen, vermute ich.

FM Dass er versuchen kann, die Sachen, seine Eingemauertheit zu lösen. Und seine Unfähigkeit, Kontakt zu seinen Gefühlen herzustellen.

Th In welcher Weise lösen?

FM Dass er besser damit umgehen kann.

Th Und woran würde er ablesen: Aha, jetzt kann ich besser damit umgehen?

FM Wenn er anders reagieren könnte.

Th Dann würde er sich nicht zurückziehen, sondern eher ...? / – /

FM Sondern würde eben sagen: „Hör mal, du, das war eben Blödsinn, was du geredet hast, das hat mir nicht gefallen!" / – /

Th Ist es Ihnen irgendwie lieber, dass er sich konfrontativer zeigt? / – – / Sieht sie das richtig, Herr Milt? Es gibt ja zig Weisen, wie man Meinungen und Gefühle ausdrücken kann, nicht wahr? Da könnte man ja unterschiedlicher Meinung sein, oder?

HM Ähm, das, das sollte auf jeden Fall eine Facette dieser Verhaltensänderung sein, die ich anstrebe.

Th Also, es gibt noch mehr davon! Zum Beispiel?

HM Nicht nur mein Verhalten in der Familie, sondern auch eine positivere Lebenseinstellung.

Th Speziell bei Ihnen jetzt?

HM Ja.

Th Also nicht bei Ihrer Frau, sondern bei Ihnen?

HM Ja, bei mir.

Th Bei Ihnen? Und was heißt „positivere Lebenseinstellung"?

HM Ich bin jetzt nur mit der Auswirkung konfrontiert, ich kann nur Symptome sehen. Die Ursache, / – / die Ursache, glaube ich, entzieht sich mir. / – – /

Th Jetzt sagen Sie: positivere Lebenseinstellung, und das hieße dann, ja, dass Sie die Zukunft optimistischer sehen, oder? Ja, woran würde man das ablesen, das ist ja immer ein Kriterium im Alltag. Letztlich liest man die ganzen Entwicklungen ja ab. Woran würde Ihre Frau zum Beispiel merken, jetzt hat er ein positiveres Lebensgefühl?

HM Ich glaube, etwas ganz Augenfälliges wäre, wenn ich morgens ganz bewusst wach werde und auch freudig aufstehe.

Th Das würde sie merken?

HM Das würde sie unter anderem daran merken.

Th Also, jetzt stehen Sie offensichtlich nicht so auf, sondern eher, indem Sie ein Gesicht machen?

HM Das ist das eine. Und das andere ist, dass ich einfach keine Lust habe.

Th Und dann hätten Sie mehr Lust?

HM Ja.

Th Und das würde sie merken, und Sie selbst würden es auch daran ablesen, oder?
HM Durchaus, ja.
Th Wenn Sie keine Lust haben, deutet Ihre Frau das als ein Zeichen dafür, dass Sie dann in Kontakt mit Ihren Gefühlen sind, oder eher so, dass es gerade wieder ein Zeichen für das ist, was Sie bisher Eingemauertheit nennen?
HM (überlegt) / –––– / Tja, eher als Zeichen dafür, dass ich nicht rankomme, und es mir deshalb auch schlecht geht. Das ist ja auch so, eigentlich. / – /
Th Und wenn sie das so sieht, wie reagiert sie dann? Eher ärgerlich oder eher mit Mitleid oder Anteilnahme oder wie?
HM / – / Tja, / – / so gemischt. Sie ärgert sich, glaube ich, schon ein bisschen, aber ich tue ihr auch Leid, was ich aber gar nicht will; dann krieg ich nämlich Schuldgefühle.
Th Heißt das, Sie würden mehr Lust haben, mehr Unternehmungslust und mehr aktiv gestalten in Ihrem Alltag, wenn Sie weniger Schuldgefühle hätten?
HM Ja, sicher.
Th Ja, würden Sie denn weniger mit Schuldgefühlen reagieren, wenn Sie weniger Mitgefühl mit ihm hätten, Frau Milt?
FM Ja, ich glaube schon. Aber gut wäre das auch nicht.
Th Weshalb nicht?
FM Ja, / – / wenn ich manchmal ärgerlich auf ihn reagiere, dann wird er manchmal so trotzig und zieht sich in sein Schneckenhaus zurück. Dann spricht er nicht mehr mit mir.
Th Ist das dann auch das, was Sie vorhin mit „Eingemauertheit" meinten?
FM Ja, irgendwie eigentlich schon.
Th / – / Tja, da könnte ja fast jemand auf den Gedanken kommen, Frau Milt dürfte gar nicht aufhören, Schuldgefühle zu entwickeln, sonst würde sie vielleicht aufhören, Mitgefühl zu haben, und energischer Forderungen stellen. / – / Wer von Ihnen kann sich denn auch jetzt schon vorstellen, dass Sie einerseits mitfühlen können und andererseits sich gleichzeitig auch selbst wertschätzen, Herr Milt?
HM Ich weiß nicht, wie meinen Sie das?
Th Na ja, bisher scheint es ja eher so zu sein, dass Ihre Frau z. B. eher dann Mitgefühl hat, wenn sie sich irgendwie dabei selbst Vorwürfe macht. Und wenn sie sich mal keine Vorwürfe macht, scheint sie eher ärgerlich auf Sie zu werden. So habe ich es jedenfalls verstanden. Habe ich Ihre Frau da richtig verstanden?
HM Ja, / –– / eigentlich schon.
Th Nehmen wir an, Herr Milt, Ihre Frau würde das, was sie als „Eingemauertheit" geschildert hat, anders interpretieren. Wenn sie ärgerlich wird, scheint sie es ja anders einzuschätzen als sonst. Es könnte ja zum Beispiel sein, dass sie denken könnte, er hat keine Lust, er gibt seinem spon-

tanen Gefühl nach, in die innere Emigration zu gehen und Abstand halten zu wollen. Nehmen wir an, sie würde es eher so sehen und nicht als Ihre Unfähigkeit. Wie würde sie dann anders reagieren?

HM Tja, / – – / ich glaube, dann würde sie enttäuscht sein.

Th Wäre sie dann mehr ärgerlich als jetzt?

HM Ja, ich glaube, viel mehr. Aber auch sehr traurig.

Th Wie erklären Sie sich das?

HM Ich glaube, sie würde denken, dass sie mir gleichgültig wäre.

Th Ähm, wie würde sich das auf Ihre Beziehung auswirken?

HM Das wäre schlecht. Das würde uns sehr voneinander entfremden.

Th Aber sie würde dann weniger Schuldgefühle entwickeln, nicht wahr?

HM Ja, ich glaube schon.

Th Also, wenn ich mir das so überlege, könnte es ja bei den bisherigen Sichtweisen auch heikel sein, wenn Sie die Fähigkeit an sich erkennen könnten, auch anders als mit der so genannten Eingemauertheit zu reagieren. Wenn Sie wieder mehr bemerken würden, dass Sie Einflussmöglichkeiten auf Ihr Verhalten haben und sich anders verhalten können, könnte das ja auch belastende Auswirkungen haben. / – / Wenn Ihre Frau nun nicht trauriger würde in der Situation, die Sie beschrieben haben, welche Gefühle würde sie denn dann vielleicht entwickeln?

HM Wie meinen Sie das? / – / Ich verstehe nicht, was Sie meinen.

Th Na ja, man kann ja gefühlsmäßig unterschiedlich reagieren auf einen Eindruck, nicht wahr? Wenn sie es dann so sehen würde in dem Sinn: Ich bin ihm nicht mehr wichtig, könnte sie darauf traurig reagieren. Manche Leute würden aber auch vielleicht ärgerlicher, manche sogar erleichtert oder noch anders reagieren. Deshalb frage ich, mit welchen Gefühlen Ihre Frau eher reagieren würde, wenn sie nicht traurig reagieren würde.

HM Ja, jetzt verstehe ich. / – / Ich glaube, sie würde ärgerlicher und ungeduldiger. Aber so ist es ja nicht, ich würde ja gerne anders reagieren können.

Th Ja, das ist mir deutlich. / – – / Aha; / – / tja, wenn Sie Schuldgefühle entwickeln, wie wirkt sich das aus? Zum Beispiel auf Ihre Lust und Ihre Lebenseinstellung?

HM Dann habe ich noch weniger Lust, aber auch eine Wut auf mich, dann könnte ich alles hinwerfen.

Th Gibt es noch mehr Facetten? Sie sagen, das ist eine Facette.

HM Ja, ich möchte / – / auch / – / eine positivere Einstellung zu meiner Umgebung haben.

Th Was hieße das konkret, „Umgebung"?

HM Ich habe Schwierigkeiten, etwa mit meinem Jungen. / – / Ich habe es früher schon gemerkt, bei den Kindern aus erster Ehe, und ich merke es jetzt beim Otto auch wieder, es bestehen zwischen ihm und mir / – / von meiner Seite aus irgendwelche Aggressionen.

Th Wie alt ist Ihr Junge?

HM Vier, viereinhalb. Und / – / das muss ich irgendwie abbauen, denn ich befürchte sonst, dass ich da irgendetwas kaputtmache.

Th Also, das würde sich im Umgang mit Ihrem Sohn, speziell mehr noch im Umgang mit dem Sohn als mit der Tochter zeigen, verstehe sich Sie da richtig?

HM Ja, / – / ja.

Th Und dass Sie offener für ihn werden?

HM Ich habe Schwierigkeiten, den Jungen einfach in den Arm zu nehmen.

Th Da hätten Sie mehr Körperkontakt mit ihm. / – / Wie ist das eigentlich? Sie sagen, Sie spüren manchmal Aggressionen ihm gegenüber. Sieht Ihre Frau das als Ausdruck von Gefühlen an, oder wie?

HM / – / Tja, schon, aber das sind ja sehr problematische Gefühle. Wir sind uns da einig, dass da etwas mit mir nicht stimmen kann.

Th Jetzt würde ich Sie gerne mal fragen, Frau Milt, Sie haben … / – / Praktisch alles, was wir bisher gehört haben, bezieht sich eigentlich auf Dinge bei ihm.

HM Ja.

Th Was hält Ihre Frau für das Problem? Denkt sie auch, Sie sind das Problem, oder was würde Ihre Frau sagen?

HM Ich kann es schlecht beurteilen, wir haben …

Th *(unterbricht)* Ja, dann frage ich Sie mal so …

HM *(unterbricht)* Äh, Moment. Nein. Ich möchte jetzt nur das eine noch einschieben. Ich kann es einfach schlechter nur beurteilen, weil ich einfach für mich selbst gern im Zentrum / – / und mir selbst im Weg stehe.

Th Frau Milt, ich möchte mal Sie fragen: Er hat es so definiert am Anfang … Dass es bei mir angeklungen ist, er müsste den überwiegenden Teil verändern, oder habe ich das falsch verstanden?

FM Nein, das haben Sie richtig vorstanden.

Th Wie viel Prozent schätzungsweise? Mal so überschlagsmäßig, nur um ein Bild zu haben.

FM / – – – – – / Sechzig.

Th Und die restlichen vierzig, wie würde er die verteilen? Er jetzt mal!

FM Tja, / – / es geht auch ein Teil auf mich.

Th Würde er sagen, die restlichen vierzig auf Sie oder / – / eher weniger?

FM / – – – / Das weiß ich nicht. Wahrscheinlich auch auf die Kinder, auch auf meine Eltern.

Th Auf beide Eltern oder auf einen Teil der Eltern?

FM Auf beide Eltern.

Th Beide Eltern. / – / Das ist natürlich schwer, das zu sagen, aber einfach mal eine Schätzung: Wie viel Prozent?

FM Ich nehme an, dass mir dreißig Prozent zu Lasten kommen, eventuell meinen Eltern zehn.

Th Und was hätte er gern bei Ihnen verändert?

FM / – – – / Das weiß ich selber … Aber ich kann nichts daran ändern. Ich bin unheimlich eifersüchtig.

Th Ach so! Sie wissen selber, was er gern verändern würde!?
FM Ich würde es auch gerne verändern.
Th Ja, ja. Da kommen wir gleich noch drauf. Aber / – / Sie verhalten sich also so, dass Sie es als eifersüchtig erleben, und er offenbar auch, und das ist das, was er denkt, was Sie verändern sollten. Wie sollen Sie sein, seiner Ansicht nach?
FM *(fast flüsternd)* Nicht so eifersüchtig.
Th Gelassener?
FM Dadurch, dass die Partnerschaft nicht so ist, wie ich es mir vorstelle oder wie ich es am Anfang gedacht habe und eigentlich relativ viel Negatives in unserer Partnerschaft zwischen uns ist … Wenn wir dann gemeinsam weggehen … Und ich kann nicht sagen, er wagt nur einen Blick. Das kann ich nicht sagen, so ist es nicht. Er fängt dann an, mit jemandem zu flirten. Dann fühle ich mich unheimlich blöd, weil ich als junges Mädchen das eigentlich mitbekommen habe, dass das Männer gerne so machen. Ich habe dann immer gedacht: Ach Gott, die armen, blöden Frauen! Hoffentlich geht's mir mal nicht so, später.
Th Und das läuft dann so, dass er dann sagen würde, das wären die dreißig Prozent / – / oder ein wichtiger Teil dessen? / – / Was noch? Ich bin mir übrigens noch nicht sicher, Frau Milt, ob Sie denken, dass Sie das verändern sollten, oder ob er das auch denkt.
FM Also, ich denke es für mich auf jeden Fall!
Th Es könnte ja sein, vielleicht gefällt es ihm, könnte doch sein!?
FM Das glaube ich nicht! Das glaube ich nicht! Wir haben deswegen schon viel zu viel Krach gehabt.
Th Ja, manchen Männern schmeichelt das nämlich auch. Also, das kann ich jetzt nicht beurteilen, ob das bei Ihnen so der Fall wäre.
HM Mir schmeichelt es auf keinen Fall, meine Frau in die Ecke zu stellen.
Th Ja, das ist ja nicht das Gleiche.
HM Okay, ich bin noch nicht …
Th *(unterbricht, zu Frau Milt gewandt)* Also, würden Sie sagen, das hätte er auch gerne verändert?
FM Ja, und wahrscheinlich auch, dass ich auch ihm sagen würde, wenn mir etwas nicht passt!
Th Dass auch Sie, umgekehrt, ihm sagen würden …
FM Ja, ich traue mich ja nicht, das zu sagen, weil ich dann Angst habe, wenn ich was sage, dass er sich dann noch mehr zurückzieht, wie er sich schon bei einer kleinen Aussage zurückzieht. Es ist oftmals so, dass, wenn wir streiten oder wenn irgendetwas in der Luft liegt, dass ich dann mir überlege, wie könnte ich das jetzt sagen, wie könnte ich das jetzt sagen, dass ihm nicht … Weil, er legt sehr viel Wert auf Worte. Und wenn ich da jetzt z. B. „auch" reinbringe, da überlege ich mir das nicht genau, genau genug, und dann sagt er: „Warum sagst du jetzt ‚auch'?" Das ist einfach unbewusst mit reingerutscht. Also muss ich mir eine Erwiderung bei ihm genau überlegen, was

ich sage, damit er sich nicht an den Worten stört, sondern das mitkriegt, was ich meine. Und da geht's oftmals so, dass ich mir überleg, überleg, überleg, und dann ist die Zeit verpufft, dann kann ich gar nichts mehr sagen. So geht es mir. Also, ich mache mir Gedanken über die Sache.

Th So, er sagt ja, er zieht sich zu viel zurück, baut eine Mauer um sich rum; aber umgekehrt ist es manchmal auch so, dass Sie sich auch wünschen, mehr zu sagen, ihm gegenüber, und das aus irgendwelchen Gründen verklausulieren.

FM Ja, ich traue mich nicht zu sagen, weil ich Angst habe, er zieht sich dann noch mehr zurück.

Th Und wäre das etwas, was er gerne auch an Ihnen verändert hätte?

FM Ich glaube, ja.

Th Was hätte er gerne denn anders an ihren Eltern?

FM *(stöhnt)* Ooch, das ist eine lange Geschichte.

Th Aber trotzdem nur zehn Prozent, obwohl es eine lange Geschichte ist?

FM Ja, ich glaube, die Gewichtung ist nicht so schwer.

Th Ja, also, das Wichtigere wäre das in Bezug auf Sie. Sieht sie die Verteilung der Prozente aus Ihrer Sicht auch richtig, Herr Milt? Sie sagte ja, sechzig Prozent Sie, dreißig Prozent sie, zehn Prozent …

HM *(atmet schwer)* Ah, nee. Also, der Prozentsatz der Veränderungsbedürftigkeit von mir ist sehr viel höher.

Th Veränderungsbedürftigkeit? Was heißt das? Dass Sie das Bedürfnis nach Veränderung haben? Und von wem?

HM Ja, dass ich mich endlich verändere, natürlich!

Th Aha, und der ist sehr viel höher. Wie würden Sie es selber einschätzen?

HM Neunzig Prozent!

Th Sie sind ja sehr bescheiden! Was machen Sie mit den restlichen zehn Prozent?

HM *(lacht)* Ach, vielleicht kriegt die Hanne da zwei bis drei Prozent, und der Rest wird dann auf die Umwelt verstreut.

Th Sie sagen, die Umwelt.

HM Unter anderem meine Schwiegereltern, die kriegen dann vielleicht auch noch mal zwei bis drei Prozent, ja, und der Rest …

Th Aber neunzig Prozent bei Ihnen?

HM Ja, durchaus.

Th Was wären die zwei bis drei Prozent bei ihr?

HM Ja, das ist die Eifersucht, die hat uns manchmal schon im Weg gestanden.

Th Das wäre, dass sie dann wie reagieren sollte?

HM / – – / Ich weiß nicht, ob die Beobachtungen, die die Hanne gemacht hat, richtig gewesen sind. Mir ist häufig nicht aufgefallen, dass ich mich so verhalten habe, wie sie mich beobachtet hat. Und die Schlüsse, die sie daraus zieht, die sind sehr, sehr absolut, vor allen Dingen, wenn sie die Konsequenzen dann durchspielt. Dann ist sie plötzlich / – / über den Abgrund abgetaucht und hängt freischwebend da / – / und hat dann, wie ich empfinde, völlig den Boden unter unseren gemeinsamen Füßen verloren, und / – / für sie ist dann alles aus und zu Ende.

Th *(gleichzeitig)* Wird die Beziehung infrage gestellt.

FM Ja.

HM Ja.

Th Ja, glaubt sie, dass Sie dann fremdgehen, oder glaubt sie, dass sie es nicht aushält und sich trennt? Was ist das, was dann so läuft?

HM Nein, sie befürchtet, dass ich nicht weiß, ob ich irgendwann aufhören könnte, und dass ich dann die Beziehung zerstören könnte. Die Beziehung an meinem Verhalten zerbricht.

Th Und was sollte sie da ändern, aus Ihrer Sicht, mit diesen bescheidenen zwei bis drei Prozent? Dass sie das gelassener sieht, oder?

HM Ja, das wäre es, dass sie das gelassener sieht und vor allen Dingen dann auch die Konsequenzen nicht so weit verfolgt; und meiner Meinung nach dieses Folgedenken dann überzogen ist, der Situation nicht angepasst.

Th Wie würden Sie denn jetzt umgekehrt das verteilen, wie Ihre Frau das mit den Prozenten machen würde, wenn sie die hundert Prozent der Veränderung verteilen würde. Was würden Sie sagen, wie sie sie verteilen würde?

HM Ja, sie würde auch sagen, sechzig Prozent auf mich und der Rest, wie sie es schon gesagt hat.

Th / – / Was waren denn die Beweggründe und Ziele, als Sie vor drei Jahren die Paartherapie begannen?

FM Eigentlich im Grunde die gleichen wie jetzt auch. Wir hatten viel Streit, er mauerte sich ein, und ich wurde immer mehr verunsichert. Ich habe dann auch immer mehr misstraut. Es stimmt auch, ich reagierte dann wirklich auch schnell sehr eifersüchtig, ich bekam ja auch keine Bestätigung von ihm. Wir konnten einfach nicht mehr miteinander reden. Ich war schon drauf und dran, mich von ihm zu trennen.

Th Herr Milt, was hätte Ihre Frau denn gemacht, wenn Sie keine Paartherapie gemacht hätten?

HM Ich weiß nicht; vielleicht hätten wir uns getrennt.

Th Wer hätte denn diesen Schritt eher vollzogen?

HM Ich glaube, sie. Gesagt hat sie das öfter, aber sicher bin ich nicht.

Th Hat sich das dann durch die Therapie entscheidend verändert?

HM Ach, ich weiß nicht. Ein bisschen vielleicht.

FM Ach, ich finde schon. In den Gesprächen mit Frau Ypsilon haben wir manchmal schon viel offener geredet.

HM Ja, manchmal schon.

Th Wie meinen Sie das, Frau Milt, „in den Gesprächen"? Heißt das, Sie haben eher in den Gesprächen mit Frau Ypsilon offener geredet? Wo haben Sie denn häufiger offen miteinander geredet, in den Gesprächen oder zu Hause?

FM / – / Tja, eigentlich schon bei Frau Ypsilon.

Th Wie erklären Sie sich das?

FM Hm, ja, ich hab's ja schon gesagt. Wenn ich alleine mit ihm rede, muss ich halt unheimlich vorsichtig sein.
Th Herr Milt, heißt das, Ihre Frau denkt, wenn sie nicht alleine ist mit Ihnen, muss sie nicht so vorsichtig sein?
HM Ja, natürlich, dann kann jemand aufpassen, dass es nicht so viele Missverständnisse gibt.
Th Sehen Sie das selbst auch so?
HM Eigentlich schon, ein bisschen.
Th Tja, dann kommt es mir ja so vor, wie Sie das bisher sehen, müsste man am besten dafür sorgen, dass Sie nie alleine miteinander sind, oder? Wie regeln Sie das denn bisher, wenn Sie alleine miteinander sind?
HM Ach, das ist ja auch mit ein Problem. Sie redet schon gar nicht mehr richtig mit mir. Sie wartet lieber auf das nächste Gespräch bei Frau Ypsilon.
Th Und wie reagiert darauf Ihr Mann, Frau Milt?
FM Ich weiß nicht, er sagt ja auch nichts.
Th Sieht sie das richtig, aus Ihrer Sicht, Herr Milt?
HM Ja, ich weiß ja ohnehin, dass sie erst bei Frau Ypsilon richtig aus sich rausgeht. Da warte ich lieber gleich auf das Gespräch dort. Denn wenn wir mal zu Hause reden, wird das Gleiche bei Frau Ypsilon doch noch einmal neu aufgelegt. Aber irgendwie ist sie dann anders.
Th Frau Milt, heißt das, dass er glaubt, dass er keine richtige Antwort bekommt, wenn er zu Hause mit Ihnen reden würde? Er könnte ja trotzdem von sich aus das Gespräch suchen.
FM Ja, ich glaub, er denkt, sie wartet ja doch lieber.
Th Wie oft waren die Gespräche bisher?
FM Wie gesagt, alle acht bis vierzehn Tage.
Th Herr Milt, was glauben Sie, hätten Sie in den letzten Monaten eher weniger oder eher mehr miteinander gesprochen, wenn Sie gar keine solchen Gespräche gehabt hätten?
HM Weniger wäre ja wohl kaum gegangen.
Th Tja, was meinen Sie, eher mehr?
HM Ach, ich weiß nicht, das ist so hypothetisch.
Th Ja, da haben Sie Recht. Also, wenn ich das so überlege, habe ich den Eindruck, dass Sie sich in den letzten Jahren kaum miteinander erlaubt haben, eine Ehe zu zweit zu führen. Eigentlich könnte man fast sagen, die Therapie war als dritter Beziehungspartner fast immer dabei. So, als ob die Therapie wie eine Gouvernante gewirkt hat. Wie erklären Sie es sich denn, Herr Milt, dass Sie beide in den letzten Jahren sich kaum erlaubten, Ihre Möglichkeiten zu zweit auszuprobieren?
HM / – – / Tja, ich weiß auch nicht. Vielleicht, weil wir es uns halt einfach nicht zugetraut haben.
Th Was schätzen Sie, wer von Ihnen beiden würde Ihnen als Paar denn auch jetzt schon eher zutrauen, dass Sie es auch alleine gemeinsam fertig bringen, konstruktiv und bereichernd miteinander zu reden?

HM Hm. / – / Ich glaube, eher vielleicht noch ich. Meine Frau ist da sehr skeptisch.
Th Sieht er das richtig, Frau Milt?
FM Ja.
Th Tja, ich kann schon verstehen, dass Sie dann unter diesen Umständen davon ausgingen, viele Therapiesitzungen zu brauchen. Solange Sie es noch wie bisher sehen und glauben, dass Sie nicht alleine miteinander das für Sie Wesentliche austauschen können, liegt es ja nahe, einen Dritten hinzuzuziehen. Frau Milt, nehmen wir an, Sie würden Ihre eigenen Möglichkeiten auch weiter so gering einschätzen wie bisher und auch weiter davon ausgehen, dass es das Zeichen für die Gefühlsunfähigkeit Ihres Mannes ist, aber es würde keine weitere Therapie stattfinden, auch keine Hypnotherapie, wie würde es dann weitergehen?
FM Also, das wäre sehr schlecht. Es kann einfach nicht so weitergehen. Dann würden wir es nicht mehr aushalten. Deshalb kommen wir ja zu Ihnen. Frau Ypsilon hat ja auch schon gesagt, dass es mit ihr nichts mehr bringen wird. Deshalb soll er ja jetzt eine Hypnose machen, dass es endlich den Durchbruch gibt.
Th Wer würde es denn weniger aushalten?
FM Ich.
Th Herr Milt, was würde sie dann machen?
HM Ich glaube, sie würde sich dann trennen. Das hat sie schon öfter gesagt.
Th Warum trennt sie sich denn jetzt noch nicht, das wäre doch grundsätzlich auch denkbar?
HM Na ja, wenn ich jetzt bei Ihnen eine Hypnotherapie mache und es würde besser werden, wäre es ja nicht notwendig. Sie hofft ja noch immer.
Th Heißt das, die Erwartung, dass Hypnose stattfinden kann, führt dazu, dass sie noch abwartet?
HM Ja, natürlich.
Th Wie viele Hypnosesitzungen würde sie denn noch abwarten und sich gedulden?
HM Ich weiß nicht. So genau kann man das doch nicht sagen. Das kann man doch nicht in Zahlen ausdrücken.
Th Ja, meine Frage hört sich sicher merkwürdig an, aber einfach mal so, als Schätzung in einem Gedankenspiel: Würde sie eher lange abwarten, auch wenn einige Sitzungen noch nicht das gewünschte Ergebnis bringen würden, oder würde sie eher nicht lange warten?
HM Ich glaube schon, eher lange. Das sind doch sehr tief sitzende Dinge / – / aus der Vergangenheit, die sich lange eingegraben haben, das geht ja nicht so schnell, vermutlich auch nicht mit Hypnose. Oder was meinen Sie?
Th Tja, das ist sehr unterschiedlich. Meine Erfahrung zeigt, dass in vielen Fällen dabei auch eine wichtige Rolle spielt, ob die Beziehungssituation der Beteiligten es zulässt, dass jemand die in der Hypnose wieder entdeckten Fähigkeiten in sich sich auch umzusetzen erlaubt. Ich verstehe Sie aber so,

dass Ihre Frau eher länger warten würde mit einer Entscheidung, je mehr sie davon ausgeht, dass Ihr Verhalten Ausdruck einer sehr tiefen und schweren Störung in der Vergangenheit ist. Sehe ich das so richtig?

HM Ja, ich glaube schon.

Th Also, Ihre Frau würde sagen, sechzig Prozent soll er verändern, dreißig Prozent ich, und zehn Prozent noch so. Was aber in jedem Fall / – / insofern eine Einigung wäre darüber, dass Sie mehr das Problem sind, in jedem Fall. Was denkt denn Ihre Frau, was denn hier geschehen sollte, damit dieses Problem gelöst wird? Da muss ja etwas gemacht werden. Sie sind ja jetzt schon immerhin, das darf man ja nicht vergessen, Sie haben drei Jahre der Bemühungen hinter sich, und da haben Sie es sich ja sicher auch nicht leicht gemacht. Wenn Sie alle acht oder vierzehn Tage zu jemandem hingehen, um da für sich etwas zu tun, da setzt man sich ja sehr auseinander / – / und investiert auch viel. Was wäre denn die Erwartung Ihrer Frau, was jetzt hier geschehen könnte, damit gewissermaßen / – / das sich im gewünschten Sinne verändert?

HM Wir haben uns, das möchte ich vorausschicken, noch darüber unterhalten, was als Resultat aller Bemühungen hier am Schluss stehen sollte. Ich hatte … einfach weil ich gesehen habe, dass unsere Gespräche bei Frau Ypsilon nicht weiterführen. Ich habe mir … / – / Und weil ich gemerkt habe, dass ich der springende Punkt bin, der dann der weiteren Entwicklung im Weg steht … / – – – / Ich habe mir einfach gesagt, dass, wenn in mir etwas so stark und so massiv ist, was auch mir selbst im Weg steht, dass ich einfach eine Hilfe brauche, um diese Mauer, diese Barriere irgendwie abzubauen, zu zerbrechen, damit ich einfach rauskann aus mir selbst.

Th Verstehe ich Sie richtig, dass Sie dann praktisch die Initiative hatten / – / oder die Idee, da gehen wir noch woandershin? Es ging mehr von Ihnen aus als von Ihrer Frau?

HM Ja, die Hanne hat da, glaube ich, überhaupt nicht daran gedacht.

Th Was hätte Ihre Frau da eher gedacht? Oder hätte sie gesagt, wir gehen weiter zu der Frau Ypsilon? Oder hätte sie gesagt, jetzt reicht es, oder …?

HM Wir wussten es nicht, wir wussten nur, dass wir irgendeine Änderung herbeiführen mussten, und ich habe schon einige Wochen vorher versucht, diese Entwicklung in Gang zu setzen.

Th Was wäre, wenn jetzt diese Entwicklung, sagen wir, nicht möglich gewesen wäre, weil Sie nicht auf die Idee gekommen wären, als Alternative denkbar gewesen? Wenn Sie sagen, eine Veränderung wäre sowieso angestanden.

FM Die Frau Ypsilon hat dir doch vorgeschlagen, dass du, ich weiß nicht, wie man das nennt … / – /

HM Eine direkte Psychotherapie machen. Das ist mir zu langwierig. Ich habe nicht so viel Zeit. / – – / Das ist mir einfach zu lang. Nicht etwa vom Aufwand her, sondern ich weiß, dass da ein Ergebnis erst nach sehr, sehr langer Zeit zu erwarten ist. Und ich brauche es etwas schneller. / – – /

Th Also, speziell für Sie. Also heißt das, die Frau Ypsilon würde auch eher denken, mehr er ist das Problem, da wären sich alle drei einig?

FM Ja, wir waren uns einig.

HM Ja.

FM Wir waren uns einig. Und sie hat auch gesagt, vor einem guten halben Jahr hat sie gesagt, sie möchte uns einfach mal sagen, sie sieht in den Gesprächen nicht viel Sinn, weil einfach der Franz nicht bereit ist, irgendwie mitzugehen, und wir müssten uns eigentlich wirklich überlegen, ob das noch Sinn hat, dass wir uns zu dritt treffen oder dass der Franz was für sich alleine unternimmt. Weil sie da einfach nicht mehr weiter weiß. / – – / Erinnerst du dich noch?

HM Ja, ja. Natürlich. Ich habe es ja auch selbst empfunden. Wir sind, wir haben uns immer im Kreis gedreht. *(Unverständlich)* sie oftmals traurig darüber ist, dass ich, wenn ich vor dem Fernseher sitze, einschlafe. Aber ich kann einfach nicht mehr. Ich war zum Beispiel auch heute zu Hause und habe fünf Stunden lang geschlafen. Von halb neun heute morgen bis halb zwei. Ich bin einfach überlastet im Moment.

Th Ja, dann ist es schwierig, dass man sich dann so direkt noch auseinander setzt. Mich beschäftigt trotzdem noch die Frage, was ist dann die Erwartung an das Gespräch hier oder an Gespräche mit mir jetzt zusammen? Sie kommen ja nicht zum Kaffeetrinken hierher. Was ich bisher verstanden habe, ist eigentlich, dass es letztlich mündet darin, im Grunde genommen ist er das Problem, gewissermaßen, wo man was machen müsste. / – – / Was wäre dann die Hoffnung?

HM (stöhnt) / – / Ich weiß, dass da oben *(zeigt auf seinen Kopf)* genug vorhanden ist, aber ich kann es nicht koordinieren. Ich möchte, dass mir geholfen wird, dass ich die Möglichkeiten, die ich in mir habe, auch nutzen kann, dass ich die aktivieren kann.

Th Aber was müsste dazu geschehen? Frage ich Sie erst mal wieder nach der Meinung über Ihre Frau, Herr Milt. Was denkt denn Ihre Frau, gewissermaßen, jetzt sage ich es mal etwas platt, was man mit Ihnen machen müsste, damit das gewünschte Ergebnis zustande kommt? Letztlich läuft es ja darauf hinaus.

HM Ja. / – – / Vielleicht ja, / – / ja so ungefähr etwas in Richtung Holzhammer, oder: ganz fest in den Hintern treten!

Th Also soll ich bestimmte Schuhe anziehen und dann großen Anlauf nehmen, Ihnen in den Hintern treten, Ihrer Ansicht nach?

HM Ja. Ja, ja.

Th Aber das könnte sie auch selber machen. Aber hält sie sich nicht für kraftvoll genug, oder?

FM Das halte ich nicht durch. Ich habe es eigentlich immer wieder gemacht, aber ich habe es inzwischen aufgegeben.

Th Ihm müsste man, so die Idee, mal etwas platt gesagt, man müsste ihn fest anpacken, man müsste ihn durchschütteln, man müsste ihm einen Schubser geben oder einen Tritt in den Hintern geben, dass er sich vorwärts bewegt.

FM Ich hab …
HM *(fällt ins Wort)* Dass der Kerl diese Mauer durchbrechen kann.
Th Da müsste man ihm praktisch jetzt einen Schubs geben, dass er die Mauer von sich aus durchbricht, oder von außen drauf rumhacken, bis er endlich …
FM *(gleichzeitig)* Von beiden Seiten wahrscheinlich.
Th Von beiden Seiten. Aber jedenfalls immer die Mauer, die Mauer und das Durchbrechen.
HM Die Mauer ist mein Bild. Ich weiß nicht, ob die Hanne ein anderes Bild hat, aber ich glaube, wir meinen das Gleiche.
FM Aber ich mein auch die Nebelwand. Der Nebel …
Th *(unterbricht)* Aber dann könnte ich mit der Stange rumstochern, bis ich ihn erwische, gewissermaßen, so ungefähr. Was denkt denn er, was man mit ihm machen müsste? Ist das das Gleiche so, geht das in die gleiche Richtung bei ihm, oder denkt er, das wäre ihm zu hart?
FM Nein, ich glaube, er weiß, dass er das braucht.
Th Also, er sucht auch praktisch jemanden, der ihm jetzt … / – / Und die Frau Ypsilon hätte dazu nicht genug Bizeps zur Verfügung gehabt, oder?
FM Die Frau Ypsilon ist auch eine Frau gewesen. Das war mit der Grund.
Th Und er wollte jetzt einen Mann, der ihn am Schlafittchen nimmt und sagt: Mensch, jetzt mach mal!
FM Ja.
HM Darf ich mal etwas einfügen? Zu meinen Vorstellungen … Wir haben auch darüber gesprochen, die Hanne hat es jetzt nur nicht erwähnt: Es reicht nicht, dass ich darüber rede. Das kann ich im Gespräch immer auffangen. Da kann ich immer parieren. Es muss etwas sein, wo ich meinen Verstand nicht benutzen kann.
Th Ja, müssen wir Ihren Verstand aushebeln, oder was?
HM Ja, man müsste den Verstand im Moment nur abschalten.
Th Und was wäre die Idee, wie man das macht? / – – / Sie haben vorhin den Holzhammer angesprochen. Soll ich den Holzhammer nehmen und draufhauen, dass Sie das Bewusstsein verlieren, oder was?
HM Ich habe mir nicht gerade den Holzhammer in dieser Form vorgestellt, aber ich habe mir vorgestellt, dass Sie eine Möglichkeit hätten, diesen Verstand so weit auszuschalten, dass ich in mir etwas finde, was mir hilft, was mir dann hinterher hilft, mich nicht mehr vom Verstand bestimmen zu lassen.
Th Ja, das könnte man aber auf unterschiedliche Weise versuchen anzugehen. Was wäre die Idee dabei? Oder, einmal anders formuliert, was hat Sie gerade veranlasst, mich jetzt aufzusuchen? Es gibt ja viele Psychotherapeuten in Heidelberg.
HM Ich habe zumindest eine Form der Hypnosetherapie zu beginnen beabsichtigt gehabt, weil ich mir davon verspreche, dass ich verhältnismäßig schneller ein Ergebnis erhalte als jetzt über eine herkömmliche Gesprächs- oder Psychotherapie.

Th Also letztlich, das wäre der entscheidende Punkt, wäre die Idee da-bei gewesen, dass Sie eine Hypnosetherapie für sich machen wollen?
HM Ja. Und das andere als ein zusätzliches Argument. Eine Gesprächstherapie bringt mich nicht weiter. Das geht jetzt nicht gegen Frau Ypsilon. Ich war im unmittelbaren Anschluss an die Trennung von meiner ersten Frau auch schon mal ein halbes Jahr in einer Gesprächstherapie. Ich glaube, da lief einiges schief, denn da hatte ich innerhalb dieses halben Jahres drei oder gar vier Therapeuten. Ich weiß nicht, aus welchem Grund der Wechsel erfolgte, aber ich habe gemerkt, dass es mir manches Mal im Moment weitergeholfen hatte, dass dieses Gefühl, ein bisschen klarer etwas sehen zu können, auch mal ein paar Stunden anhielt, dass das aber keine dauernde Änderung bewirkte, und das verlief dann im Sande. Ich bekam keinen Termin mehr, warum, weiß ich nicht. Und ich habe es dann auch nicht erneut begonnen, bis dann die Situation bei uns so prekär wurde, dass wir uns erkundigt haben, was wir tun könnten, und Frau Ypsilon empfohlen bekamen, zu der wir dann auch gegangen sind.
Th Ihre Frau sagte ja, sie sei zu schwach, um Ihnen den benötigten Schubs zu geben; der sei aber unbedingt nötig. Nehmen wir an, sie würde sich auch weiter noch als zu schwach ansehen, aber käme zu der Ansicht, dass auch jemand anders es nicht schaffen würde, Ihnen den Schubs zu geben, was hätte das für Auswirkungen? Was würde sie dann denken und tun?
HM / – – – / Tja, das wäre schwer. Ich glaube, dann ginge es ihr sehr schlecht.
Th Weshalb?
HM Ja, dann wäre sie ziemlich fertig, niedergeschlagen. Dann wäre sie ziemlich hoffnungslos.
Th Hm, welche Hoffnung würde sie denn verlieren?
HM Na ja, dass es mit uns noch einmal schöner wird und ich mich endlich verändere.
Th Heißt das, sie denkt, dass es zwischen Ihnen nur schöner werden kann, wenn Sie sich endlich verändern?
HM Ja, sicher.
Th Und wenn sie diese Hoffnung nicht mehr hätte, dass jemand von außen Sie schubsen könnte, würde sie dann denken, von Ihnen selbst aus besteht keine Chance?
HM Ja, das glaubt sie, ja.
Th Ja, nehmen wir einmal an, sie würde das dann so sehen. Wie würde sich das auf Ihre Beziehung auswirken?
HM Furchtbar. Dann würde sie glauben, unser Zusammenleben sei sinnlos.
Th Was würde sie dann tun?
HM Tja, sie sagt, dass sie sich dann trennen würde von mir.
Th Aha. / – / Sie würde dann mit dem Gedanken an Trennung spielen und wäre dabei sehr niedergeschlagen. Wann würde sie sich denn eher trennen: eher, wenn sie sich einigermaßen gut und voller Selbstvertrauen fühlt oder wenn sie sich niedergeschlagen fühlt?
HM / – – – / Ich glaube, wenn sie so niedergeschlagen ist, fehlt ihr die Kraft.

Th Das wäre jetzt auch die nächste Frage in diese Richtung. Ich habe mir zum Beispiel überlegt: Er sieht sich als Problem, seine Frau sieht in erster Linie auch ihn als das Problem; warum sind Sie eigentlich zusammen hier? Es wäre auch denkbar, und das war ja offensichtlich die Idee von Frau Ypsilon, dass *(zu Herrn Milt)* Sie dann in eine Einzeltherapie gehen. Ist denn jetzt die Idee, dass Sie eigentlich zusammen kommen sollen oder wollen, oder eher, dass gewissermaßen Ihre Frau mitgeht, um Sie hier abzugeben?

HM So, wie ich das verstanden habe, hatte die Hanne ja mit Ihnen gesprochen. Und Sie sagten, Sie wollen jetzt im Rahmen dieses Eingangsgesprächs überhaupt abklären, inwieweit bei mir was zu machen ist, und wenn was gemacht werden kann, wie groß der Umfang ist, so, wie ich es verstanden hatte in der Gesprächswiedergabe … sprachen auch davon, dass durch eine eventuelle Hypnose doch eine enorme Persönlichkeitsveränderung stattfinden könnte, und wenn sich das dann tatsächlich als wahrscheinlich herausstellte, dass Sie die Hanne darauf vorbereiten, was da entstehen könnte, und aus dem Grunde dann unser Dreiergespräch.

Th Also, ich habe es nicht in der genau gleichen Weise gesagt, aber die Richtung ist schon die, dass ich Ihnen gesagt habe, dass es einer Abklärung bedarf, weil … Das ist ja auch Ihre Absicht, Sie machen ja die Hypnosetherapie nicht um des Zeitvertreibs willen, sondern damit Sie in Ihrem Verhalten, konkret speziell im Verhalten etwas umsetzen, was Sie auf der Verstandesebene längst irgendwie durchgekaut haben, aber irgendwie nicht ins Verhalten umsetzen. Das heißt, letztendlich würden Sie den Erfolg einer Hypnosetherapie ja auch daran ablesen: Was hat sich in meinem Verhalten verändert? Das wiederum wirkt sich ja nicht nur auf Sie aus, sondern eben ganz konkret auf die Leute, mit denen man nachher zusammen ist. Und das ist deswegen wohl auch der Vorschlag gewesen. Das ist mir schon klar, dass ich Ihnen das vorgeschlagen hatte, nur mich interessiert dann auch, was Sie selber darüber denken. Ist denn die Idee vorher, bevor ich Ihnen das vorgeschlagen habe, eher die gewesen, eigentlich sollte er alleine da kommen?

FM Nein, ich bin eigentlich ganz froh; denn irgendwo habe ich Sie doch gerne kennen gelernt und mit Ihnen gesprochen, einfach um zu wissen, wo er dann hingeht. Ich weiß es nicht, ich mein … / – /

Th Ja, es ist ein bisschen wie eine Mutter, Herr Milt?

HM Nein, ich glaube …

Th *(unterbricht)* Da, wo man sein Kind hingibt, da darf man sich doch sorgen. Man hat doch ein besseres Gefühl, wenn man weiß, wem man ihn anvertraut.

HM Ach nein …

Th Ich sage das jetzt ein wenig salopp.

HM Es mag so sein, aber Sie werden einen ziemlichen Einfluss auch auf unsere Beziehung ausüben, und ich glaube, es ist nur berechtigt, dass die Hanne auch ihre Neugier ein bisschen stillen kann: Was ist das denn da eigentlich für ein Typ?

Th Was denkt denn Ihre Frau, nehmen wir an, wir würden jetzt so eine Hypnose machen, und dann würde sich tatsächlich das abspielen, was Sie sich auch selber so erhoffen; was denkt denn Ihre Frau, wie sich das letztlich dann auswirken würde? Was da konkret rauskäme?

HM Vielleicht hat sie Ihre Andeutung etwas zu negativ aufgefasst. Auf jeden Fall war sie, als sie mir von diesem Telefongespräch berichtete, doch ein wenig erschrocken.

Th Über die möglichen Konsequenzen? Was hat sie gedacht, was da rauskommt?

FM Ein vollkommen neuer Mann!

Th Sie sind dann verheiratet mit einem anderen Mann plötzlich. Ja, aber wie? Es kann ja in beide Richtungen gehen. Sie können sagen: Wow, ein neuer Mann! Oder: Oh Gott, oh Gott! Das ist ja beides drin.

HM Ja, im Moment war es wohl eher ein bisschen das „Oh Gott, oh Gott".

Th Aber was hat sie denn da befürchtet, was da herauskommen könnte?

FM Ja, da kommt mein Problem wieder.

Th Ja, das wäre die Frage. Ich frage ihn jetzt mal, Frau Milt.

HM Ich sehe dieses Problem jetzt nicht.

Th Es ist egal, was Sie jetzt sehen, das ist nicht meine Frage. Sondern was Sie denken, was Ihre Frau sieht! Es ist natürlich nicht egal, aber …

HM (unterbricht) Dann, dann hat die Hanne vielleicht befürchtet, dass diese Momente, wo ich schon die Kontrolle verloren habe und ich dann doch sehr fies und negativ gewesen bin, dass dann, wenn ich mehr Gefühl freisetzen kann, wenn ich mich weniger unter Kontrolle habe, dass sich vielleicht diese negativen Situationen vermehren könnten.

Th Wie würde das aussehen? Dass Sie dann den Tisch umwerfen oder dass Sie dann eher sehr aggressiv reagieren? Meint sie das so? Denn „die Kontrolle verlieren" kann ja vieles bedeuten. Oder Gefühle äußern? Es könnte ja auch sein, dass Sie ihr um den Hals fallen; aber das meint sie nicht damit, verstehe ich Sie da richtig?

HM Nein, so wie ich es verstanden habe, hat sie vor dieser möglichen Persönlichkeitsveränderung Angst.

Th Aber vor welchen Aspekten dieser Persönlichkeitsveränderung? Vor Ihren aggressiven Seiten ihr gegenüber, oder?

HM Im Moment hat sie, glaube ich, nur die negativen Möglichkeiten gesehen gehabt.

Th Sie hat ja gesagt: „Das ist jetzt mein Problem." Und vorhin hat sie von ihrer Eifersucht geredet, also von ihrem Problem. Macht ihr mehr Sorgen, dass Sie ihr gegenüber aggressiv sein könnten oder dass Sie mehr anderen Frauen nachschauen könnten? Was wäre denn das für sie größere Problem? Oder welche Befürchtungen vergrößern ihre Angst? Nicht, was sie sich wünscht oder was Sie sich denken; das mag ja was anderes sein.

HM Entschuldigung, ich kann mich nicht so in die Hanne hineinversetzen.

Th Versuchen Sie es mal; grad ein Experiment.

HM / – – – / Dann würde sie wahrscheinlich befürchten, dass ich offener werde, auch offener für irgendwelche Einflüsse, die von außen auf mich eintreffen.

Th Das ist sehr diplomatisch formuliert. Damit können Sie in den diplomatischen Dienst gehen! „Einflüsse von außen“ könnte auch die Tageszeitung sein, aber daran denkt sie wahrscheinlich nicht.

HM Nein, gut. Dann befürchtet sie vielleicht, dass ich, wo ich jetzt mit Scheuklappen durch die Gegend laufe, dass ich dann Abwege sehe und vergleiche und dass die Hanne dabei schlecht wegkommen könnte.

Th Und zwar im Vergleich mit anderen Frauen, verstehe ich Sie da richtig?

HM Ja, ja.

Th So, als ob sich eine Welt von Frauen auftut und dann sie in Relation dazu denkt: Da kann ich nicht gut abschneiden. Sie könnte ja auch denken: Dann sieht er endlich mal ein, was er an mir hat! Aber das scheint nicht der Fall zu sein, dass sie das so sieht?

HM Nein, leider nicht.

Th Ja, aber dann muss es ja für Ihre Frau auch eine zwiespältige Sache sein, unter diesen Umständen!

HM Ja, das ist es. Und das ist auch für mich eine zwiespältige Sache.

Th Ja, und da würde ich *(zu Frau Milt gewandt)* Sie gerne fragen, denkt er denn auch, dass er dann so die Augen aufmachen würde, oder was denkt er?

FM Nein, ich glaube, er denkt, es hilft ihm weiter, dass er ein positiveres Bild kriegt von allem. Einfach, dass er sich an Kleinigkeiten erfreuen kann und dass er morgens gerne aufsteht und dass er was reden kann, ohne dass er …

Th *(unterbricht)* Er würde da also eher positive Erwartungen damit verknüpfen?

FM Ja.

Th Gibt es denn auch Dinge, wo er Bedenken hat? Wenn sich seine, ich sag es in Anführungszeichen, Persönlichkeit verändern würde? Er ist ja immer noch er dann. Man tauscht ihn ja nicht aus damit. Da würden ja nur einfach andere Seiten bei ihm … Ich kann ihm ja nichts einpflanzen, ich habe also keine Operationsmaschine, sondern es werden ja eigentlich nur Aspekte seines Persönlichkeitsbildes … die dann mehr in den Vordergrund treten werden oder mehr in seinem Denken auch dann sich umsetzen werden. Ist es nur toll, die Erwartungen an Hypnose bei ihm, oder denkt er dann auch: Oh, da gibt es auch Seiten, das ist mir nicht so recht! Das wäre ja denkbar?

FM Das kann schon sein, dass manche Seiten … dass er gar nicht will, dass man sie berührt. Das weiß ich nicht.

Th Und was schätzen Sie? Einfach so, wie Sie ihn kennen!

FM Ich glaube, dass das Positive überwiegt.

Th Was wären denn, wenn er Bedenken hätte, seine Bedenken?

FM Da würde er sich auch wieder sperren.

Th Ja, das kann ich mir vorstellen. Es ist eine interessante Frage, die kann ich ihm jetzt gleich stellen, die wollte ich ihm eigentlich später stellen. Wenn er denkt: Oh, oh, oh, das geht mir zu nahe!, oder: Das geht jetzt über meine Grenze!, oder: Das ist mir zu heiß – was immer aus welchem Grund, wie reagiert er üblicherweise? Indem er sich sperrt.

FM Nein, er denkt, er denkt nach / – / und ist eigentlich dann sehr offen und ehrlich, nur mir gegenüber nicht. Also im Dreiergespräch war er es immer. Im Dreiergespräch war er immer bereit dazu.

Th Aber Ihnen gegenüber würde er dann eher die Tendenz haben, die Mauer aufzubauen wieder oder den Nebel.

FM Ja, da würde er einfach nicht darauf eingehen.

Th Aber wenn es ihm so ginge, dass es mir gegenüber ihm zu heiß wird oder zu unangenehm oder dass er das Gefühl hätte: Jetzt geht er zu weit mit irgendwelchen Vorschlägen, was schätzen Sie, so wie Sie ihn kennen, wie er da reagieren würde?

FM Ja, ich glaube, er würde sich über die Sache Gedanken machen, sich damit auseinander setzen.

Th Aber er könnte sich dann auch wieder zurückziehen oder Nebel werfen; wäre denkbar?

FM Nein, das glaube ich nicht, weil er ja aus bestimmten Gründen hierher kommt, und wenn er das machen würde, wäre er ja sich selber gegenüber unehrlich und würde sich dadurch wieder etwas verbauen.

Th Es ist halt so, Veränderungen haben immer, jedenfalls meistens, ihren Preis. Auch für einen selber. Und so sehr man es sich wünscht, allgemein gesagt, es ist ja die Erfahrung in der Psychotherapie immer die gleiche, dass letztlich ihn ja von außen niemand in Ketten legt. Es ist ja nicht so, dass Sie ihm jetzt ständig einsuggerieren, also morgens ein schlechtes Gefühl haben oder … Letztlich ist es ja etwas, was sich in ihm selber abspielt auf eine Art, und da könnte ich also einen Kopfstand machen und könnte das deswegen ihm nicht austreiben. Das ist ja eine Kooperation, die da Voraussetzung ist, dass sich so etwas überhaupt entwickeln kann. Es wäre ja denkbar, das ist eine Erfahrung, die ich immer wieder mache, wenn er bisher nach so vielen Bemühungen, und er hat ja auch viel sich bemüht bisher, immer noch nicht an diesem Punkt ist, dass er sich entschieden hat, dies in Verhalten umzusetzen, was so an Gedanken schon x-mal geprobt worden ist. Da könnte man jetzt sagen, er hat entweder ein genetisches Defizit, es geht bei ihm nicht, aber das ist ja nicht seine Erklärung, vermute ich, sonst würde er ja gar nicht in Psychotherapie kommen, oder er kann es grundsätzlich nicht, das würde er auch nicht sagen, sondern eher, da hat ihn bisher etwas daran gehindert.

FM Er will es, und er kann es nicht.

Th Ja, denkt er denn, dass er es überhaupt kann, oder denkt er, er ist im Grunde genommen ein hoffnungsloser Fall?

FM Nein, ich denke, dass er glaubt, dass er es kann. Denn sonst würde er nicht hierher kommen.

Th Wenn das aber der Fall wäre, dann ist für mich die entscheidende Frage, und das ist, was ich als Erfahrung immer wieder mache, welche Gründe, welche Beweggründe könnte es geben, welche Argumente, und die sind gar nicht dumm, sondern eher sehr sinnvoll, dass er es sich bisher noch nicht erlaubt hat. Denn offensichtlich beschäftigt er sich schon so lange mit dem Gedanken. Sie sich auch auf Ihre Art, aber es ist noch nicht zu dem gewünschten Ergebnis gekommen.

FM Ja, meinen Sie jetzt, dass wir einen Therapeuten gefunden haben, wo wir glauben, dass er helfen kann, oder dass wir einfach so lange zur Frau Ypsilon gegangen sind?

Th Nein, auch dass es in ihm vielleicht Beweggründe gäbe, die ihm nicht einmal bewusst sind. Die aber irgendwie alles ein bisschen heikel machen, diese Veränderungen. / – / Da spricht ja viel dafür, sich zu verändern, offensichtlich, sonst wären Sie ja gar nicht hier. Aber wenn überhaupt nichts dagegen spräche, dann könnte man sich ja auch überlegen, dann hätte es sich schon längst geändert.

FM Er kann es aber nicht alleine.

Th Aber das wiederum ist eine Umschreibung dessen, was ich meine, dass es möglicherweise eine andere Seite geben könnte, die ihm nicht immer bewusst ist, die praktisch sagt: Oh, oh, das wäre alles toll, aber, aber ... Und dieses „Aber" beschäftigt mich im Moment noch, welche Aspekte dies etwas zwiespältiger machen könnten, auch auf seiner eigenen Seite. Haben Sie da eine Idee?

FM Ja, ich meine, ich habe zumindest das Gefühl, dass ihm das Zurückziehen manchmal gefällt, weil er dann Zeit für sich gewinnt, weil er sich dann nach außen abschirmen kann; und er hat dann Zeit, sich mit irgendetwas zu beschäftigen, was ihn interessiert. Wobei er aber die Zeit genauso nimmt, wenn er sich nicht abschirmen würde.

Th Glauben Sie denn, dass er sich das erlauben würde? Nehmen wir mal an, einfach Gedankenspiel, er erlaubt sich mehr und mehr, auch so zu spüren: Aha, ich kann irgendwie mich einbringen, aber ... und sagen, dass ich irgendwo mich öffne gewissermaßen, diese so genannte Mauer. Das war ja sein Bild. Nehmen wir an, er erlaubt sich das mehr und mehr. Dann wäre er ja mehr in Kontakt usw. Glauben Sie, dass er sich dann immer noch erlauben würde, mit seinem eigenen Anspruch an sich, sich auch zurückzuziehen, wenn er will, oder würde er das dann nicht mehr so machen? So, wie Sie ihn kennen!

FM / – – / Ich weiß nicht, wie er reagieren würde. Aber er könnte es auf jeden Fall.

Th Das ist eine andere Frage.

FM Wenn er es wollte, könnte er es.

Th Ja, heißt das, wenn er es wollte, dass Sie ihm das dann noch zubilligen würden? Er, nicht, was Sie selber denken!

FM Ja, ich glaube schon.

Th Das glaubt er? Würde er es sich selber zubilligen?

FM Das weiß ich jetzt nicht.

Th Das ist die Frage. Was schätzen Sie, eher ja oder eher nein?

FM Eher nein.

Th Bisher ist es ja so, praktisch, dass er sich selber so erlebt: Ich habe da eine Mauer, ich komme nicht raus usw., ich würde ja gerne, aber es geht nicht, da ist die Mauer. Das ist eine vollkommen andere Art, wie der Prozess sich dann gestaltet, wie wenn er praktisch sich erleben würde: Ich könnte jederzeit die Mauer aufmachen, wenn ich will, aber ich habe jetzt gerade keine Lust. Würde er es sich dann noch zubilligen?

FM Ich glaube, eher nicht. Aber ich weiß es nicht.

Th Also, wissen Sie, ich möchte Ihnen erklären, weswegen ich nachfrage. Es ist ja nicht zum ersten Mal, dass ich mit einer Situation arbeite, wo so ein Problem da ist. Meine Erfahrung ist die, dass manchmal die Leute dann einfach das so geübt haben, dass sie eigentlich noch gar nicht richtig trainiert haben, sich auch dann das zu erlauben, selbst wenn sie es anders könnten. Sondern eher das bisher erlebt haben: Ich würde ja gerne über die Mauer gehen, aber ich kann halt nicht, aus irgendwelchen Gründen; es geht nicht. Und das heißt, sie mussten sich überhaupt nicht damit auseinander setzen, wie es ist, wenn man könnte und trotzdem keine Lust hat. Also, das ist eine schwierige Sache. Es ist die Frage, wer hat die Verantwortung auf der bewussten Ebene, für ein bestimmtes Verhalten. Jetzt ist es ja so, er erlebt es ja gar nicht als eine Möglichkeit, wo er die Wahl hätte auf bewusster Ebene, sondern eher so: Er ist dem ausgeliefert irgendwie, sage ich es mal überzogen. Dann stellt sich die Frage der Entscheidung auf einer ganz anderen Ebene. Da hat er ja in seinem bewussten Denken überhaupt nicht die Entscheidung. Dann stellt sich ja auch nicht die Frage: Wie würde ich mich entscheiden? Denn es wird ja eher so erlebt: Ich kann nichts machen, ich bin dem ausgeliefert. Das wäre eine ganz andere Situation, wenn er bewusst erleben würde, dass er da eine Entscheidung darüber hat und dass er sagen könnte: Vielleicht auch mit Anstrengungen, aber ich könnte die Mauer überwinden. / – / Es ist eine Auswirkung, finde ich, die es da zu bedenken gäbe: Würde ich Sie dann fragen, Herr Milt: Ihre Frau, so habe ich Sie verstanden, die hat ja offensichtlich ein Superselbstwertgefühl; sonst würde sie ja nicht auf die Idee kommen: Wenn der nur die Scheuklappen ein bisschen aufmacht, dann sieht er nur noch viel tollere Frauen als mich; das ist ja anscheinend die Idee. Also, wenn Sie … / – / Wie erklären Sie sich das, dass sie so ein unglaubliches Selbstwertgefühl hat? Sie strotzt ja vor Selbstwertgefühl, könnte man sagen.

FM *(fällt ins Wort, voller Empörung)* Überhaupt nicht!

HM Ich kann es *(stotternd)* ni …, ni …, nicht verstehen; ich kann nur annehmen, dass ich einen so miesen Einfluss auf ihr Selbstbewusstsein ausgeübt habe, dass sie sich so sieht.

Th Also, Sie würden sagen, das hat sie vorher nicht so gehabt, so ein mickriges Selbstwertgefühl?

HM *(leise)* Sie hat es vor allen Dingen nicht nötig.

Th Ja, das ist ja was vollkommen anderes. Das predigen Sie wahrscheinlich schon Jahre?
HM *(lachend)* Okay.
Th Wie lange predigen Sie das schon?
HM / – – – *(stöhnt)* – – – / Das weiß ich nicht so genau.
Th Also, dem Seufzer nach lange genug. Aber das ist nicht angekommen?
FM Es sind zu viele negative Fragen vorhanden.
Th Das heißt aber, das ist schon gewesen, bevor Sie ihn kennen gelernt haben? So verstehe ich es, was Sie sagen.
HM Das mag sein; vielleicht ist es mir nicht aufgefallen. Aber ich bin der Meinung, dass sie stolz auf das sein kann, was sie geleistet hat und was sie auch jetzt noch leistet.
Th Aber das glauben Sie! Und es würde ja auch nichts nützen, wenn ich es glaube; das ist vollkommen irrelevant. Weil, wenn sie es nicht glaubt, dann hat es bestimmte Auswirkungen. Aber unter diesen Umständen ist das schon eine heikle Frage. Nehmen wir mal an, wir würden zusammenarbeiten und Sie entdecken mehr und mehr Ihre Fähigkeit, sich selbst in Bewegung zu setzen, dahin, wo Sie wollen; dann könnte es bei Ihrer Frau ja Fantasien auslösen: Was immer in Ihrem Kopf erst mal da vorgeht, was Sie damit machen, mit dieser neu entdeckten Beweglichkeit, scheint Ihre Frau ja eher da Ängste damit zu verbinden: Dann geht er mir gleich ab. Oder: Ich schneide schlecht ab im Vergleich. Wie würde es Ihrer Frau dann gehen?
HM Ziemlich mies!
Th Wie würde sich das zeigen? Wie zeigt sich das bei ihr: „mies"?
HM / – – – – – – – – – / Ja, ihre, ihre Einstellung würde verhältnismäßig negativer werden. Sie würde niedergeschlagener sein. Unter Umständen auch ein bisschen aggressiver, gereizter. / – /
Th Eher depressiver, niedergeschlagener oder eher aggressiver, gereizter?
HM / – / Ich könnte mir vorstellen, beides, und ab und zu mal im Wechsel.
Th Aber es würde ihr schon schlecht gehen.
HM Ja, ja. Durchaus.
Th *(zu Frau Milt gewandt)* Wenn es Ihnen so schlecht ginge, wie würde sich das auf ihn auswirken?
FM / – – / Da geht es ihn was an, weil er da nämlich versucht, mir zu helfen.
Th Wie macht er das dann?
FM Indem er mit mir redet.
Th Da wird er dann aktiv, da kommt er dann über die Mauer drüber?
FM Ja. Ich habe es gerade am letzten Freitag erlebt. Ich war am letzten Freitag unheimlich fertig. Weil, es läuft halt unheimlich viel, so außen herum bei mir; Betrieb; es sind im Moment *(unverständlich)* zu schreiben. Ich bin also ziemlich belastet im Moment. Ich habe auch mit meiner Mutter ein bisschen Schwierigkeiten. Da waren wir am Freitagabend im Theater, und da habe ich zu ihm gesagt: Mir stinkt alles! Da hat er versucht, mich zu fragen, was mir stinkt. Da habe ich ihm gesagt, dass meine Umwelt mir stinkt. Was ich

ändern wollte? Da habe ich gesagt: Alles! Und dann hat er mich noch gefragt, was ich am meisten gern geändert hätte, und dann habe ich gesagt: Mich! Einfach, dass ich eine andere Einstellung bekommen will, weil mich das alles so aufreibt.

Th Und da habe ich das Gefühl, da guckt er sehr wohl über die Mauer / – / und nimmt sehr Anteil / – / und ist sehr engagiert / – / und setzt sich in Bewegung. Aber bestimmte Bedingungen sind Voraussetzung.

FM Aber da muss es mir schon so schlecht gehen, dass er es sieht.

Th Wenn es Ihnen eher gut geht, sodass er das nicht sieht oder was anderes sieht, dann hat es bisher die Tendenz gehabt, dass er nicht hinter der Mauer hervorkommt, verstehe ich Sie da richtig?

FM Ja, ich glaube, ja. Ich glaube, dass es so ist.

Th Dann würde da jetzt praktisch ein Prozess angestoßen: Wir würden eventuell zusammenarbeiten, er würde sich erlauben, mehr seine Beweglichkeit da zu spüren, sie in Gang zu setzen, gewissermaßen die Mauer zu öffnen. Das könnte dazu führen, dass es ihr schlechter geht. Das würde aber dazu führen, dass er dann Ihnen gegenüber aktiver würde und Anteil nähme. So ist es bisher. *(Zu Frau Milt gewandt)* Glaubt sie denn auch, dann würden Sie auf diese Art so Anteil an ihr nehmen und sich beziehen, wenn Sie gewissermaßen die Mauer öffnen und dann praktisch vorwärts gehen? Oder hat sie eher die Sorge, ob er dann wieder woandershin … Wissen Sie, man muss mit solchen Fragen sehr vorsichtig umgehen. Was ich bisher verstanden habe …

HM Es würde mehr in die negative Richtung gehen.

Th Also, ich höre es auch eher so, dass sie da vielleicht denken könnte: Dann geht er ab und guckt sich nach anderen Frauen um; und dann würde sie depressiv. Und dann sieht sie umso mehr vielleicht: Jetzt kann ich ihm schon gar nicht mehr gefallen; jetzt gehe ich ihm noch mehr auf den Wecker; und dass sie dann eher die Ängste hätte, dass Sie sich nicht um sie kümmern würden, unter diesen neuen Voraussetzungen, sondern eher, dass Sie … umso schneller woandershin entwickeln. / – – – / Nun habe ich ja auch gehört, dass Sie im Hause Ihrer Eltern wohnen, Frau Milt. Sie sagten auch, Ihr Mann habe manchmal Schwierigkeiten mit Ihren Eltern. Er meint zwar, die müssten nur zwei bis drei Prozent ändern. Mich würde aber schon noch interessieren, welche Bedeutung diese Beziehungen für die Fragen haben, die Sie hierher führen. Welche Schwierigkeiten zeigen sich denn in seinen Beziehungen zu Ihren Eltern?

FM Na ja, meine Mutter mischt sich oft bei uns ein, sie kommt halt oft, wenn's ihr nicht gut geht, und schüttet mir ihr Herz aus. Aber sie will auch oft besser wissen, wie wir die Kinder erziehen sollten. Es ist für ihn nicht immer einfach mit ihr.

Th Herr Milt, wie reagiert denn dabei dann auch Ihre Frau, wenn sie das so erlebt?

HM Für sie ist es auch schwer. Manchmal kocht sie innerlich, aber meist kapituliert sie.

Th Wie erklären Sie sich das?

HM Na ja, ihrer Mutter geht es oft nicht gut. Mein Schwiegervater ist auch nicht so einfach. Der ist oft recht autoritär zu ihr. Und … / – – / Darf ich das sagen, Liebes?

FM Sag's ruhig.

HM Er hat auch seit langem eine Freundin. Deshalb leidet meine Schwiegermutter auch oft und ist nicht gut zu haben.

Th Heißt das, Ihre Frau ist da hin und hergerissen? Einerseits will sie was sagen und sich mal abgrenzen, und andererseits bremst sie sich bisher, weil sie die Mutter schonen will?

HM Ja, das kann man sagen. Das ist schlimm für sie.

Th Da macht sie sich ja dann auch sehr verantwortlich für die Mutter. Um die nicht zu belasten, nimmt sie sich sehr zurück und erlaubt sich nicht Raum für ihren eigenen Standpunkt, ist das so?

HM Ja, eigentlich schon.

Th Das hat ja auch eine sehr anerkennenswerte Seite. Da tut sie ja auch viel für andere damit, wenn sie sich bisher so abbremst und sich noch verbietet, sich ihren eigenen Raum zu nehmen.

HM Ja, vielleicht schon. Aber damit geht es ihr sehr schlecht; das ist nicht so gut.

Th Das kann ich mir vorstellen, dass es ihr damit auch nicht gut geht. Aber andererseits könnte man ja auch mal fragen, was würde es denn für Auswirkungen haben, wenn sie sich mehr erlauben würde, ihre Position klarer und energischer zu vertreten, z. B. auch der Mutter gegenüber?

HM Ja, das wäre gut für sie; aber sie kann es ja nicht, sie hat ja auch so viele Zweifel an sich, sie hält ja nicht so viel von sich.

Th Ja, ich verstehe. Sie erlebt sich ja oft so. Aber wenn sie das erleben würde, dass sie das kann, würde das ja ihr bisher gewohntes Verhalten ändern. Das hätte aber auch Auswirkungen auf alle Beteiligten in ihren Beziehungen. Und die Auswirkungen können ja sehr unterschiedlich sein. Nehmen wir einfach mal an, als Gedankenspiel, sie würde es auch in ihrer bewussteren Wahrnehmung mehr bemerken, dass sie sich vertrauen kann, dass ihre Meinung und ihre Person auch so wertvoll sind wie die anderer und dass sie sich auch das Recht geben darf, ihren eigenen Raum da einzunehmen: Wie würde sich denn das dann auswirken? Zum Beispiel in ihrem Umgang mit ihrer Mutter?

HM Ja, dann würde sie der mal endlich richtig die Meinung sagen und der Oma ihre Grenzen zeigen.

Th Ja, ja, aber welche Auswirkungen hätte das nach Ihrer Einschätzung, so wie die Oma bisher reagiert?

HM Hm, ha, ja. Der würde es, glaube ich, schon schlecht gehen dann. Beleidigt wär sie auch, aber sie wäre auch deprimiert.

Th Wie würde denn dabei der Opa reagieren?

HM Der würde auf meine Frau schimpfen.

Th Wie reagiert denn Ihre Frau bisher darauf, wenn der Opa sich mal so verhält, falls das bei ihm auch jetzt schon mal vorkommt?
HM Oh, ja, das kommt auch jetzt öfter mal vor. Dann geht es ihr schlecht, das verletzt sie sehr.
Th Wenn aber dann sich Ihre Frau auch weiterhin selbstbewusst sein ließe, wie würde sie dann darauf reagieren?
HM Oje, das wäre heikel! Sie missbilligt sein Verhältnis, ich meine, mit dieser anderen Frau, ja sehr. Aber sie schaut auch irgendwie zu ihm auf. Aber ich glaube, dann würde sie ihm mal ordentlich die Meinung über sein Fremdgehen sagen.
Th Wie würde denn der Vater dann darauf reagieren?
HM Hm, der ist sehr stur auch, der würde dann wohl nicht mehr mit ihr reden. Da wäre absolute Funkstille.
Th Hm, das hätte doch aber erhebliche Auswirkungen, wenn sich Ihre Frau auch bewusst mehr erlauben würde, sich an ihren eigenen Wert zu erinnern und auch jetzt schon ihre eigene Position mehr zu achten, nicht wahr?
HM Ja, das ist es ja.
Th Frau Milt, sieht Ihr Mann das richtig so auch aus Ihrer Sicht?
FM Ja, eigentlich schon. Wissen Sie, ich sitze da irgendwie zwischen den Stühlen; meine Mutter meint es ja auch gut.
Th Tja, das kann ich mir gut vorstellen. Nun ist Ihr Ziel hier ja auch, dass Ihr Mann endlich mehr aus sich rausgehen soll. Bisher mauert er sich ja wohl oft eher ein. Macht er das auch Ihren Eltern gegenüber?
FM Ja, ganz arg sogar. Ihm stinkt das, glaube ich, auch sehr, aber er zieht sich dann halt eher in sein Schneckenhaus zurück.
Th Was würde er denn eher tun, wenn er sich mal nicht mehr zurückziehen würde?
FM Er sagt manchmal, es könnte einem ja fast der Kragen platzen.
Th Heißt das, bisher sieht er in erster Linie nur die zwei Möglichkeiten: Entweder ziehe ich mich zurück, oder ich lasse mir den Kragen platzen?
FM Ja, ich glaube schon.
Th Ja, nun, nun stelle ich mir das mal vor. Nehmen wir an, die Zusammenarbeit hier würde dazu führen, dass er seine so genannte Mauer allmählich mehr abbaut oder gewissermaßen sich erlaubt, eine Tür in sie einzubauen, die er öffnen und schließen kann, je nachdem, wie er es für richtig hält, und durch die er dieses innere Exil verlässt, wenn er will. Wie würde er denn dann reagieren den Schwiegereltern gegenüber?
FM Ja, das ist schon ein Problem. Es könnte schon sein, dass er sich nicht beherrschen kann und meine Mutter anbrüllt. Und mit meinem Vater versteht er sich ja überhaupt nicht gut. Die gehen sich ziemlich aus dem Weg.
Th Würde er mit dem Vater auch eher streiten oder eher gelassen sprechen?
FM Oh, ich glaube, da würde es knallen.
Th Wie ginge es dann Ihrer Frau, Herr Milt?

HM Ja, das wäre ihr nicht recht. Das ist dann das, was sie mit dem Zwischen-den-Stühlen-Sitzen gemeint hat.
Th Hm, das sollte man also schon sehr gründlich bedenken, ob er diese Fähigkeiten jetzt schon mehr freisetzen sollte. Das könnte ja sogar die Frage aufwerfen, ob Sie weiter dort wohnen sollten; das könnte ich mir jedenfalls vorstellen, dass dann auch solche Fragen mehr auftauchen könnten.
HM Also, das können wir nicht machen. Meine Frau hängt sehr an ihrem Elternhaus, und sie ist ja auch die einzige richtige Gesprächspartnerin für ihre Mutter.

Abschlusskommentare

Nach Gesprächen dieser Art ist es häufig nicht mehr nötig, eine Schlussintervention zu machen, wie wir das traditionellerweise in der systemischen Therapie gewohnt sind. In diesem Falle aber, da der ursprüngliche Kontext mir doch zu sehr eine Zwickmühle auch für mich selbst enthielt, bot ich dem Ehepaar einen solchen Abschlusskommentar an. Im Wesentlichen teilte ich den beiden mit, dass ich ihr Anliegen und ihre bisherigen Sichtweisen und Lösungsversuche gut verstehen und anerkennen könne; auch die Idee, Hypnose für den Mann zu wollen, könne ich gut nachvollziehen; grundsätzlich sei ich auch gerne bereit, ihm diesen Wunsch nach Hypnose zu erfüllen; ich wisse ja aus Erfahrung, dass Hypnose ein sehr effektives Mittel sein könne, um jemanden dabei zu unterstützen, seine im Unbewussten schlummernden Fähigkeiten zu aktivieren und einzusetzen; doch gerade bei besonders effektiven Mitteln wie der Hypnose hielte ich es in meiner Verantwortung als Therapeut für notwendig, die möglichen Auswirkungen einer erfolgreichen Zusammenarbeit vorweg gründlich abzuklären.

Um das noch weiter zu verdeutlichen, bediente ich mich der Analogie wirksamer medizinischer Heilmittel und ihrer Nebenwirkungen. Dann erläuterte ich dem Ehepaar Milt, dass ich, geprägt durch viele Erfahrungen dieser Art, Hypnose nur den Patienten anböte, bei denen ich gründlich überzeugt sein könne, dass eine erfolgreiche Therapie nicht zu große Belastungen für die ihnen wichtigen Beziehungen mit sich bringe; bei Herrn Milt hätte ich nicht den geringsten Zweifel, dass er die benötigten Fähigkeiten in seinem Unbewussten besitze und sie auch allmählich mehr und mehr werde nutzen können und dass eine Hypnosebehandlung diesen Prozess wirkungsvoll unterstützen könne; aber wenn er sich dann erfolgreich weiterentwickle und verändere, verändere er auch sein Verhalten allen Bezugspersonen gegenüber, das sei ja klar: Er werde dann insgesamt selbstbewusster sein und vermutlich mehr seine Meinung sagen, seine eigenen Wünsche wichtiger nehmen und mehr Initiative zeigen; dies bedeute weiter nicht nur eine Umstellung für seine Frau, sondern auch für seine Schwiegereltern; mein Eindruck sei nun, dass er unbewusst bisher von dem Glauben ausgegangen sei, dass seine Bezugspartner diese seine Fähigkeiten nicht gut aushielten und er deshalb seine Beziehungen für den Fall als gefährdet angesehen habe, dass er sich schon bisher die Fähigkeiten, die er an sich selbst vermisse, erlaubt hätte; auch seine Frau scheine ja Zweifel zu haben, ob es gut gehen könne, wenn er auf Dauer seine gewünschten Fähigkeiten sich jetzt erlaube; dass er sich seine und seine Frau sich ihre Fähigkeiten und begründeten Möglichkeiten, sich selbst mehr wertzuschätzen und entsprechend zu handeln, bisher noch verboten hätten, hielte ich deshalb für sehr anerkennenswert und für den Ausdruck großer Loyalität dem Partner, aber auch den Schwiegereltern gegenüber; und deshalb, obwohl ich ihm sehr gerne Hypnose anböte, könne ich das zum jetzigen Zeitpunkt noch nicht verantworten; ich sei einfach zu unsicher und zu skeptisch in der Frage, ob die Beziehungen, besonders die Ehebeziehung, die zu erwartenden Veränderungen aushielten; und da fühlte ich mich eben nicht nur ihm, sondern genauso auch seiner Frau und den Kindern gegenüber verantwortlich, und indirekt sogar auch den Schwiegereltern; ich könne ihm erst dann die so heiß ersehnte Hypnose anbieten, wenn ich von beiden Partnern mich eindeutig überzeugende Hinweise erhielte, dass ihre Beziehung eine erfolgreiche Veränderung des Mannes überstehen könne und womöglich sogar davon bereichert werde; dies ließe sich aber überzeugend nur in einem veränderten Verhalten miteinander im Alltag ablesen.

Die Kriterien dafür handelten wir dann gemeinsam aus, darunter auch selbstbewussteres Verhalten der Frau, energischeres Auftreten von seiner Seite, klarere Verteilung der Verantwortlichkeiten im Familienalltag, klarere Gestaltung der Zeit, die sie miteinander verbringen wollen, und genauso auch der Zeit, die jeder für sich verbringen will, ebenso deutlichere Aussprachen zwischen ihnen beiden zu Hause (d. h. außerhalb der zu diesem Zeitpunkt noch laufenden und von mir nicht infrage gestellten Paartherapiesitzungen). Schließlich vereinbarten wir einen weiteren Termin für vier Wochen später.

In der nächsten Sitzung berichteten beide Überraschendes: Herr Milt hatte sich schon bald nach unserem Gespräch wesentlich kritischer über seine Schwiegereltern geäußert, in einer der üblichen Paartherapiesitzungen hatte er sich dann auch energisch gegen die von seiner Frau und der Therapeutin gemeinsam geäußerte Sichtweise gewandt, dass er das Problem sei. Er hatte sodann vorgeschlagen, die Paartherapie zu beenden, und sowohl seine Frau als auch die Therapeutin hatten zugestimmt.

Frau Milt hatte in der Zwischenzeit vorübergehend eine Krise gehabt, in der sie depressiv reagierte, nachdem er in einem Streit gesagt hatte, auch er könne sich durchaus vorstellen, mal über eine Trennung nachzudenken, wenn es so weitergehe. Sie sagte mir, da habe sie erst gemerkt, was sie auch an Positivem an ihm habe.

Ich wies darauf hin, dass zur Zeit das Tempo der Veränderung doch offensichtlich zu schnell gehe und zu wenig darauf geachtet worden war, was es in der bisherigen Beziehung und überhaupt in ihren Familienleben an Anerkennenswertem, Wertvollem gebe. Ich würde ihnen deshalb empfehlen, dass wir langsamer vorgehen sollten, bis auch solche Aspekte mehr berücksichtigt seien und so eine konstruktive Balance ermöglicht würde. Die Hypnose müsse eben noch etwas warten.

In zwei weiteren Sitzungen, in denen jeweils wieder in der aus dem Transkript ersichtlichen Weise indirekt-suggestive zirkuläre Fragen gestellt wurden, besonders lösungsorientierte Zukunftsfragen, veränderten die Partner ihre Beziehung in beeindruckender Weise hin zu mehr Gleichrangigkeit, Aktivität von beiden Seiten und zu gemeinsam getragener klarer Abgrenzung gegen Übergriffe vonseiten der Schwiegereltern. Die Ziele, die beide in der ersten Sitzung für ihn wie für das Paar formuliert hatten, waren von ihnen ohne jede Hypnose erreicht worden. Eigentlich hätte ich nun auch gerne die Therapie beendet; ich teilte ihnen das auch mit. Herr Milt jedoch widersprach mir heftig und forderte energisch die versprochenen Hypnosesitzungen ein. Er sagte, so habe er nicht gewettet; zuerst habe er alles getan, was nötig gewesen sei, um die Hypnose zu bekommen, und nun solle er darauf verzichten! Er habe Bücher über Hypnose gelesen, und das habe er sehr interessant gefunden, was da über Tranceerlebnisse geschrieben worden sei. Zwar habe er es nun nicht mehr so nötig, aber erleben wolle er es!

So konfrontiert, willigte ich gerne in seine Wünsche ein, aber mit der Betonung, dass ich dies nur so lange verantworten könne, als nicht das Missverständnis aufkomme, er brauche das wegen einer inneren Störung! Wir definierten die Hypnosesitzungen gemeinsam als ein Erfahrungsexperiment zur Erweiterung seines Bewusstseinsspektrums. Frau Milt war damit sehr einverstanden; sie selbst wollte ohnehin keine Hypnoseerfahrung machen. Ich betonte noch, dass ich ebenfalls keine Hypnose durchführen könne, wenn sich ein Partner des Probanden irgendwie als benachteiligt erlebe. Ich bäte deshalb darum, dass ich Derartiges auf der Stelle mitgeteilt bekäme, sobald einer der Beteiligten es bemerke.

Wir, Herr Milt und ich, machten dann noch vier Hypnosesitzungen miteinander und beendeten den Kontakt danach. Die positiven Veränderungen beim Ehemann und in der Paarbeziehung halten seitdem an.

Auch dieses Beispiel bekräftigt für mich die ericksonsche Arbeitshypothese, dass die entscheidenden Faktoren der Veränderung die sind, dass die Betroffenen genug Motivation für den Veränderungsprozess entwickeln und dass ihre Aufmerksamkeit genug darauf fokussiert bleibt.

Sucht-„Krankheit“ und/oder Such(t)-Kompetenzen – Lösungsorientierte systemische Therapiekonzepte für eine gleichrangig-partnerschaftliche Umgestaltung von „Sucht“ in Beziehungs- und Lebensressourcen

In dieser Arbeit sollen wesentliche Grundschritte einer lösungs- und ressourcenorientierten systemischen Suchttherapie dargestellt werden. Insbesondere sollen dabei einige entscheidende Implikationen diskutiert werden, welche sich durch eine systemische Ressourcenorientierung für die Zusammenarbeit mit Menschen (und mit ihren Beziehungspartnern) ergeben, die als süchtig definiert werden. Beschrieben wird dabei die Arbeitsweise, wie wir sie seit über 20 Jahren am *Milton-Erickson-Institut* Heidelberg und teilweise auch im Team der *Internationalen Gesellschaft für Systemische Therapie (IGST)* praktizieren und weiterentwickelt haben. Das Verständnis von der Art der Gestaltung der therapeutischen Beziehung, von der Dynamik der Verantwortungsverteilung, der Rolle der Therapeuten und Therapeutinnen einerseits und der Klienten und Klientinnen andererseits unterscheidet sich in einer lösungsorientierten systemischen Konzeption erheblich von der traditionellen Suchtarbeit. Dies hängt zusammen mit den systemischen Erklärungsmodellen und dem dazugehörigen Menschenbild.

Gezeigt werden soll, wie Suchtpatienten und ihre Beziehungssysteme als gleichrangig kompetente „Ko-Therapeuten“ in einer ressourcenorientierten Suchttherapie in die Kooperation einbezogen werden können und welche Vorteile sich daraus für die therapeutische Arbeit ergeben können.

Da diese Modelle sich vom klassischen Krankheitsmodell im Bereich der Suchtbehandlung erheblich unterscheiden, sei zur Erläuterung der systemischen Prämissen auf das Einführungskapitel verwiesen.

Für die ressourcenorientierte Arbeit ist es notwendig, dass Therapeuten von Anfang an konsequent nach Ausnahmen von Problembeiträgen und nach den Kriterien der gewünschten Lösungen fragen. Die Entwicklung der Zielsituationen im Gespräch, z. B. viele Fragen danach, woran der *Indexpatient* bzw. die *Indexpatientin* (= IP) (in Erlebnisdetails von Kopf bis Fuß und im Verhalten) erkennen würde, dass die gewünschte Lösung erreicht ist, bewirken eine willkürliche und unwillkürliche Fokussierung der Wahrnehmung des IP auf diesen gewünschten Bereich.

Fast immer antworten die IP dabei zunächst auf Fragen danach, woran sie ablesen würden, wenn das Gewünschte eingetreten sei, mit Negativbeschreibungen („Wenn das und das weg ist, ich keine Angst mehr habe" etc.). Solche Negativbeschreibungen wirken besonders stark als problemhypnotische Suggestionen, denn sie richten die Aufmerksamkeit unwillkürlich auf die Problembereiche, hypnotisch genau auf dieses Phänomen. Es sollte also darauf geachtet werden, wie und ob die Zielbeschreibungen der IP den Wahrnehmungsfokus auf den Ressourcenbereich oder den Problembereich richten. Die Zielformulierungen sollten entsprechend positiv im Sinne von „Dies ist dann da …" anstelle von „Dies ist weg …" formuliert sein. Je detaillierter dann die verschiedenen Erlebniselemente der Lösungssituation beschrieben werden können, desto mehr werden sie schon im Hier und Jetzt erlebbar. Dadurch wird die selbst induzierte Problem-„Trance" meist schon wirksam relativiert.

Die Lösungsimagination ohne offizielle Trancerituale unterstützt die wache Orientierung der IP an der Konsensusrealtität und wirkt so hilfreich für eine Herausführung aus der Problemtrance (siehe unten). Je konkreter solche Fragen angeboten werden, bis zu kleinsten Details des Erlebens, desto schneller entwickelt der IP ein entsprechendes Erleben im Hier und Jetzt. Gefragt wird deshalb gezielt nach allen relevanten sinnlichen Ebenen, dem eigenen Verhalten in Beziehungen und auch genau nach den dann andersartigen Reaktionen der Beziehungspartner („Wie atmen Sie dann, wenn Sie das Gewünschte gerade zulassen in sich? Wie stehen Sie, wie gehen Sie, wie alt fühlen Sie sich, wie schauen Sie, worauf achten Sie mehr, wie ist dann Ihre Stimmlage; was denken Sie dann anderes als in den ‚Problemsituationen', was sagen Sie sich innerlich anders dann, wie fühlen Sie sich dann dabei? Woran merken das dann die Menschen, mit denen Sie zu tun haben? Wie reagieren die darauf, was denken und tun die dann anderes? Woran merken Sie das wieder, und wie reagieren Sie dann darauf, wenn Sie das gewünschte Erleben praktizieren; und wie konkret unterscheidet sich das jeweils wieder vom Problemmuster?").

Zentrales generelles Ziel einer Suchttherapie sollte also sein, die massive Dissoziation zwischen den diversen Seiten des IP (und des Systems) aufzulockern oder aufzulösen und eine Integration mit Kooperation (statt Kampf gegeneinander) der verschiedenen Seiten anzuregen. Zur Hauptaufgabe für die Therapeuten, welche mit Suchtsystemen arbeiten, wird es dann, die anderen Perspektiven und Interaktionsmuster mit den Betreffenden herauszuarbeiten, welche ihre Potenziale zur konstruktiven Auflösung der Suchtmuster schon in ihrem Erfahrungsbereich enthalten.

Ein weiterer wichtiger Vorteil ist es, dass neben den Ressourcenmustern gleich auch noch ihre systemischen Auswirkungen mit beleuchtet werden können; hierdurch werden meist schnell Möglichkeiten positiver Konnotation deutlich. Beleuchtet man nämlich die Auswirkungen, welche die Lösungspotenziale hätten, berichten die IP häufig, dass sie glauben, dies hätte für sie oder andere bedrohliche Konsequenzen; dann wird schnell verständlich und wertschätzbar, weshalb sie sich diese Ressourcen bisher noch nicht erlaubt haben. Auch wegen der so entstehenden Ambivalenz der IP den Lösungsressourcen gegenüber, erscheinen unverbindliche hypothetische Fragen leichter akzeptabel für die Klienten; sie können sich behutsam ohne Vollzugsdruck den Potenzialen annähern.

Die Schilderung des hier vertretenen Vorgehens könnte den Eindruck erwecken, als wäre ein lösungsorientiertes Verfahren recht leicht zu bewerkstelligen. Gerade bei Suchtsystemen ist meist das Gegenteil der Fall. Es bedarf bei der Interviewführung und der Interventionsgestaltung einiger Erfahrung darin, systematisch und differenziert nach den Ausnahmen vom Problem (also ohne Suchtverhaltensweisen) zu fragen und den Klienten dabei zu helfen, diese zu beschreiben. Gerade Familien mit Suchtinteraktionen sind nämlich daran gewöhnt, mehr das zu beschreiben, was in den Problemsituationen fehlt; sie zeigen sich oft sehr darauf fixiert, über das Problem, das Leid und ihre Enttäuschung zu reden. Selbst wenn sie schon mehrfach über problemlose Ausnahmen berichtet haben, fallen sie quasi automatisch wieder in eine defizitorientierte Haltung zurück. Meist glauben sie ohnehin, dass eine Lösung (wenn überhaupt) nur dadurch entwickelt werden könnte, dass man das Problem genau versteht, alle so genannten Ursachen detailliert erfasst und das Problem ganz bearbeitet; dies heißt aber fast immer, dass man jeweils ihre Sichtweise übernimmt (also die einer Partei in der symmetrischen Kampfsituation) und die jeweiligen Problempartner zu einer Veränderung veranlasst. Lädt man nun Suchtpatienten (und, falls einbezogen, ihre Familien oder sonstigen Beziehungspartner) ein, Suchtsituationen mit solchen zu vergleichen, in denen sie das Suchtverhalten nicht praktizierten, zeigt es sich meist bald, dass die Klienten schon alle Ressourcen längst gelebt haben (und damit im „Reservoir ihrer Erfahrung" gespeichert haben), die für eine dauerhafte, konstruktive Lösung des Suchtproblems nötig sind. Die Zielvariablen, die in der Suchtbehandlung für die Klienten postuliert werden, z. B. Einstellungsänderungen hin zu vermehrter Leidensbereitschaft, Abbau des ständig leistungs- und genussfähigen Menschen, Verbesserung von Affekt- und Frustrationstoleranz, soziale Selbstständigkeit, Autonomie etc. (Feuerlein 1984), wurden praktisch immer schon in vielen Kontexten von den Klienten praktiziert, nur nicht dann, wenn sie ihre Suchtrituale leben. Zum Beispiel erlauben sich die IP oft schon gelassene, auch ihre Selbstachtung stärkende Verhaltensweisen oder auch stärkste Disziplin und Frustrationstoleranz mit Verzichtbereitschaft und Abgrenzungsfähigkeit in anderen Beziehungen, nur noch nicht ausreichend in denen mit Menschen, die sie als sehr nahe stehend erleben. Hypnotherapeutische und systemische klinische Erfahrungen beweisen immer wieder, dass zur Lösung des Suchtkreislaufs die dort schon gezeigten Grundressourcen ausreichen; es ist nur noch nötig, sie in differenzierter und ausgewogener Weise auf die nahen Beziehungen zu übertragen und zu verankern.

Und so, wie dies für die Individuen gilt, welche als süchtig definiert werden, gilt dies äquivalent für die Beziehungssysteme, in denen sie leben, und auch für die einzelnen anderen Beteiligten. So genannte „Ko-Alkoholiker" z. B. zeichnen sich in diesem Verständnis dadurch aus, dass auch sie als Beitrag zu den Suchtinteraktionen ihre grundsätzlich vorhandenen Lösungspotenziale in den Hintergrund ihrer Wahrnehmung (bis hin zum Vergessen) verschieben.

Bei einer derart lösungsorientierten Interviewgestaltung zeigt sich aber auch deutlich, dass die Muster, welche hilfreich für die Lösung des Suchtproblems sind, wichtige Änderungen in der Gestaltung der Beziehungen zu anderen Menschen (und zu sich selbst) mit sich bringen. Es lässt sich in fast allen Fällen herausarbeiten, dass die Suchtrituale immer dann erfolgen, wenn sich jemand überfordert hat, wenn er sich selbst missachtet oder Missachtungen anderer nichts entgegensetzt und / oder wenn jemand seine eigenen Bedürfnisse, Abgrenzungswünsche etc. nicht respektiert. Das Suchtverhalten ist dann jeweils nur eine Reaktion (Gegenregulation) auf diese Missachtungsprozesse. Der erfolgreiche Weg einer Abgrenzung gegen das Suchtmittel und die gesunde Orientierung an anderen Möglichkeiten von Erfüllung setzen voraus, dass man sich wieder erlaubt, sich selbst und die eigenen Bedürfnisse genau so zu achten wie die von anderen, ebenso, sich gegen zu große Anforderungen und gegen grenzüberschreitende Verführungsangebote abzugrenzen. Dies alles haben Suchtpatienten längst praktiziert, aber sie zeigen eine starke Tendenz, sich solche hilfreichen Muster im Alltag nicht genügend zu erlauben.

In der traditionellen Suchttherapie wird dies als Ausdruck ihrer Unfähigkeit erklärt. Wären sie aber unfähig dazu, dann wäre es nicht möglich, dass sie diese Muster sehr wohl schon praktiziert haben. Eine lösungsorientierte Arbeit, welche sich auch mit den Ambivalenzen der Klienten ihrer Lösungsfähigkeit gegenüber beschäftigt, kommt zu anderen Schlüssen. Dabei muss sie aber die zentrale Frage beantworten, wieso denn die Beteiligten in Suchtsystemen sich so suchtstabilisierend verhalten, wo doch hier andererseits angenommen wird, dass sie über gesündere Interaktionsmuster verfügen. Zur Beantwortung dient folgender Exkurs.

Suchtmuster und suchtstabilisierende Glaubenssysteme – Suchtverhalten als beziehungsgestaltende Interventionen

Spielt man mit den IP und ihren Beziehungspartnern Situationen mit und ohne Suchtregelungen durch, zeigt es sich, dass intuitiv, meist auch unbewusst, alle wesentlichen Beteiligten (nicht nur der IP selbst) von „gesünderen" Mustern plötzlich umschwenken zu suchtstabilisierenden Mustern, d. h. zu solchen Interaktionen, in denen sich der IP nicht mehr abgrenzt, in denen er sich überfordert, seine regressiven Bedürfnisse zunächst verleugnet und seine Autonomiebedürfnisse vernachlässigt. Die Beziehungspartner wiederum pendeln sich ein in Beiträgen, welche als so genanntes „ko-süchtiges“ Verhalten bekannt sind. Sie reagieren z. B. überfürsorglich, kontrollierend, aufopferungsbereit; auf Überforderung oder Missachtung reagieren sie eher depressiv und duldsam statt aggressiv, komplementär zeigen sie also ebenso Verhaltenssequenzen, welche in Nichtabgrenzung und Abhängigkeitsrituale einmünden.

Wie kommt das? In unseren Interviews lässt sich mit den Klienten zusammen immer wieder rekonstruieren, dass Situationen, die von ihnen als kritisch, als gefährlich für wichtige Beziehungen angesehen werden, bei ihnen wie vorbewusste Schlüsselreize wirken. Bateson bezeichnet dies als Kontextmarker (Bateson 1981). In der Hypnotherapie werden solche Situationen und die dabei ablaufenden Beiträge der Einzelnen als quasihypnotische Anker bezeichnet (vergleichbar den Konditionierungsreizen der Verhaltenstherapie). Sie verführen die Beteiligten dazu, spontan auf bestimmte Bereiche ihrer Weltanschauungen, Glaubenssysteme und Verhaltensregeln zurückzugreifen. Häufig genügt es dabei, dass ein Beteiligter (nicht unbedingt der Suchtpatient) mit seinem Teil beginnt. Da sich die Partner (zumindest unbewusst) meist extrem wichtig nehmen, wirkt dies wie das suggestive Startzeichen zu einer „Choreografie“, bei der sich alle wechselseitig durch ihre Beiträge so beeinflussen, dass die Wahrnehmung immer mehr auf die Suchtglaubenssysteme hin eingeengt wird. Die Interaktionen wirken in gewisser Weise so, als ob sich alle Beteiligten wechselseitig hypnotisierten, und zwar in einen Bewusstseinszustand, bei dem die Fähigkeiten und Sichtweisen, welche für eine gesunde Lösung ohne Suchtmittel gebraucht werden, in den Bereich der Amnesie gerückt werden. Den Beteiligten erscheint es subjektiv in ihrem bewussten Denken tatsächlich so, als ob sie gar nicht in der Lage wären, anders zu reagieren. Sie verbauen sich unbewusst den Kontakt zu ihren anderen Sichtmöglichkeiten und differenzierenden Erfahrungen.

Auch Symptome wirken, was immer die Beteiligten bewusst darüber denken mögen, als intensive Interaktionsbeiträge. Ob er will oder nicht, durch Suchtsymptome z. B. beeinflusst ein IP sein Beziehungsfeld massiv. Umgekehrt wirken aber auch die Beiträge der Beziehungspartner der IP auf das Symptomverhalten ein. Wurde ein Symptom über längere Zeit praktiziert, kann davon ausgegangen werden, dass die wechselseitigen Beiträge in einem ökologischen Gleichgewichtsprozess sich aufeinander eingependelt haben (im Sinne von Rückkoppelungsschleifen), leider meist symptomstabilisierend, auch wenn die Beteiligten dies gar nicht wollen und unter der Symptomentwicklung sehr leiden. Man kann hier von problembeeinflussten oder „problemdeterminierten Systemen" (Anderson, Goolishian a. Windermann 1986) sprechen. Eine systemische Sichtweise unterstellt also keineswegs, dass die Beteiligten unbewusst gezielt das Symptomverhalten stabilisieren wollen, aus welchen Gründen auch immer.

Aus systemischer Sicht gibt es keine einseitigen Kontrollmöglichkeiten der Beteiligten in Bezug auf die Entwicklung des Systems oder die Beiträge anderer. Subjektiv mag jeder sein Bestes tun wollen, um eine Auflösung von Problemen zu bewirken. Dennoch können die gewohnten Regelungsprozesse (Muster) in ihrer Gesamtwirkung das betreffende Problem stabilisieren. Systemische Interventionen zielen daher sehr häufig darauf ab, die relevanten problemstabilisierenden Regeln des Systems zu verändern, wozu jeder Beteiligte durchaus individuelle Beiträge leisten kann; denn ändert schon ein wichtiger Beteiligter seinen Beitrag, hat sich der bisherige das Symptom stabilisierende Prozess von Wechselwirkungen ebenfalls geändert.

Dass einerseits von den Beteiligten angenommen werden kann, sie wollten die Beendigung einer Symptomatik, andererseits ihre Beiträge aber gerade mitverantwortlich sind für ihre Aufrechterhaltung, ist nur (bei oberflächlicher Betrachtung) vermeintlich ein Widerspruch. Dieser löst sich auf, wenn man die Glaubenssysteme und Beziehungsregeln berücksichtigt, die im jeweiligen System tradiert werden, besonders in Situationen, in denen es um Abgrenzung von Menschen geht, denen man sich loyal verpflichtet fühlt und deren Wohlergehen einem wichtig erscheint. Hier zeigt es sich, dass wir in „Suchtsystemen" für solche Situationen (Abgrenzung bei Bedürfniskonflikten etc.) Regelungen finden, die sich in typischer Weise unterscheiden von Regelungen in Systemen ohne Suchtprobleme. Dies findet sich andernorts ausführlich beschrieben (Kaufman u. Kaufmann 1983; Steinglass 1983; Schmidt 1986b, 1987b, 1988b, 1989a). In dem hier vertretenen Verständnis heißt das, dass diese Regeln (die nicht bewusst sein müssen) nur in den Lebensphasen mit Suchtritualen vorherrschen (und andere zurücktreten, obwohl im Erfahrungswissen vorhanden).

Hier sollen nur einige wesentliche Schwerpunkte illustriert werden.

1. Die Systemmitglieder richten dann ihr Leben meist einseitig nach den Erwartungen und Entscheidungen anderer aus.
2. Abgrenzung von Bedürfnissen anderer gilt als tabu, oder sie wird ganz abrupt und drastisch vollzogen („Ganz oder gar nicht, ganz gebunden oder völlig allein“ etc.).
3. Man muss sich ganz kontrollieren, darf sich nichts Spielerisches oder Regressives erlauben, eigene Bedürfnisse haben nur ein Recht, wenn sie als notwendig für höhere Zwecke erscheinen (z. B. „Ich erhole mich nur, damit ich wieder mehr für die anderen tun kann“ etc.); will man den Druck der starren Kontrolle lockern, ist dies nur erlaubt, wenn „es“ passiert, d. h., wenn man nicht mehr zur Selbstkontrolle fähig erscheint. Lustvolles hat kein Recht oder nur, wenn es einem verwertbaren, als allgemein gültig angesehenen Zweck dient. Es gibt nur die Möglichkeit starrster Strukturen oder starker Strukturlosigkeit.
4. Wenn man sich als verantwortungsfähig erweist, muss man für alles im System die Verantwortung übernehmen, besonders für die Entwicklung der anderen, auch wenn man dadurch überfordert wird; Abgrenzung dagegen erfolgt nur dadurch, dass „es“ nicht mehr geht, nicht dadurch, dass man nicht mehr will, obwohl man noch könnte. Nur Unvermögen, Krankheit etc. werden als akzeptable Entschuldigungen für Abgrenzung gegen Pflichterwartungen angesehen.
5. Würde man sich abgrenzen und selbstverantwortlich Nähe, vor allem aber auch Distanz zu den anderen regeln, würde dies als massive Schuld (besonders am Schlechtgehen anderer) angesehen, die man auf sich lädt. Man darf sich nicht ablösen, dies wäre Verrat und, so oft die Fantasie, würde Leid, eventuell sogar den Tod wichtiger Personen verursachen.
6. Es gibt nur eine „richtige“ Sichtweise; weichen Meinungen, Wünsche etc. voneinander ab, kann dies nur heißen, dass einige nicht in Ordnung sein können, auch, dass dann die Beziehungen miteinander vielleicht nicht mehr möglich sind, wenn es bei den Abweichungen bleiben würde; deshalb muss man sich selbst und gegenseitig sehr kontrollieren, damit Abweichungen vermieden werden. Will jemand diese doch für

sich leben, so der Glaube bei Beteiligten, geht dies nur heimlich (und meist mit großen Schuldgefühlen), oder man muss die anderen als die darstellen, die im Unrecht sind. (Hieraus resultieren massive Dominanz-Unterwerfungs-Kämpfe.)

7. Hat jemand Probleme, kann dies nur heißen, dass man für ihn die Verantwortung übernehmen und „es" für ihn regeln muss, da er ja nicht selbst weiß, was gut ist für ihn.
8. Zwar gilt es als unerlaubte Egozentrik, wenn man die eigenen Bedürfnisse direkt berücksichtigen wollte; sowohl Wünsche nach Autonomie als auch nach Zuwendung werden eher akzeptiert, wenn man sich krank zeigt und gezwungen zu sein scheint, deshalb etwas für sich in Anspruch zu nehmen. Bindung und Beziehung werden im Krisenfall speziell durch das Zeigen von Defiziten, Symptomen etc. hergestellt.

Wenn sich Menschen in einem Beziehungssystem an solchen Regeln orientieren, erleben sie sich oft bewusst und mehr noch unbewusst in einem erheblichen Dilemma. Besonders Bedürfnisse nach Autonomie, nach Abgrenzung von anderen oder Wünsche danach, einfach ohne große Begründung und ohne legitimierende Vorleistungsnachweise „sich sein zu lassen" (auch regressiv), erscheinen fast unvereinbar mit dem Wunsch, wichtige Beziehungen zu behalten.

Die in diesen Zeiten des familiären Lebens gewählten Interaktions- und Kommunikationsmuster wirken dabei wie indirekt-suggestive, quasihypnotische Prozesse. Diese suggerieren den Beteiligten, dass andere Verhaltensweisen als die, welche den Regeln entsprechen, schlimme Folgen haben würden, z. B. den Bestand der Familie gefährden, den Verlust wichtiger Beziehungen bedeuten könnten etc. (Zum Konzept, familiäre Kommunikation als indirekt-hypnotische wechselseitige Suggestionen und „Familientranceinduktionen" zu begreifen und zu behandeln, siehe Schmidt 1985b; Ritterman 1983.)

Die Bedürfnisse und Beziehungsgestaltungen, welche den beschriebenen Regeln nicht entsprechen, werden meist in den Interaktionsphasen, in denen diese vorherrschen, tabuisiert und aus dem offiziellen Familienleben verdrängt.

Strukturell lassen sich die Suchtinteraktionen als ein Pendeln zwischen zum Teil sehr starren, extrem komplementären und dann wieder sehr harten, symmetrischen (Kampf-)Beziehungen beschreiben. In den komplementären Phasen nimmt der Sucht-IP meist die

Position des „Schwächeren“, des Sorgenkinds ein, auf das man sich nicht verlassen kann und das seine Funktionsfähigkeit in der Familie verloren hat. Der Ehepartner (oder z. B. die Eltern; bei allein Stehenden irgendwelche anderen „Helfer“) des IP nimmt eher die Position der überverantwortlichen, kontrollierenden und dominierenden Gegenseite ein. In den symmetrischen Phasen prallen die Partner (die sich dann aber als Kontrahenten erleben) gleichrangig aufeinander. Zeitweise dominiert dann wieder der IP (mithilfe seines Hauptkoalitionspartners, nämlich des Suchtmittels). In diesen Phasen erlebt sich der Partner eher als unterlegen; nach der unmittelbaren Suchtphase, d. h. zum Beispiel, wenn der IP wieder nüchtern und verkatert wird, mündet das Ritual in die Komplementarität mit Dominanz des nichtsüchtigen Partners ein.

Die Beteiligten verhalten sich meist sehr außenorientiert. In den komplementären Phasen neigen sie dazu, sich bis zur völligen Überforderung (nicht nur der Partner, auch der IP) auf den anderen einzustimmen. In den symmetrischen Phasen entlädt sich dann mit geballter Kraft die Frustration über dieses „Zu-kurz-kommen“. Die dann oft massiven symmetrischen Kämpfe werden subjektiv von den Kampfpartnern als Ringen um Dominanz oder völlige Unterwerfung in den Beziehungen interpretiert und als existenziell bedrohlich angesehen. Die Partner erwarten jeweils wechselseitig vom anderen die ersehnten Schritte zur Veränderung. Wenn die Kämpfe eskalieren, befürchten die Beteiligten mit Recht, dass es zum Beziehungsabbruch kommen könnte. Genau in solchen Momenten wird bei ihnen das Bedürfnis groß, die Eskalationen abzubrechen und/oder die unerträglichen Pattsituationen aufzulösen. Als typische Lösungsversuche können Triangulationen beobachtet werden, d. h. Interaktionen, bei denen Dritte als Koalitionspartner, Schlichter, Sündenböcke etc. einbezogen werden. In Suchtsystemen werden nun das Suchtmittel, die Suchtsymptome und besonders das Erklärungskonzept „Sucht ist eine Krankheit“ als regulierende Dritte ausgewählt.

An dieser Entwicklung lässt sich leicht erkennen, dass die Wahl bestimmter Erklärungs- und Behandlungskonzepte sich vor allem als intensive beziehungsgestaltende Intervention auswirkt. Hierbei ist es nicht entscheidend, ob diese Konzepte Ausdruck von „Wahrheit“ sind, sondern ihr Wirkungsgrad hängt davon ab, ob sie sozialen Konsens bei den Beteiligten finden. Aus systemischer Sicht haben wir es sowohl bei der Entstehung und Aufrechterhaltung von Symptomprozessen als auch bei den Behandlungsmodellen mit sozialen Realitätskonstruktionen zu tun, die Ausdruck der Regeln und vorherrschenden Interaktionsmuster in einem Beziehungssystem sind und jeweils bestimmten Zwecken dienen (z. B. Aufrechterhaltung des sozialen Systems, Herstellung von Ordnung und Orientierung im System etc.) (siehe z. B. Selvini Palazzoli et al. 1977b; Bateson 1981; Watzlawick 1981; Schmidt 1985b).

Wird das Verhalten des IP als Zeichen einer Krankheit definiert, erscheint nämlich nicht mehr der Suchtträger als selbstverantwortlich, auch seine „Taten" (Suchtverhalten, aggressives oder verantwortungslos erscheinendes Verhalten im Zusammenhang mit der Sucht etc.) werden nicht mehr ihm zugeschrieben. Vielmehr wird das Suchtmittel bzw. die Krankheit verantwortlich gemacht. Der IP wird sogar als Opfer definiert, die Beziehungen werden nun anders reguliert. Auch die Beziehungspartner des IP werden davor geschützt, sich klar abzugrenzen und / oder sich gar zu entscheiden, sich vom IP zu trennen.

Das Krankheitskonzept hat für den Suchtträger (IP) erhebliche Attraktivität, weil es ihn exkulpiert und ihn vor Ausgrenzung bewahrt; es kommt aber auch seinen Beziehungspartnern entgegen. Denn oft erleben diese sich in der quälenden inneren Zwickmühle, nach viel Leid durch das Suchtverhalten entweder die Beziehung zum IP ganz zu beenden oder doch auf große Distanz zu gehen. Da sie davor aber meist mindestens genauso große Angst haben wie-der IP selbst, bringt ein Krankheitskonzept die befreiende Auflösung der Zwickmühle mit der Schlussfolgerung, in der Beziehung ohne Gesichtsverlust bleiben zu können, da es ja gar nicht der süchtige Mensch selbst, sondern das Suchtmittel war, welches das Leid verursachte. Sie fühlen sich aufgerufen, dem als krank Definierten zu helfen; d. h., durch die Idee, das Suchtverhalten als Unvermögen und Krankheit zu definieren, werden die Beziehungen wieder stabilisiert, Nähe und Distanz werden nun durch das Suchtmittel reguliert. Denn wenn es dem IP z. B. zu nahe wird oder er Wünsche leben will, welche den offiziellen Regeln des Systems nicht entsprechen, kann er (und die IP berichten dies immer wieder in den Interviews) auf das Suchtmittel zurückgreifen und mit ihm die tabuisierten Bereiche betreten, dabei gut geschützt vom Krankheitskonzept, welches ja die Verantwortung dafür nicht ihm zuschreibt. Die Suchtsymptomatik wird quasi zum neuen, aber sehr wichtigen symbolischen „Familienmitglied". (Für ausführlichere Diskussionen der Konzepte, die Symptome und Krankheitskonzepte als symbolische Familienmitglieder zu behandeln, siehe Schmidt 1988a; Tomm 1989; White a. Epston 1990.)

Berücksichtigt man diese Dynamik, wird auch verständlich, dass sowohl die Suchtpatienten selbst als auch ihre Beziehungspartner häufig (zunächst) kein Interesse daran zeigen, sich mehr auf die Bereiche ihrer Lösungsressourcen einzustimmen. Dies ergibt für sie noch keinen Sinn. Die Suchtinteraktionen verstärken nämlich jeweils (je länger sie dauern, desto mehr) bei allen Beteiligten die beschriebenen alten suchtstabilisierenden Glaubenssysteme, welche meist schon in den Herkunftsfamilien gelernt wurden. Es wird aber deutlich, dass das Suchtverhalten nicht nur eine individuell selbstzerstörerische Fehlverhaltensweise, sondern vor allem ein verzweifelter Lösungsversuch ist, um Loyalitäten in wichtigen Beziehungen gerecht zu werden und zum Bestand von wichtigen Beziehungen beizutragen, welche als gefährdet erlebt werden. (Und dies gilt für die so genannten Ko-Verhaltensweisen ebenso.)

Suchtregulation als dissoziative „Trance"-Regulation

Die interaktionelle Dynamik findet nun ihr synchrones Abbild in ihren entsprechenden intrapsychischen Prozessen. Internal spielen sich bei den Familienmitgliedern häufig massive Kämpfe der diversen Bedürfnis-„Seelen" (z. B. Loyalität in Beziehungen gegen Autonomiestrebungen) ab. Diese inneren Kämpfe wirken sich sehr ungünstig auf das Selbstbild der Betreffenden aus. Bei IP mit Suchtverhaltensweisen zeigt sich dies daran, dass sie sich oft missachten und minderwertig fühlen. Denn als Maßstab dafür, achtenswert zu sein, setzen sie sich die Forderung, den widersprüchlichen Zielvorstellungen in sich (die ihnen aber andererseits unvereinbar erscheinen) gleichzeitig gerecht zu werden.

Der typische Lösungsversuch von IP mit Suchtverhalten für dieses Dilemma ist nun, die „Anteile" von sich, die Strebungen und Wünsche in sich, die nicht kompatibel mit den vorherrschenden Systemregeln erscheinen, abzuspalten, aus ihrer bewussten Wahrnehmung zu dissoziieren. Je mehr sie dies aber tun, desto mehr Energie fordert dies. Außerdem werden die dissoziierten Wünsche immer stärker. Das „offizielle Ich" identifiziert sich einseitig mit den systemkonformen Regeln. Für die dissoziierten Seiten erscheint als einzige Möglichkeit, auch noch berücksichtigt zu werden, eine Art „Putsch" gegen das offizielle Ich des IP. Die internale Dynamik zwischen den diversen „Anteilen" der Person spiegelt hier die symmetrischen Dominanz-Unterwerfungs-Kämpfe in den Beziehungen der Systemmitglieder untereinander wider. Der Putsch gegen das offizielle Ich wird erreicht durch innere Organisationsprozesse, die qualitativ sehr ähnlich dem Ablauf eines Tranceerlebens in Hypnose sind.

Hierzu eine kurze Erläuterung des Trancebegriffs: Alle Prozesse, welche in einer therapeutischen Hypnose als Trancephänomene bezeichnet werden, zeichnen sich dadurch aus, dass sie subjektiv als unwillkürlich geschehend erlebt werden (im Sinne von: „Nicht ich mache es oder brauche es willkürlich zu machen, sondern es geschieht wie von allein, ganz leicht …"). Die gewohnten sonst im Erleben vorherrschenden Bewusstseinsstrukturen treten mehr in den Hintergrund, wodurch erst neue Erlebnisweisen ermöglicht werden. Werden hypnotische Verfahren therapeutisch eingesetzt, liegt gerade darin ihr Wert, denn so können den Klienten eben (für die Lösung ihrer Probleme) hilfreiche Erfahrungen zugänglich gemacht werden mit dem Ziel, sie schließlich in ihr Persönlichkeitsbild gesund zu integrieren. Bei therapeutischer Arbeit mit Trance bietet der Therapeut (oder bei autosuggestiven Prozessen der Klient sich selbst) viele direkte und indirekte Einladungen an (Imaginationen, Metaphern, Symbole, eingestreute Suggestionen etc.) mit dem Ziel, dass die Adressaten ihre Wahrnehmung auf die gewünschten, als hilfreich angesehenen Erlebnisprozesse fokussieren (zu ressourcenorientierten Hypnotherapiekonzepten siehe z. B. Erickson u. Rossi 1978, Erickson, Rossi u. Rossi 1978; Haley 1976; Peter u. Schmidt 1992).

Bei Symptominduktionen suggeriert sich der IP unbewusst oder teilweise bewusst auf dissoziierter Ebene ebenfalls eine Vielzahl von Suggestionen, allerdings nun mit Inhalten (Interpretationen von Situationen, die ihn innerlich sehr unter Druck bringen, Katastrophenfantasien, Selbstabwertungskommentaren etc.), welche die Wahrnehmung allmählich so einengen, dass ihm das Suchtverhalten als einziger Ausweg erscheint und er sich nicht mehr vorstellen kann, sich gegen das Suchtmittel abzugrenzen. Das Suchtverhalten selbst erlebt er dann wie automatisch ablaufend, wie in einer Trance, auch so, als ob „es wie von allein …" passieren würde. Wie schon gezeigt, hat dabei gerade diese Komponente wieder selbst starke Verführungskraft, da sie die Verantwortung auf etwas Fremdes verlagert.

Symptome, insbesondere Suchtsymptome, können also als tranceäquivalente Erlebnisweisen beschrieben werden. Sie sind Resultat von komplexen inneren Selbstsuggestionsprozessen, in diesem Sinne auch Ausdruck sehr aktiver eigener Leistungen der Klienten. Da diese aktiven Leistungsprozesse aber fast völlig aus dem bewussten Erleben dissoziiert sind, können sie nicht mehr als selbst gemacht, als Teil der eigenen Person erlebt und verstanden werden. Im bewussten Erleben erscheinen sie als völlig ichfremd, als nicht zu einem selbst gehörige fremde Macht oder Kraft, die „über einen kommt" und die einen dazu zwingt, etwas zu tun, was „man" (d. h. das, was offiziell als das Ich definiert ist) nicht will.

Die Konzepte, Suchtsymptome als Tranceäquivalente zu behandeln, erweisen sich klinisch als außerordentlich effektiv; man kann mit ihnen z. B. die Klienten dabei unterstützen, die bisher dissoziierten Prozesse, die zum Suchtverhalten führten, sehr detailliert wieder bewusst zu machen und damit in ihre aktive willkürliche Verfügbarkeit zu überführen (von „Es geschieht mir unwillkürlich" zu „Ich wähle selbst nach meinem Willen aus …"). Die Symptomtrance wird so aufgelöst, die dissoziierten Bedürfnisse können wieder auf konstruktivere Art berücksichtigt werden und in einer Weise ins Persönlichkeitsbild integriert werden, die die innere Zufriedenheit und den Selbstwert stützt. Die symptomstabilisierenden Regeln können dadurch hilfreich verändert werden. (Diese Konzepte können hier nicht tiefer diskutiert werden, sie sind andernorts ausführlich beschrieben; siehe Schmidt 1987b, 1992a; Gilligan 1991.)

Solange die Suchtinteraktionen noch vorherrschen, werden diese tranceäquivalenten Prozesse aber keineswegs in stimmiger Weise in ihr Persönlichkeitsbild integriert. Ihr Erlebnisprozess kann ungefähr so beschrieben werden: Wird der innere Druck der dissoziierten Anteile immer größer, beginnt ein unbewusster selbsthypnotischer Prozess, der schließlich bewirkt, dass die einengenden Ich-Strukturen geschwächt werden. In gezielt strukturierten Interviews mit Suchtklienten kann man immer wieder rekonstruieren, dass sie sich innerlich unbewusst (aber sehr wirksam) einflüstern, man könne sich doch mal ausnahmsweise etwas Angenehmes, Lockeres genehmigen, z. B. das spätere Suchtmittel. So nähern sie sich dem Suchtmittel. Sein Gebrauch nun bewirkt eine weitere Schwächung der innerlich von den dissoziierten Seiten als despotisch erlebten Ich-Strukturen. Der Persönlichkeitsseite der IP, welche die dissoziierten, tabuisierten Anteile repräsentiert (also speziell die Bedürfnisse nach Autonomie, Abgrenzung, aber gleichzeitig auch dem Erleben von regressiver Geborgenheit), erscheint dann das Suchtmittel in faszinierender Weise als heimlicher, rettender Koalitionspartner gegen die bisher als übermächtig erlebte unterdrückende Seite des offiziellen Ich (und auch im Kampf gegen die als übermächtig erlebten Beziehungspartner). Die Klienten berichten bei einer so orientierten Arbeit immer wieder, dass ihre dissoziierte Seite innerlich sagt: „Ohne das Suchtmittel habe ich nicht die geringste Chance, aber mit ihm bin ich endlich Sieger …" Dies bestätigt Batesons Hypothese, dass zwischen den diversen Seiten des Alkoholikers (oder auch zwischen ihm, d. h. seinem offiziellen Ich, und dem Alkohol) massive symmetrische Eskalationen und erschöpfende Kämpfe ablaufen, welche aber die Bedeutung des Suchtmittels immer weiter stärken (Bateson 1981).

Für die dissoziierte Seite des Klienten erscheint das Suchtmittel also als Freund, als Helfer in einem verzweifelten Kampf darum, dass die dissoziierten Bedürfnisse überleben dürfen. Oft bewirkt es ja auch für einige Zeit eine spürbare Erleichterung, Entspannung, Wärme und das Erleben der ersehnten Geborgenheit. Und als einzige Form, in der man diese Bedürfnisse berücksichtigen könnte, erscheint immer mehr der Prozess, in heimlicher, als ichfremd erscheinender Weise das offizielle Ich auszutricksen. Der offiziellen Ich-Seite wieder bestätigt dies umso mehr, dass die „andere Seite" schlecht, böse ist und noch intensiver bekämpft werden muss. Es wird also gerade der Glaube gestärkt, dass man noch mehr kontrollieren und die andere Seite unterdrücken, unterwerfen müsse.

Auch so genannte Rückfälle lassen sich in unserer Arbeit in praktisch allen Fällen als bewusste oder unbewusste Regulationsversuche im beschriebenen Sinn rekonstruieren. Die IP erleben die wiedergewonnenen Fähigkeiten (ohne Suchtverhalten) dabei meist als zu schnell gekommen, z. B. als Überforderung für wichtige andere (denn die müssen sich ja auf die nun umgestalteten Beziehungsbeiträge der früheren IP erst einstellen) oder als Überforderung für sich selbst (z. B. wenn sie sich erst einmal in altbewährter perfektionistischer Manier abverlangen, sie müssten nun immer alles ganz prima machen). „Rückfälle" sollten besser nicht mehr so genannt werden, suggeriert der Begriff doch, als wären die IP in genau das gleiche Alte zurückgefallen. Damit würde aber die Zeit der gelebten Lösungsressourcen (die es ja zumindest bis zum „Rückfall" vorübergehend gegeben haben muss) als nicht existent definiert. Dies wäre gerade ein Beitrag zur Problemhypnose. (Für eine ausführliche Diskussion des Umgangs mit Rückfällen siehe Schmidt 1988a.)

Aufgrund der hier gezeigten Perspektive kann nicht die traditionelle Annahme geteilt werden, dass Suchtpatienten z. B. nicht genügend Eigenstruktur, Leidensfähigkeit, Frustrationstoleranz etc. besitzen würden. Ganz im Gegenteil zeigt sich hier, dass gerade Suchtklienten über eine extrem ausgeprägte Strukturierungsfähigkeit und Disziplinmuster verfügen. Man muss ja auch nur mal eine der vielen Suchtkliniken besuchen, in denen die Klienten zur Klinikpflege und zum alltäglichen Ablauf viel beisteuern (aus therapeutischen Gründen, damit sie mehr Struktur lernen). Ich kenne keine anderen institutionellen Bereiche, welche so exakt, sauber und mit extremer Pünktlichkeit geregelt werden, und zwar gerade von den Klienten, wie solche Kliniken. Wenn die Klienten oft so frustrationsintolerant und unstrukturiert erscheinen, ist dies vielmehr Ausdruck davon, dass sie jeweils immer nur einen Teil ihrer Potenziale leben, die anderen völlig abgespalten gehalten werden und immer nur (völlig einseitig) dann gelebt werden, wenn das andere jeweils ganz ausgeblendet ist (entweder ganz starr strukturiert und kontrolliert oder gar nicht, d. h. ganz ohne Kontrolle).

Noch einmal sei also betont: Die als typisch für Suchtsysteme beschriebenen Regeln sind nur ein Teil der organisatorischen Potenziale, welche den betroffenen Familien zur Verfügung stehen, ebendie, welche mit den suchtstabilisierenden Interaktionen einhergehen.

Sucht als implizite Suchkompetenz

Die Suchtregulationen erweisen sich als Ausdruck von (oft unbewussten) Wahlprozessen (allerdings mit fatalem Preis), für welche die Beteiligten offensichtlich gute, anerkennenswerte Beweggründe sehen. Dies gilt auch, wenn sie diese Gründe häufig nur in dissoziierter, unwillkürlicher Weise, welche aber ihr Verhalten steuert, berücksichtigen. Die Suchtinteraktionen können sogar ebenfalls als Fähigkeiten verstanden werden in dem Sinne, dass sie in ihrer Auswirkung sehr wirksame Maßnahmen zur Beziehungsgestaltung sind.

Die „Süchtigen“ zeigen abweichendes Verhalten auf Fragestellungen hin, die nicht nur für sie wesentlich sind. Sie tun dies dabei in einer Weise, die förmlich zur Auseinandersetzung mit ihnen provoziert. Sie reagieren mit Suchtverhalten ja immer dann, wenn sie eine große „innere Leere“, Gefühle von Sinnlosigkeit, extremer Anspannung, Ruhelosigkeit und Verwirrung, Überforderung und Einsamkeit spüren. Auch die in ihren Beziehungssystemen Beteiligten, und zwar fast immer auch schon, bevor es das Suchtverhalten gab, empfinden meist Ähnliches. Die beschriebenen Organisationsregeln bewirken solches Erleben wahrscheinlich bei allen Menschen, die sich ihnen aussetzen. Aber die nichtsüchtig erscheinenden Partner gehen eher auf depressiv kapitulierende Weise mit diesem Erleben um; oft sind die Folgen davon zusätzlich schwere psychosomatische Symptome. Die „süchtigen“ IP hingegen kämpfen dagegen an, bäumen sich auf und gehen aktiv auf die Suche nach einer wohltuenden Lösung. Schließlich glauben sie, diese im Suchtmittel gefunden zu haben. Dies ist ein fürchterliches, destruktives und höchst leidvolles Missverständnis. Dennoch stellt es einen Lösungsversuch dar, der für alle Beteiligten auf etwas existenziell Zentrales hinweist, nämlich darauf, dass ein Leben auf sinnentleerende, immer mehr zur Entfremdung führende Art endlich geändert werden sollte. Die „Süchtigen“ sind quasi die familiären Spezialisten mit den feinsten Antennen dafür, dass Wichtiges nicht stimmt.

Mit ihrer Symptomatik sind sie nicht nur Barometer für missglückte familiäre, sondern auch für gesellschaftliche Organisationsformen. Die Zunahme von Suchtproblemen in unserer Gesellschaft ist ein deutliches Zeichen dafür, dass unsere soziokulturelle Entwicklung den Zusammenbruch vieler Sinn und Orientierung gebender Werte, Regelungen und Gemeinsamkeit stiftender Rituale gebracht hat, sodass Depression, Leere, Existenzangst, häufige ängstlich-aggressive Anspannung etc. massiv zugenommen haben. Lieb (1991) weist mit Recht darauf hin, dass das Suchtverhalten verstanden werden kann als Ausdruck der Suche nach ekstatischen Erfahrungen bis hin zur „ozeanischen Selbstentgrenzung“, dass diese Erfahrungen aber wichtig und anerkannt waren und sind in allen menschlichen Gesellschaften; bei uns ist jedoch im allgemein akzeptierten sozialen Regelungsprozess kaum noch Platz für solche Erlebnisse.

Implikationen aus der Ressourcenperspektive für die Haltung der Therapeuten gegenüber der „süchtigen" Seite und für die Bestimmung der therapeutischen Ziele

Suchtverhalten sollte dementsprechend differenziert als Mittel zur Erreichung bestimmter Ziele behandelt werden. Es sollte durchaus darauf hingearbeitet werden, dass auf dieses Mittel (Suchtverhalten) verzichtet wird, wenn die Klienten das wollen. Die dahinter liegenden Ziele und Bedürfnisse aber sollten als anerkennenswerte und kluge Strebungen gewürdigt werden, ebenso wie der verzweifelte Versuch, durch das Suchtmittel zu einer Lösung zu kommen. Dann kann erst stimmig mit den IP und ihren Partnern herausgearbeitet werden, um welche Bedürfnisse es ihnen letztlich geht und wie diese nun auf konstruktivere Art mindestens genauso wirksam oder noch effektiver erreicht werden können (die Denkmodelle, die hier einfließen, werden im hypnosystemischen Feld als Reframing-Konzepte bezeichnet; siehe z. B. Grinder u. Bandler 1985).

Dabei geht es nie um das Suchtmittel, sondern um Erlebnisweisen wie die schon genannten. Und es geht auch so gut wie nie nur um die Bedürfnisse und das Wohlergehen der IP allein. Ihr Suchtverhalten drückt in aller Regel auch eine Suche für andere mit aus. Die Schritte, die dem IP selbst helfen würden, für sich eine wohltuende, gesunde Entwicklung voranzutreiben, müssen deshalb genau daraufhin geprüft werden, ob ihr Rhythmus, ihre Intensität etc. gut abgestimmt sind mit der Entwicklung der Beziehungspartner. Denn „galoppiert" der IP z. B. zu schnell und einseitig in eine autonome Richtung, bewirkt dies symptomatische Reaktionen bei anderen Systemmitgliedern, weil sie so schnell nicht mitkommen. Dann tendiert auch der IP oft schnell wieder zum vertrauten Lösungsversuch Suchtverhalten.

Wann immer der Suchtklient Impulse für den Gebrauch des Suchtmittels spürt oder er dieses gebraucht (auch beim „Rückfall"), ist dies ein wichtiger Hinweis darauf, dass er sich in seinem Beziehungsverhalten und im Umgang mit sich selbst wieder einmal zu sehr und zu einseitig an den Regeln und Glaubenssystemen orientiert hat, die wir als typisch für die „süchtige Seite" beschrieben haben. Der Gebrauch des Suchtmittels signalisiert also eindringlich, dass sich der IP vom „Sowohl-als-auch", welches Kooperation im System und konstruktive Koexistenz fördert, wegbewegt hat und in das alte, extreme „Entweder-oder, ganz oder gar nicht" umgeschwenkt ist, welches Leere, Überlastung, Kampf und Sinnlosigkeitserleben mit sich bringt.

Aus dieser Interpretation des Suchtverhaltens werden zentrale therapeutische Schlussfolgerungen gezogen: Das Erleben von Suchtimpulsen oder gar von Suchtverhalten wird weder kritisiert noch als Misserfolg, Widerstand oder Krankheitszeichen behandelt. Vielmehr wird es genutzt als wichtige und hilfreiche Information darüber, dass:

a) die gesundheitsförderliche Haltung und entsprechende Interaktionen vorübergehend aus dem Fokus bewusster und unbewusster Aufmerksamkeit geraten sind und wieder mehr beachtet werden sollten;
b) genau geprüft werden sollte, was bei der bisher dissoziierten Seite des Klienten noch an anerkennenswerten Gründen dagegen spricht, durchgängig schon suchtfreies Verhalten zu praktizieren, und
c) wie nun auf konstruktive Art diese bisher durch das Suchtverhalten repräsentierten Bedürfnisse etc. gewährleistet werden können und die stimmige Balance zwischen den bisher antagonistischen Seiten erreicht werden kann. Das Suchtverhalten wird also als anerkennenswerte Sicherheitshandlung in subjektiv erlebten Notsituationen behandelt.

Dann ist aber nicht Misstrauen und schon gar nicht irgendeine Art von Kontrolle auf der Seite der Therapeuten angesagt; eine misstrauische Haltung der Therapeuten würde implizieren, dass sie die Verantwortung für suchtfreie Entwicklung teilweise oder ganz übernehmen und beanspruchen, sie wüssten besser als die Klienten, wann und wie intensiv die jeweiligen Schritte zu machen wären. Vielmehr werden die Klienten und ihre Partner eingeladen, quasi als Ko-Therapeuten (in Kooperation mit den Therapeuten) ihren eigenen Entwicklungsprozess zu beleuchten. Damit ist gemeint, sie beleuchten zusammen mit den Therapeuten gleichrangig ihre alltägliche Lebensgestaltung, ihren Umgang mit ihrer Vergangenheit, Gegenwart und Zukunft, ihren Umgang mit sich und anderen. Sie vergleichen dabei differenziert (quasi wie in einer gemeinsamen Feldforschung) ihre Gestaltungen unterschiedlicher Situationen und werten sie danach aus, welche Gestaltungen unterstützend waren für die von ihnen selbst definierten Therapieziele und welche eher problemstabilisierend waren. In Kooperation mit den Therapeuten, die sie in gewisser Weise mehr supervidieren als „therapieren", planen sie dann die nächsten Schritte, die ihnen stimmig und schon vertretbar erscheinen. Dies kann manchmal sogar bedeuten, dass sie, ganz bewusst und transparent für sich und die Therapeuten, sich dafür entscheiden, für einige Zeit noch nicht auf das Suchtmittel zu verzichten, sondern erst mit verschiedenen Intensitäten und Alternativen experimentieren, um das richtige Timing und die richtigen Alternativen im Schutz des altbewährten Suchtverhaltens auszuloten.

Das Suchtverhalten aufzugeben, sogar wenn dies zunächst nur partiell wäre, wird nicht als selbstverständliche Voraussetzung, sondern als enorm mutiger Schritt anerkannt. Dass sich ja immer wieder zeigt, dass die dazu erforderlichen Ressourcen schon vorhanden sind und bisher nur nicht genutzt werden, kann nur heißen, dass ihre Nutzung, obwohl möglich, noch nicht genug Sinn hat. Statt Sucht als Krankheit, vor der man sich retten oder von anderen gerettet werden sollte, zu behandeln, geht man in der ressourcenorientierten Therapie von dem Verständnis aus, dass Therapie die Klienten dabei begleitet zu prüfen, ob es in ihrer intrinsischen Motivationsdynamik überhaupt genug Sinn ergibt, die Ressourcen zur Befreiung von der Sucht zu nutzen.

Die Klienten werden also hier in ihrer Selbstverantwortung für ihre Lebensgestaltung respektiert. Dieser Umgang mit den Beiträgen der Klienten wird im ericksonschen Ansatz und in der ressourcenorientierten systemischen Therapie als Utilisationskonzept bezeichnet (Erickson 1959).

Aus der Sicht der traditionellen Suchttherapie erscheint eine solche Haltung kaum verstehbar, absurd, kontraindiziert und womöglich als Überforderung für die Klienten, von denen ja Unvermögen hinsichtlich Selbststeuerung und Selbstverantwortung angenommen wird. Oft genug präsentieren sich die Klienten ja auch so. Aber inzwischen sind die Erfahrungen mit lösungsorientierter Arbeit bei einer großen Zahl von Patienten schon gut untersucht; de Shazer berichtet von Katamnesen von mehr als eintausend Therapien (de Shazer 1991). Es lässt sich dabei nachweisen, dass schon mit wenigen Sitzungen in Abständen von mehreren Wochen auch lang dauernde, schwere Suchtprobleme von den Klienten gut und dauerhaft gelöst werden konnten. Unsere Erfahrungen bestätigen dies (bei uns dauern die Therapien im Durchschnitt ca. zehn Sitzungen im Abstand von ca. vier Wochen bei Familientherapien und von ca. drei Wochen bei Einzelklienten).

Diese Erfahrungen lassen auch erkennen, dass die Klienten je nach Art des Therapeutenverhaltens jeweils ganz unterschiedlich auftreten. Sie „sind" aus systemischer Sicht nicht so oder so schwer gestört, sondern sie zeigen sich je nach Kontext mehr von der so genannten gestörten oder von der Seite ihrer Potenziale (siehe dazu auch den letzten Abschnitt, *Nachteile einer Pathologieorientierung*). Dabei ist es den Klienten offensichtlich meist selbst nicht bewusst, dass sie je nach Kontext ihr Denken, Fühlen und Verhalten ändern und jeweils quasi ein „anderes Gesicht" präsentieren. Selbstverständlich tun dies nicht nur Suchtklienten, sondern alle Menschen. Deshalb wird in der systemischen Therapie so genau auf die Betrachtung der Kontextbedingungen eines Verhaltens und Erlebens geachtet. Die Therapeuten sind also mitverantwortlich dafür, zu welchen Reaktionen sich die Klienten eingeladen fühlen. Bleiben die Therapeuten mit Wertschätzung bei ihrer Haltung gleichrangiger Kooperation und fokussieren sie immer wieder konsequent auf die Bereiche der Kompetenzen von Klienten, so zeigen diese fast immer schon sehr schnell ihre gleichrangigen Potenziale, auch dann, wenn sie zunächst sehr undifferenziert oder unfähig schienen. Zu dieser Haltung der Therapeuten kann übrigens auch gehören, mit den Klienten wertschätzend durchzusprechen, was aus deren Sicht noch dafür spricht, sich so insuffizient zu zeigen.

Wer definiert die Ziele? Die therapeutische Haltung: Entwicklung eines gleichrangig-kooperativen therapeutischen Kontexts

Logischerweise ist aus dieser Perspektive dann auch Abstinenz nicht das zentrale Ziel, auch nicht Kontraktbedingung für eine Zusammenarbeit, es sei denn, die Klienten selbst definieren dies explizit und eindeutig als ihren eigenen Wunsch. Denn in der Dynamik des Systems kann es sehr wohl logisch und effektiv erscheinen, auf dem Weg zu einer völlig suchtfreien Regelung in einer (mehr oder weniger langen) Übergangsphase die Balance des Systems und das Tempo der Veränderung mittels des Suchtverhaltens zu steuern und auszutarieren.

Als effektivstes therapeutisches Metaziel erweist sich in der Praxis regelmäßig, die Dissoziation zwischen den verfeindeten Anteilen (internal) und den im Clinch liegenden Parteien des Systems (external) aufzuheben und kooperativen Umgang miteinander (friedliche Koexistenz) anzuregen. Dies setzt aber voraus, dass sich nicht eine Partei einseitig mit ihren Wertesystemen und Erwartungen durchsetzt. Vielmehr ist dafür unabdingbar, dass alle relevanten Seiten des Systems gleichrangig und mit Wertschätzung behandelt werden (vom problemstabilisierenden „Entweder-oder" zum kooperativen „Sowohl-als-auch"). Unterstützt werden sollten besonders die Potenziale für koexistenzielles Verhandeln und dafür, Kompromisse zu finden, Autonomiestrebungen einerseits und empathisches Eingehen auf Beziehungspartner andererseits in gutem Gleichgewicht leben zu können (bezogene Individuation im Sinne Stierlins). Dies geht meist nur dann, wenn auch die Perspektiven und Strategien des als süchtig definierten IP gleichrangig behandelt werden, auch die Sicht- und Verhaltensweisen von ihm, die nicht den Suchtmittelgebrauch, sondern anderes als Hauptproblem akzentuieren und die z. B. Abstinenz nicht als sinnvolles Ziel nahe legen.

Grundlegend für erfolgreiche therapeutische Arbeit ist es, dass Therapeuten und Klienten ein klares Bild von den in der Therapie anzustrebenden Zielen und den dafür hilfreichen Schritten bekommen. Dies macht es für beide Seiten von Sitzung zu Sitzung möglich zu überprüfen, ob die Kooperation etwas und was sie gebracht hat.

Es stellt sich die Frage, wer die Ziele definieren sollte. Legt man eine Pathologieorientierung zugrunde, beantwortet sich die Frage quasi von selbst. Denn dann werden ja in der Pathologiedefinition implizit auch Maßstäbe für Nichtpathologie oder „Gesundheit" postuliert, und zwar mit der Hypothese, diese seien für alle Menschen gleichartig. Leider wird dabei meist viel Raum für die Definition der Pathologie (oder Abweichung), aber wenig Konkretes zu überprüfbaren Maßstäben für Gesundheit gesagt.

Da aber Allgemeingültigkeit postuliert wird für die Gesundheitsnormen, werden diese implizit zur Definitionsautorität der therapeutischen Ziele. Der Therapeut wird so indirekt zum Agenten der dominierenden „Normalität". Da dies Eskalationen anheizen kann, sollte der Therapeut versuchen, sich von dieser „Agentenrolle" zu befreien. Sonst reiht ihn der IP in die Garde derer ein, welche er als vermeintliche Bedroher seiner Position bekämpft. Therapie wird dann für ihn auch zur Bedrohung. Selbst wenn er sie wünscht, birgt sie für ihn die Gefahr, dass Besserung einer Unterwerfung unter die Bekämpften gleichkommen könnte.

In der Tradition der Suchttherapie ist es quasi selbstverständlich, dass die Ziele schon weitgehend von den Therapeuten vordefiniert sind. Abstinenz ist Grundgebot, darüber gibt es nichts zu verhandeln. Auch sonst wird viel für die Klienten vorbestimmt und vorstrukturiert, es wird ja angenommen, die Klienten hätten selbst nicht genug Struktur. Als Haltung der Therapeuten den Klienten gegenüber wird „misstrauische Empathie" oder „empathisches Misstrauen" (W. Feuerlein) empfohlen.

Wenn (z. B. in Drogenkliniken) Kontrollversuche als nötig angesehen werden, drücken diese vor allem berechtigte Bedürfnisse nach Sicherung des organisatorischen Ablaufs im Helfersystem aus. Sie sind damit eine Aussage über Bedürfnisse der Helfer; wenn sie aber, wie häufig, begründet werden als Hilfe für das Wohl der Klienten, werden sie mystifiziert. So wird ihnen dann die Verantwortung für die Bedürfnisse der Helfer zugeschoben; dies kommt einer Wiederholung von suchtstabilisierenden Mustern in den Familien der Klienten gleich.

Viele Klienten sehen die Therapie vor allem als etwas, das ihnen das begehrte „Elixier des Vergessens und des inneren Haltes" wegnehmen will, wenn bevorzugt auf das Aufhören fokussiert wird. Dann schlagen sie sich innerlich aber insgeheim (und oft auch unbewusst) auf die suchtstützende Seite ihrer Ambivalenz. Therapie erleben sie dann eher als Bedrohung.

Therapeuten haben also als Erstes die zentrale Aufgabe, den Kontext mit den Klienten zusammen so zu gestalten, dass diese für sich jederzeit überprüfbar sicherstellen können, dass ihre Autonomie und ihre persönliche Würde respektiert werden, dass sie uneingeschränkt die Autorität zugesprochen bekommen, über die Entwicklungsschritte in ihrem Leben zu bestimmen, und dass die Therapeuten sie zu keinem Schritt schubsen werden, sondern ihnen nur mit Respekt für ihre eigene Entscheidung als reflektierende Reisebegleiter ohne Kontrollversuche zur Seite zu stehen. So kann den Klienten am ehesten vermittelt werden, dass die Therapie mehr ein Gewinn als ein Verlust für sie ist. Dies hilft sehr, ihnen erfahrbar zu machen, dass die Angst vor Bedrohung unbegründet ist und sogar eher Befreiendes aus einer Zusammenarbeit erwachsen könnte, eine offene Zusammenarbeit also sinnvoll sein kann.

Hierfür ist unabdingbar, dass die Therapeuten den im Clinch liegenden Partnern gegenüber letztlich ganz neutral bleiben (Selvini Palazzoli et al. 1981). Jeder Beitrag von Therapeuten, welcher als direkte oder indirekte Parteinahme für oder gegen einen Beteiligten erlebt wird, heizt in aller Regel sofort die Eskalation im System an. Wie wir aus vielen Supervisionen und eigenen Erfahrungen wissen, sind für sehr viele gestört erscheinende Interaktionen im Verlaufe traditioneller Einzel-, Paar- oder Familientherapien die Therapeuten mitverantwortlich, weil sie sich parteiisch verhalten haben. Gerade Suchtsysteme, in denen ja in den Suchtphasen typischerweise massive Dominanz-Unterwerfungs-Kämpfe und Kontrollauseinandersetzungen ablaufen, sind bei Verletzungen der Neutralität besonders empfindlich und vulnerabel.

Die hier vertretene Konzeption soll nun durch klinische Beispiele, die typisch für die in dieser Arbeit beschriebene Art der Therapie sind, veranschaulicht werden.

Beispiel 1: Ehepaar M. und ihre zwei Söhne kommen zur Familientherapie zu mir; Anlass ist der zeitweise exzessive Alkoholabusus von Herrn M. (52 Jahre alt). Die Initiative zu den Gesprächen ging von Frau M. (50 Jahre alt) aus. Sie sieht allein ihren Mann und seine Sucht als Problem. Herr M. präsentiert sich zunächst zerknirscht und pflichtet ihr bei. Nach einiger Zeit zeigt es sich aber, dass er eigentlich seine Frau und ihr seiner Ansicht nach stures und dominantes Verhalten ihm gegenüber als Problem sieht. Die beiden Söhne von 21 und 19 Jahren tendieren seit einiger Zeit dazu, aus dem elterlichen Haus auszuziehen und sich abzulösen. Herr M. arbeitet unter der Woche als Angestellter in mittlerer Position in einem Betrieb, der ca. 50 km vom Heimatort der Familie weg ist. Er hat deshalb dort ein Zimmer gemietet und kommt meist nur zum Wochenende nach Hause.

Bei genauerer Analyse der Verhaltensmuster zeigt es sich, dass er seine alkoholischen Exzesse häufig unter der Woche hat, aber auch an den Wochenenden zu Hause. Er trinkt nach, zunehmend aber auch schon während der Arbeit viel Schnaps und ist danach ziemlich betrunken. Wie sich herausstellt, ruft er dann meist lallend seine Frau an und erzählt ihr, es gehe ihm sehr gut. Seine Frau reagiert meist mit heftiger Angst, vor allem befürchtet sie, er könne seinen Arbeitsplatz verlieren und die Familie ins Elend stürzen (begründete Befürchtung). Herr M. sagt, er wolle eigentlich gar nicht trinken, aber dann käme „es" einfach manchmal so stark über ihn, dass er nicht anders könne;

habe er erst einmal angefangen, gehe es wie in einem Zug ab, den man nicht bremsen könne.

Das weitere gezielte systemische Interview ergibt nun, dass Frau und Herr M. seit langen Jahren in zähe Machtkämpfe verstrickt sind, bei denen jeder den anderen als Problem sieht und keinen Boden preisgeben will. Die beiden Söhne berichten aber auf entsprechende Fragen von mir, dass die Eltern andererseits auch sehr aneinander hängen und gegenseitig Anlehnungs- und Zuwendungsbedürfnisse haben. Dies würden sie sich aber nie offen sagen, da sie es als Eingeständnis werten würden, dem Partner gegenüber „zu Kreuze zu kriechen" und damit den Kampf auf Dauer zu verlieren (was für sie hieße, völlig entwertet zu sein).

Wenn Herr M. nun säuft und dann anruft, springt Frau M. in Panik ins Auto, um zu ihm zu fahren und die Verantwortung für ihn und die Kontrolle über ihn zu übernehmen. Dann gibt es in seinem Zimmer zunächst viel Streit, schließlich aber bekommt Frau M. Mitleid mit ihrem ihrer Ansicht nach kranken Mann. Sie wechselt also ihr Erklärungskonzept, denn Streit impliziert Vorwürfe an einen selbstverantwortlichen Partner – erst wenn dieser zu sehr eskaliert, wechselt sie zur Krankheitserklärung. (Dies ist sehr häufig in Suchtfamilien zu beobachten.) Wenn sie Mitleid hat und er reumütig und zerknirscht ist, wenden sie sich zärtlich und tröstend einander zu, was sie sonst nie tun.

An den Wochenenden will Frau M. meist zu ihrer Herkunftsfamilie, mit der sie sehr verbunden ist. Herr M. lehnt solche Besuche ab, er hat keinen guten Kontakt zu ihrer Herkunftsfamilie, seine eigene lebt 500 km weiter weg. Sie geht trotzdem immer hin; ihn macht das wütend, am liebsten würde er dann allein in die Stadt fahren und sich eine andere Frau suchen. Letztlich tut er dies aber nie, sondern bleibt dann allein zu Hause und trinkt, bis er einschläft. So verschläft er den größten Teil des Wochenendes, aber er ist zu Hause. Je mehr diese Situation (die schon mehrere Jahre andauert) nun in der letzten Zeit eskalierte, desto stärker machten sich die beiden Söhne, vor allem der ältere, Sorgen um die Eltern und ihre Ehe. Dies bewirkt, dass sie zögerlicher im Hinblick auf ihren geplanten Auszug werden, da sie befürchten, es könnte zum Bruch zwischen den Eltern kommen, wenn sie nicht ab und zu vermitteln und trösten würden.

Nachdem ich die Familienmitglieder eingeladen habe, sich an Situationen zu erinnern, in denen der Vater nüchtern, voller Selbstachtung und Aktivität war (dies waren die Ziele, die beide Söhne für ihn definierten), berichten sie schließlich über mehrere solcher Situationen. Sie klagen aber darüber, dass sie sehr selten vorkämen und der Vater sie eben nicht aufrechterhalten könne; habe er getrunken, mache er sich immer mehr selbst fertig. Daraufhin lade ich ein, in Gedanken durchzuspielen, welche Auswirkungen es hätte, wenn Herr M. sich wieder mehr von den gewünschten Fähigkeiten erlauben würde. Zunächst sagen alle vier, dies wäre nur gut und schön. Bei differenzierenden Fragen nach Auswirkungen in den Beziehungen wird aber klar, dass dann die Kontakte zwischen den Eltern drastisch zurückgingen und große Leere in die Beziehungen käme. Herr M. sagt selbst, auch wenn er noch so große Sehnsucht nach ihr hätte, würde er ihr dies nie sagen oder sie bitten, unter der Woche mal zu ihm zu kommen. Selbst kommen würde er auch nicht. Sie sagt auch, sie würde nie zu ihm fahren, wenn er nüchtern wäre; ihn bitten zu kommen würde sie aber auch nicht, auch wenn sie dies eigentlich ersehnen würde.

Würde er nüchtern bleiben am Wochenende, so Herr M., würden sie großen Krach bekommen, und er würde vielleicht weglaufen. Außerdem würden die Söhne schneller ausziehen, da sie diese harten Kämpfe nicht mehr aushielten. Sie würden dann beide Eltern eher als gleichrangige Sturköpfe ansehen und nicht wie jetzt als hilfsbedürftiges Paar. Wären die Eltern aber allein, würde die Gefahr der Trennung noch größer werden.

Es zeigt sich, dass, solange die Eltern so symmetrisch miteinander umgehen und jede abweichende Meinung des Partners als gegen sich gerichtete massive Kränkung erleben, das Suchtverhalten mehr als alles andere bewirkt, dass Begegnung und Zuwendung füreinander gelebt werden. Frau und Herr M. schätzen auch übereinstimmend ein, dass sie sich nicht vorstellen können, dass ihre Reaktionen aufeinander sich kurzfristig ändern ließen. Nachdem ich ihnen ihre Zwickmühle beschrieben habe, stimmen sie mir allmählich zu, dass die Fähigkeiten zur Freiheit von Sucht wohl gegeben wären, aber ihnen die Änderung auch Angst mache. Ich erkenne darauf das Trinken von Herrn M. sowie die Panikreaktionen und die Verantwortungsübernahme von Frau M. als Beziehungspflegeversuch an. Dann äußere ich (dies ist ernst gemeint, nicht strategisch) meine Bedenken dagegen, dass Herr M. jetzt schon ganz aufhört, obwohl ich ihm zutraue, dass er das könnte (die Ressourcen wurden ja schon genutzt, sind also im Gehirn gespeichert und somit grundsätzlich verfügbar), ebenso dagegen, dass Frau M. schon jetzt ihren Mann als selbstverantwortlich behandelt. Denn ich würde befürchten, dass der Preis der Abstinenz die Trennung wäre, jedenfalls so lange, als sie noch keine Koexistenzkompromisse für sich entwickelt hätten und sich wechselseitig so extrem wichtig nähmen (sonst würde sie ja die Haltung des Partners nicht immer so treffen). Beide Eltern und die Söhne sagen, es wäre aber höchste Zeit dafür, dass Herr M. aufhöre. Es zeigt sich, dass der entscheidende Faktor der beziehungsstiftenden Wirkung gar nicht das Trinken selbst, sondern das Lallen am Telefon ist (denn würde Herr M. nicht anrufen und lallen, würde Frau M. zu Hause bleiben). Herr M. sagt am Ende des lösungsorientierten Gesprächs, durch die Fragen nach erfolgreichen Ausnahmen habe er wieder Mut bekommen und traue sich wieder mehr zu. Er wolle schon jetzt probieren, ganz mit dem Trinken aufzuhören. Deshalb schlage ich schließlich vor, dass Herr M. ein- oder zweimal pro Woche bei seiner Frau anruft, wenn er aber schon nüchtern bleiben will, soll er bitte wenigstens so tun, als ob er betrunken sei, und am Telefon lallen, damit der Herbeirufeffekt wirke. Seine Frau kann sich am Ende, ebenfalls gestärkt durch die lösungsorientierte Befragung, vorstellen, schon jetzt unabhängiger und gelassener auf ihn zu reagieren. Sie bitte ich mit der gleichen Begründung deshalb auch, so zu tun, als ob sie noch immer so abhängig-ängstlich und kontrollierend sei wie bisher. Für sie ergibt mein Vorschlag, obwohl sie ihn auch abstrus und ungewöhnlich finden, nach dem Gespräch Sinn, sie wollen es ausprobieren. (Es handelt sich dabei um eine So-tun-als-ob-Intervention, die häufig sehr effektiv von den Klienten umgesetzt wird, das Krankheitsverständnis verändert und spürbar macht, dass man eigene Einflussmöglichkeiten hat, aber der befürchtete Effekt in den Beziehungen vermieden werden kann. Zu solchen Interventionen siehe Schmidt 1986d.)

In der nächsten Sitzung (nach vier Wochen) berichten beide Partner, sie hätten zunächst den Vorschlag ausgeführt (die Söhne sind zu Hause geblieben, sie sagten, die Eltern sollten ihr Problem allein lösen, sie wollten sich da nicht mehr einmischen). Nach zwei Wochen habe Herr M. aber doch wieder mehrfach sehr viel getrunken; wegen dieser schweren Rückfälle seien beide sehr deprimiert. Nachdem ich sie den ganzen Zeitraum systematisch schildern lasse, wird deutlich, dass Frau M. schon nach der ersten Woche nicht mehr zu Herrn M. kam, da er ja ihrer Ansicht nach nüchtern war und kein Grund zur Sorge mehr bestand. Herr M. hatte nach seinen So-tun-als-ob-Telefonaten später Frau M. stolz berichtet, dass er es gut geschafft habe, nüchtern zu bleiben. Wir können herausarbeiten, dass die „Rückfälle" schlimmere Entfremdung der beiden verhindert hatten und dass es wohl noch gute Gründe dafür gebe, dass Frau M. sich echte Sorgen mache. Da Herr M. aber wieder zuversichtlicher ist nach diesem Gespräch und wieder nüchtern bleiben will, schlage ich vor, dass er dieses Mal echt etwas trinken soll, wenn er lallend anrufe, zumindest aber gut mit Schnaps gurgeln solle, kurz bevor seine Frau zu ihm käme, damit sie ihm nicht glauben könne, dass er nüchtern bleiben könne; denn sonst würde sie ja nicht kommen, und beide wären sehr einsam. Herr M. stimmt schmunzelnd zu, Frau M. ist skeptisch, schmunzelt aber auch. Bei der nächsten Sitzung berichten beide, dieses „So-tun-als-ob-Spiel" habe ihnen Spaß gemacht, sie hätten plötzlich viel spielerischer miteinander gekämpft und auch mal über die Kämpfe lachen können. Sie waren viel lockerer und gelassener miteinander. In drei weiteren Gesprächen wurde jeweils das schon Bewährte in unserer Zusammenarbeit nur fortgeführt. Dabei war der Fokus hauptsächlich darauf gerichtet, wie beide toleranter, innerlich unabhängiger voneinander werden konnten und sich wieder mehr selbst achten konnten. Nach insgesamt sechs Sitzungen schlossen wir die Therapie ab; eine Katamnese nach vier Jahren zeigt, dass das Ehepaar trotz mancher auch harten Streitigkeiten viel flexiblere Verhandlungsstrategien nutzt als zu Beginn der Therapie. Beide Söhne sind inzwischen ausgezogen, das Ehepaar hat dies gut verkraftet.

Beispiel 2: Eine Kauffrau (28 Jahre) wird zu mir überwiesen, weil sie seit vier Jahren täglich massive bulimische „Anfälle" praktiziert und jeden Abend dabei mindestens zwei Flaschen Wein trinkt. Da sie in der letzten Zeit auch während des Tages schon getrunken hat und an ihrer Arbeitsstelle aufgefallen ist, sagt sie, sie müsse unbedingt etwas ändern, weil ihr sonst gekündigt würde. Sie lebt zum Zeitpunkt des Erstgesprächs allein, ihre Eltern wohnen in einer Kleinstadt ca. 100 km entfernt. Ihr Vater betreibt ein Lebensmittelgeschäft. Er möchte schon länger, dass sie bei ihm arbeitet und das Geschäft übernimmt, sie will das aber gar nicht. (Sie hat noch einen etwas älteren Bruder, der früher drogenabhängig war. Sie bezeichnet ihre Mutter als depressiv und phobisch.) Sie sagt, sie könne sich den „Anfällen" einfach nicht entziehen. Sie sei oft so unruhig und angespannt, dass sie schließlich eine riesige Leere in sich spüre und Heißhunger bekomme. Danach esse sie und erbreche alles wieder. Da ihr ohnehin oft alles so sinnlos vorkomme, spüre sie einen richtiggehenden Zwang zum Trinken; sie hasse sich dafür sehr, aber wenn sie getrunken habe, sei für einige Zeit wenigstens alles etwas leichter, sie könne dann auch besser schlafen. Die Trinksucht und die Bulimie begannen ungefähr gleichzeitig, als sie vor vier Jahren in einer Psychoanalyse gewesen sei (für insgesamt drei Jahre). Sie habe in dieser Zeit auch nacheinander mehrere unglückliche Beziehungen zu Männern gehabt. Jedes Mal habe sie sich ganz ausnutzen lassen und schließlich die Beziehung abgebrochen, weil sie es nicht mehr aushielt.

Bei systematischen Vergleichen verschiedener Kontexte in ihrem Leben finden wir schließlich einige wenige, in denen sie ausnahmsweise einmal nicht getrunken, sogar auch nicht bulimisch reagiert hatte. Bei genauer Analyse dieser Situationen stellt sich schließlich heraus, dass sie da jedes Mal weniger perfektionistische Anforderungen an sich gestellt hatte (im Beruf, aber auch in privaten Beziehungen, wo sie sonst allen Bedürfnissen anderer gerecht werden wollte). Vielmehr ging sie da eher liebevoll mit sich um, sagte auch einmal ihre eigene Meinung und wertete sich dafür nicht ab, sondern erkannte sich an; manchmal hatte sie sich in solchen Situationen auch erlaubt, ihren Bedürfnissen den gleichen Wert beizumessen wie denen anderer. Da sie zustimmt, dass solche Verhaltensweisen besonders hilfreich für ihre gewünschte Lösung (normales Essverhalten, kein Alkohol) wären, planen wir verschiedene Beobachtungsaufgaben, die ihr helfen sollen, mehr auf solche Verhaltensweisen bei sich zu achten. Sie berichtet in der nächsten Sitzung, es gehe ihr schon besser; mehrfach habe sie es geschafft, achtungsvoll in der besprochenen Weise mit sich umzugehen, jedes Mal habe ihr Organismus sie dafür belohnt, indem sie normal gegessen und viel weniger getrunken habe. Aber meistens laufe es doch ab wie vorher auch.

Da sie zustimmt, lade ich sie ein, weiter mit kleinen Ritualen und Beobachtungsexperimenten die gewünschten Muster mehr zu beachten. Dies geht weitere vier Sitzungen so, immer geht es ein wenig besser, aber sie hat ständig viele Rückfälle, wie sie das nennt. Sie hat in dieser Zeit einen Mann kennen gelernt; sie sagt, diese Beziehung sei anders als die früheren, da sie mehr auf sich achte und der Mann auch sie mehr achte. Da sie sich aber zunehmend wieder mehr abwertet für ihr bulimisches Verhalten, vor allem aber für ihr Trinken (sie trinkt wieder nur noch abends), schlage ich ihr vor, ausführlich durchzuspielen, welche Auswirkungen es in ihren Beziehungen habe, wenn sie es sich ganz gut gehen ließe. Ich lade sie dazu ein, zunächst auch körperlich symbolisch auszudrücken, wie es die Beziehungen ändert, wenn sie trinkt. Es wird ihr klar, dass sie dann ganz klein wird und sich anderen gegenüber sehr mickrig fühlt. Nach ihrem Alterserleben gefragt, sagt sie, sie werde innerlich wie drei Jahre alt. Erlaubt sie sich das gewünschte Verhalten, wird sie erwachsen und entsprechend groß in Beziehungen.

Wir spielen nun durch, in welchen Beziehungen es sich wie auswirkt, a) wenn sie durch ihre Symptome zur Dreijährigen wird und b) wenn sie sich erwachsen sein lässt. Dabei wird ihr deutlich, dass sie sich symbolisch durch ein sehr enges Band mit ihrer Mutter verbunden fühlt; wenn sie trinkt und bulimisch reagiert, wird dieses Band stärker. Dabei wird ihre Mutter jeweils stärker und stabiler, je mehr sie in die Position der Dreijährigen geht. Ihr Vater hingegen ärgert sich sehr über diese Position. Er hält eigentlich große Stücke auf sie und will sie schon seit Jahren lösen aus dieser „klammernden Abhängigkeitsbeziehung“ zur Mutter, wie er das nennt. Er findet, dass die Mutter schuld an der Unselbstständigkeit der Tochter sei. Aus der Sicht der Patientin signalisiert er auch nonverbal, dass er sie besser findet als die Mutter. Die Patientin merkt nun auf meine Fragen nach Unterschieden, dass ihr Trinken und die Bulimie jeweils stärker werden, wenn sie der Vater mehr wegziehen will von der Mutter. Es wird ihr klar, dass die Symptome sinnbildlich wie Koalitionspartner oder Leibwächter gegen den Zug des Vaters wirken. So hat der Vater z. B. schon mehrmals von ihr erwartet, dass sie endlich in sein Geschäft einsteigt und seine Partnerin wird. Geht es ihr gut, werden seine Erwartungen und sein Druck stärker. Geht es ihr schlecht und wird sie „klein“, lässt er ab davon. Sie bemerkt in diesem Zusammenhang, dass die Symptome auch dem Freund gegenüber für eine gewisse Distanz sorgen, die sie gerne hat, aber sich sonst nicht erlauben würde. Sie merkt aber auch, dass sie manchmal dem Vater Recht gibt und sich dann massiv selbst bekämpft, wenn sie regressive Wünsche an die Mutter hat. Gerade dann, wenn sie sich sehr bekämpft, werden aber die Symptome wieder stärker.

Nun schlage ich vor, die Auswirkungen zu prüfen, die es hätte, wenn sie es sich ganz gut gehen ließe. Sie wird sehr betroffen, denn ihr wird bald klar, dass in ihrer Vorstellung dann die Mutter völlig zusammenbrechen würde (die ja als depressiv und phobisch geschildert wird). Die Mutter wird durch die Sorge um die Tochter aus ihrer Depression „gerissen", wie die Patientin sagt. Außerdem würde dann der Vater triumphieren und entschieden ihren Einstieg ins Geschäft fordern. Die Mutter würde dann aber dastehen, als ob sie schuld am Leid der Tochter in der Vergangenheit sei; dies würde die Mutter völlig in die Depression treiben.

Diese Zusammenhänge machen verstehbar, dass sich die Patientin noch nicht ihre Lösungsfähigkeiten ganz erfolgreich erlaubte. Dies sagte ich ihr auch so; da sie der Mutter durch die Symptome näher kam, schlug ich ihr die Beschreibung vor: „Ich trinke mich meiner Mutter entgegen, und ich denke, das braucht sie." Der Patientin leuchtete das ein. Sie wurde wesentlich lockerer, da sie sich nun nicht mehr so für ihr Suchtverhalten verurteilte. Sie sagte dann auch, nach ihren jetzigen Zielen befragt, sie glaube, es sei noch nicht an der Zeit, mit dem Trinken ganz aufzuhören, denn es mache ihr einfach noch viel Angst wegen der familiären Auswirkungen.

Ich lade sie deshalb ein, frei zu bestimmen, wie viel Trinken und Bulimiesymptomatik ihr zurzeit noch sinnvoll erscheine, um Sicherheit für das bedrohte Gleichgewicht zu gewährleisten. Sie meint, gut wäre es, wenn sie nur ein Glas Wein pro Abend trinken würde, sicherer aber für ihre familiären Themen wäre es, noch mindestens fünf Gläser zu trinken. Ich respektiere diese Wahl und schlage vor, jeden Tag mehrfach in die Knie zu gehen (um die Position der Dreijährigen zu proben) und sich dabei zu fragen, wie oft dies heute noch nötig sei, dann aber auch sich aufzurichten und durchzuspielen, wie und wo sie sich auf konstruktive Weise auch jetzt schon groß sein lassen dürfte. Wenn sie ihre Gläser voll Wein trinke, solle sie dies aber bitte in der Hocke tun (um sich daran zu erinnern, dass sie damit die Position der Dreijährigen wählt). Da sie gesagt hatte, das Band zwischen ihrer Mutter und ihr würde durch den Alkohol stärker, und da sie auf meine Einladung hin das Band symbolisch als Gummiband beschrieben hatte, bat ich sie, sich eine kleine Schleife aus einem Gummiband um das Weinglas zu binden und bei jedem Schluck zu sagen: „Prost, ich trinke mich wieder meiner Mutter entgegen." Sie solle dies bitte erst dann weniger praktizieren oder damit gar ganz aufhören, wenn sie sich sicher sei, dass ihre Mutter auch Seiten von Eigenständigkeit und Belastbarkeit habe oder diese wieder mehr zeige (zu symbolischen Interventionen siehe Schmidt 1992a).

Die Patientin war damit einverstanden. In der nächsten Sitzung berichtete sie, das Ganze habe ihr meist großen Spaß gemacht, manchmal habe sie selbst über sich gelacht und dann auch bemerkt, dass sie, indem sie sich klein werden ließ, absurderweise geradezu zu einer Art fürsorglicher Großmutter der Mutter geworden sei. Sie habe dann doch mehr aufgepasst und festgestellt, dass Vater und Mutter in diesem Hin und Her ganz gut zusammenspielen würden und sie so gemeinsam festhalten wollten. Diese Erkenntnisse hätten ihr viel Erleichterung verschafft, sie aber auch wütend gemacht. Sie habe dann viel weniger getrunken, manchmal sogar einige Tage lang gar nicht. Dabei habe sie erstaunt bemerkt, dass sie ohne Alkohol besser schlafen könne als mit Alkohol. Dann habe sie aber wieder mehr getrunken und auch bulimisch reagiert.

Als ich diese Situation zusammen mit ihr beleuchtete, wurde deutlich, dass die Symptomatik wieder aufgeflammt war, als sie große Sehnsucht danach bekommen hatte, sich bei den Eltern so richtig regressiv anzuschmiegen und sich verwöhnen zu lassen, sich für diese Wünsche dann aber massiv bekämpft hatte. Da sie berichtete, selbst friedvoll und liebevoll mit ihren Wünschen umzugehen, sei es hilfreich für sie, so schlug ich ihr am Ende dieser Sitzung vor, sich zwei Wochen Urlaub zu nehmen und sich so richtig bei den Eltern verwöhnen zu lassen. Zunächst hatte sie davor Angst, weil sie glaubte, dann ganz verstrickt zu bleiben in das alte „Spinnennetz“ (ihr Ausdruck). Als wir aber detailliert durchspielten, was sie tun und denken müsste, um gezielt ihr Gefühl von Ausgeliefertsein zu verstärken, und was sie beachten könnte, um sich an ihre Eigenständigkeit sogar bei den Eltern zu erinnern, sagte sie, sie wolle es probieren. Ich erkannte sie sehr für ihren großen Mut an.

In der nächsten Sitzung nach vier Wochen berichtete sie, nachdem sie sich zu Hause habe so verwöhnen lassen, habe die Mutter gesagt, es sei doch nun mal an der Zeit, dass sie sich etwas ablöse. Sie habe die Regression so genossen und habe gar keinen Hass mehr deshalb auf sich gehabt. Als Reaktion darauf habe sie zwei Wochen ohne Unterbrechung keinen Alkohol getrunken und keine Bulimie praktiziert. Und als die Mutter gesagt habe, sie solle selbstständiger werden, habe der Vater dies gleich abgeschwächt. Da habe sie zunächst die Welt nicht mehr verstanden, dann aber habe sie es sehr wohl kapiert. Es sei nun ein großer Genuss für sie, sich von der Mutter in die Selbstständigkeit drängen zu lassen.

Wir arbeiteten noch weitere fünf Sitzungen zusammen, um das Entwickelte zu konsolidieren. Sie berichtete dabei nach langen Phasen von völliger Abstinenz und ohne Bulimie immer mal wieder von leichteren „Rückfällen“. Diese hingen mit Konflikten mit dem Freund zusammen. Ich lud sie jeweils nur ein, sich an das schon Entwickelte wieder zu erinnern und nur die momentan stimmige Balance zwischen Lösung und Symptomatik auszuloten. Nach diesen fünf Sitzungen sagte sie, sie könne ihre Lebensfragen jetzt alleine lösen und wolle aufhören. Ich begrüßte dies. In der Folgezeit rief sie etwa halbjährlich an, auch dann, wenn es ihr sehr gut ging. Sie berichtete, dass sie ab und zu mal ein Glas Wein trinke, wenn Besuch da sei (sie wohnte inzwischen mit dem Freund zusammen), aber nie mehr.

Nachteile einer Pathologieorientierung

Obwohl die Familien die Kompetenzen aufweisen, welche lösungsnotwendig (die Not wendend) sind, zeigt unsere Erfahrung: Wenn sich die Familie und/oder die IP in einem Kontext wähnen, den sie als gefährlich für sich ansehen, kommunizieren sie meist sofort wieder in der Weise, welche als typisch für suchtstärkende Interaktionen gilt. Deshalb muss sehr sorgfältig darauf geachtet werden, dass die IP die Therapie als vertrauenswürdigen, ungefährlichen Kontext erleben können.

Der Kontext „Therapie" wird oft von IP und Angehörigen als gefährlich interpretiert (wenn auch nicht immer bewusst). Denn nach ihrem Verständnis geht es dort darum herauszufinden, welches die Ursache für die Sucht war, d. h. für sie, wer schuld war. Therapeuten werden metaphorisch also als „Detektive" erlebt, der Kontext „Therapie" meist als Tribunal. Solange diese Bedeutung bleibt, wählen die Familien und die IP ihre bewährten Strategien für solche Kontexte aus. Das heißt, sie beschuldigen sich z. B. schnell gegenseitig, oder sie gehen in eine nach außen überangepasste Haltung (Unterwerfung) mit vielen Schuldgefühlen, Angst etc., während sie aber internal unbewusst in eine ablehnende, rebellische Haltung gehen (das kann selbstdestruktive Tendenzen einschließen). Diese Haltung gerade stärkt wieder die dissoziativen Suchtmuster. Wer definiert sich schon gerne offen und gelassen in einem Tribunal, wenn man am Ende als Schuldiger mit entsprechendem Urteil herauskommen könnte? Extreme Symmetrie oder extreme Komplementarität sind – berücksichtigt man die gewohnten Suchtglaubenssysteme – verstehbare Lösungsversuche. Zeigen sich Familien, Paare oder Einzelne also in der Suchtberatung bzw. Therapie sehr verbissen, abwertend oder auf andere Art „gestört", ist dies kein Beweis ihrer prinzipiellen Gestörtheit, sondern vor allem ein Hinweis darauf, dass der Kontext Therapie noch problematisch konstruiert ist.

Orientieren sich Therapeuten an den Krankheitskonzepten der klassischen Suchttherapie, wird es fast unmöglich, die gebotene Neutralität einzuhalten. Logischerweise wird dort völlige Abstinenz gefordert und das Suchtverhalten einseitig und eindeutig als Ausdruck der zu beseitigenden Krankheit definiert. Dies ist konsistent mit den Prämissen des Modells und soll hier gar nicht als grundsätzlich hilfreiche Zielorientierung infrage gestellt werden. Aber, wie gezeigt, der Sucht-IP erlebt sich zumindest auf dissoziierter Ebene durchaus nicht als Problem, sondern als Opfer der problematischen anderen. Das Suchtverhalten erlebt er unbewusst ebenfalls eher als Lösung, das Suchtmittel als „Freund". Wird von ihm als Vorbedingung kompromisslose Abstinenz verlangt und er als der eigentliche Problemträger definiert (z. B. durch Slogans wie: „Wenn Alkohol Probleme macht, dann ist Alkohol das Problem …" etc.), heißt dies für ihn meist, dass die Therapeuten auf die Seite der „Gegner" im System gehen und dem IP einseitig die Schuld und die Verantwortung für die familiären Schwierigkeiten geben. Dies gilt auch dann, wenn die Therapeuten dies nicht wollen und dies ausdrücklich betonen. Und die nichtsüchtigen Partner definieren das Therapeutenverhalten dann ebenfalls als Bestätigung ihrer Sichtweise, dass der IP vorwiegend oder allein das Problem ist.

Wird stringent vom Erklärungskonzept Sucht = Krankheit ausgegangen, müssen Therapeuten notwendigerweise zu einseitigen Agenten der Veränderung werden. Damit geht indirekt aber immer die Suggestion einher, die bisher gelebten Beziehungsmuster seien schlecht. Wie sich bei einer systemischen Betrachtung zeigen lässt, sind die bisherigen Regelungen aber verstehbar als nachvollziehbare Lösungsversuche in Dilemmasituationen. Die Therapeuten werden dann in der internalen Dynamik der Suchtträger als Repräsentanten ihrer einen, der überstrukturierten und unterdrückenden Antreiberseite erlebt und lösen dementsprechende Reaktionen aus (wie gezeigt, wird dadurch der innere Kampf verstärkt).

Jedes Konzept suggeriert aber durch seine Implikationen nicht nur den Behandlern, sondern auch den Klienten und ihren Angehörigen unterschiedliche Sichtweisen hinsichtlich der Frage, was sie selbst in eigener Kompetenz zur Lösung ihrer Probleme beitragen können (oder eben nicht können). Pathologieorientierte Konzepte suggerieren meist, dass die Probleme Ausdruck von Defiziten, von Unvermögen, von Krankheit (und damit Fremdverantwortlichkeit) sind. Auch die Lösbarkeit der Probleme erscheint dabei entweder unmöglich oder enorm langwierig, dazu oft nur möglich mit viel Engagement von außen; die Bedeutung der Helfer wird so als sehr groß erscheinen.

Aus der hier präsentierten Sicht hat dies viele Nachteile, die vermieden werden können. Wenn die Familie als „Herd der Störung“ angesehen und so behandelt wird, erleben dies die Angehörigen der IP als massive Schuldzuweisung. Sie reagieren häufig mit Angst, mit Gefühlen, angegriffen zu werden, Schuldgefühlen und bestenfalls mit massiver Abwehr, wodurch aber die Kooperation mit ihnen belastet wird. Die IP geraten dabei häufig in große Loyalitätskonflikte zwischen Familie und Therapeuten und reagieren nicht selten darauf wieder symptomatisch.

Betrachtet man klinische Konzepte aus der Perspektive der Hypnotherapie, weisen Pathologiemodelle weitere schwerwiegende Nachteile auf. Hypnotische Prozesse können ja verstanden werden als systematische Fokussierung von willkürlicher, vor allem aber unwillkürlicher Aufmerksamkeit auf bestimmte Erlebnisbereiche.

Pathologieorientierte Konzepte bewirken Fokuseinstellungen, die den Blick hemmen für die Ressourcen der Klienten. Jemand, der von sich glaubt, keinen eigenständigen Einfluss auf Teile seines Erlebens zu haben, wird aber dann auch keinen Einfluss darauf nehmen und sich gerade so wieder das alte Defizitglaubenssystem bestätigen. Pathologieorientierung trägt somit oft, wenn auch ungewollt, zur Stabilisierung der „Problemhypnose“ bei. Im Suchtbereich finden sich hierfür viele rührend anmutende Beispiele, auch aus der Öffentlichkeitsarbeit von helfenden Institutionen. Hier nur eines davon: „Wenn Sie trinken, ist das Ihre Sache. Wenn Sie Schluss machen wollen und es nicht können, ist das unsere Sache“ (Faltblättchen des Deutschen Caritas-Verbandes Freiburg). In diesem Beispiel werden gleich mehrfach Suchtglaubenshaltungen gestärkt. Indem definiert wird, das Trinken sei die eigene Sache des potenziellen Klienten, wird das Trinken gerade als Akt von Autonomie charakterisiert, also genau so, wie es der IP in der Suchtphase ohnehin schon glaubt (und was den Alkohol gerade attraktiv für ihn macht). Weiter wird implizit suggeriert, der IP könne selbst nicht aufhören (Defizitsuggestion); eine Behauptung, die alle IP spätestens dann widerlegen, wenn sie den Auflagen stationärer Einrichtungen Folge leisten (auch ohne vorherige Therapie), nämlich schon vor Antritt der Behandlung „trocken“ sein zu müssen; etwas, was viele, die eine Wartezeit bis Behandlungsbeginn in Kauf nehmen müssen, aus eigener Kraft ja schaffen. Außerdem wird definiert, es sei Sache der Helfer, für das Schlussmachen mit dem Suchtverhalten zu sorgen. Eine eindeutigere

Suggestion dafür, dass der IP nicht selbstverantwortlich handeln könne, ist schwer vorstellbar.

Die IP erwarten meist, es müsse viel über die Problemzusammenhänge geredet werden. Die von den IP angebotenen Problemschilderungen wirken aber für sie selbst und die Therapeuten meist wie das Erzählen von Metaphern als problemhypnotische Suggestionen. Dies kann für alle Beteiligten ein irritierender mentaler Dschungel werden, der suggeriert, die Situation des IP sei hoffnungslos und zu verwirrend. Schon um die Psychohygiene der Therapeuten zu fördern, ist also eine Lösungsorientierung geboten.

Der Mythos, man müsse erst das Problem verstehen, bevor man etwas verändern könne, enthält auch die implizite Suggestion, jetzt seien die Ressourcen noch nicht aktivierbar, erst nach dem Verstehen sei dies möglich. Suchtklienten drücken dies z. B. durch Beschreibungen aus wie: „Wenn ich erst verstanden habe, warum ich trinke (fixe, Medikamente nehme etc.), kann ich bestimmt aufhören. Aber im Moment verstehe ich es noch nicht ausreichend; dafür brauche ich eben die Therapie …" Im Klartext, auf der Verhaltensebene ist dies gleichbedeutend mit dem Ruf: „Herr Wirt, noch ein Bier und einen Schnaps."

Aber dies soll nicht heißen, dass solche Haltungen hier verurteilt oder als Ausdruck von Inkompetenz verstanden würden. Sie sind nur einfach Ausdruck anderer Prämissen und Erklärungsmodelle bezüglich Suchtverhalten als die der hier beschriebenen an Ressourcen orientierten Konzepte. Bezogen auf ihre Prämissenbasis, sind sie nur logisch und in sich völlig konsistent, auch Ausdruck von großer Kompetenz, von Empathie und hilfsbereitem Engagement. Dennoch haben sie eben häufig Auswirkungen, die nicht den Zielen dienen, für die sie eingesetzt werden.

Die Helferdynamik und die Organisationsstrukturen, die sich aus ihnen im Bereich der traditionellen Suchtbehandlung ergeben, weisen z. B. häufig große Ähnlichkeiten auf mit den Strukturen, die als problemstabilisierend in den Familiensystemen der IP erkannt worden sind (Erbach u. Richelshagen 1989). Manche fragen sich deshalb, ob man nicht z. B. von „süchtigen" Kliniken sprechen sollte (Brentrup 1992). Und der Eindruck lässt sich leider nicht von der Hand weisen, dass es „wohl keinen Bereich in der Therapie (gibt), in dem die Einschränkungen persönlicher Freiheiten, ja sogar menschlicher Grundrechte so weit gehen wie im Suchtbereich" (Bürkle

1992). Nach ausführlicher Schilderung dieser Einschränkungen stellt derselbe Autor an die Mitarbeiter im Bereich stationärer Suchttherapie die Frage, „ob man selbst sich vorstellen kann, unter solchen Rahmenbedingungen Persönlichkeitswachstum und ein gewisses Maß an Geborgenheit und Lebensfreude zu entwickeln", wobei er diese Frage für sich mit Nein beantwortet. Ich kann ihm da wenig entgegenhalten.

Solche Gegebenheiten sind umso bedauerlicher – und enthalten für mich sogar eine gewisse tragische Komponente –, als doch die Therapeuten und Therapeutinnen und Berater und Beraterinnen im Suchtbereich, welche vom traditionellen Pathologiekonzept ausgehen, enorm engagiert (manchmal bis zur Selbstüberforderung) und mit großer Kompetenz arbeiten.

Vom so genannten Rückfall zur Nutzung von „Ehrenrunden“ als wertvoller Informationsquelle

Das hier vorgestellte Arbeitsmodell integriert die systemische Konzeption und die Prinzipien einer kompetenzorientierten (ericksonschen) Hypnotherapie zu einem effizienten Kurzzeittherapieansatz. Das Modell wird am *Milton-Erickson-Institut* Heidelberg seit Jahren intensiv praktiziert und in ständigem Austausch mit der Milwaukee-Gruppe (Steve de Shazer u. a.) und der *Heidelberger systemischen Gruppe* (Stierlin, Retzer, Schmidt, Simon, Weber u. a.) weiterentwickelt. Es wurde inzwischen von vielen Kollegen und Kolleginnen in ambulanten Behandlungsstellen und Kliniken übernommen. Deren wertvolle Rückmeldungen (viele davon Teilnehmer und Teilnehmerinnen an den Curricula, die ich für die großen Trägerverbände im Suchtbereich seit vielen Jahren durchführe) fließen hier ein, für die ständige Weiterentwicklung des Modells gebührt gerade ihnen Dank.

In meinem Beitrag werde ich die mit einer konsequenten systemischen Lösungsorientierung verbundenen Weiterentwicklungen der traditionellen systemischen Arbeit beschreiben. Das Thema „Rückfall“ wird bevorzugt für den Bereich Alkohol diskutiert. (Hinsichtlich Gemeinsamkeiten mit und Unterschiede zu anderen Suchtarten siehe Schmidt 1987a, 1988a, 1992a.)

Ist der „Rückfall“ vom Umfall(en) bedroht? Vom „Bröckeln“ einer Bastion

Ein zentrales Thema in der therapeutischen Arbeit mit Suchtproblemen ist der Umgang mit so genannten Rückfällen. Üblicherweise wird darunter ein Verhalten verstanden im Sinne des Wiedergebrauchs des früher genutzten Suchtmittels, nachdem der betreffende

Mensch eine mehr oder weniger lange Zeit ohne Zugriff auf dieses Mittel gelebt hat. Traditionell steht der Begriff „Rückfall" in unmittelbarem Verhältnis zum Therapieziel „Abstinenz". Er wird verwandt, wenn jemand nach einer Phase der Abstinenz vorübergehend (oder dauerhaft?) vom abstinenten Verhalten abrückt und wieder auf das Suchtmittel (auch in kleinen Mengen) zurückgreift (z. B. O'Brien a. Quan 1965). Dies klingt einfach und klar.

Wie jeder Begriff hat auch dieser tückische suggestive Implikationen. Er bekommt im Laufe seiner Verwendung quasi ein Eigenleben, welches intensiv auf die Phänomene zurückwirkt, die er ursprünglich nur beschreiben sollte. Er stellt eine Abstraktion dar, dadurch gehen seine relevanten Bezüge verloren. Ob etwas ein „Rückfall" in irgendetwas (hinein?) ist, kann nur entschieden werden, wenn auch geprüft wird, von was man damit „wegfallen" (wohlgemerkt *fallen*, nicht etwa gehen, hüpfen und auch nicht vorwärts, seitwärts und so weiter, sondern *zurück*) würde. Es müssen also die jeweiligen Zielkriterien geprüft werden, die Vorstellungen, ob es sinnhafter wäre, beispielsweise lieber „vorzufallen", „vorwärts zu gehen" (wohin?, welchem Ziel entgegen?) oder „stehen zu bleiben".

Schon die Beschreibung „Wiedergebrauch" kann zu Unstimmigkeiten führen. Sie impliziert eventuell, dass jemand sich zum „Wiedergebrauch" entschieden hat. Wäre es dann noch zutreffend, von „Rückfall" zu reden? Schließlich wird der Begriff üblicherweise so gebraucht, als ob sich jemand dazu nicht entschieden hätte, sondern quasi unfreiwillig „hineingefallen", der Betroffene also „Opfer" wäre.

Die intensive Forschung und die daraus abgeleitete kontroverse Diskussion zum Alkoholismus, aber auch anderen Formen von Suchtmittelabhängigkeit in den letzten Jahrzehnten haben die vermeintliche Klarheit über das Thema „Rückfall" aufgeweicht. Heute ist sogar in Konzeptionen, die Suchtmittelabhängigkeit von einer Defizit- oder Pathologieperspektive aus angehen, das Thema „Rückfall" schon bei der Definition höchst verwirrend und uneinheitlich. So wird etwa für den Bereich Alkoholismus vom „engen" und „weiten" Rückfallbegriff gesprochen (Körkel u. Lauer 1988), wobei der „enge" Begriff davon ausgeht, dass jedes Trinken schon ein Rückfall ist. Der „weite" Begriff bezeichnet dann ein Verhalten als Rückfall, wenn „nach einer Phase der Totalabstinenz oder des mäßigen Trinkens eine Menge Alkohol konsumiert wird, die eine zuvor festgelegte Menge und / oder Trinkdauer überschreitet" (ebd.). Hier zeigt sich, dass der Rückfallbegriff mit der Idee steht und fällt, ob Abstinenz nötig ist oder nicht. Denn in die „weite" Definition geht implizit schon die Vorstellung vom so genannten kontrollierten Trinken ein. Dies wird im Unterschied zum „normalen", sozial etablierten Trinkmuster definiert als ein Verhalten, bei dem ein kontrolliert Trinkender „auf der Hut sein muss, er muss sorgfältig und sogar zwanghaft die Zeit, den Ort und die Umstände seines Trinkens vorbestimmen, und er muss rigide die Trinkmenge begrenzen" (Reinert u. Bowen 1968). Es handelt sich dabei also um ein Trinkverhalten, in das rigide Kontrollmuster eingebaut sind.

In traditionellen Konzepten wird Alkoholismus als lebenslange Krankheit angesehen, die letztlich nicht endgültig geheilt, sondern nur zum Stillstand gebracht werden kann durch konsequente „Trockenlegung", also konsequente und lebenslange Abstinenz. Zu den wesentlichen Prämissen dieses Konzepts gehört zum Beispiel die Annahme des Kontrollverlusts, nach der jeder Alkoholkonsum eine unaufhaltsame Kettenreaktion auslösen würde, in zwanghaftem Weitertrinken ohne Kontrolle der Alkoholquantität einmünden würde (Jellinek 1952). Weitere Prämissen sind etwa die Annahme eines *Craving*, das heißt eines durch körperlichen Entzug ausgelösten unwiderstehlichen körperlichen Verlangens nach dem Suchtmittel mit Entzugserscheinungen, und eine zunehmende Toleranz dem Suchtmittel gegenüber. Alle diese Prämissen münden in die Forderung nach Abstinenz ein, da jeder Konsum des so genannten Suchtmittels als große Gefahr angesehen werden muss, die beschriebenen Phänomene auszulösen.

Inzwischen hinterfragen viele Arbeiten diese Prämissen intensiv und sehen sie als nicht haltbar an (z. B. Heather a. Robertson 1985; Cahalan 1987; Arend 1991). Zahlreiche Studien zum Thema „kontrolliertes Trinken" weisen darauf hin, dass dieses sehr wohl und mit mindestens genauso guten Ergebnissen (auch langfristig) für so genannte Alkoholiker möglich ist. Entscheidend scheint weniger das Ziel selbst zu sein, denn beide Therapieziele weisen oft gleich hohe Erfolgsziffern auf, sondern die Möglichkeit der Klienten und Klientinnen, selbstständig das Therapieziel auswählen zu können (Arend 1991). An der psychiatrischen Klinik in Brügge wurde dies in einer neuen Katamnesestudie bestätigt. Dort werden Patienten eingeladen, selbst zu bestimmen, ob sie als Therapieziel „Abstinenz" oder „kontrolliertes" Trinken wollen. Die Katamnese über nun etwa sechs Jahre zeigt gleich gute Ergebnisse (über 60 Prozent) bei beiden Gruppen, bei einer Behandlungsdauer (lösungsorientierte Kurzzeittherapie) von durchschnittlich sechs bis acht Wochen (Isebaert 1995).

Ist das Ziel „Abstinenz" durch zahlreiche Untersuchungen relativiert, werden auch die Kriterien für den so genannten Rückfall unklarer und fragwürdiger. Kann es denn selbst nach traditionellen Kriterien als „Rückfall" bezeichnet werden, wenn Abstinenz gar nicht als eigenes Ziel von den Klienten und Klientinnen gewählt wurde (auch wenn Therapeuten und Therapeutinnen ihnen dies sehr nahe legten), während das Wiederkonsumieren des so genannten Suchtmittels von ihnen sehr wohl gewählt wurde? Wie steht es mit Definitionen, die vom „trockenen Rückfall" sprechen? Damit ist die Situation gemeint, „wenn ein alkoholabstinent lebender Alkoholiker in frühere Denk-, Erlebens- oder Verhaltensgewohnheiten zurückfällt, die vor der Abstinenz bzw. dem moderaten Trinken mit seinem Alkoholkonsum in engem Zusammenhang standen" (Körkel u. Lauer 1988).

In diese Definition fließt implizit die Annahme ein, dass jemand immer Alkoholiker/in bleibt, auch wenn er bzw. sie längst andere Muster lebt. Außerdem hat ein so genannter Alkoholiker nur dann keinen „Rückfall", wenn er ohne Ausnahme völlig andere Denk-, Erlebens- und Verhaltensmuster lebt als zu Zeiten des Alkoholkonsums. Man erwartet also von diesen Menschen nichts weniger als eine völlige Identitätsänderung.

Wäre eine Entscheidung von Klienten, wieder zu trinken, in welcher Form auch immer, denn nur als Zeichen mangelnder Reife, von Verleugnung und von problematischer mangelnder Krankheitseinsicht interpretierbar? Würde eine solche Interpretation nicht eher eine Entwürdigung der autonomen Wahl der Klienten bedeuten, während sie viel mehr geachtet und gewürdigt würden, wenn man ihre Entscheidung respektierte? Aber was hieße das dann für den Auftrag, den Therapeuten von ihnen bekommen? Und was hieße das wieder für Therapeuten, wenn sie zwar die Aufträge der Klienten (auch nach der Therapie immer mal wieder in sozial und individuell konstruktiver Weise etwas zu trinken) ernst nähmen, aber von anderer Seite (beispielsweise von Kostenträgern) ganz andere Aufträge erhielten? Der vorliegende Text versucht, einige Antworten darauf aus einer lösungsorientierten systemischen Perspektive zu geben.

Fortschritt oder „Ehrenrunde" – eine kompetenzorientierte Definition von Prozessen, die bisher „Rückfall" genannt wurden

Da bereits in der Einleitung zu diesem Buch die wesentlichen Prämissen systemisch-lösungsorientierter Arbeit vorgestellt wurden, will ich hier nur ergänzend auf die kompetenzorientierte Hypnotherapie nach Milton H. Erickson eingehen.

In der Fachliteratur besteht Konsens darüber, dass hypnotisches Erleben nichts weiter ist als intensiv fokussierte Aufmerksamkeit auf willkürlich-bewusster, vor allem aber auf unwillkürlich-unbewusster Ebene. Alles Wahrnehmen und Bewusstsein, Verhalten, emotionale Reagieren, alle Kommunikation ist Ausdruck und Ergebnis solcher hypnotischen Prozesse äquivalenter Fokussierung von Aufmerksamkeit. Je nachdem, welcher Erlebnisbereich im Fokus der Aufmerksamkeit steht, insbesondere auf der Ebene der inneren Selbstorganisationsprozesse, bewirkt dies entsprechende psychophysiologische Effekte. Jedes Erleben ist letztlich immer Ausdruck eines quasi selbsthypnotischen Fokussierungsprozesses, der in einem bestimmten Situationszusammenhang (Kontext) stattfindet. Fokussiert etwa jemand immer wieder auf Assoziationen, die Ideen seiner eigenen Insuffizienz repräsentieren, wird er sich über kurz oder lang in massiver Weise insuffizient fühlen und sich auch so verhalten. Fokussiert jemand kontinuierlich und intensiv auf Erfahrungen, in denen er sich akzeptierte, Erlebnisse von Erfolg hatte, wird er ebenso dadurch seine Physiologie gestalten – hier aber mehr in Richtung Stärkung des Selbstwerts und entsprechendem Verhalten, selbst wenn es ihm vorher „schlecht" ging.

Die empirischen Ergebnisse ericksonscher Hypnotherapie zeigen nun, dass durch eine solche Fokussierung das jeweils gewünschte Erleben entwickelt werden kann, und zwar durch Reaktivierung von Erlebnismustern, die dem Zielzustand ähneln oder entsprechen und die als Grunderfahrung (im Erinnerungsschatz) schon im Gedächtnis gespeichert sind. Durch gezielte Imagination, durch sinnlich ganzheitlich darauf ausgerichtete Prozeduren (zum Beispiel therapeutische Rituale) und darauf ausgerichtete Kommunikation (etwa direkte und indirekte Suggestionen) werden in hypnotherapeutisch erfolgreicher Arbeit praktisch immer nur Alltagserfahrungen reaktiviert, die schon lange im Repertoire der Beteiligten sind (Erickson, Rossi u. Rossi 1978; Erickson 1983). Wichtigste Aufgabe von Therapeuten wird deshalb, die Erlebnisphänomene, welche man als hilfreich für die gewünschten Ziele (Lösungen) ansieht, im Erleben (speziell im unwillkürlichen) zu reaktivieren und zu stärken (z. B. Erickson, Rossi u. Rossi 1978; Gilligan 1991; Kossak 1989; Peter u. Schmidt 1992).

Die Kommunikation in Familien, aber auch sonst im Alltag, besonders aber die im dichten Kommunikationsraum „Therapie", kann nicht umhin, ebenfalls im beschriebenen Sinne hypnotisch zu wirken (Ritterman 1985; Schmidt 1985b). Was man sagt, wie man es sagt, wie man spricht, geht und so weiter, bewirkt jeweils Fokussierung von Aufmerksamkeit und damit indirekt qualitativ ähnliche Prozesse wie in einer Hypnose (oft ungewollt). Der Fokus der Aufmerksamkeit der Beteiligten wird damit beeinflusst, bestimmte Wahrnehmungs- und Verhaltensmuster treten in den Vordergrund, andere werden dissoziiert (quasi vergessen). Systemisches Arbeiten bekommt damit einen wichtigen zusätzlichen Schwerpunkt.

Durch ihre Interaktionsbeiträge und internalen Prozessgestaltungen suggerieren sich die Beteiligten in einem System immer wieder wechselseitig, wie „es in Wahrheit" sei, was „wirklich", „gut/böse", „gesund/krank" und so weiter sei. Weicht jemand von den als gültig angesehenen Regeln ab, reagieren meist sofort andere Personen ganz intuitiv so, dass er sich wieder den Regeln entsprechend verhält. So werden durch Fokussierung der Aufmerksamkeit auf die Regeln kontinuierlich Systemregeln durch Rückkoppelungsprozesse konstelliert und rekonstelliert (oft sogar mehr unwillkürlich, intuitiv-vorbewusst als bewusst).

Dabei ist das Verhalten und Erleben der beteiligten Individuen sinnhaft nur erklärbar, wenn man es als in diesen für sie relevanten Beziehungskontext eingebettet sieht. Individuen, insbesondere solche, die mit Abhängigkeitsproblemen reagieren, handeln nicht nur bezogen auf das eigene Wohlergehen, sondern im Hinblick auf Loyalitätsverpflichtungen und das Wohl ihres Beziehungssystems. Aspekte wie Optimalbalance zwischen Homöostase und Entwicklungsfähigkeit, um den Veränderungen des ökosystemischen Kontexts gerecht zu werden, spielen hier eine zentrale Rolle (Boszormenyi-Nagy 1974; Stierlin 1980; Schmidt 1992b; Hellinger 1994).

Üblicherweise kommen die Klienten und Klientinnen mit einer extremen Problem- und/oder Defizitfokussierung in die Therapie. Traditionellerweise fokussieren auch Therapeuten und Therapeutinnen meist auf diesen Bereich und gehen davon aus, dass man gute Lösungen nur erreichen kann, wenn man erst einmal das Problem versteht. Fragen, die sich an diesem Ziel orientieren, lenken die Aufmerksamkeit einseitig auf Problemerfahrungen. Die mit Kompetenz und Erfolg verbundenen Erfahrungen geraten so schnell in den Bereich der Amnesie. Ohne es zu wollen, tragen Therapeuten und Therapeutinnen so oft zu einer „Problemhypnose" im Prozess der Therapie bei.

Die Realitätskonstruktion „Rückfall" wirkt hypnotisch

Aus der Sicht der Kybernetik zweiter Ordnung (Keeney 1983; von Foerster 1985) muss in der systemischen Therapie immer auch der Beitrag des Beobachters (hier der Therapeuten) als ebenso relevant in die Betrachtung und Intervention einbezogen werden wie die Beiträge im Familiensystem. Wichtig wird also für Therapeuten auch, wie ihre Realitätskonstruktionen hypnotisch auf ihr eigenes Bewusstsein und das der Klienten wirken.

Die Art, wie Menschen Phänomene wahrnehmen, bewerten und mit verhaltenswirksamen Schlussfolgerungen versehen, ist nicht naturwüchsig, sondern Resultat von subjektiven Wahlprozessen und Einigungsprozessen im sozialen Austausch und damit nicht absolut allgemein gültig: Auch „Rückfall" wird in unserem Konzept nicht als Wahrheit, sondern als soziale Realitätskonstruktion angesehen. Das, was als gültige Realität angesehen wird, kann beschrieben werden als ein Gewebe von kognitiven Elementen, emotionalen Reaktionen und Verhaltensbeiträgen. Es wird wechselseitig in den Interaktionen miteinander „verknüpft", ebenso im intrapsychischen Prozess der Beteiligten.

Für therapeutische Arbeit ist wesentlich, wie Probleme und Lösungen konstruiert werden: Um ein Problem zu erleben, muss jemand eine Diskrepanz zwischen einem (als unerwünscht definierten) Ist-Zustand und einem (als anstrebenswert definierten) Soll-Zustand aufbauen. Hinzu kommen müssen dann Versuche, diese Diskrepanz zu überwinden, allerdings solche Versuche, die aus der Sicht der Beschreiber die Diskrepanz nicht ausreichend auflösen. Jemand gibt sich aber nicht damit zufrieden, sondern versucht immer wieder, die Diskrepanz aufzulösen, und leidet womöglich darunter, wenn dies nicht gelingt.

Typische Elementebenen dieses Problemgewebes wie indirekt auch des angestrebten Lösungsgewebes sind:

a) Wer definiert wen, was, wie, wo, wie oft, wie intensiv, mit wem als „Problem" und, daraus abgeleitet, wen, was, wie und so weiter als „Lösung"?
b) Wie wird das jeweilige Phänomen von den Beteiligten bezeichnet (Etikettierung)?
c) Welche Erklärungen werden für die Phänomene ausgewählt? Gilt etwas als gesund / krank, als stark / schwach, als selbst zu verantworten / als fremdverantwortlich?
d) Welche Schlussfolgerungen aus den Erklärungen werden gezogen?
e) Welche Versuche gab / gibt es im System, um das „Problem" zu lösen?

In Systemen mit Suchtproblemen ist meist gerade die Sichtweise heftig umstritten, es gebe ein Suchtproblem. Daraus resultieren intensive symmetrische Eskalationen mit belastenden Pattsituationen; diese wiederum wirken oft verstärkend zurück auf das umstrittene Phänomen, können also als problemstabilisierender Lösungsversuch verstanden werden. Es gibt aber immer auch spontane oder geplante Lösungsversuche, die das umstrittene so genannte Problem nicht stärken, sondern vorübergehend außer Kraft gesetzt haben. Meist wird aber diesen Lösungsversuchen viel zu wenig Bedeutung und Beachtung gegeben.

Betrachtet man Phänomene nach den hier vertretenen Gesichtspunkten, wird klar: „Rückfall" ist im Suchtbereich ein Konstrukt, das intensiv von den Diagnostizierenden „mitfabriziert" wird durch die Art, wie sie Realitätselemente „zusammenweben". Ein bestimmtes Verhalten wird einseitig als Defizit und Problem gesehen, als „Rückfall" etikettiert, mit Erklärungen von Unfähigkeit, Krankheit und so weiter versehen. Damit schaffen die Diagnostizierenden eine Wirklichkeit, die es insbesondere den Beteiligten selbst schwer möglich macht, in dem „Rückfall" genannten Verhalten noch Aspekte von Sinnhaftigkeit und Kompetenz zu sehen. Das hat Rückwirkungen auf das Selbstwertgefühl, den Kontakt zur eigenen Kraft und Gestaltungsmöglichkeit.

Den so genannten „Rückfall" als Lösungsversuch anerkennen

Die Ergebnisse lösungsorientierter hypnosystemischer Therapie (etwa de Shazer 1989b, 1991, 1992a, b; Schmidt 1985b, 1992) belegen eindeutig, dass es für den Erfolg wesentlich effektiver ist, den Fokus auf Situationen zu lenken, die schon in der Vergangenheit eher dem Gewünschten entsprochen haben (Ausnahmen vom Problem). Durch das Herausarbeiten der Unterschiede zwischen Problemmustern und Lösungsmustern lässt sich auf die hilfreichen Unterschiede fokussieren.

Aus den genannten Prämissen wird klar, dass es aus der Perspektive unseres Modells keinen „Rückfall" gibt. Es gibt Verhaltens- und Erlebnisweisen (Muster) bei Menschen, die solchen ähneln, die diese Menschen vorher praktizierten und die sie selbst und/oder andere als problematisch, leidvoll, symptomatisch erlebten. Die unerwünschten Muster wurden dann von diesen Menschen durch andere Muster ersetzt, die sie als wünschenswerter, „gesünder" und so weiter einstuften. Nach einer Phase ohne die als unerwünscht definierten Muster praktizieren dann diese Menschen (aus welchen Motiven auch immer) wieder Muster, die ähnlich erlebt werden wie die vor der Phase mit wünschenswerteren Mustern.

Aus der Sicht einer Kompetenzfokussierung kann dies nur heißen, dass die betreffenden Menschen die Fähigkeiten zu einem Leben ohne die „Problemmuster" gerade durch die Phasen ohne diese Muster längst bewiesen haben. Somit können sie niemals in etwas „zurückfallen", was vorher war, sind sie niemals mehr die Gleichen wie zuvor. Denn „vorher" hatten die Betreffenden noch nicht die Erfahrung gemacht, ihre Problemmuster zielgerichtet durch wünschenswertere zu ersetzen.

Dies ist keineswegs Sophisterei. Denn durch das hier definierte Verständnis geht der Fokus speziell auf den Bereich der gelebten Kompetenzen in den Phasen ohne Problemmuster. Sie werden damit Zentrum der Wirklichkeit und erlebnisrelevant. Dies ermöglicht eine effektivere Unterstützung der Klienten, wenn sie die wünschenswerten Muster wieder aktivieren möchten.

Aus dieser Sicht ergibt es auch keinen Sinn mehr, das, was bisher „Rückfall" genannt wurde, als Defizit oder Zeichen von Pathologie zu definieren. Ganz im Gegenteil: Es wird gesehen als Zeichen einer Entscheidung, die allerdings durchaus unbewusst bzw. unwillkürlich sein kann. Diese wird nicht kritisiert oder einseitig problematisiert. Vielmehr wird gefragt, welche guten, anerkennenswerten Gründe es für den Betreffenden gegeben haben könnte, wieder Muster auszuwählen, die den früheren ähneln. Mithilfe einer solch wertschätzenden Analyse kann der so genannte Rückfall regelmäßig als anerkennenswerter Lösungsversuch gewertet werden, welcher der momentanen Entwicklungsphase des internalen Systems und des Beziehungssystems der Betreffenden entspricht, auch wenn dieser Lösungsversuch eventuell einen hohen Preis hat. Um dies sehen und verstehen zu können, muss aber der Lebens- und Beziehungskontext der Betreffenden und ihre damit in Verbindung stehenden Wertesysteme in die Betrachtung mit einbezogen werden.

Übrigens wird zumindest implizit sogar in den traditionellen Pathologiekonzepten zur Sucht ein „Rückfall" als eine Art Entscheidung gewertet, bei der man voraussetzt, dass die ihn praktizierende Person selbstverantwortlich Einfluss auf ihre Entwicklung ausüben kann. So verlangen die meisten Kliniken für Abhängigkeitsprobleme (aus meiner Sicht ist das sehr gut so), dass die Klienten schon vor der Aufnahme trocken sind und nicht ständig das alte Suchtverhalten reproduzieren. Und wenn jemand während einer stationären Behandlung wiederholt das bisherige Suchtmittel erneut gebraucht, wird er zunächst in Gesprächen zur Änderung des Verhaltens aufgefordert, bei Wiederholung dann häufig entlassen. Würde man davon ausgehen, dass es keinen selbstverantwortlichen Einfluss auf den „Rückfall"-Prozess gibt, dürfte man schon aus ethischen Gründen nicht so reagieren. Oder wie würden wir es etwa bewerten, wenn ein Mensch mit einer Diagnose wie „endogene Depression" gesagt bekäme, man könne ihn erst stationär aufnehmen, wenn er mit seiner Depression aufgehört habe, oder man müsse ihn aus der Klinik entlassen, wenn er noch einmal einen „Rückfall" in die Depression erlebe?

Unsere Erfahrungen in den vielen Gesprächen mit Klienten und Klientinnen, in denen wir diese einluden, den „Rückfall"-Prozess einmal aus dieser Perspektive zu betrachten, haben uns den Eindruck förmlich aufgedrängt, statt von „Rückfall" eher von „Ehrenrunde" und von „Fortschritt im Sinne von wertvollem, zieldienlichen Informationsgewinn" zu sprechen. Damit ist gemeint, dass jemand aus guten Beweggründen ähnliche Muster wie früher im Problemprozess wählt, weil etwas Wichtiges, Wertvolles aus dem Problemmuster noch nicht genügend beachtet worden ist. Die „Ehrenrunde" kann so höchst wertvolle Informationen bringen im Hinblick auf das, was alles noch für eine letztlich stimmige Lösung den bisherigen Zielen der therapeutischen Kooperation hinzugefügt werden muss.

Man kann davon ausgehen, dass „Ehrenrunden" immer Implikationen haben, die den bisherigen Auftrag in der Therapie und die bisherigen Ziele beeinflussen. Denn sie stellen immer ein Verhalten dar, das von den bisher definierten Zielen und den damit verknüpften Aufträgen an die Therapeuten abweichen. Würde das entsprechende Verhalten ohnehin schon adäquat für die Ziele der Kooperation erscheinen, müsste man es ja schon in der traditionellen Behandlung eher als „Fortschritt" und nicht als „Rückfall" bezeichnen. In unserer Arbeit wird es als Fortschritt behandelt, weil man noch differenzierter und stimmiger der komplexen, einzigartigen Situation und den Wünschen der Klienten gerecht werden kann.

Die hier beschriebene Art, mit „Rückfällen" therapeutisch umzugehen, ist an sich weder besser noch schlechter, selbstverständlich nicht „wahrer" als ein traditionelleres Vorgehen. Ob sie Sinn ergibt und therapeutisch vertretbar erscheint, muss schlicht an ihrer Zieldienlichkeit und ihrer ethischen Vertretbarkeit geprüft werden. Nur wenn diese Kriterien erfüllt sind und die Bedingungen im eigenen Arbeitskontext Raum dafür lassen, hat es Sinn, mit diesem Modell zu arbeiten.

„Ehrenrunden" als wichtige Informationsfortschritte und wie man sie therapeutisch nutzt

Wenn die gewünschten Kompetenzen schon bei den Klienten und Klientinnen vorhanden sind, stellt sich sofort die Frage, weshalb sie bisher noch nicht ausreichend genutzt wurden. Und wie kann man, falls die Klienten und Klientinnen dies wollen, in der Therapie wieder wirksam den Fokus der Aufmerksamkeit auf die gewünschten Kompetenzen einstellen?

Typisch dafür, dass jemand nach einer Phase, in der er oder sie die als zieldienlich angesehenen Kompetenzen intensiv genutzt hat, dann doch wieder darauf verzichtet, sie kontinuierlich weiterzunutzen, sind besonders vier Zusammenhänge:

a) Die Klienten hatten bisher selbst gar nicht das Ziel, sie so zu nutzen, wie Therapeuten, Angehörige und / oder andere (etwa

Arbeitgeber, TÜV, Richter) es für sie für gut halten. Die Ziele und die Schritte dahin erscheinen ihnen fremdbestimmt und (noch?) nicht sinnvoll. Sie sind also selbst nicht motiviert. Dies könnte man natürlich wieder pathologisieren, etwa als „Verleugnung". Da soziale Realität aber keine Wahrheit darstellt, sondern einen mehrheitlichen Konsens („Mehrheit als Wahrheit"), kann ihre Haltung als gleich achtenswert behandelt werden, auch wenn sie von der der Mehrheit abweicht.

b) In ihrem Beziehungssystem (zum Beispiel Familie) erleben die Klienten Regeln als vorherrschend, die ihnen nicht kompatibel erscheinen damit, ihre Kompetenzen für ein Leben ohne Suchtmittel zu nutzen. Sie befürchten gefährliche Auswirkungen in ihren Beziehungen, meist sogar mehr noch für andere als für sich selbst.

c) Die zunächst entwickelten Lösungsmuster sind noch zu einseitig, berücksichtigen noch nicht genug die als wichtig erachteten Bedürfnisse, welche bisher über das Suchtverhalten erfüllt werden sollten (die hinter der Sucht stehende Sehnsucht).

d) Das alte Muster ist noch so stark automatisiert und hypnotisch „verwebt" mit den Kontexten, in denen sich der Betreffende bewegt, dass die typischen Auslösereize („Kontextmarker" im Sinne Batesons oder hypnotische „Anker" im Sinne von Erickson oder Grinder und Bandler) unwillkürlich abgerufen werden. Die gewünschten Zielkompetenzen für das gewünschte Alternativerhalten werden dissoziiert, und das Suchtritual läuft wieder wie in Trance ab. In der Folge werde ich den ersten Aspekt bevorzugt behandeln, weil er zentral dafür ist, ob so genannte Rückfälle später überhaupt auftreten.

„Ehrenrunde" als Informationsgewinn für stimmigere Zielgestaltung

Therapie als optimales Lösungssystem

Die Kybernetik zweiter Ordnung belegt, dass jedes Phänomen, sobald es beobachtet wird, vom Beobachter so beeinflusst wird, dass es nicht mehr das ist, was es ohne Beobachter war. So ist auch die Art, wie die Therapie aufgebaut wird, entscheidend für ihr Resultat. Man kann sogar sagen, dass die Gestaltung des Therapiesystems selbst zunächst für die Therapie wichtiger ist als die Betrachtung und Behandlung der Systeme der Klienten.

Um die nicht haltbaren Schuldimplikationen, welche manchmal klassische Familientherapiekonzepte mit sich bringen („Die Familie ist der Herd der Störung"), endlich aufzulösen, wurde vorgeschlagen, vom problemdeterminierenden System zu sprechen (Anderson a. Goolishian 1988). Betrachtet werden dabei jeweils die Wechselwirkungen und Organisationsmuster, die mit den Problemphänomenen gekoppelt sind (was aber nicht heißt, sie seien die Ursache). Das Problem wird dabei immer aufgefasst als eine Realitätskonstruktion. Systemisches Intervenieren zielt dann darauf ab, die mit den Problemphänomenen verkoppelten Muster (oder „Gewebe") zu verändern. Dabei muss nicht ein ganzes Muster verändert werden. Es genügt schon, wesentliche Elemente umzugestalten, um das Gesamtmuster nachhaltig zu verändern. Auch Therapie kann ein Beitrag zu einem problemdeterminierenden System werden, je nachdem, zu welchen Bedeutungsgebungen sie beiträgt. Da das problemdeterminierende System noch immer vorrangig auf das Problem fokussiert, hat es den Nachteil, dass es in ungünstiger Weise problemhypnotisch wirkt.

Die Erfahrungen unserer durch die ericksonsche Hypnotherapie stringent kompetenzorientiert gewordenen hypnosystemischen Therapie lassen sich für eine wichtige Weiterentwicklung nutzen, die diese Nachteile vermeidet und durch zieldienlichere Aspekte ersetzt. Es geht darum, das optimale lösungsförderliche System (Lösungssystem) aufzubauen, wie auch immer vorher das problemdeterminierende System gewesen sein mag.

Es hat sich in unserer Arbeit gezeigt, dass es nicht mehr haltbar ist, von „der Suchtfamiliendynamik" oder der Dynamik bei psychosomatischen oder auch psychotischen Systemen zu reden, wie das früher auch bei uns üblich war (siehe beispielsweise Stierlin 1980; Weber, Simon, Stierlin u. Schmidt 1987; Schmidt 1986b, 1987a). Zwar gibt es, wenn das Suchtphänomen stark im Vordergrund des Zusammenlebens steht, relativ typische Muster, Regeln und Glaubenshaltungen (Schmidt 1987a, 1988a). Wir finden aber in jeder so genannten Suchtfamilie und bei jedem so genannten Süchtigen eine Vielzahl variabler Muster, eben auch alle Kompetenzmuster hinsichtlich einer gesunden Lösung. Es käme also einer Diffamierung der Betreffenden gleich (und damit einer Problemhypnose), wenn man weiter von „der Suchtfamilie" spräche. Je nachdem, wie Therapeuten mit den Beteiligten sprechen können, je nachdem, welche Bedeutung den Gesprächen von den Beteiligten gegeben wird und mit welchen Themen und Lebensmustern man sich in der Therapie beschäftigt, zeigen die Beteiligten und ihr Familiensystem völlig unterschiedliche „Gesichter", die aber alle jeweils wirklich im Sinne von wirksam sein können. Deshalb wird es zur zentralen Aufgabe für Therapeuten und Therapeutinnen, die Therapie als ein optimales lösungsförderliches System zu gestalten, und es geht um die Beiträge der Therapeuten zu einem solchen Lösungssystem.

Achtung der unterschiedlichen Aufträge

Damit die Therapie ein optimales Lösungssystem werden kann, müssen die Aufträge und Erwartungen der autonomen Klienten und Klientinnen und ihrer Beziehungspartner differenziert erfasst und geachtet werden. Werden die Sichtweisen in Bezug darauf, was das Problem, was die Lösung sein könnte, nicht beachtet, wird Therapie von denen als erniedrigende Veranstaltung erlebt, deren Sicht nicht beachtet wird. Ein erfolgreicher Schritt in der Therapie wird dann von den Betreffenden so interpretiert, als würden sie dabei zustimmen, übergangen worden zu sein. Ob Therapie ein Kontext von optimaler Kompetenzfokussierung werden kann, hängt also davon ab, ob dort an Zielen gearbeitet wird, zu denen die Beteiligten aus ihrer Sicht „Ja" sagen können. Dazu gehört auch, ob sie den Problemdefinitionen zustimmen können, die den Einstieg in die Therapie bewirkten. Ist dies nicht der Fall, wird Therapie oft aus der Sicht der Klienten zum Unterwerfungsritual, auch wenn dies nicht gewollt ist. Noch immer gilt etwa in vielen Suchtbehandlungen als Devise: „Wenn Alkohol Probleme macht, ist Alkohol das Problem!" Wenn nun die Person, der dabei der Alkoholabusus zugeschrieben wird, selbst eine andere oder gar keine Problemdefinition hat (dies ist in vielen Behandlungsinstitutionen sogar die überwiegende Mehrheit), erlebt sie die Behandlung unter diesem Motto als krass parteiisch gegen sich gerichtet. Das wird sie in aller Regel ambivalent machen. Gerade der Erfolg wird unter diesen Umständen zum besonderen Dilemma. Denn er könnte die als ungerecht erlebte Problemzuschreibung nachträglich noch rechtfertigen. Der Erfolg würde so zur Niederlage werden.

Damit die Auftragsmuster achtsam behandelt werden können, schlägt beispielsweise Steve de Shazer spezifische Kategorisierungen der Auftragsmuster vor (de Shazer 1989a, b; Berg 1993). De Shazer unterscheidet die Typen „Kunden", „Sich Beklagende" und „Besucher". Ich habe die Beziehungskategorien um eine weitere ergänzt, da sich dies gerade im Suchtbereich als sehr nützlich erwiesen hat, nämlich um den Typ „Ko-Therapeutin / Supervisor".

Im Muster vom Typ „Kunden" sieht jemand sich in der Therapie selbst als aktiv zur Lösung Beitragender. Als „Sich-Beklagende"-Muster wird der Prozess bezeichnet, dass jemand zwar ein Problem und Lösungsvorstellungen hat, aber sich selbst eher als Opfer sieht und davon ausgeht, die Lösung müsse von anderswoher kommen. „Besucher"-Muster beschreiben die Situation, dass jemand in die Therapie geschickt wurde, selbst aber kein eigenes Problem sieht. „Ko-Therapeutin; / Supervisor"-Muster sind solche, bei denen jemand andere als Problem sieht und die Therapeuten beauftragt, bei diesen Änderungen anzuregen, dabei aber selbst diesen Prozess (und die Therapeuten) kontrollieren will und ihnen vorschreiben will, wie dies zu geschehen habe.

Mit jedem dieser Muster lässt sich arbeiten, sie drücken aber sehr unterschiedliche Vorstellungen der Beteiligten darüber aus, welche Art von Kooperation mit welchen Zielen ihnen sinnvoll erscheint. Um ein optimales Lösungssystem in der Therapie aufbauen zu können, müssen Therapeuten Angebote machen können, die den Erwartungen der Klienten entsprechen.

Bei Suchtproblemen finden wir bei den Menschen, die das Suchtverhalten angeblich oder tatsächlich präsentieren (SVP = Suchtverhalten zeigende Personen), aber auch bei Angehörigen selten Muster vom Typ „Kunden". Meist werden jeweils die anderen als Problem gesehen, also Muster vom Typ „Sich Beklagende" angeboten. Die Therapeuten bekommen so widersprüchliche Aufträge, die sie in Zwickmühlen bringen. Sehr häufig, insbesondere bei den Suchtverhalten zeigenden Personen selbst, sind „Besucher"-Muster. Diese Klienten sehen höchstens das Problem, in der Therapie sein zu müssen, auch noch, dass andere sie unpassend etikettieren und diffamieren. Einen Auftrag zu einer Kooperation mit den Therapeuten dafür, selbst aktiv an einer Veränderung ihres Verhaltens zu arbeiten, geben sie nicht. Dies erscheint auch sinnvoll, denn sie sehen sich ja auch nicht als Problem.

Die Dynamik, die zu widersprüchlichen Aufträgen führt, hängt oft damit zusammen, dass sich sowohl die Suchtverhalten zeigende Person als auch ihre Beziehungspartner an Glaubenshaltungen und Wertesystemen orientieren wie: „Die Bedürfnisse anderer haben Vorrang vor meinen eigenen. Wenn andere etwas brauchen und ich habe noch Kraft, muss ich es geben, sonst mache ich mich schuldig; erst, wenn ‚es' nicht mehr geht (nicht, wenn ich nicht mehr will, obwohl ich noch könnte), darf ich mich abgrenzen. Eigentlich grenze nicht ich mich ab, sondern ‚es' grenzt sich für mich ab." Man kann dies als starke Außenorientierung bezeichnen. Mit solchen Haltungen macht man sich abhängig von anderen. Veränderung kann man sich nur noch vorstellen durch Veränderung der anderen, nicht durch eigenes Zutun. Gleichzeitig wird nach der Annahme gehandelt, es gebe nur eine „Wahrheit", nach der man sich richten solle. Daraus folgt, dass man Unterschiede nur als Problem sehen und als Lösung sich nur Auflösung von Unterschiedlichkeit vorstellen kann.

Da durch die widersprüchlichen Aufträge auch die Therapeuten in massive Zwickmühlen geraten, müssen sie zunächst vor allem an deren Auflösung arbeiten. Wir haben dafür sehr differenzierte und höchst effektive Schrittfolgen entwickelt, auf die ich hier nur kurz eingehen kann. Zunächst werden so präzise wie möglich die Zielvorstellungen der Klienten und Angehörigen (oder anderer Auftraggeber wie TÜV, Arbeitgeber usw.) und die damit zusammenhängenden Erwartungen an die Therapeuten herausgearbeitet. Dann werden diese Erwartungen als anerkennenswerte Lösungsversuche definiert, die aber darauf geprüft werden, welche Auswirkungen es in den Beziehungen und für die Einzelnen hätte, wenn man die Erwartungen erfüllen würde. Dazu werden jeweils die Auftraggeber selbst befragt. Dabei wird meist sehr schnell deutlich, dass das Ergebnis fatal wäre, wenn die Therapeuten die Erwartungen der Auftraggeber erfüllen würden. Es erweist sich regelmäßig, dass dies das familiäre Patt verstärken würde und die Suchtverhalten zeigenden Personen, aber auch die Angehörigen kaum noch mitarbeiten könnten. Denn die Erwartungen an die Therapeuten spiegeln praktisch immer die Lösungsversuche von zu Hause wieder, die bisher schon das Problem verstärkt haben („Die Lösung ist das Problem").

Prüft man auf diese Art die Auswirkungen, die es hätte, wenn man beispielsweise vor allem mit der Definition arbeiten würde, Alkohol sei vorrangig das Problem, zeigt sich meist, dass die Suchtverhalten zeigende Person sich damit einseitig benachteiligt fühlen und eine Koalition der Therapeuten gegen sich erleben würde. Fragt man weiter, was dies für Auswirkungen hätte, wird meist deutlich, dass sich auf Dauer enormer Ärger, Frustration und massive innere Spannungen bei der Suchtverhalten zeigenden Person ansammeln würden. Dies würde wiederum ein erneutes Nutzen der Suchtmittel viel wahrscheinlicher machen. Kann man solche Informationen herausarbeiten, werden auch sofort die Funktionen deutlich, die der Gebrauch des Suchtmittels unter solchen Umständen hat. Er ist für die Suchtmittel Konsumierenden ein Lösungsversuch in einer Zwickmühle. Sie schrecken oft davor zurück, sich deutlich gegen die einseitige Problemzuschreibung abzugrenzen, weil sie befürchten (meist mit Recht), dass ihnen dies nur noch mehr als Zeichen ihrer Problematik ausgelegt würde. Wehren sie sich aber nicht, erleben sie die Therapie, und dabei gerade die Möglichkeit des Erfolgs, als Unterwerfung und Erniedrigung. Aus ihrer Sicht hätte sich dann mithilfe der Therapeuten die „Gegenseite" (Partnerin oder andere) durchgesetzt.

Das so erlebte Doublebind, so hören wir dann meist, würden sie mit einer Dissoziation lösen. Eine Seite von ihnen, quasi die offizielle, angepasstere, würde mitarbeiten an den Zielen, eine andere Seite würde intuitiv-unbewusst in den „Untergrund" gehen. Diese andere Seite repräsentiert fast immer eine „jüngere Seite", den Teil, der sich schon immer abgewertet, unterdrückt, einsam fühlte, den Eindruck hatte, für ihn sei kein Platz im System, und der dann mit dem Suchtmittelritual gegen diese Situation rebellierte, um seine Autonomie und Selbstachtung zu wahren und sich gleichzeitig zu trösten. Dies ist meist kein völlig bewusst-willkürliches Ritual, sondern wird eher tranceartig erlebt (Schmidt 1992a), als ob es wie von allein, eben dissoziiert, auf unwillkürlicher Ebene „passieren" würde. Das Erlebnis von Dissoziation, von „Es passiert einfach" ist also ein wesentliches Element des Erlebens, wenn Suchtverhalten bei einem Menschen zu beobachten ist.

Wenn man systematisch den Auftrag klärt, die Dilemmata der Therapeuten dabei offen legt und die Auswirkungen für den Fall prüft, dass man die Anfangsaufträge erfüllen würde, bewirkt man mehrere entscheidende Schritte, um „Rückfälle" von vornherein zu vermeiden oder als wertvolle Information nutzbar zu machen. Man erfährt dadurch in Kooperation mit den Klienten (die bei solcher Befragung gewissermaßen zu gleichrangigen Kollegen werden), welche Funktionen bisher der Gebrauch des Suchtmittels hatte. Er erweist sich als wichtige beziehungsgestaltende Intervention in den Beziehungen, mit denen die Suchtverhalten zeigenden Personen Zwickmühlen zu lösen versuchten, und damit als beziehungsgestaltende Fähigkeit, wenn diese auch einen hohen Preis hatte.

Für die therapeutische Kooperation wird dann Folgendes besonders nützlich:

a) Wir können mit den Klienten und ihren Beziehungspartnern antizipierend durchspielen, was wer von uns tun müsste, um die Wahrscheinlichkeit eines „Rückfalls" zu erhöhen. Damit wird schon Prophylaxe betrieben, denn auch die Therapeuten wissen so schnell, was sie besser nicht tun sollten. Gleichzeitig wird eine Ebene der Kooperation eingeführt, die sich in systemischer Arbeit besonders bewährt, nämlich das Gespräch auf der Metaebene. Das „Gespräch über das Gespräch" erlaubt eine gemeinsame, selbstrückbezügliche Beobachtung der Zusammenarbeit und die gemeinsame transparente Planung der nächsten Schritte mit den Klienten und ihren Partnern. Diese können sich dadurch immer mehr als selbstständige Therapeuten erleben, die nur mit uns (ihren Kollegen) zusammenarbeiten. Die häufig berichteten Erfahrungen, sie hätten sich in der Therapie eher als entmündigt, kontrolliert und klein gemacht erlebt, fallen so weg, erlebt wird Würdigung und gleichrangige Achtung.
b) Später eventuell auftretende Verhaltensweisen, die bisher als „Rückfall" und damit als wertlos, defizitär definiert worden wären, können nun als wertvolle Informationsquelle genutzt werden, die zeigt, was gerade wieder einmal übersehen wurde und besser berücksichtigt werden sollte, damit die Kooperation erfolgreich werden kann. Der „Rückfall" wird zur wertvollen Handlungsanweisung für die nächsten zieldienlichen Schritte.
c) Gleichzeitig wird aus der oft unbewusst-unwillkürlichen Regulation der Klienten über einen „Rückfall" (s. o.) eine willkürlich-bewusste und eher gestaltbare. Es wird eine Auflösung der „Problemtrance" erreicht.
d) Die bisherigen Lösungsversuche „zu Hause" werden quasi automatisch schon abgeklärt, die problemstabilisierenden

Lösungsversuche identifiziert, und es kann Konsens darüber entstehen, dass andere gewählt werden sollten. Damit kann auf die gemeinsame Suche gegangen werden nach Lösungen, die sich schon in der Vergangenheit als eher hilfreich erwiesen haben. Hierzu kann man die bewährte systemische Arbeit mit Kontext- und Interaktionsanalysen durch zirkuläre Fragen nutzen, aber auch die systematische Beleuchtung der damit einhergehenden internalen Prozessmuster der Beteiligten (Arbeit mit Submodalitäten sinnlicher Erfahrung, vgl. Bandler 1987; Schmidt 1992a, b).

Praktisch von der ersten Sitzung an können der erfolgreiche Behandlungsverlauf und die dafür nötigen Bedingungen von allen Beteiligten (inklusive der Therapeuten) systematisch Schritt für Schritt explizit gemacht und die selbstverantwortlichen Beiträge klar herausgearbeitet werden. Das Suchtverhalten, nun als anerkennenswerter Lösungsversuch mit einem hohen Preis verstehbar, wird somit auch automatisch nicht mehr zum „eigentlichen Problem". Damit löst sich die Zwickmühle der Suchtverhalten zeigenden Person (Unterwerfung, gegen sie gerichtete Koalition) wie von selbst auf. Es beginnt die gemeinsame Suche nach geeigneteren Lösungen für die verschiedenen, von den Beteiligten auch unterschiedlich gesehenen Themenbereiche und für einen optimalen, konstruktiven Umgang mit der Unterschiedlichkeit bei den Partnern.

Die typischen symmetrischen Eskalationen lösen sich dadurch häufig schnell auf, und die Beteiligten zeigen plötzlich erstaunlich flexible und differenzierte Seiten. Für die Suche nach konstruktiveren Zielen („dritten Wegen zwischen Entweder-oder") sind zunächst die mitgebrachten (aus der problemfixierten Bewusstseinslage stammenden) Zielvorstellungen anerkennend zu verabschieden.

e) Nachdem man „dritte Wege der stimmigen Lösung" bei anerkannt bleibender Unterschiedlichkeit von Sichtweisen und Erwartungen herausgearbeitet hat, weiterhin die Erfahrungen in der gemeinsamen Vergangenheit (lösungsorientierte Ausnahmen vom Problem) in Kooperation mit den Klienten identifiziert und schließlich durch Vergleich mit Problemsituationen verdeutlicht hat, was dabei anders und hilfreicher war, müssen diese Erkenntnisse in ein neues gemeinsames Verständnis der Kooperation übersetzt werden. Die Klienten und ihre Partner kommen ja meist mit einem ausgeprägten Defizitdenken und erklären sich insbesondere das Suchtverhalten als Ausdruck einer grundsätzlichen Unfähigkeit und Krankheit. Die herausgearbeiteten Informationen über Erfahrungen ohne das Problemmuster lassen aber deutlich den Schluss zu, dass das Problem nicht durch Mangel an Fähigkeiten stabil war. Denn die Fähigkeiten sind bewiesen durch die Erfahrungen (Ausnahmen vom Problem), in denen man schon bisher einmal in selbst gewünschter Weise leben konnte. Dieser Schluss und die damit verbundene Sichtweise sollte auch den Klienten angeboten werden.

Auch ein Wiedergebrauch des Suchtmittels kann dann keine Unfähigkeit ausdrücken, sondern eine Entscheidung, auf die als zieldienlich angesehenen Fähigkeiten zu verzichten. Hat man die Klienten für diese Sichtweise gewonnen, kann der gemeinsame Arbeitsfokus prinzipiell verändert werden. Die Therapie wird zum gemeinsamen Beobachtungsfeld, in dem systemisch geprüft wird, welche Interaktionen und welche internalen Prozesse hilfreich wären, um wirksam im Alltag die gewünschten Fähigkeiten im Aufmerksamkeitsfokus zu halten. Dabei wird besonders der Umgang mit sich selbst und mit widersprüchlichen Strebungen, Ambivalenzen in sich relevant. Meist lassen sich auf vorbewusster Ebene eine „stark pflichtbewusste und streng leistungsorientierte Seele“ und eine „Seele voller regressiver Sehnsucht“ finden, die in der Person des Suchtverhalten Zeigenden in ständigem massiven Clinch miteinander liegen. Dabei fungiert das Suchtmittel als Hilfskraft und „Leibwächter“ der regressiven Seite. Es wird immer dann eingesetzt, wenn die regressive Seite zu stark unter Druck gerät und sich in ihrer Existenz bedroht fühlt.

Ist diese Dynamik in Kooperation mit den Klienten herausgearbeitet, kann antizipierend durchgespielt werden, welcher Umgang mit den wieder entdeckten zieldienlichen Fähigkeiten eher eine konstruktive Lösung verstärken kann und kontinuierlich werden lässt, aber auch, welcher Umgang mit diesen Fähigkeiten mit großer Wahrscheinlichkeit zu einer „Ehrenrunde“ führen würde. Meist zeigt es sich, dass die wieder entdeckten Fähigkeiten von den Klienten selbst, manchmal auch von Angehörigen schnell in typisch perfektionistischer Weise als Leistungsdruck auf sich selbst verwendet würden. Dadurch würden sich die Klienten einengen, das Erleben der Fähigkeiten würde zu einem Zwang, sie zu nutzen. Wenn aber eine „Ehrenrunde“ eingelegt würde, erlauben die Klienten sich eher, weniger überhöhte Forderungen an sich zu stellen. Auch so werden wieder viele „Rückfälle“ von vornherein abgefangen. Kommt es dennoch dazu, haben sie sogleich eine andere Bedeutung und können als Informationsquelle genutzt werden, etwa dafür, welche wertvollen Bedürfnisse wieder einmal nicht genügend beachtet waren und wie man sie nun beachten könnte. „Rückfälle“ werden also zu „Lösungsweckern“.

Zielkonstruktion und die Frage der Abstinenz

Die Hypothese, dass Klienten über die Kompetenzen für eine gesunde Lösung verfügen, hat wesentliche Implikationen für die Bestimmung der Ziele und der zieldienlichen Schritte in der Therapie. Die eigenen Vorstellungen der Klienten darüber, was das zu bearbeitende Problem und was die Lösung sein sollte, sind konsequent ernst zu nehmen und für den Auftrag relevant.

Deshalb gehen wir im ambulanten Kontext[3] nicht mehr wie selbstverständlich davon aus, dass Abstinenz das „richtige“ Ziel zu sein hat. Wir laden die Klienten ein, zusammen mit uns zu überlegen, was für sie aus eigener Sicht stimmig wäre. Mit diesem Vorgehen zeigt es sich, dass die Mehrheit der Klienten, die als Suchtverhalten zeigende Personen angesehen werden, sich nicht als süchtig und/oder suchtkrank erleben. Für sie hat deshalb in aller Regel das Ziel Abstinenz keinen Sinn. Wenn sie von sich aus ihr Trinkverhalten überhaupt ändern wollen, dann höchstens in Richtung auf geringeren Konsum von so genannten Suchtmitteln. Aber auch die meisten von denen, die von sich selbst sagen, sie hätten ein Suchtproblem, streben einen gemäßigten Konsum an, nicht aber Abstinenz. Die Klienten, die von sich aus Abstinenz anstreben, sind eine Minderheit. Ihre Angehörigen allerdings erwarten meist unbedingt, dass Abstinenz angestrebt wird. Schon das genügt häufig dafür, dass das Ziel heftig umkämpft wird und die Klienten dabei oft fast demonstrativ wieder zum Suchtmittel greifen, um ihre Unabhängigkeit

3 Auf den stationären Bereich gehe ich im Kontext dieses Buches nicht ein. Im stationären Setting kann unser Vorgehen in Deutschland zurzeit noch nicht so praktiziert werden, denn Richtlinien der Kostenträger und der Klinikinstitutionen fordern das Ziel Abstinenz. Eine Kooperation zwischen Klienten und Therapeuten muss deshalb den stationären Kontext mit seiner Abstinenzregel einbeziehen.

zu beweisen. Wenn die Klienten selbst nicht Abstinenz anstreben, kann ein Wiederkonsum des Suchtmittels auch nicht als „Rückfall" definiert werden.

Aus dem Gesagten könnte geschlossen werden, dass wir das Ziel Abstinenz völlig vernachlässigen. Dem ist keineswegs so. Auch für uns hat es in vielen Fällen mehr Sinn als das Ziel „kontrolliertes Trinken" oder „Konsum wie sozial üblich". Ein wichtiger Teil der Kooperation besteht für uns darin, systematisch mit den Beteiligten zu prüfen, was für sie der stimmige und hilfreichste Weg wäre. Wenn wir es aufgrund der Interviews für unwahrscheinlich halten, dass jemand sein Suchtmuster erfolgreich auflösen kann, wenn er noch weiter konsumiert, teilen wir dies den Beteiligten offen mit. Etwa wenn berichtet wird, dass der Klient es schon öfter auf diese Art probiert hat, dabei aber immer Schiffbruch erlitten hat, oder dass er zu grandiosen Selbstüberschätzungen neigt, das Verhalten aber eine konträre Sprache spricht. Wir werben also immer dann für Abstinenz, wenn die Prüfung bisheriger Lösungsversuche ergibt, dass der Lösungsversuch „kontrolliertes Trinken" keine Änderung, sondern einen Teil von problemstabilisierenden Lösungsversuchen darstellt. Unsere Zweifel und die Konfrontation bewegten einige Klienten dann doch, auf Abstinenz umzuschwenken. Dies wird von uns gewürdigt als mutiger Schritt mit großer Verzichtsbereitschaft, die nicht selbstverständlich ist. Auch danach ist ein Wiederverwenden des Suchtmittels jedoch nicht gleichbedeutend mit einem Rückfall.

Wenn Klienten auch nach unserem Werben für Abstinenz weiter nicht an diesem Ziel interessiert sind, liegt es an uns zu entscheiden, ob uns die Kooperation dennoch sinnvoll erscheint. Dann haben *wir* ein Entscheidungsproblem, nicht die Klienten. Bewährt hat sich in diesen Fällen, die Zielvorstellungen der Klienten zu respektieren, die eigenen Bedenken zu äußern und anzubieten, die Erfahrungen der Klienten mit ihren eigenen Lösungsversuchen in der weiteren Kooperation als entscheidendes Feedback dafür zu verwenden, was letztendlich als Ziel sinnvoller erscheint. Verhalten sich die Klienten so, dass unsere Zweifel an einer erfolgreichen Entwicklung ausgeräumt werden, können wir weiter konstruktiv am Ziel „kontrolliertes Trinken" oder Ähnlichem mitarbeiten. Belegen die Rückmeldungen aber, dass sich dies nicht Erfolg versprechend auswirkt, können wir erneut die Zielfrage stellen und darauf hinweisen, dass die eigenen

Erfahrungen der Klienten darauf deuten, dass Abstinenz besser wäre. Stimmen die Klienten dann diesem Ziel zu, stehen sie selbst mehr hinter ihm und setzen ihre Kompetenzen in Eigenmotivation viel konsequenter ein. Lehnen sie selbst nach erfolglosen Erfahrungen das Ziel Abstinenz ab, werten wir dies als Zeichen, dass die Kooperation mit uns zurzeit noch nicht sinnvoll ist, und machen dies den Klienten auch klar. Häufig schließen sich diese Klienten der Einschätzung nicht an, was zur Folge hat, dass wir die Zusammenarbeit zunächst beenden. Dabei bleibt aber das Angebot bestehen, jederzeit wiederkommen zu können, wenn sich ihre Sichtweise geändert haben sollte. Solche Prozesse finden wir meist dann, wenn die Initiative zur Therapie von anderen kam, zum Beispiel durch massiven Druck von Partnern, Arbeitgebern oder anderen.

Nicht selten aber wollen die Klienten trotz Misserfolgs beim Versuch gemäßigter Nutzung nicht auf das Suchtmittel verzichten, weil sie glauben, dann würden sie ihre letzte Lebensfreude verlieren und müssten auf die Erfahrungen verzichten, die ihnen am interessantesten vorkommen. Daraus lässt sich oft eine neue Kooperationsbasis mit neuen Zielen aufbauen, besonders wenn man das vielfältige Wissen einer kompetenzorientierten Hypnotherapie nutzt. Wir bieten den Klienten dann an, mit uns durch gezielte Imagination und durch Techniken der Altersregression und -progression mental in die Zeit zu reisen, in der sie die als positiv erfahrenen Erlebnisse mit dem Suchtmittel hatten. Ziel ist, dabei zu lernen, ähnlich attraktive Erlebnisse autonom aus sich heraus zu entwickeln. Wenn sie wieder merken, wie sie das machen können, wird das Suchtmittel meist von allein unattraktiv.

Loyalitätskonflikte durch Nutzung der Lösungskompetenz

Viele „Rückfälle" lassen sich auf die beschriebene Art schon im Vorfeld auffangen. Dabei werden achtsam die Auswirkungen auf ihre Beziehungen für den Fall geprüft, dass die Klienten und Klientinnen ihre zieldienlichen Fähigkeiten kontinuierlich nutzen würden und gar keine „Rückfälle" hätten. Denn aus systemischer Sicht sind sowohl symptomatische Prozesse als auch Lösungsprozesse jeweils intensive beziehungsgestaltende Maßnahmen, auch wenn sie nicht als solche gewollt sind. Sie haben jeweils völlig unterschiedliche Reaktionen der Beteiligten zufolge, die Position der Suchtverhalten zeigenden Personen im System verändert sich ebenfalls erheblich (Schmidt 1993). Wird etwa jemand als krank und nicht selbst verantwortlich definiert, wirkt dies wie eine intensive Rollenvorschrift an alle Beteiligten, wie man diesen Menschen behandeln darf und wie nicht (beispielsweise sich klar abgrenzen). Dies ändert sich bei Wahrnehmung seiner Kompetenz.

Oft kann die Nutzung ihrer Lösungskompetenz die Klienten in Zwickmühlen bringen. Beispielsweise kann das Suchtverhalten eine Klientin intensiv in eine Bindung mit einem Elternteil, oft auch in eine Koalition mit diesem gegen den anderen Elternteil gebracht haben. Das kann stabilisierend für den Elternteil sein, mit dem die Suchtbindung besteht. Nutzt die Suchtverhalten zeigende Person nun ihre Fähigkeiten, macht sie dies viel selbstständiger. Die Bindung weicht größerer Unabhängigkeit, was die Personen massiv destabilisieren kann, mit der die Klientin so stark verbunden war. Häufig ist, dass zudem der andere Elternteil (oder andere Personen) immer gegen diese intensive Bindung angegangen war und sie als „Ursache des Übels Sucht" definiert hat. So erlebt es die Suchtverhalten zeigende Person oft so, als ob sie durch Nutzung der Lösungskompetenzen dieser Definition Recht geben, den anderen Elternteil damit aber ins Unrecht setzen würde (Schmidt 1988a).

In diesem Konflikt, der oft zu Beginn der Zusammenarbeit selbst bei intensivem Nachfragen den Klienten nicht gewärtig ist (da diese Seite der Systemdynamik ganz aus ihrem Bewusstsein dissoziiert ist), wählt ein betreffender Klient nicht selten noch einmal eine „Ehrenrunde". Dies ist dann eine wichtige Information dafür, dass die angestrebte Lösung noch nicht differenziert genug war. Sie muss nun im Sinne der Optimierung von mehreren Zielen (Zielbündel) so balanciert werden, dass die Nutzung der Fähigkeiten einhergehen kann mit einem Schutz der Loyalitäten. Dazu kann auch die Empfehlung eines „So-tun-als-ob" helfen. Die Suchtverhalten zeigende Person gestattet sich ihre Fähigkeiten, zeigt dies aber den betreffenden Beziehungspartnern zunächst nicht oder nur sehr behutsam. So kann die beziehungsgestaltende Wirkung des Suchtverhaltens noch lange erhalten werden, bis die Fähigkeiten des Klienten für alle besser verkraftbar erscheinen. Dadurch wird das Suchtverhalten im Nachhinein noch einmal wirksam als Beweis einer anerkennenswerten beziehungsgestaltenden Fähigkeit umdefinierbar (positive Konnotation). Auch in diesen Fällen kann also ein „Rückfall" als wertvolles, weiter zum Ziel führendes Verhalten nutzbar gemacht werden.

„Ehrenrunden" als Information über ungestillte Sehnsüchte

Wenn jemand unter einem Verhalten oder Erleben (Symptom) leidet, ist er quasi problemhypnotisiert. Eventuelle positive Aspekte des Unerwünschten sind ihm nicht mehr bewusst, sie sind völlig dissoziiert. Das Gewünschte erscheint oft auch bei kritischer Prüfung einseitig in glänzendem Licht. Suchtverhalten zeigende Menschen, die ihre in der lösungsorientierten systemischen Arbeit wieder entdeckten Fähigkeiten nutzen, neigen häufig dazu, die in der Suchtzeit lange entbehrten Kompetenzen in extremer, überschießender Form zu nutzen („ganz oder gar nicht", „Sekt oder Selters" statt eines abgewogenen „Sowohl-als-auch"). Die Fähigkeiten werden verwertet im Sinne von: „Wenn ich sie habe, muss ich sie auch zu mindestens 100 Prozent nutzen, und zwar immer." Dabei kommt es schnell zu Selbstüberforderungen. Oder die Betreffenden fühlen sich schuldig wegen ihres früheren Verhaltens und versuchen nun durch Überanstrengung, es wieder gutzumachen. Oder Beziehungspartner zeigen nun sehr hohe Erwartungen („Na endlich, aber jetzt!"). Oder die Suchtverhalten zeigenden Personen projizieren auf Partner (häufig auch auf Therapeuten), diese hätten nun solch hohe Erwartungen an sie. Dann kommt die regressive Seite wieder einmal zu kurz, die jeder Mensch hat und deren Berücksichtigung für eine gesunde Entwicklung essenziell ist. Die optimale Balance zwischen Leistungsfähigkeiten und regressiven Fähigkeiten ist nicht gegeben. Das Suchtmittel wird wieder genutzt, und es wirkt effektiv dahin, dass die regressiven Sehnsüchte wieder mehr Raum bekommen.

Wichtig bei der Nutzung der Lösungsfähigkeiten ist es, das richtige Tempo („lieber langsamer") und das stimmige Maß an „regressiven Inseln" herauszufinden.

„Ehrenrunden" als Information über die Stärke der „Problemtrance"

Es ist heute Allgemeingut in der Lernpsychologie, dass alles Lernen, ebenso Gedächtnis und Verhalten kontextbezogen sind. Für die ericksonsche Hypnotherapie bildet dies eine Basis der Arbeit. Wir gehen davon aus, dass auf unbewusster Ebene Erlebnis- und Verhaltensmuster intensiv verwebt sind mit den Kontextbedingungen, in denen sie sich bildeten. Wurde ein Suchtverhalten über längere Zeit praktiziert, kann man sicher sein, dass alle Beziehungen, aber auch sonstige Situationsbedingungen (Möbel, Stimmung, sonstige

Umgebungsfaktoren) wie starke hypnotische Reize („Anker") wirken können, die das gesamte Suchtmuster auf unbewusst-unwillkürlicher Ebene wie automatisch abrufen können. Geschieht dies, beweist das nicht grundsätzlich eine Ambivalenz oder einen Widerstand der Klienten, sondern ist einfach ein Hinweis darauf, dass das alte Suchtmuster quasi einen „Wettbewerbsvorteil" gegenüber den gewünschten Kompetenzmustern besitzt. Dies ist nach unserer Erfahrung auch nicht grundsätzlich problematisch. Entscheidend für eine stabile und gesunde Entwicklung ist es nicht, ein solches Impulserleben ins alte Suchtmuster gar nicht erst zu haben. Dies gilt auch für die so genannten trockenen Räusche.

Entscheidend ist es vielmehr, eine schnelle und wirksame Wahlmöglichkeit aufbauen zu können, wenn man diese Impulse erlebt, sodass man sich entscheiden kann, ob man ihnen folgen oder sie durch andere Maßnahmen ersetzen will („Freie Wahl statt zwangsläufiger Pflicht zur Fähigkeit"). Gerade das Auftreten solcher Suchtimpulse, auch von so genannten Rückfällen selbst, bietet die Chance, und zwar eher, als wenn es sie nicht gäbe, solche schnell wirkenden, hilfreichen Wahlmuster und Entscheidungsprozesse für Alternativen zum Suchtverhalten zu üben und selbstverständlicher mit dem Auftreten der Suchtimpulse zu verbinden. Dadurch entstehen allmählich neue, immer stabiler werdende Kompetenzmuster. Die traditionell typische fast phobische Haltung gegenüber eventuellen Suchtimpulsen löst sich auf, eine gelassene Haltung mit dem Erleben von Autonomie stellt sich ein. Die „Problemanker" werden sogar zu „Lösungsweckern", Impulse für „Rückfälle" werden zu auch von den Klienten als solche erlebten Lernchancen. Wenn man die Klienten über solche Zusammenhänge einlädt, zu aufmerksamen Beobachtern ihrer eigenen Prozesse zu werden, arbeiten sie oft mit Freude und einer gewissen Forscherneugier an ihren eigenen Erlebnis- und Verhaltensmustern mit. Sie werden zu Experten dafür, sich selbst allmählich aus „Problemtrancen" herauszuführen und sich mehr in gewünschtere Bewusstseinszustände zu versetzen, wobei sie eine erhöhte Wahrnehmungsfähigkeit bezüglich der bisherigen das Problem auslösenden Reize gewinnen. (Für ausführlichere Darstellungen der Strategien, Problemtrancen aufzulösen und durch Lösungsbewusstsein zu ersetzen, vgl. Schmidt 1987b, 1989a, 1992a, 1992b).

Teil III: Nutzungsmöglichkeiten im Bereich Team- und Organisationsentwicklung

Das Team als Kompetenztreibhaus – Hypnosystemische Teamentwicklung

Teams – gibt's die?

Teams gibt es nicht als feststehende Entität. Was als Team definiert wird, hängt von den „Definierern" und ihren jeweiligen Zielen ab. Daher hat es wenig Sinn, einem Team eine bestimmte Definition vorzugeben. Da jedes soziale System aus autonomen, sich selbst organisierenden Teilnehmern und Teilnehmerinnen und ihren Wechselwirkungen besteht (Maturana), muss jeweils erfragt werden, was die Beteiligten selbst darunter verstehen wollen. Gibt es in einem betreffenden Team Hierarchieunterschiede, sollten diese besonders beachtet werden.

Dennoch kann es für Teamleiterinnen und Berater eine große Hilfe sein, bewährte Erfahrungswerte über bisher erlebte optimale Beiträge zu einer gelingenden Teamorganisation zu nutzen. Aus diesem eigenen Material können hilfreiche Fokussierungsangebote für eine Teamentwicklung erarbeitet werden.

Einige dieser Erfahrungswerte sind die folgenden:

- Ein Team ist ein System mit explizitem Zweck- bzw. Zielbezug. Erst aus dem Bezug zu dieser Zieldienlichkeit entsteht der Sinn eines Teams, nicht aus der (oft intensiv) damit verbundenen Affektdynamik, die in einem Team entstehen kann. Eine Teamorganisation ist immer dann sinnvoll, wenn sie etwas möglich macht, was von den einzelnen Mitgliedern alleine nicht (oder nur mit viel größerem Aufwand) erreichbar ist oder auch nicht in anderer, größerer Organisationsform (z. B. „das ganze Unternehmen" etc.) entsprechend realisierbar erscheint.
- Die Motivation der Einzelnen im Team wird in aller Regel nicht dadurch aktiviert, dass sie sich für den höheren Zweck

des Teams „aufopfern" wollen, sondern weil sie durch ihr Mitwirken im Team einen Nutzen haben, welchen sie ohne dieses Mitwirken nicht hätten. Das Teamzusammenwirken dient einem Ziel, für welches das Team geschaffen wurde; d.h., im Grunde sind das Ziel bzw. die Ziele und der Zweck die Schöpfer des Teams – die Ziele wiederum sind definiert von den für das Team zuständigen Entscheidungsträgern. Alle Interaktionen, auch die Leitung oder Beratung eines Teams, sollten sich deshalb um die Ziele für dieses Team ranken. Sie sind das Kraftzentrum, der Organisationskern des Teams. Alle Interaktionen, auch die Leitung oder Beratung des Teams, müssen stets an ihrer Zieldienlichkeit gemessen werden. Das Team wirkt quasi als Ritual des Dienens für seine Sinn stiftenden Ziele!
- Was die jeweils funktionalsten, am meisten zieldienlichen Organisationsmuster für ein Team sind, entscheidet niemals eine von außen kommende Kompetenz, die zu wissen vorgibt, wie ein „gutes" Team zu kommunizieren, zu interagieren habe (wie viel und welche Art von Autorität, Hierarchie und Führungsverhalten ein Team wie, wann, wo, mit wem, mit welchen Grenzen etc. bräuchte), sondern immer nur die Sinnstifter des Teams selbst – und: Es müssen dafür auch die differenzierten Kontextbedingungen des Teams (für Zielbezug und seine Umwelten) berücksichtigt werden.

Systemische Prämissen

Vom ursprünglichen Wortsinn her bedeutet „System" etwas, was zusammen- *(syn)* -steht *(stamein)* oder -liegt *(histamein)*. Häufig wird zum Beispiel folgende Definition verwendet: Ein System ist „ein Satz von Elementen und Objekten zusammen mit den Beziehungen zwischen diesen Objekten und deren Merkmalen" (Hall a. Fagen 1956).

Jedes System weist regelhaft sich wiederholende Abläufe von miteinander verkoppelten Beiträgen auf (Verhalten, Bedeutungsgebung = Erklärungen, Bewertungen, Schlussfolgerungen, Lösungsversuche und wieder Reaktionen darauf usw.) – so genannte Muster. Jedes System zeigt Tendenzen, Muster stabil zu halten (Homöostase), da dies Orientierung und offensichtlich auch Sicherheit gibt. Jedes System braucht aber auch in einer sich ständig ändernden Umwelt

Musteränderungen (Morphogenese), da es sonst nicht überleben kann. Die Regelungen in sozialen Systemen wirken auf das Erleben der Beteiligten, und dies wirkt wieder auf die Regelungen zurück. Wichtige Theorien für die moderne systemische Konzeption sind u.a. die Theorie der Selbstorganisation lebender Systeme (Autopoiese: Maturana, Varela), der so genannte Radikale Konstruktivismus und der Soziale Konstruktionismus: Letzterer beschäftigt sich damit, wie jeweils Realitäten in wechselseitigem Austausch, im gemeinsamen Aushandeln der Beteiligten konstruiert werden. Jedes System kann viele Realitäten entwickeln, je nach Ziel, nach direkten und eher indirekten Beteiligten (Subsysteme), ihren Interessen und jeweiligen Interaktionen; auch das „Selbst" der Systemmitglieder wird nicht als konstant, statisch verstanden. Je nach Fokussierung und Grad der Beteiligung, je nach Funktion und Rolle, die man sich gibt oder die einem im System gegeben wird, entwickelt man diverse „Selbste", man gestaltet sich quasi als multiple Persönlichkeit.

Prämissen ericksonscher Hypnotherapie: Aufmerksamkeitsfokussierung, Realitätskonstruktionen

Die kompetenzorientierte Hypnotherapie nach Milton H. Erickson kann als Verständnisbasis dafür dienen, wie Kommunikation im sozialen Austausch wirkt, wie Bewusstsein gestaltet wird und welche Interaktionen zu zieldienlichen Bewusstseinsprozessen beitragen. Hypnotische Erlebnisse und hypnotische Kommunikation können als Prototyp jeder Kommunikation verstanden werden. Unter Hypnose wird generell der interaktionelle Prozess einer systematischen Fokussierung von Aufmerksamkeit verstanden, welcher auf willkürlicher, besonders aber auf unwillkürlicher Ebene das Erleben gestaltet (Beahrs 1982; Kossak 1989). Was jemand als Wirklichkeit erlebt, ist Ergebnis seiner jeweiligen Wahrnehmungsfokussierung, d.h., eine Aussage über das Erlebte stellt keine Aussage über „Wahrheit" dar, sondern darüber, in welche Erlebnis- und Wahrnehmungsbereiche er selektiv absorbiert ist bzw. war. Solche, mit denen man sich mehr assoziiert, werden als gültige Wirklichkeit erlebt, andere werden quasi ausgeblendet oder treten in den Wahrnehmungshintergrund, sie werden dissoziiert, oft so stark, dass sie „vergessen" werden. Dies gilt z.B. häufig auch für schon einmal (oder vielfach) praktizierte Kompetenzmuster, besonders dann, wenn diese in Situationen (Kontexten) gelebt wurden, deren Bedingungen sich von gegenwärtigen Bedingungen unterscheiden. Auch wenn man diese Kompetenzen in aktuellen Situationen sehr gut gebrauchen könnte, erscheinen sie dann als nicht vorhanden, weil sie mit anderen Kontexten assoziiert sind; dann können sie auch nicht mehr wirksam genutzt werden.

„Trance" und „Problemtrance"

Als „Trance" werden in der Hypnotherapie allgemein unwillkürliche Erlebnisprozesse definiert. Unwillkürliche Prozesse wirken schneller und effektiver als willkürliche, deshalb werden Tranceprozesse manchmal angeregt, damit sich die Effektivität gewünschter Muster erhöht. Leider sind auch unerwünschte Muster, die unwillkürlich ablaufen, wirksamer als willkürliche. Dies erschwert Veränderungsprozesse, wenn man bewusst-willkürlich Änderung will, aber unwillkürliche Muster noch gegenläufig funktionieren.

Nicht nur tranceartige Sonderzustände, sondern jedes Bewusstsein und Erleben sind Ergebnis solcher Aufmerksamkeitsfokussierung. Die damit verbundenen psychophysiologischen und interaktionellen Prozesse tragen zur Gestaltung von Regeln und regelhaften Mustern bei, welche wieder auf die Aufmerksamkeitsfokussierung der Beteiligten im System zurückwirken etc. Regeln in einem System z. B. wirken wie hypnotische Fixationsinstrumente.

Werden in sozialen Systemen und/oder bei Individuen Erlebnisinhalte auf offizieller Ebene als unerwünscht, als tabu definiert, werden sie aus der akzeptierten Kommunikation „exkommuniziert". Wenn diese Inhalte aber für Teile des Systems trotzdem wichtig erscheinen (z. B. weil sie Interessen dienen, die nicht offiziell akzeptiert sind), werden sie aus der bewussten, mehr willkürlichen Erlebnisweise dissoziiert. Auf unwillkürlicher „Es"- Ebene aber, die als nicht selbstverantwortlich gilt, werden sie dennoch gelebt – das „Es ist halt passiert" bekommt die Verantwortung. So entstehen teilweise destruktive Muster; und die jeweils offiziellen Ziele eines Systems werden durch diese Muster unterlaufen.

Wenn Betroffene etwas über längere Zeit als „Problem" erleben, engt sich ihr Wahrnehmungsfokus ein, ihr Erleben ist mit den Problemmustern assoziiert, sie „kreisen" quasi um das Problem. Meist denken sie dann nur noch an Lösungsstrategien, die das Problem stabilisieren oder verstärken, „die Lösung wird zum Problem" (Watzlawick). Wir sprechen dann von „Problemtrance", da der Fokus der Aufmerksamkeit eingeengt ist wie bei einer klassischen Fixationshypnose und die mit Problemerleben assoziierten Muster unwillkürlich vorherrschen.

Wenn dies in regelhaften Mustern abläuft, können wir von problemdeterminierten Systemen sprechen (Anderson a. Goolishian 1988). Darunter verstehen wir Organisationsformen, mit denen das System sich so um ein Phänomen „herum organisiert", dass dabei der Fokus der willkürlich-bewussten und unwillkürlich-unbewussten Aufmerksamkeit stark auf redundante Muster eingeengt wird, welche immer wieder das „Problem" im Zentrum haben. Dabei erscheint dann das Problemerleben als quasi naturwüchsige „Wirklichkeit", mit dem Effekt, dass andere Sichtweisen, Ressourcen und sogar eigene Verhaltensweisen nicht mehr wahrgenommen werden, obwohl sie grundsätzlich im Repertoire des Systems gespeichert sind. Dies geschieht eben unwillkürlich, auch und gerade ohne willentliche Strebung.

Prämisse vorhandener Lösungskompetenzen

Unter Lösungssystem hingegen verstehen wir Formen der Organisation, die bei den relevanten Beteiligten, insbesondere bei den so genannten Problemträgern, eine kontinuierliche Fokussierung von Aufmerksamkeit (sowohl bewusst-willkürlich als auch unbewusst-unwillkürlich) auf lösungsförderliche Potenziale unterstützen – sowohl interaktionell als auch im internalen Prozess von Wahrnehmung und Erlebensgestaltung. Die hier beschriebenen Konzepte zielen immer darauf ab, den Aufbau solcher Lösungssysteme zu unterstützen.

Die moderne Hirnforschung (Damasio, Roth) belegt, dass einmal gemachte Erfahrungen im Gehirn (sofern es nicht zerstört wird) dauerhaft unbewusst gespeichert bleiben. Die kompetenzfokussierende Hypnotherapie kann seit langem zeigen, dass die Grundkompetenzmuster, die jemand für eine „gesunde Lösung" von Problemen braucht, längst in seinem Erfahrungsspektrum gespeichert sind, auch wenn sie dissoziiert sein können (Erickson u. Rossi 1981; Gilligan 1991; Schmidt 1992a, b). Auch bei langjährigen Problemen lassen sich die benötigten Kompetenzen durch eine die gezielte, systematische Fokussierung ermöglichende Kommunikation meist schnell wieder entdecken. Im Folgenden sollen einige dafür hilfreiche Strategien für Teams gezeigt werden.

Schritte einer hypnosystemischen Teamentwicklung

Lösungsorientierte Hypothesenbildung

Eigene Erfahrungswerte über Elemente, die gemäß eigenem Erleben bisher häufig mit erfolgreichen Teamentwicklungsprozessen einhergegangen sind, können am Beginn einer Teamentwicklung durchaus angesprochen und vorgestellt werden. Sie stellen jedoch lediglich eine Einstiegshilfe dar – denn letztendlich sollen die für das betreffende Team einzigartig passenden Elemente vom Team selbst entworfen und verabschiedet werden (siehe auch z. B. Bachmann u. Bachmann 1997; Kline u. Saunders 1996; Moran et al. 1997; Reddy 1997; Sanborn 1992). Solche Elemente können z.B. sein:

- Alle Teammitglieder arbeiten aktiv an den Teamzielen mit, halten diese für erreichbar (d.h., es werden nur als erreichbar geprüfte Teamziele vereinbart) und sind motiviert für diese Ziele.
- Informationen werden jeweils transparent und prompt weitergegeben.
- Die Diskussionsatmosphäre ist „sachbezogen", persönliche Abwertungen werden unterlassen; es wird eher mit gegenseitiger Wertschätzung kommuniziert.
- Nach außen wird eher loyal und geschlossen, als „Einheit" aufgetreten.

Das Team um das Ziel herum bauen

Ein Teamsystem ist zweckgebunden. Seine Organisationsmuster sollten also darauf abgestimmt sein, dem jeweiligen Zweck, den Zielen, für welche das Team gebildet wurde, optimal zu dienen. Oft aber bilden sich im Laufe der Geschichte eines Teams ganz andere Organisationsmuster heraus, die nicht mehr mit dem eigentlichen Zweck verbunden erscheinen. Wenn es z.B. Feindschaften zwischen Fraktionen im Team gibt, gewinnen oft Muster Einfluss, die auf Kampf zwischen den Fraktionen und wechselseitige Blockaden ausgelegt sind. Dies kann den eigentlichen Zielen sehr schaden und sie in den Hintergrund treten lassen.

Generell kann gesagt werden, dass immer dann, wenn der stringente Bezug zum Teamziel nicht gegeben ist, eine Art Konfusion über den Sinn des Teams und damit relative Orientierungslosigkeit bei den Beteiligten entstehen kann. Um wieder Orientierung und neuen Sinn zu finden (als Lösungsversuche dafür), bilden sich schnell gruppendynamische Prozesse wie z. B. massive Teamkonflikte, häufiges Klagen über Mangel an Kooperation, an Führung, Überlastungsreaktionen etc. Dies wird oft interpretiert als „Ursache" von Teamproblemen, meist aber erweist es sich als Reaktion auf einen Mangel an klarer Zielorientierung und entsprechenden Regeln im Hinblick darauf, wer was für die Ziele tun sollte. Wenn sich Teamleiter bzw. Berater dann aber intensiv mit den Teamkonflikten beschäftigen, z. B. um diese zu „verstehen" etc., richten sie wieder den Fokus genau auf das, was weiterhin den Fokus auf die Ziele verhindert. Auch wenn die Teamkonflikte brisant erscheinen, erweist es sich als viel hilfreicher, gerade dann zum Fokussieren auf die gemeinsamen Ziele einzuladen. Denn aus dieser Fokussierung entsteht dann erst wieder die Sinnbasis für Kooperation, die schließlich bewirkt, dass die Konfliktpotenziale geschwächt oder sogar überflüssig werden.

Teamentwicklung sollte die Teammitglieder deshalb durchgängig dazu einladen, den Fokus auf die Entwicklung von Zielvisionen und auf eine klare Definition der praktischen Schritte für die Zielverwirklichung zu richten. Der Sinn des Teams, aber auch der Teamentwicklung entsteht aus den Zielen; die Potenziale und die Kraft des Teams können sich erst entfalten, wenn sie systematisch auf die Ziele ausgerichtet sind und alle Beiträge der Beteiligten mit dem Prozess der Zielerreichung assoziativ verkoppelt sind.

Damit Zielbeschreibungen gestaltungswirksam werden können, müssen sie bestimmten Kriterien folgen:

– Sie sollten klar von den Beteiligten selbst definiert sein. Werden Ziele von hierarchisch vorgeordneten Beteiligten vorgegeben, muss sorgfältig geprüft werden, ob sie die Zustimmung der anderen Beteiligten finden. Finden sie diese nicht, muss als erste Maßnahme darauf fokussiert werden, welches in diesem speziellen Team, umgeben von dieser speziellen Organisationskultur, die passendste Lösungsidee für diese

Dynamik wäre (z. B. Kompromisse, Zielbündel, die diverse Seiten berücksichtigen oder etwa autoritäres Durchsetzen).

- Sie sollten in ihren sozialen, interaktionalen Aspekten definiert werden (wer macht dabei wann, was, wie, mit wem etc.).
- Sie sollten in kurz-, mittel- und langfristige Aspekte zerlegt werden. Für kurzfristige Perspektiven erweisen sich kleine Ziele besser als große; alle Beiträge sollten beschrieben werden in konkreten Verhaltenskategorien und in konkrete sinnliche Phänomene zerlegt werden.
- Sie sollten definiert werden als: „Was dann beginnt" – nicht als „Was dann aufhört"; „Wer dann was tut"– anstelle von „Was er oder sie dann nicht mehr tut"; „Was dann da ist" – nicht: „Was dann weg ist".
- Sie sollten klare Vereinbarungen über Zeitpunkte, bis zu denen die Ziele umgesetzt worden sein sollten, und auch über Zwischenbilanzmaßnahmen (Feedback zur Umsetzung) enthalten. Häufig zeigt es sich als sehr hilfreich, hier bereits zu definieren, was geschehen würde, wenn die Ziele nicht erreicht würden (antizipierendes Feedback).

Die ericksonsche Hypnotherapie bietet diverse Methoden für detaillierte und sinnlich wirksame Zielentwicklung. Am konsequentesten dient dafür die „Pseudoorientierung in der Zeit", bei der man das gewünschte Lösungserleben intensiv imaginiert, also quasi eine imaginative „Reise in die Lösungszeit" macht. Diese Methode findet sich auch wieder in der „Wunderfrage" (de Shazer 1989a, b). Mit ihr wird danach gefragt, wie das gewünschte Verhalten (so sinnlich konkret als möglich) bemerkt und gestaltet würde. Damit kann der Fokus schnell auf die gewünschte Dynamik konzentriert werden, was wiederum die Atmosphäre im Team verbessert. Wenn aber die Erwartungen an die Teamentwicklung umstritten sind (symmetrisches Patt), werden sie in Teams häufig als Basis gegenseitiger Anklagen benutzt, da immer die anderen für das Gewünschte verantwortlich gemacht werden. Dann muss der Prozess der Teamentwicklung selbst zunächst zum Fokus werden. Der Prozess der Zielentwicklung und der Definition zieldienlicher Schritte (samt Vereinbarungen) erweist sich häufig als der schwierigste Teil einer Teamentwicklung. Denn die Zielvorstellungen und noch mehr die Vorstellungen davon, wer dafür was, wie, wo, mit wem etc. zu tun hätte, sind oft völlig widersprüchlich und umstritten.

Werden Probleme in einem Team wahrgenommen, stellt sich aus systemisch-lösungsorientierter Sicht nicht die Frage: „Was ist das Problem?“ Dies würde implizieren, es gäbe „das Problem“ an sich. Vielmehr muss geklärt werden, wer wann, wie, wen oder was als Problem definiert. Prämisse dabei: Ein Problem wird konstruiert.

Man kann erst dann ein Problem erleben, wenn man eine Diskrepanz zwischen einem als (relativ) negativ bewerteten Ist-Zustand und einem als (relativ) positiv bewerteten Soll-Zustand zeichnet. Ein Problem zu erleben setzt also aktives Bewerten von Beteiligten voraus; diese Bewertungen sind Ausdruck subjektiver Wahlprozesse, nicht von Wahrheit!

Aus dem Konzept der Aufmerksamkeitsfokussierung folgt logisch, dass die Hauptaufgabe systemischer Arbeit nicht mehr sein kann, hauptsächlich die Problemmuster zu erfassen und zu verstehen, um sie dann durch Interventionen zu verändern. Die Problemmuster werden als eine Organisationsform von vielen Möglichkeiten des Systems begriffen. Man beobachtet zwar noch, wie sich das System im Problemmuster organisiert (dies kann für die Würdigung verdeckter Bedürfnisse im Team sehr wichtig sein). Aber wichtiger noch erscheint, wie das jeweilige System schon jetzt Lösungsmuster organisiert (lösungsförderliches System), welche man praktisch bei gezielter Suche immer schon vorfindet. Die Fokussierung auf Lösungserfahrungen wird als wichtigste Aufgabe in der Teamentwicklung angesehen. Zentral ist dabei die Frage, wer welche Ist-Soll-Diskrepanzen aufbaut, wer also „Schöpfer“ des Problems und damit auch „Definierer“ der Kriterien von „Lösung“ sein kann. Wird ein Problem in einem Teamsystem präsentiert, finden wir so gut wie immer kontroverse Problemdefinitionen. Dabei definieren verschiedene Beteiligte oft nicht nur völlig Gegensätzliches als Problem, sondern auch die jeweiligen Vorstellungen von der Zielerreichung und damit die Erwartungen hinsichtlich dessen, wer wann was etc. machen sollte, sind oft ebenso völlig gegensätzlich.

Oft werden z. B. bestimmte Phänomene im Team als dysfunktional beschrieben, verknüpft mit der Vorstellung, dass diese „schlechten“ Muster aufhören oder „weggemacht“ werden sollten. Andererseits werden diese Muster ja von Beteiligten praktiziert, es muss also jeweils mindestens eine Seite des Teams geben, die das Unerwünschte tut, und eine, die gerade dies negativ bewertet. Die Seite des Teams, welche das „Problematische“ tut, wird aber in der

Auftragsformulierung und in der Bewertung dessen, was als positiv und negativ angesehen wird, letztlich immer abgewertet und nicht als gleichrangig zu beachtende Kraft behandelt. Mit diesen problemstiftenden Bewertungen muss achtungsvoll umgegangen werden. Sie sind zu übersetzen als Signale für die damit verbundenen Wünsche; aus ihnen entsteht der Sinn des Teamentwicklungsprozesses.

Klärung der Auftragsdynamik und Aufbau der Teamentwicklung als optimales Lösungssystem

Die Art, wie ein Team seine Probleme organisiert, spiegelt sich in der Auftragsgestaltung und in der Dynamik, wie die Beteiligten zu einer Teamentwicklung stehen, wider. Diese kann nur hilfreich werden, wenn sie vom Team mitgetragen wird, wenn sich also um sie herum (d. h. zu den Fragen, ob Beratung und wie) ähnlich konstruktive Muster bilden wie für die Entwicklung und Erreichung der Teamziele. Deshalb müssen Teamleiter oder Berater ihre eigene Tätigkeit gemeinsam mit dem Team zum Gegenstand der Betrachtung machen, denn es geht, gerade im Dienste des Teamsystems, auch um das System, welches für das Team durch die Beratung etwas bewirken soll, also um das Beratungssystem (Kybernetik 2. Ordnung). Das Beratungssystem muss als zieldienliches, optimal kooperierendes Lösungssystem aufgebaut werden. Hierzu gehört ein sehr gutes Pacing, d. h. eine würdigende Art, mit den Erwartungen und Sichtweisen der Teammitglieder umzugehen: Diese sind quasi da abzuholen, wo sie sich in ihrem Erleben befinden – ohne dass man sie ändern will.

Die Fokussierung auf das Beratungssystem hat viele Vorteile. Sie verhindert, dass die Teamentwicklung destruktiv wirkt, und sie bietet die Chancen, bisherige Problemmuster (die sich in den Reaktionen auf die Teamentwicklung spiegeln) erfassen und transformieren zu können.

Der Aufbau des Beratungssystems umfasst folgende Schritte:

1. Klärung der Interaktionen, die zur Idee „Teamentwicklung" geführt haben und die sich aktuell in Bezug darauf abspielen.
2. Klärung dessen, wie sich die Erwartungen an die Teamleitung und die Berater auf ihre Situation in der Beratung auswirken.

3. Prüfung der Auswirkungen, die es hätte, wenn die Teamleiter bzw. die Berater die an sie gerichteten Aufträge durchführen würden.
4. Gemeinsame Suche nach zieldienlichen Mustern im Teamentwicklungsprozess.

Fokus auf Erfolge, Ausnahmen vom Problemmuster und Skalierungen

Wenn der Sinn von Teamentwicklung so gestaltet wird, erhöht das die Bereitschaft im Team, den Fokus auf bisher schon erfolgreiche Kooperationsmuster zu richten. Findet man solche Erfolgsmuster (Ausnahmen vom Problem), kann das Team leichter eingeladen werden, quasi von sich selbst zu lernen, von den eigenen schon vorhandenen Kompetenzen.

Je nach Größe des Teams empfiehlt es sich, für diese Fokussierung das Team Kleingruppen bilden zu lassen, in denen sie sich austauschen. Sie sammeln dann jeweils alle Informationen darüber, was als gute Kooperation praktiziert wurde, wer dabei mit wem wie was gemacht hat, was dabei von anderen Teilen des Teams und von den Führungskräften hilfreich war etc.

Da die Kompetenzmuster sehr oft vergessen werden, fällt es vielen Beteiligten zunächst nicht leicht, solche Erfolgsepisoden zu finden. In solchen Situationen sind Skalierungen hilfreiche Mittel.

Für das jeweilige Thema (z. B. zieldienliche Kooperationsmuster im Team) wird eine Skala von 0 bis 10 gebildet. Die Teammitglieder werden nun gebeten, die Abläufe der letzten Zeit auf der Skala einzustufen, dabei aber zu prüfen, ob es unterschiedliche Skalenwerte gab (z. B. die schlechtesten und die besten Kooperationswerte des letzten Monats etc.). Solche Unterschiede ergeben relevante Information. Hat man Informationen für unterschiedliche Situationen durch Skalierung gewonnen, wird das Team eingeladen, sich untereinander auszutauschen, wie sich wer in den unterschiedlichen Situationen jeweils anders verhalten hat. Dieser systematische Vergleich ermöglicht, viele Detailbeiträge zum Lösungsmuster im Team herauszuarbeiten. Aus diesen können dann sofort Einladungen für nächste kleine Schritte im Teamalltag abgeleitet werden, z. B. im Sinne von „Tut mehr davon!“.

Gerade bei Teams mit symmetrischem Patt helfen Skalierungen oft schnell dabei, die Motivation für eigene Beiträge der Teammitglieder zu stärken. Nach Skalierungen des Status quo kann z. B. dazu eingeladen werden, dass sich alle auf ihrer subjektiven Skala eine Teamkooperation ausmalen, die nur um einen halben Punkt höher auf der Skala liegt. Dann werden alle gebeten darzulegen, wie ihr Verhalten aussehen würde, das diesem höheren Wert entspräche. Dann werden alle dazu eingeladen, ihren Beitrag zu leisten (am besten gleichzeitig), der mit dem höheren Skalenwert assoziiert ist. So wird jeder zur selbstverantwortlichen Gestaltung motiviert, und natürlich praktiziert dann das Team ein ganz anderes zieldienliches Muster, selbst dann, wenn nur ein Teil des Teams seinen Beitrag leistet. Wer dies aber verweigert, kommt selbstverantwortlich in die Position, so entschieden zu haben, was wieder eine anregende Teamkommunikation ergibt.

Integration von Problemmustern in die Lösungsgestaltung

Die systemische Erfahrung zeigt, dass Kompetenzen oft aus sinnvollen Beweggründen dissoziiert worden sind. Oft hängt dies entweder damit zusammen, dass die (häufig in Extremsituationen gelernten) Problemmuster schon so stark automatisiert sind, dass sie eine massive Vorherrschaft gewonnen haben. Oder wir können sinnhafte Beweggründe finden: Die Kompetenzmuster werden dissoziiert, weil unbewusst Konflikte befürchtet werden, wenn man sie nutzen würde. Das „Nichtnutzen“ der Kompetenzen, ja sogar das Praktizieren der Probleme, welches ja meist nicht willkürlich geschieht, sondern unwillkürlich, erweist sich oft als Lösungskompetenz für andere Ziele, die aber aus der offiziellen Kommunikation ausgeschlossen sind. Diese unterschwelligen Prozesse sind also nicht grundsätzlich dysfunktional. Sie dienen Zielen, die bisher in den offiziellen Systemrahmen nicht integriert waren.

Für lösungsorientierte Teamarbeit – ganz gleich, ob man diese als Berater oder als direktes Teammitglied praktizieren will – heißt dies, dass die offiziell als dysfunktional definierten Prozesse daraufhin geprüft werden müssen, ob sie mit verdeckten, anerkennenswerten Bedürfnissen im Team in Verbindung stehen. Die so genannten Probleme müssen dann gewürdigt werden, und es muss geprüft werden, ob und wie sie eventuell in die offiziellen Zielvereinbarungen integriert werden können.

Liegen solche Ambivalenzen hinsichtlich der Lösungskompetenzen vor, wird Teamentwicklung erst konstruktiv, wenn sie die offiziell als Ziel angesehenen Entwicklungen differenziert mit jenen Anliegen ergänzt, die bisher durch das Problemverhalten (auf indirekte Art) repräsentiert waren.

Fokussierung auf die nächsten kleinen Schritte, Aufbau von Feedbackritualen

Damit gewünschte Veränderungen in Teams genügend Motivation finden, sollte auf kleine Veränderungsschritte fokussiert werden. Diese sind leichter umsetzbar als große, und die damit einhergehende Veränderung bewirkt weniger Irritation. Die „nächsten kleinen Schritte" sollten so konkret als möglich in wechselseitig überprüfbaren Verhaltensbeiträgen definiert werden. Gerade in Teams genügt dies aber nicht. Der Alltag wirkt oft so überladen mit Stress oder „problemhaften" Elementen, dass der Lösungsfokus vergessen werden könnte. Deshalb sollten mit der Vereinbarung nächster kleiner Schritte gleich auch viele Rituale vereinbart werden, in denen jeweils Zwischenbilanzen aufgestellt werden in Bezug darauf, ob und wie die Vereinbarungen umgesetzt wurden. Sehr hilfreich ist es, die Teammitglieder wechselseitig als wohlwollende „Rückmelder" und Supervisoren füreinander einzuladen, die sich gegenseitig vor allem anerkennende Rückmeldungen geben könnten.

Anwendungsmethoden

Problem- und Lösungschoreografien

Spaß und die Motivation für Teamentwicklung verstärken sich, wenn man neben den üblichen verbalen Kommunikationsformen noch ganzheitlichere, aktivierende einführen kann. Hier bietet sich die Nutzung der ideomotorischen, d. h. spontanen motorischen, Muster (abgeleitet aus der Hypnotherapie) an, die man für Teaminterventionen rituell nutzen kann.

Um eine bedeutsame Markierung für sonst spontan ablaufende Problem- und Lösungsmuster zu erhalten, kann man alle Teammitglieder einladen, in übertriebener Zeitlupe gleichzeitig einmal pantomimisch darzustellen, wie wer zu wem steht und welche Wechselwirkungen dabei ablaufen. Diese Methode habe ich aus den sonst üblichen, mehr statischen Familien- und Organisationsskulpturen abgewandelt, wie sie ursprünglich von Duhl, Satir u. a. entwickelt wurden. Erklärt man dem Team, was der Sinn dieser Übung ist, ist die Bereitschaft mitzumachen, oft schnell sehr hoch, obwohl es sich nicht um gewohnte Kommunikation handelt. Wenn alle Beteiligten ihre Beiträge in extremer Zeitlupe darstellen, hat dies aus hypnotherapeutischer Sicht diverse wichtige Funktionen. Es löst tendenziell die Problemmuster auf, da es Muster, die bisher unwillkürlich abliefen, in den Bereich willkürlicher Verfügung bringt. Gleichzeitig hilft es, diese so bewusstseinsnah zu markieren, dass sie schneller bemerkt werden können. Und schließlich würdigt es die Muster meist noch einmal in ritueller Weise. Es hilft sehr, von Problemmustern den Übergang in Lösungsmuster zu schaffen. Die Lösungsmuster werden so auch besser in der bewussten Wahrnehmung gehalten. Solche Rituale bleiben lange in Erinnerung; einige Teams berichten noch nach Jahren amüsiert, wie sie damals noch einmal so richtig die „Problemsau“ (oder die „Lösungssau“) rauslassen konnten. Gibt es gegensätzliche Fraktionen im Team, kann man diese einladen, wie ein griechischer Chor mit Wechselgesang ihre antagonistischen Positionen zu rufen oder (noch wirksamer) zu singen. Nach einiger Zeit werden die Fraktionen eingeladen, die Seiten („Fronten“) zu wechseln und die Positionen der Gegenseite zu singen. Damit entsteht eine spielerische Perspektivenübernahme, Empathie für die Gegenseite entwickelt sich oft spontan, und bisher sehr verhärtete Fronten werden oft weicher und spielerischer behandelt.

Metaphern und symbolische Interventionen

Die Problem-Interaktionsmuster und die Lösungsmuster können auch in spielerisch-kreativer Weise auf metaphorische Art beschrieben werden. Kämpfe im Team wirken sich auf die Kooperationsmöglichkeiten und die Atmosphäre gravierend anders aus, wenn sie metaphorisch beschrieben werden. Man kann die Teams dazu einladen, gemeinsam solche Metaphern zu bilden, z. B. „Schlammschlacht, Duell zwölf Uhr mittags, die Schneckenkarawane, wechselseitiges Lassowerfen, die Meistersinger an der Klagemauer“ etc. Die Vielfalt der Metaphern ist unbegrenzt; nutzt man diejenigen, die aus dem Team selbst kommen, ist ihre Kraft viel stärker, denn die eigenen Bilder sind den Beteiligten immer näher. Schon für die schwierigen Zwickmühlen bei gegensätzlicher Auftragslage können Metaphern genutzt werden. Sie stellen meist Interaktionen wie bei einem „Grabenkrieg" dar. Ich führe hier oft selbst Metaphern für den Umgang mit Unterschiedlichkeit ein, z. B.: „Deutschland und Frankreich sind und bleiben unterschiedlich; sie haben die Probleme, die sich aus dieser Unterschiedlichkeit ergeben, schon auf verschiedene Art zu lösen versucht, z. B. in Verdun im Grabenkrieg mit vielen Opfern, heute machen sie eher Europäische Union bei bleibender Unterschiedlichkeit; was würden Sie vorziehen?" Danach wird die Bereitschaft zu Koexistenz bei der Auftrags- und Zielgestaltung meist wesentlich höher.

Aus den Metaphern können direkt symbolische Interventionen abgeleitet werden, die in den Teamalltag eingebaut werden können.

Lässt man zusätzlich noch gemeinsam imaginieren, wie „das Wunschteam der Zukunft" aussehen würde, wo dies imaginativ im Teamraum platzierbar wäre, können sogar noch „Feedback-Meetings mit dem Wunschteam und dem Horrorteam aus der Zukunft" gemacht werden. Hierbei lädt man alle ein, in der Rolle „Ich spreche für das Wunschteam der Zukunft" Rückmeldungen darüber zu geben, welche Beiträge in der aktuellen Zeit gerade „Kraftnahrung" für das „Wunschteam der Zukunft" und welche eher „Nahrung" für das „Horrorteam der Zukunft" darstellen. So wird deutlich daran erinnert, dass jedes Verhalten einer Entscheidung und einem aktiven Beitrag auf dem Weg in die eine oder andere Richtung gleichkommt.

Team-Building für virtuelle Teams

Insbesondere durch die stürmische technologische Entwicklung im Bereich der Datenverarbeitung und die zunehmende Globalisierung von Unternehmen wird der Trend immer stärker, Teams mit Beteiligten zu bilden, die nicht mehr am gleichen Ort mit vielen persönlichen Begegnungsmöglichkeiten arbeiten, teilweise auch weltweit an unterschiedlichen Orten angesiedelt sind und zum Team nur durch und für die jeweils gemeinsamen Aufgaben werden. Solche Teams werden als virtuelle Teams definiert (z. B. Kostner 1998). Dass der Sinn eines Teams immer aus dem Zielbezug kommt, wird hier noch deutlicher. Viele spontan mögliche Kontakte (z. B. durch Kaffeepausen) und informelle Austauschmöglichkeiten fallen hier aber weg. Die Kohäsion im Team, die Möglichkeiten intensiver Feedbacks und der Kommunikation allgemein, aber damit auch der

Koordination, werden durch solche Strukturen zunächst prinzipiell einmal weniger selbstverständlich. Solche Teams bieten aber auch viele Chancen flexibler Zusammenarbeit – für die jedoch spezifische Zusatzinterventionen unabdingbar sind. Gerade die dargelegten hypnosystemischen Konzepte bieten hierfür ideale Interventionen.

Führungskräfte haben z. B. in virtuellen Teams noch viel weniger Kontrollmöglichkeiten als in üblichen Teams, d. h., dass Selbstorganisation und Selbststeuerung der diversen, verstreuten Subteams umso wichtiger werden. Diese werden nur gut funktionieren, wenn die Mitarbeiter vertrauensvolle Beziehungen sowohl zur Führungskraft, zum Unternehmen als auch zu den anderen Mitarbeitern erleben können. Dafür benötigt ein solches Team spezifische und kontinuierliche Rituale und Symbole, welche den Bezug zum Team (der sonst schnell verloren gehen kann) ständig im Fokus der Aufmerksamkeit halten. In spezifischen Start-Meetings muss vermittelt werden, welchen direkten persönlichen Gewinn die Mitarbeiter aus ihrer Mitarbeit im virtuellen Team haben können.

Darüber hinaus sollten häufig wiederkehrende Feedbackmöglichkeiten eingebaut werden, durch die alle zieldienlichen Beiträge der Mitarbeiter und des Teams als jeweils Ganzes deutlich wahrnehmbar gewürdigt und honoriert werden. Um die Kohäsion im Team zu fördern, sind viele Treffen sinnvoll, in denen die Mitarbeiter und die Führungskräfte sich auch persönlich mehr kennen lernen können und so mehr wechselseitiges Commitment entsteht. Durch Videokonferenzen und andere elektronische Meetings sollte regelmäßig, auch wenn es keine „Probleme" gibt, Austausch praktiziert werden, z. B. über Ideen, die bei den Mitarbeitern im Laufe einer Woche zusätzlich zu den geplanten entstanden sind, auch darüber, was jeweils besonders gut lief etc. Die Mitarbeiter kennen ihre spezifische Situation vor Ort viel besser als andere, und dieses Know-how muss genutzt werden. Mitarbeiter, die auch über Distanz hinweg besonders gut kooperieren können, sollten in kleineren Subteams unterstützt werden.

Damit immer wieder (auch ohne direkte Kommunikation) auf den Teamfokus re-orientiert werden kann, sollte sorgfältig eine Art „Teamleitbild" miteinander aufgebaut werden (in Analogie zum Unternehmensleitbild), welches Identifikation ermöglicht. Obwohl viel auf Selbstorganisation gesetzt werden muss, kommt einer Führungskraft in virtuellen Teams als Koordinations- und Kohäsionszentrum enorme Bedeutung zu. Gerade deshalb muss eine Führungskraft aber sehr darauf achten, dass nicht der Eindruck entsteht, die ihr unmittelbar (auch örtlich) mehr zugeordneten Mitarbeiter stünden ihr näher als andere. Gerade in virtuellen Teams (wie immer, wenn wenig direktes Feedback möglich ist) entsteht ein intensiver Raum für Projektionen, Fantasien und Gerüchte, welche fatal auf die Motivation und Kooperation wirken können. Gleichrangige Behandlung der Mitarbeiter, deutlich wahrnehmbar, ist daher essenziell.

Wenn vereinbarte Leistungen in virtuellen Teams nicht oder fehlerhaft erbracht werden, müssen Führungskräfte noch schneller, deutlicher und konsequenter Feedback geben. Sonst entsteht informell ein Glaubenssystem im Sinne von „Es merkt ja ohnehin keiner, es wird schon wieder vergessen werden …“ etc. So werden aber Demotivation und Nachlässigkeit mehr Nährboden finden, schon deshalb, weil damit indirekt-suggestiv die Wertschätzung für alle engagierten Mitarbeiter gemindert wird.

Bei Zielvereinbarungen etc. besteht ohnehin immer die Gefahr, dass die Beteiligten das Vereinbarte ganz unterschiedlich interpretieren und so Fehler und Missverständnisse entstehen. In virtuellen Teams ist diese Gefahr noch viel größer. Deshalb sollten solche Vereinbarungen und die dazugehörigen Feedbacks über den Vollzug sehr konkret auf allen denkbaren sinnlichen Ebenen gestaltet werden: mit vielen visuellen Ausdrucksformen (Diagrammen, Bildern etc.) und durch viele, in Ich-Botschafts-Form gestalteten Wiederholungen des Kommunizierten durch die Empfänger der Botschaften.

Hilfreiche Regeln für hypnosystemische Teamberatung:

- Jeder ist für sich selbst verantwortlich, aber dabei auch für seinen Beitrag zum Gruppenergebnis (Selbst- / Teambalance).
- Effizienzorientierung = „Die Dinge richtig tun …“
- Effektivitätsorientierung = „Die richtigen Dinge tun …“
- Fachliche Kompetenz wird als wichtige Voraussetzung betrachtet, auch voneinander erwartet.
- Fähigkeit und Bereitschaft zur Selbstkritik werden eingebracht.
- Es gibt viel Raum für Eigenentwicklung der Einzelnen in der Gruppe.
- Hierarchie wird klar definiert, beachtet und bewusst im Sinne von optimaler Balance zwischen Autoritativem und Selbstorganisation gelebt.

- Es wird eine gemeinsame Sprachkultur gepflegt.
- Unterschiedlichkeit wird wertgeschätzt, als Bereicherungschance behandelt.
- Kompetenzen für Aufgaben werden klar und mit Rückkopplung kombiniert, die wechselseitiges gleiches Verständnis der Absprachen gewährleistet.
- Kommunikation ist offen und zweckdienlich.
- Es wird Konfliktfähigkeit nach innen und außen geübt.
- Feedback wird institutionalisiert und ist willkommen, auch solches über Bewahrenswertes, Anerkennenswertes.
- Es wird klar unterschieden zwischen Sachebene und Beziehungsebene.
- Wechselseitige Verlässlichkeit ist selbstverständlich für alle.
- Gruppenentscheidungen werden von allen nach innen und außen mitgetragen.
- Es werden klare, wohlgeformte Ziele ausgehandelt, die von allen verstanden und getragen werden.
- Es wird ein Wir-Gefühl gemeinsam gelebt.
- Die Rollen „Bewahrer" / „Innovator" werden flexibel gelebt.
- Respekt vor Individualität, auch vor Abweichungen wird gelebt, gut balanciert mit dem Aspekt der Gruppenkohäsion und des Konsenses.
- Fehler werden als Lernchance behandelt.
- Permanente Bereitschaft zu adäquater Neugestaltung in Balance mit Bewahrenswertem wird beachtet.
- Ein achtungsvoller Umgang mit Abweichungen von vorgegebenen Zielen wird gelebt, z. B. auch so, dass diese als wertvolle Informationen für Nichtberücksichtigtes behandelt werden.
- Ein emotional stimulierendes Lernklima im Sinne von Freude, Spaß und Experimentierbereitschaft wird gelebt.
- Wer lernt, wird gewürdigt.
- Wissen wird veröffentlicht, sein Transfer unterstützt; kein Horten von Wissen den anderen gegenüber.
- Raum für eigene Experimente der Einzelnen in der Gruppe ist gewährleistet.
- Es gibt Raum für Selbsteinschätzungen, für das Äußern von Ängsten, Bedürfnissen und Schwierigkeiten, Wünschen, Unlust und Ambivalenzen (solche Äußerungen werden genom-

men als Informationen über Bedürfnisse, die für optimierte Lernbereitschaft noch berücksichtigt werden müssen).
- Toleranter Umgang mit Unterschiedlichkeit, die Einzelnen tauschen sich aus über ihre je einzigartigen Denk-, Lern- und Verhaltensstile.
- Ermutigungskultur – Vertrauensvorschuss der Vorgesetzten an die Mitarbeiter.
- Spaß beim Lernen, auch mal Raum für „Blödeln“ und lustvolles „Nichtlernen“, „Nichtfunktionieren“.
- Liberaler Umgang mit und Hinterfragung von Tabus.
- Rituale der wechselseitigen Wertschätzung.
- Viele offene Rückmeldeschleifen top-down und bottom-up.

Wichtige Aspekte systemischen Arbeitens

- *Zirkularität:* Neben dem individuellen Zustand der Mitglieder sind besonders die Beziehungen und Wechselwirkungen zwischen ihnen wichtig. Jedes Verhalten jedes Beteiligten ist gleichzeitig „Ursache“ und „Wirkung“ des Verhaltens der anderen Beteiligten (Zirkularität). So gesehen, gibt es keine feststehenden „Charaktereigenschaften“ (wie „Die Person ist so“), sondern das jeweilige „Sosein“ wird verstanden als Teil eines Wechselwirkungsprozesses, einer Interaktion in ihrem systemischen Sinnzusammenhang.
- *Kommunikation:* Die Art, wie Kommunikation wechselseitig geregelt wird und wie sie psychische und biologische Abläufe beeinflusst, auch, wie diese wieder die Kommunikation beeinflussten (Feedbackschleifen), ist essenziell. Wichtig dabei: wer wie, wann, mit wem als zum relevanten System gehörend oder nicht dazugehörend betrachtet wird und wie sich so das System eine Grenze zwischen Innen- und seiner Außenwelt schafft (System-Umwelt-Grenzen).
- *Kontext und Muster:* Alles gewinnt Bedeutung, Sinn und Wirkung nur in seinem Situationszusammenhang, seinem (ökosystemischen) Kontext. Werden verallgemeinernde, aus Kontexten gerissene Beschreibungen gemacht, wie es z. B. bei Organisations- und Teamdiagnosen häufig vorkommt, erscheinen viele Phänomene in ihrem Sinn nicht mehr verstehbar. Dies hat gravierende Folgen für die Beteiligten. Ob

z. B. etwas als Kompetenz, als verstehbarer, wertschätzbarer Lösungsversuch oder gar als adäquate Lösung für bestimmte Ziele unter bestimmten Bedingungen verstanden werden kann oder ob das gleiche Phänomen als Inkompetenz, Versagen etc. gesehen wird, hängt nur vom Kontextrahmen ab, in den man es stellt. Deshalb ist es für kompetenzorientiertes systemisches Arbeiten zentral, dass die Beteiligten alle Phänomene so beschreiben und so mit Zielaspekten und Kontextbedingungen in Zusammenhang stellen, dass sichtbar werden kann, wofür (z. B. für welche Ziele, für welche Situationen) ein bestimmtes Verhalten etc. überhaupt als Kompetenz verstanden werden könnte (Prinzip der Kontextualisierung und der Utilisation).
- *„Wirklichkeit"* (= wirksames Erleben) wird konstruiert, z. B. dadurch, wie was wovon unterschieden wird, wie es bezeichnet, wie es erklärt und wie es bewertet wird (Spencer Brown 1969). Wird etwas z. B. als Defizit bewertet, dann wird in erster Linie beachtet, was sich hier an Unerwünschtem abspielt, ohne dass Ausnahmen davon berücksichtigt würden (z. B. solche, in denen etwas Gewünschtes, „Erfolgreiches" ablief); oder es wird generalisiert („immer", „nie" etc.); oder es wird das Bewusstsein aller Beteiligten „hypnotisch gefärbt" – auch das der Teamleiter oder Berater. Dann können vorhandene Kompetenzen und erfolgreiche Lösungssituationen nicht mehr oder nur wesentlich undeutlicher gesehen werden; und dies bewirkt wiederum ein Erleben von geringerer Kompetenz.

Beispiele für die Integration von Problemmustern in die Lösungsgestaltung

- In einem Vorstandsteam wurde sehr beklagt, man könne nicht klar und transparent miteinander kommunizieren. Um dem abzuhelfen, wurde eine Teamentwicklung angefordert. Die Suche nach Ausnahmen und Skalierungen ergab bald, dass in Kontexten außerhalb des Vorstandsteams alle sehr klar kommunizierten, im Vorstandsteam aber nicht. Die Prüfung der Auswirkungen einer klaren Kommunikation ergab, dass dann alle transparent gesehen würden in ihrem

Tun, auch vom Vorstandsvorsitzenden, und fast alle fanden dies negativ, weil sie Eingriffe von ihm in ihr „Territorium" befürchteten. Unklare Kommunikation wirkte dann wie „schützender Nebel".

- In einer Personalabteilung eines Autokonzerns gab es viele Vorhaben, die nicht umgesetzt wurden, besonders seit es dort einen neuen Leiter gab. Der Leiter war aus dem kaufmännischen Bereich in diese Abteilung befördert worden, auch mit dem Kommentar, dass man den „verspielten und versponnenen Bildungsheinis" endlich mal anständige, wirtschaftlich sinnvolle Abläufe beibringen müsse. Schließlich zeigte es sich durch unsere Befragung, dass eine aktive und erfolgreiche Kooperation mit dem neuen Leiter für die bisherigen Teammitglieder eine krasse Abwertung ihrer (aus ihrer Sicht) Leistungen in der Vergangenheit bedeuten könnte, da alle im Umfeld die jetzt gute Kooperation dem neuen, „pfiffigen" Leiter zuschreiben würden.

Die Klinik als lernende Organisation

„Wenn sich zwei Menschen begegnen und jeweils ein Geldstück austauschen, hat danach jeder wieder ein Geldstück. Aber wenn jeder dem anderen eine Idee anbietet, haben beide danach (mindestens) zwei Ideen."
Thomas Jefferson

Hypnosystemische Prämissen

Die Kompetenz fokussierenden Konzepte der ericksonschen Hypnotherapie gehen davon aus, dass jedes Erleben – sei es im Alltag, im nächtlichen Traum, beim Erleiden von Symptomen oder beim Genießen optimaler Kompetenz – „Flow"-Zustände (Czikszentmihalyi 1996) ermöglicht. Sie können jeweils beschrieben werden als Ergebnis von Prozessen der Aufmerksamkeitsfokussierung – bewusst und unbewusst, willkürlich und unwillkürlich (Erickson, Rosso u. Rossi 1978; Gilligan 1991; Schmidt 1992a, b, 2000b, 2001a, b). Erkenntnisse der modernen hirnphysiologischen Forschung gehen in die gleiche Richtung (Roth 1996, 2003; Damasio 1997; Hüther 1998, 1999, 2000).

Auch über längere Zeit anhaltende massive Probleme oder Symptome (nicht nur aus dem psychotherapeutischen Bereich, sondern auch in Organisationen) zeigen dabei aus dieser Sicht keineswegs einen grundsätzlichen Mangel an lösungsförderlichen Fähigkeiten, sondern im Wesentlichen nur, dass die vorherrschenden, gewohnten Prozesse der Wahrnehmungs- und Aufmerksamkeitsfokussierung im relevanten System relativ starr und einseitig auf ebendiese symptomproduzierenden Prozessmuster ausgerichtet sind. Vielfach praktisch bewiesen ist inzwischen auch die Basisannahme, dass auch Systeme (einzelne Menschen ebenso wie Organisationen), in denen solche Probleme auftreten, sehr wohl in ihrem unbewussten, unwillkürlichen Erfahrungsspektrum über zieldienliche Kompetenzmuster verfügen, diese Muster aber dissoziiert sind. So sind sie ihnen nicht bewusst und auch nicht unmittelbar dauerhafter verfügbar, spontan aber werden sie sehr wohl des Öfteren gelebt, denn kein Mensch (und keine Organisation) erlebt immer das Gleiche über die Zeit hinweg.

Diese Potenzial- oder Kompetenzprämisse lässt sich in der klinischen Arbeit täglich vielfach bestätigen, unsere Ergebnisforschung an der Fachklinik am Hardberg bestätigt dies z. B. auch kontinuierlich im Bereich der Kompetenz fokussierenden Psychotherapie mit schweren und bisher „chronifizierten" Symptombildern (Herr 2002). Beispiele wie die Dynamik eines Fußballteams wie Bayer Leverkusen belegen dies aber im Alltag ebenso. Zunächst höchst erfolgreich, erzielt das annähernd gleiche Team kurz darauf völlig katastrophale Ergebnisse und dann wieder, bei fast völlig gleicher Besetzung, aber einhergehend mit anderen Mustern der Aufmerksamkeitsfokussierung (z. B. durch das Ritual, einen neuen Trainer einzuführen) hervorragende Erfolge.

Bezogen auf das Thema „Lernende Organisation" (LO) münden diese Erkenntnisse in ganz praktische Fragen:

- Welche Organisationsprozesse in einem System können so spezifisch aufgebaut werden, dass assoziiert mit ihnen ein maximales Maß an Aufmerksamkeitsfokussierung auf und Motivation für zieldienliche Lernprozesse angeregt wird?
- Und welche Organisationsprozesse wirken als optimale Umwelt dafür, dass die vielen unbewusst gespeicherten hilfreichen Kompetenzmuster der Beteiligten im System wirksam aktiviert und nutzbar gemacht werden können?

Die traditionell in systemischer Organisationsberatung oft gestellte Frage „Wie ist das System organisiert?" (unterstützt durch Organigramme etc.) wird dabei konsequent abgelöst durch Fragen wie „Wie wäre das System organisiert für das Ziel, als eine optimale LO zu fungieren?". Das System wird dafür also quasi um dieses Ziel LO „herum organisiert", die dafür dienlichen zielförderlichen Muster sind der zentrale Aufmerksamkeitsfokus.

Grundsatzüberlegungen zu Aspekten einer „Lernenden Organisation". Was hat eine Organisation zu beachten, um eine LO zu werden und zu bleiben?

Damit das System so organisiert werden kann, sollte klar sein, was unter „lernender Organisationen" verstanden werden kann. Zunächst kann dafür *Lernen* z. B. allgemein als „die Aufnahme und aufgabengerechte Speicherung von Informationen" (Simon, Stierlin u. Clement 1999) bezeichnet werden. Oft wird es auch beschrieben als Prozess, der lebende (nichttriviale) oder tote (triviale) Systeme befähigt, auf der Basis früherer Erfahrungen und durch die organische Eingliederung weiterer Erfahrungen in einer Situation angemessen zu agieren und zu reagieren (Brockhaus 2002).

Diese gängigen Definitionen sind aber schon sehr eng gefasst. Generell kann man sagen, dass unter Lernen auch jede Form von Speicherung von Information und daraus abgeleitete Schlussfolgerungen für Zukünftiges verstanden werden kann. Wenn z. B. jemand einmal betrogen wird und daraus ableitet, die Welt sei ein generell schlechter Ort, in dem man nur von potenziellen, Misstrauen erregenden Betrügern umzingelt sei, kann dies selbstverständlich auch als Lernprozess beschrieben werden. Die Frage ist allerdings, welche jeweiligen Ergebnisse der „Lernprozess" zeitigt. Gelernt wird immer, ob man will oder nicht, die Frage ist nur, was und wofür.

Definitionen des Lernens können immer nur sinnvoll werden in Relation zu ihren Ergebnissen, zu den Aufgaben, für welche diese Prozesse erfolgen sollen, und zu Beobachtern, welche definieren, was als das Angemessene zu bezeichnen und zu bewerten sei. Dies zeigt sich z. B. darin, dass von Speicherung von Information die Rede ist, welche „aufgabengerecht", „einer Situation angemessen" sei etc.

Lernen als eigenständiges Phänomen kann es nicht geben, der Begriff „Lernen" spiegelt einen Beschreibungs- und Erklärungsprozess wider, der immer in Abhängigkeit vom gewünschten Ergebnis gewählt wird. Lernen ist Ausdruck davon, dass Feedback wahrgenommen und verwertet wird, und zwar so, dass daraus Unterschiede gemacht werden, die als zieldienlich bewertet werden. Diese können als so vermehrtes Wissen verstanden werden. Jede LO muss also zentrale Aufmerksamkeit auf die kontinuierliche und kraftvolle Ausgestaltung von Feedbackprozessen ausrichten, die es ermöglichen, dass jede Handlung, die sich als zieldienlich für das System erweist, als bedeutsam wahrgenommen und verstärkt wird. Ebenso müssen aber auch Feedbackprozesse gestaltet werden, die es so schnell wie möglich wahrnehmbar machen, wenn Handlungen nicht zieldienlich gewirkt haben (häufig noch als so genannte Fehler diffamiert). Gerade ein deutliches Feedback über solche „Fehler"-Prozesse ermöglicht wertvolles Lernen.

Die Beteiligten im System werden solche „Fehler" aber viel eher kommunizieren, wenn dies belohnt und wertgeschätzt und nicht etwa sanktioniert wird. „Fehler" sollten also nicht als „Versagen" und „Inkompetenz" bewertet und behandelt werden, sondern als wertvolle Informationen über Korrekturbedarf. Wer „Fehler", auch so genannte eigene, bemerkt und kommuniziert, sollte also unterstützt und für diese Kommunikation anerkannt werden, dies erhöht die Chancen aller Beteiligten, gemeinsam eine zieldienlichere Organisation gestalten zu können. Geschieht dies nicht, kann es schnell zu Phänomenen wie dem „Elchtest" bei der A-Klasse von Daimler-Chrysler kommen. Während diverser Teamentwicklungsprozesse mit Teams dieser Firma in der Zeit, als die Elchtest-Thematik aktuell war, wurde mir von vielen Insidern überzeugend vermittelt, dass dieses Konstruktionsdesaster innerhalb des Systems keineswegs so überraschend gekommen war. Das hätte mich bei der enorm hohen technologischen Kompetenz der Beteiligten auch gewundert. Da viele Beteiligte aber wohl die Sorge hatten, dass den Überbringern der Botschaft (wie im Mittelalter) eher Gefahr drohen könnte, wenn jemand die Korrekturbedürftigkeit erst in einem recht späten Stadium der Entwicklung an die Hierarchieträger vermelden würde, verzichtete man offensichtlich auf solche Feedbacks, sodass sie eben von außen mit verheerenden Folgen für das System gegeben wurden.

Als Wissen kann definiert werden die Fähigkeit, etwas in nützlicherer Form zu verstehen als im Wahrnehmungsprozess vor dieser Unterschiedsbildung, sodass mit diesem Verstehen etwas Gewünschtes mehr als vorher gestaltet werden kann. Weiter kann es definiert werden als verfestigte, quasi automatisierte und gut verfügbare Beobachtungen, Konstruktionen bzw. Interpretationen der Realität, welche zieldienliche, z. B. gesundheitsförderliche, Wahlmöglichkeiten zugänglich machen oder befähigen, mit der Umwelt zirkulär erfolgreicher umzugehen. Aber: Solcher Erfolg sollte immer kritisch betrachtet werden. F. B. Simon und ich gaben in den „Pionierjahren" der systemischen Entwicklung immer wieder die Devise aus: „Erfolg macht dumm“! – jedenfalls dann, wenn er in linear-kausaler Weise angesehen wird als „Wahrheitsbeweis“ und Bestätigung der eigenen Annahmen, welche mit dem „Erfolg“ einhergingen. Schauen wir z. B. auf unsere eigene Entwicklung in der systemischen Arbeit (z. B. von einer Problem- zu einer Lösungsorientierung), so kann man, von heute aus betrachtet, sehr wohl sagen, dass wir heute noch effektiver arbeiten können als zu den Zeiten dieser frühen Erfolge. Damals waren wir aber mit den problemorientierten systemischen Konzepten wesentlich erfolgreicher als mit allem, was wir vorher praktiziert hatten. Wir hätten also besser nicht gesagt, „Wir sind erfolgreich, weil wir so arbeiten“, sondern „Wir sind erfolgreich, obwohl wir so arbeiten“. Diese Denkweise „gegen den Strich“ des Gewohnten halte ich für deutlich lernförderlicher. „Wissen“ steht also teilweise sogar in konträrem Verhältnis zu „Lernen“, denn „Lernen“ relativiert zumindest bestehendes Wissen oder radiert es manchmal sogar aus.

Gibt es dann „lernende Organisationen“, und wie wären die zu kennzeichnen?

Und gibt es denn nichtlernende Organisationen? „Ein Ding, das da heißt ‚Lernende Organisation‘ gibt es nicht“ (Senge 1996). Gelernt wird nicht von Organisationen, sondern von Menschen, welche sich zu Organisationen vernetzen, die so Umwelten füreinander werden als Einzelne, als Subsysteme der Gesamtorganisation und als erlebte Gesamtheit den Einzelnen und / oder Subsystemen gegenüber. Organisationen können aber Kontextbedingungen schaffen, welche den in ihnen und mit ihnen wirkenden Menschen optimale Lernprozesse ermöglichen und sie dazu motivieren: „Die Organisation muss ein System sein, das zum Lernen befähigt, motiviert bzw. das Lernen fördert“ (Wittwer 1997). Die Mitglieder der Organisation lernen also eher zieldienlich in solchen Kontexten. Für eine Organisation hat die Förderung solcher Lernprozesse in aller Regel aber nur Sinn, wenn sie ihren Interessen und Zielen dienen.

Als eine LO sollte nur eine Organisation bezeichnet werden, die ihre Mitglieder befähigt, Wissen zu erwerben, welches auch den Zielen der Organisation dient und diese sogar erfolgreich weiterentwickelt, also z. B. dem Erhalt der Organisation oder ihrer erfolgreichen Expansion dient, in so erfolgreichem Wechselspiel mit den sich ständig verändernden Umweltbedingungen.

Damit das individuelle Lernen der Beteiligten effektiv für die Organisation nutzbar wird, genügt es nicht, die Individuen zu fördern. Ihr Wissenserwerb muss kombiniert werden mit intensivem Austausch dieses Wissens (Zucker u. Schmitz 2001). Erst seine Vergesellschaftung bewirkt exponentielle Vermehrung und Nutzung von Wissen. Dafür muss eine Organisation entsprechende Regelungsprozesse anbieten. Dies dürfte dann am besten gewährleistet werden, wenn der so vollzogene Austausch im Dienste der Organisation ebenso auch wieder den eigenen Interessen der Austauschenden dient, also (die viel gerühmten) „Win-win"-Situationen entstehen.

Genau bezogen auf diesen Aspekt scheinen häufig zentrale Interessenkonflikte in Organisationen auf. Denn wird Wissen vergesellschaftet, wird es eben allen Beteiligten auf Wunsch zugänglich. Solange es noch monopolisiert bleibt, kann es aber z. B. dem bisherigen alleinigen „Besitzer" für seine Einzelinteressen dienen, etwa für Karrierevorteile gegenüber Kollegen oder zur Stärkung der hierarchischen Position von Vorgesetzten, die deshalb vielleicht eher daran interessiert sein könnten, ihre Mitarbeiter nur partiell an vermehrtem Wissen zu beteiligen. Eine LO sollte also Regelungen aufbauen, welche die Vergesellschaftung von individuellem Wissen als karriereförderlich behandelt und ebenso die tatkräftige Unterstützung von Mitarbeitern bei ihrer Wissensvermehrung.

Andererseits kann es aber auch für manche Beteiligten attraktiver erscheinen, lieber nicht so viel zu wissen („Was ich nicht weiß, macht mich nicht heiß …"), denn mehr Wissen kann auch mehr Verantwortlichkeit bewirken, welche durch tatsächliches oder vermeintliches Nichtwissen umgangen werden kann. Wird Wissen und Lernen so erlebt, dass damit unerwünschte höhere Erwartungen und Verantwortung einhergehen und dass damit eventuell größere Gefahren entweder für „Herrschende" oder „Beherrschte" entstehen, wird dies eher demotivierend wirken oder zu massiven Gegenregulationen führen. (Siehe z. B. die unzähligen Inquisitionsaktivitäten mit Verbrennungen wie der von Giordano Bruno, die Bedrohung von Galileo Galilei, aber auch die Maschinenstürmereien von Arbeitern zu Beginn der industriellen Revolution.)

Vermehrtes Wissen durch wirksames Lernen kann aber auch bisherige Werte massiv bedrohen und als ethischer Konflikt erlebt werden, z. B. bei der Entwicklung relativ ungefährlicher Abtreibungs- oder Verhütungsmethoden oder z. B. gentechnischen Innovationen bis hin zur Klonmöglichkeit.

Optimale Balance zwischen Aspekten einer lernenden und einer wissenden Organisation

Die Beschäftigung mit dem Phänomen LO könnte missverstanden werden als Plädoyer dafür, dass Lernen grundsätzlich besser wäre als Nichtlernen. Dies wäre viel zu einseitig und sowohl für Individuen als auch für Organisationen eher destruktiv. Denn Lernen impliziert jeweils auch potenzielle Entwertung von bisherigen Sichtweisen, setzt bisherige Organisationsformen tendenziell außer Kraft. Jedes System braucht aber auch ein erhebliches Maß an Stabilität (Homöostase), die erst die Kraft und Sicherheit gibt dafür, Neues konstruktiv aufnehmen zu können. Dies ist gleichbedeutend mit Wiederholung von Bisherigem. Eine optimale Organisationsform hat also immer die Herausforderung einer optimalen Balance zwischen Bestätigung von Bisherigem und Erstmaligkeit (Neuinformation) zu bestehen. Das Immunsystem eines gesunden menschlichen Organismus lernt zwar, es bildet z. B. Antikörper gegen Fremdkörper. Die Kontaktaufnahme bzw. das Registrieren solcher „Neuinformationen" wie Bakterien etc. stimuliert eine wichtige Änderung, dies aber nur so weit, dass der Organismus dadurch gerade besser das Bestehende, also das „Wissen" über die bisherige und als gesund erlebte Organisation, verteidigen kann. Ein Organismus, der ständig nur an neuem Lernen orientiert wäre, würde schnell sterben.

Viele so genannte Change-Management-Prozesse, die seit Jahren in vielen Organisationen ja als sehr *trendy* gehandelt und versucht werden, scheitern aus meiner Sicht deshalb, weil sie völlig einseitig Partei nehmen für Veränderung (= Lernen von Neuem in der Organisation) und dabei deutlich die Achtung, Wertschätzung und Nutzung von bisher Bewährtem vernachlässigen, was wieder die Motivation der Mitarbeiter zur Kooperation mit den Projekten drastisch reduziert. Eine optimale „lernende Organisation" wird also erst zu einer solchen, wenn sie die für ihre Ziele und Kontexte förderlichste Balance zwischen „wissender Organisation" (= Praktizieren von schon bewährtem Bekanntem) und LO beachtet.

Was man noch so alles lernen kann beim Lernen?

Ein weiterer wichtiger Aspekt für die Gestaltung lernförderlicher Regelungen in einer Organisation: Lernen funktioniert nie nur als passive Aufnahme von Informationsinput. Neben der Aufnahme und Verarbeitung der unmittelbaren, „offiziellen" Lerninhalte werden immer parallel dazu Informationen im Sinne von Bedeutungsgebung, Glaubenshaltungen über Beziehungsprozesse während und durch das Lernen mit entwickelt, es findet schließlich immer in einem erlebten Kontext statt, welcher (auf der so genannten Beziehungsebene) zu Zusatz-„Erkenntnissen" einlädt. Wie schon Bateson (1964) gezeigt hat, kann unterschieden werden zwischen einfachem „Protolernen" (einfache Informationsaufnahme) und „Deuterolernen", d. h. lernen, wie man lernt. Und bei diesem Deuterolernen lernt man über Beziehungsgestaltungsprozesse beim Lernen noch erheblich dazu. Ein Schüler, der z. B. im Unterricht in kritischer Weise seine Meinung gegen die ethische oder geschichtspolitische Position eines Lehrers äußert und dafür eine zusätzliche Hausaufgabe (quasi eine Strafarbeit) erledigen muss, mit der er zwar auch inhaltlich etwas an Zusatzinformation aufnimmt, wird wahrscheinlich als wichtigere Lernerfahrung die Schlussfolgerung entwickeln, dass man besser nicht mehr offen seine Meinung sagt oder eventuell auch schnell Machtpositionen anstrebt, aus denen heraus man andere unterdrücken kann, jedenfalls selbst nicht mehr unterdrückt werden kann. Oder ein Diplomand oder Doktorand, der erleben muss, wie seine mühsam erarbeiteten Ideen und Untersuchungsinformationen in einer Veröffentlichung seines Dozenten oder „Doktorvaters" zu dessen Vorteil verwendet wird, so, als ob dieser selbst die Leistung erbracht hätte, ohne Verweis auf ihn als eigentlichen Autor, wird sicher vorrangig andere Lernprozesse aus diesem Ereignis machen als die reine Informationsaufnahme durch seine Arbeit. Man lernt also (d. h., man entwirft eigenständig Bedeutung, Bewertung und Schlussfolgerungen zusätzlich zu jedem offiziellen inhaltlichen Input), ob zunächst gewollt oder nicht, jede Menge wichtige Lebenserfahrungen, welche wieder folgende Lernprozesse begünstigen oder erschweren. So kann das Lernen von zunächst relativ „neutralen" Inhalten zum Lernen von Unterwerfungs-, Erniedrigungserfahrungen etc. werden. Eine LO muss also nicht nur das Lernen von Inhalten fördern, die für die Organisation wertvoll sind, sondern gerade auch ein „Lernen, wie man lernt", welches permanent die Kompetenz und Freude beim Lernen so fördert, dass die Lernenden dabei in ihrer Autonomie und ihrem Engagement gewürdigt werden.

Auch die Idee, dass die Mitglieder einer LO ihr Lernen und Wissen für die Ziele dieser Organisation einbringen sollten, muss kontextbezogen relativiert werden. Wird sie in verallgemeinernder Weise propagiert, wie z. B. in der Form, in der Hellinger die zentrale Bedeutung des „Gruppengewissens" oder „Systemgewissens" quasi als ontologische Konstante hervorhebt (Hellinger 2001), kann dies, von meiner Position aus gesehen, gefährliche Implikationen haben. Dies zeigt sich an diversen eher kritischen Bemerkungen von Hellinger über den Stellenwert der Widerstandskämpfer im „Dritten Reich". Diese wurden auch schon getreu dieser Hypothese von ihm so charakterisiert, dass sie eben gegen dieses „Gruppengewissen" (also gegen die Position der Mehrheit der Deutschen damals) verstoßen und so die logischen Folgen zu tragen gehabt hätten (Hellinger, persönliche Mitteilung 1992).

Ich setze dem eine andere Perspektive entgegen: Natürlich kann man sich hier einseitig nur an der Meinung des Mainstreams der damaligen Zeit in Deutschland orientieren. Dann konnte man z. B. lernen: „Was die Mehrheit will und tut, ist grundsätzlich recht und damit auch für mich gültige Leitlinie." Eine solche Lernhaltung vertrat und vertritt z. B. Herr Filbinger, der damit trotz einiger fragwürdiger Todesurteile, die er als Marinerichter mit zu verantworten hatte, noch lange Jahre als Ministerpräsident im Nachkriegsdeutschland reüssieren konnte. Man konnte auch lernen: „Es hat ja doch keinen Zweck, es ist sinnvoll, still zu sein, sich anzupassen, abzutauchen etc." Man konnte sich aber auch entscheiden zu lernen, ich tue etwas, was Zeichen setzt für ein kommendes System, nicht nur für das jetzige, und meine Erfolgskriterien für Lernen orientiere ich nicht daran, ob es jetzt gleich zum Erfolg führt, der Erfolg liegt im Weiterleben von Ideen, Werten, welche von anderen weitertragen werden in und für ein System, welches sich an anderen Werten orientiert. Dann aber verstießen die Widerstandskämpfer nicht gegen das angeblich so gültige „Gruppengewissen", sondern engagierten sich in anerkennenswerter Weise für eine zu würdigende Vision eines Systems. Jedes Mitglied eines Systems hat also auch die Verantwortung, die Ziele und Werte dieses Systems kritisch zu prüfen und abzuwägen, ob eigene Lernprozesse und deren Kommunikation mit anderen trotz bestimmter herrschender Mehrheitsverhältnisse den Werten und Zielen entsprechen, die einem als achtenswert erscheinen. Wäre dies nicht der Fall, könnte es plötzlich als ethisch vorrangig erscheinen, Lernen und Wissen (wie z. B. bei der Entwicklung von Raketensystemen oder Atomwaffen) eher zu behindern als zu fördern.

Tempo und Klima des Lernens

Optimales Lernen in Organisationen wird intensiv beeinflusst durch folgende Faktoren:

Das Tempo der Lernprozesse: Wie sicher viele Menschen in ihrer persönlichen Lerngeschichte selbst leidvoll erlebt haben, entstehen während eines Lernprozesses sehr schnell demotivierende Erlebnisse, wenn die zu lernenden Inhalte zu umfangreich sind und / oder zu schnell gelernt werden sollen. Dann erleben sich die Lernenden schnell als überfordert oder als abgewertet, weil ihr persönlicher Lernprozess als ungenügend bewertet wird, sodass sie völlig demotiviert reagieren können. Würden die gleichen Lerninhalte in kleinere Teile zerlegt werden, und würde das optimale Lerntempo der Beteiligten berücksichtigt werden, würde dies zu hoher Motivation und nachhaltigem Lernerfolg führen.

Oft habe ich als Berater in Organisationsentwicklungsprozessen von Mitgliedern der Organisation schon gehört, dass sie in den letzten zwei bis drei Jahren schon mehrfach mit unterschiedlichen Change-Prozessen konfrontiert worden waren, zum Teil mit unterschiedlichen Vorgaben und Konzeptausrichtungen, weil sich wichtige Teilbereiche der Organisation bei der Entscheidung für die jeweiligen Prozesse nicht gut abgestimmt hatten. Und: Kaum hatten sich die Mitarbeiter dennoch auf den Prozess eingelassen und sich für die gewünschten Veränderungen engagiert, wurde schon der nächste (als nun endgültig entscheidender und als bester angepriesene) Veränderungsprozess eingeläutet, und die gerade eben noch ebenfalls als ungeheuer wichtig und entscheidend deklarierten, kaum halb vollzogenen Prozesse verschwanden in ominösen Vorstandsschubladen. Die Halbwertszeit der angestoßenen Lern- und Veränderungsprozesse hat sich in vielen Organisationen in den letzten Jahren enorm verringert, dafür die Zahl der begonnenen Maßnahmen sehr erhöht (was wohl Ausdruck erfolgreicher Marketingstrategien von Beratungsfirmen ist, nicht aber unbedingt Erfolg versprechend für die Organisationen selbst).

Eine erfolgreiche LO muss deshalb sehr intensiv auf das Bewährte und weiterhin Wertvolle im gewohnten Tun fokussieren. Der gängige Spruch „Das Bessere ist der Feind des Guten" (wobei mit dem „Guten" ja jeweils das Bisherige und mit dem „Besseren" das Neue gemeint ist) muss ersetzt werden durch die Perspektive „Das Bessere kann nur der dankbare kleine Bruder des großen Guten sein, auf seiner Kraft wächst es ...", und wenn das „Bessere" (also das Neue) quasi etwas weiter sieht, dann nur, weil es als „Zwerg auf den Schultern von Riesen" steht, wobei die Riesen das Bisherige symbolisieren. Genau dies muss eine LO zelebrieren.

Das emotionale Klima beim Lernen: Getreu vielen traditionell sehr beliebten pädagogischen Maximen, nämlich Lernen durch Druck, Strafandrohung etc. zu forcieren (ausgehend von einem aus feudalistischen Zeiten stammenden Menschenbild), werden auch heute noch, gerade in Profit- und in Non-Profit-Organisationen, bei Umstrukturierungsmaßnahmen, Veränderungsprozessen und bei Aufforderungen zum permanenten Lernen in der Organisation häufig wichtige Entscheidungen sehr intransparent gehandhabt. Den Mitarbeitern wird dabei vermittelt, dass, wenn sie nicht „spuren", dies Konsequenzen bis hin zum Verlust des Arbeitsplatzes haben kann. Die Folgen: massiver Stress, viel Angst in der Belegschaft, oft auch starkes Misstrauen. Führungstätigkeit und Entscheidungsstrategien, die dies bewirken, schaden der Organisation massiv und behindern erfolgreiche Lernprozesse sehr. Wie auch die Ergebnisse der modernen Hirnforschung zeigen, vermindert sich die verfügbare Lernfähigkeit (auch die erlebte und praktizierte Intelligenz) sehr stark bei solchen emotionalen Prozessen.

Auch die im systemischen Feld besonders beliebte Version „Um Veränderung anzuregen, sollten wir das System verstören" (Perturbation im Sinne von Maturana) ist aus der hier vertretenen Sicht völlig unzureichend. Denn wenn ein System sich als „verstört" empfindet, erleben die Beteiligten dabei auch praktisch immer Konfusion und eine Überladung mit zu viel Komplexität. Dies erzeugt wieder oft Angst (manchmal auch „Angstlust") und sehr häufig Altersregression. Dann werden aber meist aus der drängenden Angst heraus Lösungsversuche aktiviert, die eher mit früheren Angstkontexten assoziiert waren (Lernerfahrungen in Angstkontexten). Diese gehen meist mit undifferenzierten „Entweder-oder"- und „Schwarz-Weiß"-Mustern einher („Ein starker Mann muss her ..."), man greift quasi auf Kompetenzen aus früheren, relativ primitiveren Entwicklungsphasen zurück, oft mit suboptimalen oder gar fatalen Folgen.

Eine LO muss deshalb für Regeln sorgen, die den Umgang mit Emotionen optimal lernförderlich machen. Dazu gehört, dass ihre Mitglieder Angst haben dürfen beim Lernen, ambivalent sein dürfen, skeptisch sein dürfen, ablehnend sein dürfen den eventuell zu lernenden Informationen gegenüber, Wut haben dürfen, traurig sein dürfen, desinteressiert sein dürfen, „dumm" oder „schwer von Begriff" sein dürfen, unkonzentriert sein dürfen, langsam sein dürfen, schneller oder langsamer als andere sein dürfen, unterschiedliches lernen und merken dürfen, durchaus auch einmal abwertend dem anderen gegenüber sein dürfen, ja, sogar fundamentalistisch sein dürfen. Dies alles muss dann aber gemeinsam übersetzt werden als wertvolle Information über berechtigte Bedürfnisse der Träger solcher Gefühle und Erlebnismuster im System, für welche dann gemeinsam nach den besten Strategien gesucht wird, um sie einerseits so weit als möglich zu berücksichtigen, aber dabei andererseits auch die bestehenden Unterschiede zu anderen achtungsvoll und nicht abwertend zu behandeln.

Eine LO muss deshalb also auch unbedingt Regelungen beachten, welche für ihre lernenden Mitglieder überzeugend erlebbar macht, dass ihr „Lernen" ihnen selbst mindestens so sehr zugute kommt wie der Organisation, und auch sie muss bestimmte ethische Prinzipien dabei beachten. Lernen und die Bereitschaft dazu werden entscheidend gefördert durch das Erleben von *Beziehungssicherheit*: Wenn das Lernen assoziiert wird mit Entwicklungen, welche für wichtig gehaltene Beziehungen gefährden oder in unerwünschter Weise verändern könnten, wird dies demotivierend wirken und Lernprozesse behindern. Optimal wäre, wenn das Lernen sogar wichtige Beziehungen noch bereicherte.

Rollen-Sicherheit: Ebenso sollten Lernprozesse keine Gefahr, sondern eher Stabilität für gewünschte und angestammte Rollen im System verheißen und auch überzeugend gewährleisten, dass die Lernenden sich durch ihre Lernerfolge nicht gegenseitig eventuell die Zugehörigkeit zum System gefährden *(Zugehörigkeitssicherheit)*. Und: Zentral wirkt auch Sicherheit dahin gehend, dass man beim

Verändern auch „Fehler“ machen darf, „Irrtümer“ als Lernchance erlaubt und achtenswert sind. „Fehler“ bewerten wir als wertvolle Informationen darüber, dass für gewünschte Ergebnisse noch weitere oder andere Aspekte berücksichtigt werden sollten – quasi nach dem Motto „Aus Fehlern wird man klug, drum ist einer nicht genug …“ (Ingrid Steeger in der TV-Show *Klim-Bim*). So kann in bereichernder Weise verstanden werden, ob bisherige Beiträge korrekturbedürftig sein könnten oder anders vermittelt werden sollten, „Fehler“ können also als Zukunftschancen utilisiert werden.

Relevante Musterebenen einer LO

Um solche optimalen Organisationsprozesse gemeinsam planen und gestalten zu können, kann es sehr hilfreich sein, die enorme Flut von Komplexität in einem System wie z. B. einer Klinik (wie auch in jedem anderen System) nach bestimmten Ebenen zu ordnen, die zu wirksamen Mustern miteinander verflochten (assoziiert) sind und sich in Wechselwirkung permanent gegenseitig beeinflussen. Fragen für relevante Ebenen können z. B. sein:

- Wer sind die jeweils relevanten Beteiligten in einem gelingenden Lernprozess?
- Wie müssen die Prozesse der Zielentwicklung gestaltet werden, wer ist dabei wann, wie und mit welchem Einfluss einzubeziehen?
- Wie, wann und an wen müssen diese Ziele wieder kommuniziert werden?
- Welche Rückmeldungsschleifen von wem (auch korrigierender Art) auf diese Ziele können und sollten wirksam einbezogen werden, sodass die Ziele kraftvoll mitgetragen werden?
- Wie können so weit als irgend möglich alle Beteiligten einbezogen werden dabei, die notwendigen Schritte zur Erreichung der Ziele herauszuarbeiten?
- Wie können sie per Selbstorganisation einbezogen werden in die Gestaltung der Rollen- und Aufgabenverteilung dabei? Welche Regeln für Entscheidungs- und Hierarchieprozesse sind günstig?
- Eher viel Raum für Selbstorganisation oder eher autoritative Führung?

- Wie muss dann die Rolle der Führungskräfte ausgestaltet sein?
- Wie die Interaktionen zwischen Führungskräften und Mitarbeitern?
- Wie und worüber darf kommuniziert werden?
- Wie werden Nahtstellen zwischen den Teilbereichen des Systems organisiert?
- Wie werden wirksame Absprachen getroffen und eingehalten?
- Welche Regelungen werden praktiziert, damit das Einhalten der Absprachen bilanziert werden kann?
- Welche Gestaltung der Grenzen zwischen den Subsystemen ist zieldienlich?
- Welche Rituale, die Wertschätzung der Beteiligten für ihr Engagement gewährleisten, können kontinuierlich aufgebaut werden?
- Welche Förderungsaktivitäten für die Weiterbildung und für den eventuellen „Aufstieg" oder die Verbesserung der Position von Mitarbeitern werden gestaltet?
- Welche informellen Rituale für Begegnungen mit Spaß und dem Erleben sicherer Zugehörigkeit gibt es?
- Wie wird die Grenzbildung nach außen gestaltet, in Relation zu anderen Systemen, sodass Austausch, aber auch kraftvolle Würdigung der eigenen Systemidentität gelebt werden kann?
- Wie werden Kontakte nach außen in einer Weise gepflegt (z. B. zu Kunden, Zuweisern, anderen Teams, Kostenträgern etc.), dass dies dem System zusätzliche Kraft, Lernmöglichkeiten und Zukunftschancen gibt?
- Welche Interaktionen zwischen Führungskräften und einer eventuellen höheren Hierarchie (z. B. Kliniktrăgern) fördert zieldienliches Lernen im System?
- Etc.

Beispiel: Eine Klinik und ihre Ziele

Wie gezeigt, wird Lernen nur sinnvoll erkennbar bezogen auf die Ziele, für die gelernt wird und auf die Rollen, Positionen und Subsysteme im System, in der die Lernprozesse vollzogen werden – und darauf, wie diese diversen Lernprozesse der Subsysteme, Rollenträger etc. wieder in Synergie zusammengeführt werden im Interesse des Gesamtsystems. Lernen in der Klinik sollte sich beziehen auf die

Aufträge, welche der Klinik erteilt werden und die für sie relevant sind. Es sollte also darauf ausgerichtet sein, dass Feedbackschleifen so organisiert werden, dass die Aufträge an die Klinik immer noch besser erfüllt werden können.

Zentrale Ziele der Klinikorganisation sind z. B.:

- Die Belegung so vollständig als möglich kontinuierlich zu sichern.
- Die Wirtschaftlichkeit der Klinik zu gewährleisten. (Die Kliniken sind privatwirtschaftlich organisiert, der Träger, eine private Klinik-AG, ist zunächst vorrangig an diesen beiden Zielen interessiert, weshalb ich sie hier auch als erste nenne. Denn: Würden diese beiden Ziele mittel- und längerfristig nicht erreicht, brauchten wir uns über die weiteren Ziele keine Gedanken mehr zu machen.)
- Die Klienten und Klientinnen dabei zu unterstützen, schnell wieder ihre eigenen Kompetenzen zu entdecken, zu reaktivieren, effektiv nachhaltig gesundheitsförderlich zu nutzen und den erfolgreichen Transfer in ihre Heimatkontexte zu sichern. Sehr wichtig dabei ist auch, dass alle Aussagen über die Klienten (z. B. Diagnosen, „Deutungen", Interventionen generell) immer als Aussagen der Interpretierer vermittelt werden sollten, d. h. als Aussagen über ihre Sicht, nicht als „Wahrheit" über die Klienten. So können die Klienten dann wählen, welche dieser Aussagen für sie hilfreich sind, und müssen sich nicht Definitionen von außen unterwerfen.

Die stationären Therapiekonzepte, welche ich für die *Systemisch-hypnotherapeutische Psychosomatik* der *Fachklinik am Hardberg* und für die *SysTelos-Klinik* entwickelt habe, sind von mir spezifisch für dieses Ziel konzipiert worden. Als Verantwortlicher für den Aufbau der Organisationsprozesse dieser Systeme war für mich aber auch von Beginn an klar, dass wir diese Konzepte nicht nur in den Therapien anwenden können. Aus systemischer Sicht gilt das Prinzip „Wie innen, so außen" und umgekehrt, d. h., die Muster, welche wir den Klienten vermitteln und in Interaktionen mit ihnen praktizieren wollen, können dort nur kongruent gelebt werden, wenn wir so weit als irgend möglich dies durchgängig auch im Umgang der Organisation mit dem Team leben. Deshalb auch:

- Die Teammitglieder bei optimaler Aktivierung und Nutzung ihrer therapeutischen Kompetenzen zu unterstützen und den gegenseitigen Austausch über Erfolg vermehrende Maßnahmen zu intensivieren. Und: Die Qualifizierung der Teammitglieder kontinuierlich zu verbessern, dabei auch ihre Gesundheit und Lebensqualität bei der Arbeit zu fördern.

Einige Ebenen, auf denen Lernprozesse für diese Ziele in der und für die Klinik gefördert werden können

Die Führungskraft als wichtiger zur Kulturbildung beitragender Faktor

„Nur wer die Macht missbraucht, ist mächtig."
Peter Bichsel

Interaktionen zwischen Führungskraft und Team
Die üblichen Organisationsmuster und Strukturen, welche man in den meisten Kliniken findet, tragen nach meiner Erfahrung eher zum Gegenteil von dem bei, was hier als LO beschrieben wird. Die auch von den umfassenderen Systemen im Gesundheitssystem (wahrscheinlich besser als „Krankheitssystem" bezeichnet) geforderten und auch vorgegebenen Hierarchiestrukturen schaffen Rangordnungen, mit den Ärzten an der Spitze etc.

Will man eine Klinik als LO gestalten, kann dies nur top-down gestartet werden, wenn es nachhaltigeren Erfolg haben soll. Den Führungskräften kommt entscheidende Bedeutung zu, denn alle Beteiligten werden nach den tradierten Erfahrungen (mit Recht) zunächst sehr kritisch auf ihr Verhalten schauen, was immer auch offiziell als Absichtserklärung hinsichtlich gewünschter LO deklamiert wird. Die meisten Beteiligten haben sehr wohl in einem der üblichen Arbeitskontexte schon die Erfahrung gemacht, dass sie lauthals zur Mitgestaltung aufgefordert werden. Verhalten sie sich aber konsequent danach, bekommen sie oft entmutigende, entwertende Rückmeldungen von der Hierarchie, manchmal sogar solche, die ihr Engagement als schädigend definieren und ihr Weiterkommen im System gefährden. Der Aufbau einer LO setzt voraus, dass die Beteiligten viel Raum für autonome Selbstorganisation erleben und nutzen können.

Grundsätzlich wird wahrscheinlich kein Organisationssystem ohne Hierarchie auskommen. Die Frage ist nur, wie diese gelebt wird.

Wenn es Interessenunterschiede im System mit Pattentwicklung gibt, braucht es unbedingt Entscheidungsstrategien zur Auflösung des Patts – das Einführen einer höheren Macht. Diese kann durch eine oder wenige Personen verkörpert werden, genauso aber auch durch Mehrheit, einen Würfelentscheid etc., jeweils für das Ziel, dass das System wieder handlungsfähig wird. Hierarchieträger haben also Pflichten für das System, ihre hierarchischen Rechte dienen letztlich nur diesen Pflichten.

In meiner Rolle als Führungskraft in der Klinik heißt das für mich: Autoritative Entscheidungs-„Gewalt" sollte ich nur ausüben in den Fällen, in denen ich keinen Handlungsspielraum habe, es sei denn, ich würde meine Loyalitäten z. B. dem Kliniktäger, den Kostenträgern oder den Klienten gegenüber verletzen. Etwa könnte ich nicht zulassen, dass die Teammitglieder eigenmächtig ihre Urlaubszeiten ohne wechselseitige Koordination nehmen, wann es ihnen passt, oder sie eigenmächtig um viele Tage verlängern (was bei uns gar niemand tun will). In solchen Fragen habe ich gesetzte Restriktionen zu beachten und dafür zu sorgen, dass diese auch durchgesetzt werden, wie auch immer die eigenen Interessen der anderen Beteiligten wären.

Meine Tätigkeit als Führungskraft sollte dazu beitragen, mehr Wahlfreiheit und Eigenverantwortung beim Wählen zu fördern, also beizutragen zu einem Lernen dafür, wie man beiträgt zu bestmöglichen „Win-win"-Situationen, zu multikultureller Toleranz und zur Achtung von gleichrangigen Partnern in Lernbegegnungen. Zwar müssen wir in unserem Kliniksystem die Hierarchiestrukturen beachten, die das umfassendere System uns vorgibt. Aber diese formale Hierarchie darf nur quasi im Notfall vorrangig werden, für Lernprozesse sollte es keine Hierarchie geben. Lernen kann nur dann optimal werden, wenn jeder von jedem lernen kann und dazu bereit ist. Wären Einsteins Beiträge in der Zeit, als er noch Sekretär dritter Klasse beim Patentamt Bern war, nur bewertet worden nach seinem Dienstgrad, wäre die Welt um wesentliche Erkenntnisse betrogen worden. Und gerade im Bereich der Psychotherapie sind die Therapeuten letztlich ihr wichtigstes Instrument. Dies wirkt umso besser, je kongruenter es gestaltet werden kann. Kongruenz entsteht aber nicht durch Deklamation, sondern dadurch, dass jemand voll hinter einer Maßnahme steht. Dies wieder ist nur zu erwarten, wenn man wählen kann und nicht nur vollziehen muss.

Eine wichtige Ebene dieser Wahlprozesse ist die kontinuierliche Weiterbildung der Teammitglieder. Ein großer Vorteil dabei ist, dass ich als Leiter des *Milton-Erickson-Instituts* Heidelberg allen im Team anbieten kann, kostenlos an allen Seminaren am Institut teilzunehmen, an solchen mit mir als Leiter, aber auch an allen mit Gastreferenten. Die Wahl treffen die Kollegen und Kolleginnen selbst. Sie nehmen diese Möglichkeit intensiv in Anspruch, aber auch andere Weiterbildungen anderswo werden intensiv genutzt und sehr gefördert. Dies verpflichtet die Kollegen dann aber zu keinerlei Umsetzung der angebotenen Inhalte, die Wahl bleibt frei.

Solche Situationen, in denen die Führungskraft quasi autoritativ handeln müsste, sind aber, wenn man das nur will, sehr selten. In den meisten Fällen ist viel mehr Spielraum möglich, als es üblicherweise definiert wird. Und selbst da, wo ich als Führungskraft den Eindruck habe, über die anderen entscheiden zu müssen, gibt es meist recht viel Spielraum für Selbstorganisation. Es ist allerdings dabei sehr wichtig, dem Team jeweils völlig transparent darzulegen, welche Fragen verhandelbar sind, welche aber aus meiner Sicht nicht verhandelbar sind, sondern in jedem Fall in einer bestimmten Weise anzugehen sind. Denn würde das Team zunächst davon ausgehen, es hätte in einer bestimmten Frage autonome Wahlfreiheit, und müsste dann später feststellen, dass seine eigenen Entscheidungen doch nicht beachtet würden, hätte dies sehr destruktive und demotivierende Folgen. Für alle Positionen, welche ich als nicht verhandelbar ansehe, muss ich aber die Verantwortung übernehmen und die betreffenden Entscheidungen als *meine* Entscheidungen erkennbar machen. Ich sollte sie z. B. nicht als „Sachzwang" definieren und dadurch die Verantwortung abschieben. Nicht nur die Entscheidungsprozesse selbst, sondern auch die Art, wie sie kommuniziert werden, ist für Glaubwürdigkeit und achtungsvollen Umgang miteinander entscheidend.

Ein Beispiel: Bei der Erstellung eines neuen Dienstplans, der das optimale, vielschichtige Angebot für die Klienten gewährleisten soll, konnten sich die Angehörigen der verschiedenen Berufs- und damit auch Interessengruppen nicht einigen. Ich hatte zunächst vorgeschlagen, dass sie, da sie ja direkt davon betroffen sind und den Plan umsetzen müssen, diesen Plan in Selbstorganisation aufstellen. Trotz mehrfacher Terminvereinbarung und Zusagen aus dem Team, bis dann und dann den Plan zu haben, gelang seine Aufstellung nicht. Ich selbst empfinde so etwas als massive Zwickmühle für mich, jedenfalls musste ich den Anspruch der Klienten auf einen gut koordinierten Plan nun endlich erfüllen. Andererseits hätte ich am liebsten gewartet, bis sich das Team schließlich (aber wann?) geeinigt hätte. In meiner Rolle („mit dem Hut") als Kollege möchte ich mich nicht über die anderen „erheben" durch eine Anordnung, in der Rolle („mit dem Hut") als Führungskraft brauche ich einfach schnell den Dienstplan.

Typische Lösung bei uns: Ich erläutere im Team explizit, ganz transparent und in Ich-Botschaften – ich schildere also das Problem als *mein* „Problem", ich mache Aussagen über mich, nicht über sie (Rosenberg 2001) – diese Zwickmühle und welche „Hüte" ich da abwechselnd aufhabe. Dann definiere ich „mit dem Hut" (in der Rolle) der Führungskraft einen Zeitpunkt, bis zu dem ich den Dienstplan haben muss, um meine Rolle aus meiner Sicht gut ausfüllen zu können. Dann biete ich dem Team die Wahl an, bis dahin den Dienstplan selbstständig zu gestalten. Sollte dies gelingen, übernehme ich diese Regelung. Falls nicht, mache ich ihn dann selbst, wobei dann natürlich die eigenen Interessen der verschiedenen Berufsgruppen nicht so berücksichtigt sein dürften, als wenn sie das selbst machen würden. Meine Präferenz liegt dabei eindeutig darauf, dass das Team dies selbst regelt. So hat das Team wenigstens noch diese Wahl, ich als Führungskraft aber habe meine Zwickmühle ebenfalls aufgelöst (Schmidt 1992a).

Weitere Beispiele (von sehr vielen): Ich stelle dem Team die Idee vor, dass pro Woche jeweils eine der täglichen Gruppentherapiesitzungen nur durch die Klienten alleine gestaltet wird, also auch ohne die Therapeuten (zum Hintergrund dieser Idee siehe Abschnitt *Kommunikation zwischen Team und Klienten*). Dies wird aber nicht von mir verordnet, sondern die Teammitglieder können ihre Stellungnahme und Entscheidung frei kommunizieren. Zunächst wollten nur ca. 60 % der Therapeuten diese Idee in ihren Gruppen praktizieren, die anderen befürchteten, dass die Klienten dem nicht gewachsen wären. Die Kollegen, welche diese Maßnahme ablehnten, mussten sie natürlich nicht übernehmen. Den Klienten gegenüber vertreten wir diese Regelung deutlich so, dass wir die Einzigartigkeit der Teammitglieder weitestgehend genau so achten und nutzen wollen, wie wir es ja auch mit ihnen praktizieren wollen. Die Therapeuten, die die Idee umsetzen wollten, wiederum wurden von mir eingeladen, ihre Erfahrungen mit dieser Idee auszutauschen, und die, welche sie zunächst abgelehnt hatten, zu prüfen, ob die Erfahrungen der anderen sie in ihrer bisherigen Meinung bestärken oder diese verändern würden. Übernehmen muss bei uns unter solchen Bedingungen die von mir eingebrachten Ideen niemand, sie können eigenständig geprüft werden. Inzwischen haben alle Therapeuten diese Regelung übernommen, weil die Erfahrungen damit derartig positiv waren, dass sie überzeugend wirkten.

Es ist aber keineswegs so, dass meine Vorschläge immer oder immer sofort eine große Mehrheit finden. Abgeleitet aus den gleichen geschilderten Grundprämissen, führte ich 1998 auch die Idee ein, dass die typischen Teamsitzungen, in denen die Therapeuten *über* die Klienten reden, geändert und als eine Art Qualitätszirkel (ähnlich wie ein Reflektierendes Team, Andersen 1990) gestaltet werden (siehe unten). Dieser Idee gegenüber zeigten sich zunächst ca. 60 % des Teams ablehnend. Die meisten Argumente dagegen gingen in die Richtung, dass die ablehnenden Therapeuten dabei befürchteten, von den Klienten kritisiert zu werden, und dies als inakzeptablen Stress empfanden. Wie üblich brauchten diese Kollegen kein Qualitätszirkel-Meeting zu machen. Inzwischen praktizieren ca. 95 % diese Meetings. Die Kollegen, welche es anwandten, machten damit so erleichternde und gute Erfahrungen, dass dies die anderen nach und nach „ansteckte".

Bei vielen Supervisionen, die ich für diverse Kliniken durchführe, melden die teilnehmenden Kollegen oft zunächst vielfachen Bedarf an, ihre „Fälle" einzubringen. Dann ist aber sofort die Frage, ob die Klinikleitung auch an der Supervision teilnimmt. Ist dies der Fall, bringt kaum noch jemand etwas ein. Die daraus typischerweise abgeleitete Schlussfolgerung ist dann, dass die Klinikleitung nicht teilnehmen sollte, da dies sonst das Team in seiner Entfaltung in der Supervision hindern könnte. Bei uns in der Klinik zeigt sich das anders. Das Team fordert, dass ich eher öfter bei der Supervision dabei sein sollte. Dies hängt ganz einfach damit zusammen, dass alle „Probleme", die Teammitglieder bei der Arbeit haben können, als wertvolle Information über berechtigte Anliegen und Bedürfnisse der Betroffenen behandelt werden. „Fehler" gibt es so nicht, selbst wenn jemand etwas von sich als „Fehler" definieren würde, wird er behandelt als Lernchance dafür, dass etwas noch nicht genug berücksichtigt war. So wird aus jedem „Problem" eine „Gewinn"-Chance. Es ist eine besondere Ehre für mich, so oft in Supervisionen von den Kollegen angefragt zu werden. Dies zeigt mir, dass wir unsere Ideen nicht nur deklamieren, sondern die Kollegen sie auch als stimmig gelebt empfinden.

Hinsichtlich der Gestaltung der Beziehung zwischen Führungskraft und Team gäbe es noch viele Beispiele. Grundsätzlich hat es sich bewährt, dass ich a) über meine Ziele und Ideen klar informiere und versuche, meine jeweiligen Motive plausibel zu machen. Dafür liegt die „Bringschuld" bei mir. Dann lade ich b) ein zu offenem Feedback, wobei ich dann aber auch Respekt vor Frustrationsreaktionen habe, falls solche aus dem Team kommen sollten (wenn ich z. B. glaube, etwas anordnen zu müssen). Für alle meine Vorschläge, die ich als verhandelbar ansehe, lade ich zum „Ausprobieren" ein und werbe um Unterstützung. Kritische Rückmeldungen sollten behandelt werden als wertvolle Verhandlungsinformationen, sie werden anerkannt, nicht sanktioniert.

So verfahren wir auch dabei, wenn es um die Erweiterung oder Umgestaltung unserer Klinikkonzepte etc. geht. Dazu wird immer das ganze Team eingeladen. Dies bedeutet nicht, dass jeder Vorschlag übernommen wird, das wissen alle Beteiligten. Aber im Laufe der Zeit hat sich unser Konzept durch viele Beiträge aus dem Team sehr differenziert und erweitert. Solche bereichernden Beiträge wird es aber nur weiter geben, wenn sie auch als Leistung des Teams gewürdigt und nicht dargestellt werden, als ob das alles nur von mir käme. Bei Veröffentlichungen aus der Klinik werden deshalb selbstverständlich immer nur die Namen der tatsächlichen Autoren genannt, die traditionellen „Enteignungsverfahren", mit denen Klinikleiter die wertvolle Arbeit anderer so belohnen, dass deren Name jeweils hinten steht und der der Leitung als Erstautor aufgeführt wird, werden bei uns nur als Fossil aus der Feudalzeit behandelt.

Interaktionen zwischen Führungskraft und Verwaltung

Gerade auf dieser Ebene lassen sich besonders viele Zwickmühlen finden, die sich für eine Führungskraft in der Klinik anbieten. Das übliche Rollenverständnis der für die Klinikverwaltung Verantwortlichen (und ihr Auftrag vonseiten des Klinikträgers) ist es, das Verhältnis zwischen Einnahmen und Ausgaben so günstig als möglich zu gestalten. Die Bedürfnisse des Teams, soweit sie entweder die Einnahmen einschränken oder Kosten erhöhen könnten, sind so naturgemäß der zentrale Problemfaktor für die Verwaltung. Die unterschiedlichen Interessen werden von beiden Seiten nicht selten mit massiver wechselseitiger Abwertung verbunden. Dies sind aber Lösungsversuche, die zu symmetrischen Eskalationen und zu Demotivation führen können. Hier kommt der Führungskraft eine wichtige Mehrfachrolle zu. Sie muss sowohl Moderator und Mediator zwischen den diversen Seiten des Systems sein, gleichzeitig jedoch unbedingt auch mit hoher Loyalität die Fürsorgepflicht für die Mitarbeiter beachten, ebenso aber auch die Loyalität zum Klinikträger. So gesehen, kann man alles eigentlich fast nur falsch machen. Die Devise von H. Achternbusch: „Du hast keine Chance, nutze sie!", hilft da sehr.

Die in solchen Fällen an die Führungskraft gestellten Herausforderungen erlebe ich als letztlich niemals bewältigt, man kann schon dankbar sein, wenn es öfter mal gelingt, konstruktive Ausgleichsverhandlungen zu unterstützen. Als hilfreich hat es sich für mich erwiesen, jeweils genau zu prüfen, ob und wie weit ich in einer bestimmten Frage gerade parteiisch bin (d. h., da ich das „Sein" ja wähle: parteiisch sein will), und dies dann auch transparent zu machen. Häufiger mache ich mich parteiisch für Fragen des Teams, manchmal aber auch für Anliegen der Verwaltung. Dies hat jeweils Auswirkungen auf meine Rolle, Moderator und Mediator kann ich nur sein, wenn ich gerade mal nicht oder sehr wenig parteiisch bin. Die konstruktivsten Ergebnisse erzielen wir auch hier immer, wenn wir die unterschiedlichen Interessen zunächst als anerkennenswert (aus der Perspektive des Interessenträgers) bewerten, deutlich machen, wofür (für welche „höheren" Ziele) diese Positionen eingebracht werden, und dann gemeinsam schauen, welches die im Sinne einer „Win-win"-Situation beste Interessenbalance ist. Motiviert werden die diversen Seiten dabei am meisten dadurch, dass ich sie immer wieder auf die Auswirkungen (Kosten-Nutzen-Analyse) hinweise, die ein einseitiges Beharren auf maximalen Positionen nach sich ziehen würde (meist Pattsituationen mit hohen Folgekosten für alle). Das Durchspielen von „Lose-lose"-Szenarien wirkt sehr hilfreich für den Aufbau von „Win-win"-Kooperationen.

Interaktionen zwischen Führungskraft und Klienten

Gerade unter unseren Kontextbedingungen erleben wir es als sehr wichtig, dass die Führungskraft sich den Klienten und Klientinnen gegenüber eher zurückhält und dem Team sehr viel Raum und auch Vorrang lässt. Mein relativ hoher Bekanntheitsgrad in unserem Berufsfeld wirkt bis heute als starker Motor für viele Zuweisungen. Dies bedeutet oft auch, dass Klienten mit der Erwartung kommen, dass unbedingt *ich* mit ihnen arbeiten müsse. Dadurch könnte es zu einer relativen Entwertung der reichhaltigen Kompetenzen des Teams kommen. Deshalb haben wir nach einigen Versuchen seit Jahren die Regelung, dass ich direkt mit den Klienten nur in einer offenen Abendgruppe arbeite und ansonsten das Team in seiner direkten Arbeit mit ihnen unterstütze.

Diese (meist wöchentliche, meist auch mit ca. 40–50 Teilnehmern und Teilnehmerinnen) Abendgruppe wird definiert als „Transparenzgruppe" oder „Produktinformationsgruppe" mit der Erläuterung, dass wir die Klienten quasi als ko-therapeutische Kollegen begreifen. Denn ein Erfolg ihres Aufenthalts kommt letztlich nur dadurch zustande, dass sie ihre eigenen Kompetenzen freisetzen, sie therapieren sich also eigentlich selbst, wir sind Dienstleister, die sie dabei unterstützen. Als solche Ko-Therapeuten sollten sie eine „kollegiale Kommunikation" angeboten bekommen. Dies heißt, ihnen sollte alles, was wir tun, völlig transparent gemacht werden. In dieser Gruppe erläutere ich so klar als möglich alle unsere Konzepte, Prämissen etc. und spiele die diversen Schritte unserer typischen

Angebote, angewandt auf Anliegen von Gruppenteilnehmern, mit ihnen durch. Ich lade die Klienten dabei auch dazu ein (in Absprache mit dem Team), dass sie während der vielen täglichen Therapieangebote immer genau nachfragen sollten, was die Therapeuten jeweils mit ihren Interventionen an Ideen und Absichten verbinden, und sich nur darauf einzulassen, wenn ihnen dies auch plausibel ist oder wenn sie, falls sie es noch nicht verstehen, experimentell etwas ausprobieren wollen. Die Klienten werden also als kritische und mündige Kunden angesprochen, „Widerstand" in dem Sinne, dass er etwas Pathologisches und / oder zu Therapierendes sei, wird von uns transformiert in das Verständnis, dass es sich dabei um kompetente und anerkennenswerte Informationen der Klienten handelt, die anzeigen, dass wir ihnen noch etwas an Plausibilität schuldig sind. Mit solchen Angeboten versuchen wir, auch auf diesem Wege dem zentralen Ziel unserer Arbeit gerecht zu werden, nämlich bei den Klienten so konsequent und umfassend als möglich alle Aufmerksamkeit auf das Erleben eigener Kompetenz und autonomer Gestaltungsmöglichkeit zu fokussieren.

Ich erlebe es immer wieder als sehr bereichernd und erfrischend, wie klar, kompetent und auch kritisch die Klienten sich dann verhalten, wenn sie nur in ihrer eigenen Perspektive ernst genommen werden. Dabei kommen manchmal auch Rückmeldungen in der Art, dass jemand sich bei mir über ein Teammitglied beschweren will oder ausdrückt, dass ihm das eine oder andere gar nicht geholfen habe. Dies wird aufgefasst als wertvolle und kompetente Information aus der Erlebnisweisheit der Klienten darüber, dass ihnen noch etwas (z.B. von uns) fehlt, niemals als Aussage darüber, dass Therapeuten etwas schlecht gemacht haben. Ich ermutige dann dazu, diese Bedürfnisse der Klienten direkt mit den zuständigen Therapeuten zu kommunizieren. Wir nutzen dann solche Beispiele sofort wieder in der Gruppe als Chancen, um durchzuspielen, was es psychisch, somatisch und psychosomatisch bewirken würde, wenn sie sich die Gruppenmitglieder erlauben würden, für ihre Bedürfnisse klar und dezidiert einzutreten, und ebenso, was es bewirken würde, wenn sich das nicht erlauben würden (Ansatz der Utilisation). Die Gruppe kann wertvolle Dienste erweisen dabei, die Betreffenden zu stärken und zu unterstützen. So können die Bedürfnisse der Klienten als Chance für einen gemeinsamen Lernprozess im Dienste besserer Kooperation genutzt werden, welcher wieder besonders in Interaktionsforen wie unseren „Qualitätszirkeln“ (s. Abschnitt *Kommunikation zwischen Team und Klienten*) sehr nützlich wirkt.

Kommunikation im Team

Alle Tätigkeiten der Teammitglieder können wertvolle Lernerfahrungen erbringen, nicht nur für den Einzelnen, sondern auch für das ganze Team. Nutzbar für das Team wird dies aber eher, wenn es Kommunikationsrituale gibt, mit denen der Austausch dieser Erfahrungen institutionalisiert wird. Deshalb haben wir regelmäßige Team-Meetings eingerichtet, in denen die Teammitglieder jeweils berichten, welche aus ihrer Sicht interessanten Erfahrungen sie in der letzten Zeit bei der Arbeit gemacht haben, z. B., welche ihrer Interventionen sie als besonders hilfreich und erfolgreich erlebt haben oder was sie besonders gerne gemacht haben. Die gemeinsame Bedeutungsgebung dabei ist nicht, dass so „geprotzt“ wird, sondern dass jedes Teammitgliede den anderen damit eine Chance gibt, Anregungen zu bekommen.

In ähnlicher Weise wird wechselseitig rückgemeldet, welche Beiträge untereinander als hilfreich erlebt wurden. Die damit verbundene Aufmerksamkeitsfokussierung bewirkt meist schnell eine angenehme Stimmung im Team.

Anders als im Verständnis des Modells, wie es de Shazer und Sparks (1989) für das Brief Family Therapy Center beschreiben, oder in Verfahren wie im „Appreciative Inquiry“ (Whitney u. Cooperider 2001) oder auch den „Zukunftskonferenzen“ (Weisbord 1996), in denen hauptsächlich auf Solution Talk fokussiert wird (de Shazer 1989a, b), machen wir auch den intensiven Austausch über „Probleme“ (Problem Talk) im Team sehr nutzbar (Schmidt 1999). Dafür werden alle „Probleme“ der Teammitglieder immer behandelt als kompetente Feedbacks über einen wichtigen Bedarf der „Problemeigner“. Dies gilt sowohl für „Probleme“ mit der Führungskraft als auch für solche der Teammitglieder untereinander oder von Teammitgliedern mit Klienten. Im Stile der z.B. von Rosenberg (2001) vorgeschlagenen „gewaltfreien Kommunikation“ werden alle diese „Probleme“ aber in Ich-Botschaften übersetzt mit der zentralen Aussage darüber, was die jeweiligen „Problemeigner“ brauchen, von wem auch immer. In der gleichen Form werden dann auch nach und nach (durchaus nach zunächst auch einmal heftigen Du-Botschaften) die jeweiligen Antworten gestaltet. So kommt auf Dauer ein sehr befruchtender Prozess zustande, durch den „Konflikte" auch gar nicht mehr als schweres „Problem" erlebt werden müssen, sondern eben auch als Chance erlebt werden können. Da dies inzwischen schon quasi selbstverständlich gewordenes Kulturgut im Team ist, hat sich eine sehr angenehme Form neugieriger Gelassenheit ausgebildet. In dieser Atmosphäre ist es für Teammitglieder auch kein „Problem", schwierige „Probleme" aus ihrer Arbeit mit Klienten einzubringen, da solche Phänomene bei uns ja grundsätzlich niemals als Versagen etc. bewertet, sondern daraus Unterstützungsrituale abgeleitet werden. Ein solches „Problem" nicht einzubringen würde quasi dann einer Art Selbstbestrafung gleichkommen. Das so geschaffene Klima trägt zu einer sehr schönen Form kontinuierlicher Qualitätsverbesserung bei.

Kommunikation zwischen Team und Klienten

Autonome Gruppensitzungen

Grundprämisse unserer Konzepte ist ja, dass die Klienten und Klientinnen auf unbewusster Ebene weitgehend über die Kompetenzen verfügen, welche sie für eine gesunde Lösung ihrer Probleme brauchen. Jeder unserer Beiträge muss deshalb daraufhin geprüft werden, ob er als Ritual für die Aktivierung und für ein nachhaltiges Praktizieren dieser Kompetenzen dient. Als einen Aspekt davon führte ich deshalb die Idee ein, dass die Klienten eine der täglich stattfindenden Gruppen-Psychotherapiesitzungen pro Woche selbst organisiert gestalten, also ohne Beisein der Therapeuten (s. Abschnitt *Interaktion zwischen Führungskraft und Team*). Entwickeln die Klienten erfolgreiche Lösungen, drückt dies ja ohnehin ihre eigene Leistung aus, letztlich sind sie selbst die wirksamsten Therapeuten. Dies kann rituell schneller und überzeugender wirksam werden, wenn sie dafür explizite Gestaltungsräume erhalten. Nach anfänglichem Zögern aller Beteiligten (auch der Teammitglieder) hat sich diese Maßnahme als sehr hilfreich erwiesen. Sie stärkt das Selbstvertrauen der Klienten und die Kohäsion in der Gruppe, und es hilft ihnen, sich unabhängiger von den Therapeuten zu machen.

Die Erfahrungen in den autonom gestalteten Gruppensitzungen werden dann wieder gemeinsam mit den Therapeuten in den anderen Sitzungen ausgewertet und weiter nutzbar gemacht. Oft teilen uns die Klienten mit, dass in den selbst gestalteten Sitzungen wertvolle Prozesse abliefen, die sich wahrscheinlich zusammen mit den Therapeuten gar nicht entwickelt hätten. Dies regt die Therapeuten wiederum an, ihre Angebote noch passgenauer zu machen.

Qualitätszirkel

Aus den gleichen Überlegungen heraus werden (wöchentlich oder 14-tägig) Teamsitzungen so gestaltet, dass die Klienten dabeisitzen, wenn die Teammitglieder „über" sie reden. Ein Erfolg findet ohnehin nur statt, wenn ihn die Klienten umsetzen. Die Teamgespräche „über" sie sind nur ein Mittel zum Zweck im Hinblick auf dieses Ziel. Für den Transfer in die autonome Kompetenzgestaltung der Klienten ist es sehr hilfreich, wenn sie die Teamkommunikation „über" sie direkt nutzen können. Diese Sitzungen werden rituell folgendermaßen gestaltet:

a) Zunächst unterhalten sich die Therapeuten und Therapeutinnen (Gruppen-, Körper-, Musik- und Kunst-Therapeuten), die entweder auf einer Seite des Raumes sitzen (während die Klienten auf der anderen Seite des Raums sitzen) oder in der Mitte (während die Klienten einen Kreis um sie herum bilden), über ihre Wahrnehmungen und Einschätzungen, die sie in der Arbeit mit den Klienten entwickelt haben. Besonders wird dabei darauf fokussiert, welche Abläufe bei den Klienten und in den Interaktionen mit den Therapeuten und anderen Klienten sie als hilfreich erlebt haben, was aus ihrer Sicht also zum therapeutischen Erfolg (= Verwirklichung der Ziele, welche die Klienten definiert haben) beigetragen hat. Ebenso wird dann fokussiert auf Beiträge, die aus Sicht der Therapeuten hinderlich oder verschlechternd wirkten, und auf Ziele (abweichend von denen der Klienten oder diese ergänzend), die Therapeuten vielleicht als wünschenswert ansehen.
b) Nach einiger Zeit dieses Austausches wird die aktive Kommunikation an die Klienten übergeben. Diese äußern sich nun dazu, was sie von dem, was zur Sprache gekommen ist, halten, wo sie zustimmen, wo sie anderer Auffassung sind, und dazu, welche der Äußerungen für sie hilfreich, welche eher hinderlich wirkten. Dann schildern sie, was sie von den Beiträgen der

Therapeuten in der letzten Zeit insgesamt halten, welche für sie hilfreich, welche für sie unwirksam oder hinderlich waren. Es geht dabei immer um Wirkung, niemals um Absichten (getreu der Devise, dass immer der Empfänger die Wirkung und Bedeutung einer Botschaft bestimmt, niemals der Sender)! Dies alles wird jeweils allmählich übersetzt in Informationen darüber, welche nächsten Schritte aus der Sicht der Klienten hilfreich wären, die sie selbst machen könnten, und was sie dazu von den Therapeuten brauchen würden.

c) Dann wechselt die Aktivität wieder zu den Therapeuten, die nun dazu Stellung nehmen. Sie teilen mit, wie das Gehörte auf sie wirkt, was sie daran für ihre Arbeit hilfreich finden und was sie ihrerseits von den Klienten brauchen, um mit ihnen im Sinne der Erreichung ihrer Ziele gut kooperieren zu können.
d) Schließlich werden die nächsten kleinen Schritte in der Kooperation für die nächste Woche daraus abgeleitet und vereinbart.

Diese Rituale im Sinne von Qualitätszirkeln haben sich sehr bewährt. Die Klienten berichten immer wieder, dass sie sich dadurch als sehr geachtet erleben und als gleichrangige Personen behandelt fühlen. Sie können ständig explizit mitgestalten und üben damit schon überzeugend genau das ein, was ihnen für einen nachhaltig wirksamen Transfer in den Alltag hilft. Für die Therapeuten wirken diese Sitzungen aber ebenso sehr hilfreich. Sie bekommen sehr genaue Rückmeldungen zu ihrer bisherigen Arbeit, aber auch präzise Informationen darüber, was ihre nächsten Ideen jeweils auslösen würden. So kann das, was man üblicherweise „Widerstand" in der Psychotherapie nennt, endlich in wertvolle und sehr kompetente, gesunde Beiträge der autonomen Klienten übersetzt werden, die damit klar ihre Bedürfnisse formulieren und auch schon (quasi wie kompetente Supervisoren) den Therapeuten anzeigen, was sie besser tun, aber auch, was sie besser lassen sollten. Das Voneinanderlernen kann so kontinuierlich ganz deutlich wahrgenommen werden. Programmatische Devisen wie z. B. „Hier bekommst du nicht, was du willst, sondern was du brauchst" (seit annähernd 20 Jahren Leitlinie einer sehr großen und renommierten deutschen psychosomatischen Klinik, für die ich viele Jahre lang Supervision gemacht habe) sind damit aber nicht mehr vereinbar.

Hilfen der Klienten für die Therapeuten

Im stationären Setting hat das Team ständig mehrere Rollen auszufüllen. Die therapeutische Arbeit orientiert sich daran, dass die Klienten autonom ihre Ziele definieren und die jeweiligen Schritte dahin weitestgehend nach eigenen Kriterien auswählen. Gleichzeitig gibt es aber Vorgaben von den Kostenträgern (z. B. Abstinenz bei Alkohol- und Drogenproblemen) und vom Gesetzgeber (bei Selbst- oder Fremdgefährdung muss im Notfall zwangsreguliert werden). Diese Regelungen wirken auf den therapeutischen Kontext einschränkend, der Kontext sozialer Kontrolle wird dadurch partiell oder ganz vorrangig. Die Klienten erleben sich dadurch als fremdbestimmt. Da die Therapeuten und Therapeutinnen diese Fremdregeln durchsetzen müssen, werden sie schnell als Büttel von Unterwerfungskräften gesehen, die therapeutische Kooperation wird dann sehr erschwert oder unmöglich. Die Therapeuten können aber diese von außen gesetzten Regelungen nicht übergehen, sonst gefährden sie sich (und die Klienten bekommen z. B. die Kosten nicht übernommen). Diese Zwickmühlen schaffen viele Probleme für die Therapeuten. Einige der Strategien, die ich zur Lösung von Zwickmühlen aus den Arbeiten zur Doublebind-Hypothese (Bateson et. al. 1956; Sluzki a. Ranson 1974) abgeleitet habe, ermöglichen uns aber, diese Zwickmühlen für eine bessere Kooperation zu nutzen. Dadurch können viele Konflikte und destruktive Kontrollkämpfe mit Erleben von Dominanz-Unterwerfungs-Mustern in nutzbare Kooperation zwischen Therapeuten und Klienten transformiert und hilfreich eingesetzt werden, um den Umgang mit Fremdregeln in Beziehungskontexten konstruktiv einzuüben.

Beispiel 1: Bei der Zielentwicklung teilen wir den Klienten mit, die bei Abhängigkeitsproblemen als Ziel „kontrolliertes Trinken" wählen wollen, dass wir ihre Wahl achten, in ambulanten Kontexten auch an solchen Zielen eventuell mit ihnen arbeiten könnten, nicht aber im stationären Kontext, da die Kostenträger als Ziel Abstinenz verlangen. Wir weisen darauf hin, dass diese Zieldefinition für uns nicht aussagt, dass die Wahl der Klienten inkompetent oder nicht realisierbar wäre. Schließlich gibt es inzwischen viele Belege, dass auch mit dem Ziel „kontrolliertes Trinken" viele Menschen dauerhaft sehr gute Erfolge erzielen (z. B. Isebaert e. Cabie 1997). Sie sagt aber aus, dass wir in Loyalität zu den Kostenträgern im stationären Setting dieses Ziel zu beachten haben und dass die Klienten es ebenfalls zu beachten haben, wenn sie eine Kostenübernahme durch die Kostenträger wollen. Damit wir mit ihnen kooperieren können, sind wir darauf angewiesen, dass sie sich daran halten, sonst definieren wir den Kooperationsvertrag als zurzeit gekündigt.

Beispiel 2: Nach dem gleichen Modell nutzen wir die Konstruktion der Arztbriefe. Für die Kassen und andere Institutionen müssen wir die Standards erfüllen, dies heißt auch, wir müssen Pathologiediagnosen (ICD, DSM-IV) der üblichen Art erstellen und entsprechende Berichte dazu. Dies widerspricht unserer gesamten üblichen Arbeit, in der wir ja mit den Klienten zusammen die bisherigen Entwicklungen, auch die Symptome, kontextbezogen als kompetente Lösungsstrategien mit sehr hohem Preis verstehbar machen wollen, mit hervorragenden Erfolgen. Ein üblicher Arztbrief widerspricht dem diametral und entwertet in ihren Augen die Klienten selbst und unsere Kooperation mit ihnen (er widerspricht auch dem Verständnis unserer Zuweiser, die unbedingt unsere Kompetenzfokussierung wollen). Wir gestalten die Berichte deshalb „zweigleisig". Zunächst berichten wir in der üblichen Form. Dann erweitern wir dies um einen klar kompetenzorientierten Teil, in dem sowohl die Symptome der Klienten als auch alle sonstigen Beschreibungen über sie als kontextbezogene Kompetenzen beschrieben werden. Diese Berichte werden mit den Klienten dann jeweils durchgesprochen, kein Bericht geht hinaus, ohne dass die Klienten ihn gesehen und kommentiert haben. Dabei werden sie darüber informiert, dass der erste Teil nicht als Aussage über sie, sondern über die Anforderungen und Bedürfnisse der Kassen zu verstehen sei. Dann werden sie eingeladen, die Wirkung dieses ersten Teils auf ihr Erleben, ihr Selbstbild etc. zu vergleichen mit der Wirkung des zweiten, kompetenzorientierten Teils. Wir weisen sie darauf hin, dass sie ja auch sonst weiterhin damit rechnen können, in ihrem Leben solchen Beschreibungen wie im ersten Teil des Briefs zu begegnen (auch manchmal vorgenommen von ihnen selbst). Und: Dass diese Beschreibungen ja wie Interventionen wirken auf das eigene Erleben und auf die Art, wie Beziehungen gestaltet werden. Dann bitten wir sie zu vergleichen, welche der Beschreibungen (die wir somit ja als Realitätskonstruktionen verstehbar gemacht haben, nicht als „Wahrheit") ihnen für ihre gesunde Entwicklung mehr dient. Aus diesen Vergleichen ziehen die Klienten fast immer sehr kompetente Schlussfolgerungen in Bezug darauf, wie sie gut mit Pathologisierungen umgehen können, interessanterweise aber auch, in welchen Kontexten sie die Pathologiediagnosen sogar als Hilfe nutzen könnten. So kommen sie in eine würdigende Wahlposition.

Beispiel 3: Regelmäßig bekommen wir viele Klienten zugewiesen, die eine „Borderline"-Diagnose erworben haben, mit Vorgeschichten, die heftige Traumatisierungen und viele Tendenzen zu selbst verletzendem Verhalten aufweisen. Oft praktizieren diese Klienten dann auch zunächst Selbstverletzungsrituale, die epidemisch eskalieren können. Dies bringt die Therapeuten in sehr belastende Situationen und kann bei starker Eskalation dazu führen, dass diese Klienten in die Psychiatrie überwiesen werden müssten. Auch bei uns kam es früher ab und an zu solchen Einweisungen. Dies hat sich massiv verbessert, seitdem wir folgende Rituale eingeführt haben: Zunächst werden die Therapeuten im Team dabei unterstützt, die Probleme, die sie damit haben, als ihre Bedürfnisse in der Kooperation umzuformulieren. Für Klienten sind ja solche Selbstverletzungen oft keineswegs (nur) Ausdruck von Problemen, sondern eher Lösungsversuche mit einiger Attraktivität. Die Therapeuten haben damit Probleme (oft auch die Mitklienten). Deshalb müssen diese Probleme als deren Probleme = deren Anliegen definiert werden. Dann werden die betreffenden Klienten in das Team eingeladen. Wir informieren sie darüber, dass wir sehr gerne weiter mit ihnen kooperieren wollen, welche Probleme wir aber mit dem selbst verletzenden Verhalten haben und was wir brauchen, um weiter mit ihnen gut kooperieren zu können. Das entscheidende Bedürfnis ist jeweils dabei, dass wir gerne die Impulse zur Selbstverletzung in der Therapie mit ihnen bearbeiten wollen, dass wir also sehr wohl davon ausgehen, dass sie diese Impulse weiter haben können (die Impulse sind unwillkürliche Reaktionen und als solche nicht direkt abstellbar). In den Impulsen könnten ja sogar sehr wichtige Informationen enthalten sein über das, was sie für eine gesunde Entwicklung brauchen. Damit wir so mit ihnen arbeiten können, benötigen wir aber, dass sie diesen Impulsen nicht sofort in die Handlung folgen. Meist bieten wir dabei metaphorische Beschreibungen für die Impulse an, z. B., dass wir die Impulse wie „unangemeldete Besucher", „Einbrecher" etc. verstehen. Von den Klienten brauchen wir nun, dass sie nicht sofort den Impulsen gehorchen, sondern jemanden von uns oder den Mitklienten aufsuchen und mitteilen, dass der „Besucher" wieder da sei, sodass wir gemeinsam erarbeiten können, wie man auf gesündere Weise mit diesen Impulsen umgehen kann. Die Impulse werden so in Kommunikation gebracht, während sie vorher aus unserem Kooperationssystem quasi „exkommuniziert" waren. Wir bieten weiter an, dass wir die Klienten auch dabei unterstützen wollen zu entwickeln, was sie brauchen, damit sie uns rechtzeitig aufsuchen können und sich nicht mehr wie bisher von den Impulsen „versklaven" lassen. Wir machen deutlich, dass wir diese Hilfe unbedingt von ihnen brauchen, weil wir sonst in unserer (sehr offenen) Kliniksituation überfordert sind und im Hinblick auf die sozialen Kontrollregelungen die Kooperation aussetzen müssten. Wir bitten dabei sehr kongruent um diese Hilfe, die Klienten gewähren sie uns dann auch regelmäßig. Mit Würde können sie ihre Beiträge dann aber auch als kompetente Hilfe erleben und nicht als Unterwerfung, die zeigt, welches „schlechte", „kranke" Verhalten sie dafür aufgeben.

Seitdem wir diese Rituale eingeführt haben, erleben wir praktisch kaum noch Eskalationen. Die Klienten kommen aber oft, gerade auch während der Nachtdienste, zu uns und teilen mit, dass „die Besucher" wieder da sind. Gemeinsam werden dann hilfreiche Alternativen zur Selbstverletzung entwickelt, mit großem Erfolg, sodass die früheren „Probleme" als Chancen utilisiert werden. Und ich erlebe es als sehr berührend, welche solidarischen Unterstützungsaktionen dadurch auch oft zwischen den Klienten sich entwickeln als Hilfe im Umgang mit den „Besuchern".

Beispiel 4: Seit ca. vier Jahren haben wir unsere Konzepte noch für einen Jugendlichenbereich spezifisch erweitert. Vorher war unser Angebot eigentlich nur für Erwachsene geplant. Immer wieder hatten wir aber viele Anfragen für jugendliche Klienten (z. B. mit Bulimie, Anorexie, Schulproblemen, sozialen Phobien, Depressionen, Drogenproblemen etc.). Deshalb hatten wir schon über mindestens ein Jahr vorher mehrere Jugendliche in die Erwachsenengruppen integriert, da wir noch kein eigenes Angebot für sie hatten. Die Erfahrungen waren sehr ermutigend, die Nachfrage wurde noch größer, sodass wir uns entschlossen, spezifisch dafür etwas zu entwickeln. Zunächst war für uns ganz selbstverständlich, dass die Jugendlichen dann ein ganz von den Erwachsenen getrenntes Programm bekommen sollten. Ermutigt durch viele hilfreiche Kommentare in unseren „Qualitätszirkeln", befragten wir dann aber alle Klienten, welche die Erfahrungen in den Gruppen mit Jugendlichen und Erwachsenen gemacht hatten. Der fast einhellige Tenor war, unbedingt gemischte Gruppen beizubehalten, da gerade die Begegnungen zwischen Erwachsenen und Jugendlichen für beide Seiten als sehr hilfreich erlebt wurden. Wir folgten dieser Empfehlung. Bis heute hat sich dies als äußerst gute Maßnahme erwiesen, beide Seiten profitieren sehr davon. Die Jugendlichen bekommen zusätzlich noch nur für sich „Metagruppen" angeboten, in denen sie sich in Begleitung von Therapeuten darüber austauschen können, welche Erfahrungen sie in den anderen Gruppen und generell in der Klinik machen und wie sie diese optimal nutzen können. Auch in diesen Gruppen lernen sie ihrer Aussage nach wieder sehr viel dazu, wir aber auch. Manchmal bilden sie dort z. B. auch „Organisationsskulpturen", in denen sie choreografieren, wie sie die Beziehungsdynamik in der Klinik erleben (Team, Klienten etc.). Ich finde es sehr beeindruckend, mit welch klarem Blick uns dort auch gezeigt wird, wie unser Umgang miteinander zurzeit jeweils erlebt wird. Das hat uns schon oft angeregt, wieder unsere Beziehungen anzuschauen und den Umgang miteinander zu verbessern.

Kommunikation zwischen Klinik und Zuweisern

Die Umweltsituation für unsere Kliniken ist unter den Organisationsbedingungen des deutschen Gesundheitssystems sehr rau. Da sie von den Kassen nicht als Akutkliniken geführt werden, sondern als Reha-Kliniken behandelt werden, versuchen die Kassen immer wieder, Kostenzusagen abzulehnen und an die Rentenversicherer zu verweisen. Diese wieder regeln Kostenübernahmen meist nach dem Prinzip, nur Kliniken in ihrem jeweils eigenen Bundesland zu belegen. Die in Hessen (dort sind unsere Kliniken angesiedelt) zuständige LVA wiederum orientiert sich strikt nur an tiefenpsychologischen und VT-Konzepten und lehnt unsere kompetenz- und lösungsfokussierende Arbeit kategorisch ab, sodass wir von ihr keinerlei Zuweisungen bekommen. Unter diesen Bedingungen standen die Chancen von Beginn an sehr gut, kein Jahr lang überleben zu können. Die Fachklinik am Hardberg aber läuft nun schon seit acht Jahren mit unserem Konzept und ist fast immer voll belegt. Dies ist nur möglich dank eines Feldes von Zuweisern und Zuweiserinnen, die gerade unsere Arbeit sehr schätzen und auch unbedingt fordern. Gleichzeitig bedeutet die Kooperation mit uns auch für sie mehr Aufwand als bei Zuweisungen in die „üblichen" Kliniken. Denn oft lehnen die Kassen die Anträge für Kostenübernahme zunächst ab und geben eine Zusage erst nach dem zweiten oder gar dritten Anlauf. Vielfältiger Austausch mit den Zuweisern und ihre Unterstützung durch uns sind deshalb unabdingbar. Die Bilanz hinsichtlich Geben und Nehmen muss zwischen ihnen und uns stimmen, sie geben uns viel, wir versuchen entsprechend, auch ihnen etwas zurückzugeben.

Deshalb haben wir seit Jahren eine Art „Hotline für Fragen der Kostenübernahme" eingerichtet, über die wir die Zuweiser beraten hinsichtlich dessen, was sie bei Kostenanträgen beachten können, auch, wie die Klienten selbst dann mit den Kassen kommunizieren können etc. Das hat sich als sehr hilfreich erwiesen, mit dieser Hilfe bleiben viele Klienten und Zuweiser standhaft dabei, ihre Position zu vertreten und sich nicht entmutigen zu lassen. Meist sagen die Kassen dann doch zu, denn vom Sozialgesetz her können sie das ja, sie müssen nur nicht.

Wir bieten auch regelmäßig einen „Tag der offenen Tür" an, an dem wir unsere Arbeit vorstellen und uns in „Open-Space"-Veranstaltungen (Owen 2001) mit den Zuweisern austauschen darüber, welche Bedürfnisse sie haben, um die Kooperation mit uns optimieren zu können, und welche Erfahrungen von ihnen bisher hilfreich waren. Dieser Austausch hat auch dazu geführt, dass wir häufig für die Zuweiser kostenlose Kurzseminare anbieten, in denen sie unsere Konzepte für ihre eigenen (auch ihre persönlichen) Belange anwenden lernen können, z. B. auch dafür, wie sie in ihrer Praxis mit schwierigen Beiträgen von Klienten optimal umgehen können etc. Darüber hinaus haben wir regelmäßig Gäste aus ihrem Kreis, die bei uns hospitieren wollen, um die Arbeit in vivo besser kennen zu lernen.

Weiter haben wir ein Netzwerk aufgebaut, in das sich Kollegen einbeziehen können, die eventuelle Nachbetreuung leisten können von Klienten, die dies nach dem Aufenthalt bei uns wünschen, die aber weiter einen kompetenzorientierten gleichrangigen Umgang in der Therapie haben wollen. Wir versuchen auch, schon vor der Aufnahme und dann auch während des Aufenthalts, wenn die Klienten dies wünschen oder dem zustimmen, in Kontakt mit den Zuweisern zu bleiben und auch den Kontakt zwischen Klienten und ihnen zu fördern, keineswegs ihn zu behindern.

Die Art, wie wir unsere Arztbriefe gestalten (s. Abschnitt *Hilfen der Klienten für die Therapeuten*), hat sich auch daraus entwickelt, welche Rückmeldungen uns die Zuweiser gegeben haben. Denn zu Beginn unserer Arbeit schrieben viele im Team diese Briefe noch in der „traditionellen" Form. Dies löste viele frustrierte Rückmeldungen der Zuweiser aus, die erwartet hatten, dass ihre Klienten bei uns endlich in ihren Kompetenzen beschrieben werden. Wir haben daraus gelernt.

Kommunikation zwischen Klinik und Kostenträgern

Die Position der LVA Hessen, welche für uns als „federführende" Kostenträgerin zuständig ist, wurde schon kurz charakterisiert. Es nützt uns aber nichts, darüber zu hadern. Wir versuchen regelmäßig, in Gesprächen mit den dortigen Entscheidern unsere Arbeit darzulegen, sie werden auch immer zu unserem „Tag der offenen Tür" eingeladen, und wo immer es mit unseren Konzepten vereinbar ist, versuchen wir, auch ihre Wünsche zu berücksichtigen. Ein Ergebnis davon ist z. B., dass wir neben unserer hypnosystemischen Hauptabteilung eine kleine explizit tiefenpsychologisch ausgerichtete Zusatzabteilung aufgebaut haben, in welche die LVA die von ihr bezahlten Klienten schickt. Mit den Kollegen dieser Abteilung verbindet uns eine sehr achtungsvolle und unterstützende Kooperation, auch alle

Weiterbildungsangebote (s. Abschnitt *Die Führungskraft als wichtiger zur Kulturbildung beitragender Faktor*) stehen ihnen natürlich genauso zur Verfügung.

So schwierig die Kommunikation mit Kassen und gerade der LVA Hessen auch ist, sie ist für uns äußerst wichtig und wird deshalb kontinuierlich praktiziert. Dies hat auch schon bewirkt, dass z.B. die LVA einiger anderer Bundesländer von sich aus uns schon regelmäßig (trotz „landesinterner Zuweisungsregelung") Klienten schickt, weil unsere Arbeit sie so überzeugt, ebenso einige Kassen.

Kommunikation zwischen Klinik und der regionalen Umgebung

Die Fachklinik am Hardberg ist angesiedelt in einem recht kleinen Ort in ländlicher Umgebung. Die Klienten bewegen sich in ihrer Freizeit viel in diesem Umfeld, früher gab es recht viele Vorurteile und Projektionen bei den Einheimischen diesen „Kranken" gegenüber. Seit Jahren bieten wir nun schon deshalb wöchentliche, auch für die Einheimischen (und andere) offene Gruppen an, die wir „Strategien für psychosomatische Gesundheit" nennen. Inzwischen erfreuen diese sich großer Beliebtheit, es hat sich auch ein recht reger Austausch zwischen den Ortsansässigen und den Klienten entwickelt, die Akzeptanz der Klinik und der Klienten in der Umgebung hat sich sehr verbessert.

Kommunikation zwischen Klinik und Angehörigen der Teammitglieder

Hier haben wir noch viel aufzubauen. In Orientierung an Ideen einer optimalen Balance zwischen „Arbeitsleben" und „Privatleben" erscheint es mir aber nur logisch, dass wir uns auch hier noch weiterentwickeln. Die meisten unserer Teammitglieder engagieren sich sehr für die Klinik. Da kann es schnell zu Zwickmühlen im Zusammenhang mit Wünschen in ihren privaten Systemen kommen, denen sie ja auch gerecht werden wollen. Auch ihre Angehörigen sollten zumindest angeboten bekommen, wenn sie das wollen, von unseren Konzepten zu profitieren. Einige tun dies auch schon, die Rückmeldungen sind sehr ermutigend. In diesem Bereich können wir aber noch viel tun. Dies, neben vielen anderen Bereichen, bietet uns die nächste Herausforderung, vor allem aber die Chance, in permanenten bereichernden Lernprozessen zu bleiben. Es gibt mir ein sehr beruhigendes Gefühl zu sehen, dass wir nie fertig werden mit dem Lernen und in lebendiger Weise nicht perfekt werden.

Literatur

Aas, B., M. Olthof, F. Goldbeck, N. Daniels-Wredenhagen, K. Hegewald, R. van den Bergh, F. Pommerien-Becht, R. Bossenbroek, S. Scholz, sysTelios Think Tank u. A. Lichtwarck-Aschof (2025): Vom Routine Outcome Monitoring zum Routine Process Feedback: Empirische und klinische. Befunde aus zehn Jahren idiographischer Systemmodellierung. In: G. Schiepek, B. Siebert-Blaesing u. M. B. Hausner (Hrsg.): Systemische Fallkonzeption. Idiographische Systemmodellierung und personalisierte Prozessgestaltung. Göttingen (Hogrefe).

Andersen, T. (1990) (Hrsg.): Das Reflektierende Team. Dialoge und Dialoge über Dialoge. Dortmund (Modernes Lernen).

Anderson, H. a. H. A. Goolishian (1988): Human systems as linguistic systems: Preliminary and evolving ideas about the implications for clinical theory. *Family Process* 27: 371–393.

Anderson, H. u. H. Goolishian (1992a): Der Klient ist Experte: Ein therapeutischer Ansatz des Nicht-Wissens. *Zeitschrift für systemische Therapie* 10: 176–189.

Anderson, H. u. H. Goolishian (1992b): Therapie als ein System in Sprache. Geschichten erzählen und Nicht-Wissen in Therapien. *Systeme* 6: 15–22.

Anderson, H., H. Goolishian u. L. Winderman (1986): Problem determined systems: Toward transformation in family therapy. *Journal of Strategic and Systemic Therapies* 5: 1–14.

Antonovsky, A. (1993): Gesundheitsforschung versus Krankheitsforschung. In: A. Franke u. M. Broda (Hrsg.): Psychosomatische Gesundheit. Tübingen (dgvt), S. 3–14.

Arend, H. (1991): Kontrolliertes Trinken: Ein alternatives Therapiekonzept für die Behandlung von Problemtrinkern. *Praxis der Klinischen Verhaltensmedizin und Rehabilitation* 16.

Axelrod, R. (1988): Die Evolution der Kooperation. München (Oldenbourg).

Bachmann, W. u. R. Bachmann (1997): Im Team zum Ziel. Paderborn (Junfermann).

Bandler, R. (1987): Veränderung des subjektiven Erlebens. Paderborn (Junfermann).

Bandler, R. a. J. Grinder (1975): Patterns of the hypnotic techniques of Milton H. Erickson, M. D. Vol. 1. Cupertino (Meta).

Bandler, R. a. J. Grinder (1982): Reframing. Moab (Real People).
Bandler, R. a. J. Grinder (1985): Reframing. Ein ökologischer Ansatz in der Psychotherapie. Paderborn (Junfermann).
Bandler, R., W. MacDonald (1988): An insider's guide to sub-modalities. Cupertino, CA (Meta-Publications).
Barber, T. X. (1969): Hypnosis: A scientific approach. New York (Van Nostrand).
Bargh, J.A., Chen, M., Burrows, L. (1996): The automaticity of social behaviour: Direct effects of trait concept and stereotype activation on action. *Journal of Personality and Social Psychology* 71: 230–244.
Bargh, J. A., P. M. Gollwitzer, A. Lee-Chai, A. Barndollar, a. R. Trötschel (2001): The automated will: Nonconscious activation and pursuit of behavioral goals. *Journal of Personality and Social Psychology* 81: 1014–1027.
Bateson, G. (1964): Die logischen Kategorien von Lernen und Kommunikation. In: G. Bateson (1983): Ökologie des Geistes. Anthropologische, psychologische, biologische und epistemologische Perspektiven. Frankfurt a. M. (Suhrkamp), S. 362–399.
Bateson, G. (1978): The birth of a matrix or double bind and epistemology. In: M. Berger (ed.): Beyond the double bind. New York (Brunner/Mazel).
Bateson, G. (1981): Ökologie des Geistes. Frankfurt (Suhrkamp).
Bateson, G. (1982): Geist und Natur. Eine notwendige Einheit. Frankfurt a. M. (Suhrkamp).
Bateson, G., D. D. Jackson, J. Haley a. J. Weakland (1956): Toward a theory of schizophrenia. *Behavioural Science* 1: 251–564.
Bateson, G., D. D. Jackson, J. Haley u. J. Weakland (1969): Auf dem Weg zu einer Schizophrenietheorie. In: G. Bateson et al.: Schizophrenie und Familie. Frankfurt a. M. (Suhrkamp), S. 11–43.
Beahrs, J. O. (1982): Unity and multiplicity: Multilevel consciousness of self-hypnosis, psychiatrie disorder, and mental health. New York (Brunner/Mazel).
Beck, A. T. (1967): Depression: causes and treatment. Philadelphia. University of Pennsylvania Press.
Beck, A. T. (1986): Kognitive Therapie der Depression. München/Weinheim (Psychologie Verlags-Union).
Berg, I. K. (1993): Kurzzeittherapie bei Alkoholproblemen. Heidelberg (Carl-Auer). [akt. Aufl.: 6, 2006]
Bongartz, W. u. B. Bongartz (2000): Hypnosetherapie. Göttingen (Hogrefe).
Boscolo, L. u. G. Cecchin (1981): Hypnotherapie. München (Pfeiffer).
Boscolo, L. u. G. Cecchin (1981, 1982, 1983, 1984): Persönliche Mitteilungen.
Boscolo, L., G. Cecchin u. a. (1990): Familientherapie – Systemtherapie. Das Mailänder Modell. Dortmund (Modernes Lernen).
Boszormenyi-Nagy, I. (1974): Unsichtbare Bindungen. Stuttgart (Klett-Cotta).
Bowen, M. (1978): Family therapy in clinical practise. New York (Aronson).

Braid, J. (1846): Die Macht des Geistes über den Körper. Eine experimentelle Untersuchung. In: J. Braid (1882): Der Hypnotismus. Ausgewählte Schriften. Hrsg. v. W. Preyer. Berlin (Praetel).

Brentrup, M. (1990): Alkohol- und Medikamentenabhängigkeit aus systemischer Sicht. *Familiendynamik* 15: 346–362.

Brentrup, M. (1992): „Süchtige" Kliniken? In: G. Osterhold u. H. Molter (Hrsg.): Systemische Suchttherapie. Heidelberg (Asanger), S. 187–216.

Brockhaus multimedial 2002 premium. Mannheim (Bibliographisches Institut).

Brown, G. W a. T. Harris (1978): Social origins of depression. A study of psychiatric disorders in women. London (Tavistock).

Bürkle, R. (1992): Suchtarbeit nüchtern betrachtet – Stagnation der Helfersysteme. In: G. Osterhold u. H. Molter, H. (Hrsg.): Systemische Suchttherapie. Heidelberg (Asanger), S. 171–186.

Cade, B. (1982): Some uses of metaphor. *Australian Journal of Family Therapy* 3 (3): 135–140.

Cahalan, D. (1987): Studying drinking problems rather than alcoholism. In: M. Galanter (ed.): Recent developments in alcoholism. Vol. 5. New York (Plenum).

Capra, F. (1983): Wendezeit. Köln (Scherz).

Cierpka, M. (Hrsg.) (1988): Familiendiagnostik. Berlin/Heidelberg (Springer).

Ciompi, L. (1982): Affektlogik. Über die Struktur der Psyche und ihre Entwicklung. Ein Beitrag zur Schizophrenieforschung. Stuttgart (Klett-Cotta).

Csikszentmihalyi, M. (1996): Flow. Das Geheimnis des Glücks. Stuttgart (Klett-Cotta).

Damasio, A. R. (1997): Descartes' Irrtum. Fühlen, Denken und das menschliche Gehirn. München (dtv).

De Bono, E. (1971): The mechanism of mind. London (Penguin).

Dell, P. a. H. Goolishian (1981): Ordnung durch Fluktuation: eine evolutionäre Epistemologie für menschliche Systeme. *Familiendynamik* 6 (2): 104–122.

Dilts, R., J. Grinder, R. Bandler, L. C. Bandler a. J. Delozier (1980): Neurolinguistic programming. Vol. I. The study of the structure of subjective experience. Cupertino (Meta).

Dolan, Y. (1985): A path with a heart. Ericksonian utilization with resistant and chronic clients. New York (Brunner/Mazel).

Doppler, K. u. C. Lauterburg (2000): Change Management – Den Unternehmenswandel gestalten. Frankfurt a. M. (Campus).

Döring-Meijer, H. (Hrsg.) (1998): Ressourcenorientierung – Lösungsorientierung. Etwas mehr Spaß und Leichtigkeit in der systemischen Therapie und Beratung. Göttingen (Vandenhoeck & Ruprecht).

Döring-Meijer, H. (Hrsg.) (2000): Leiden ist leichter als lösen. Ein Praxiskurs mit Bert Hellinger. Paderborn (Junfermann).

Dörner, D. (1989): Die Logik des Mißlingens. Reinbek (Rowohlt).
Duerr, H.-P. (1985): Traumzeit. Über die Grenzen zwischen Wildnis und Zivilisation. Frankfurt a. M. (Suhrkamp).
Erbach, F. u. K. Richelshagen (1989): Isomorphe Strukturen im Kontext der Suchthilfe. *Familiendynamik* 14: 27–46.
Erickson, M. H. (1935): A study of an experimental neurosis hypnotically induced in a case of ejaculatio praccox. *British Journal of Medical Psychology* 15: 34–50. [dt. (1997): Studie einer hypnotisch induzierten experimentellen Neurose im Falle einer Ejaculatio praecox. In: E. L. Rossi (Hrsg.): Gesammelte Schriften von Milton H. Erickson. Band IV: Untersuchung psychodynamischer Prozesse mittels Hypnose. Heidelberg (Carl-Auer).]
Erickson, M. H. (1944): The method employed to forinulate a complex story for the induction of an experimental neurosis in a hypnotic subject. *The Journal of General Psychology* 31: 67–84. [dt. (1997): Formulierung einer komplexen Geschichte zur Induktion einer experimentellen Neurose bei einer hypnotischen Versuchsperson. In: E. L. Rossi (Hrsg.): Gesammelte Schriften von Milton H. Erickson. Band IV: Untersuchung psychodynamischer Prozesse mittels Hypnose. Heidelberg (Carl-Auer).]
Erickson, M. H. (1954): Pseudo-orientation in time as a hypnotherapeutic procedure. *Journal of Clinical and Experimental Hypnosis 2: 261–283.* [dt. (1998): Pseudoorientierung in der Zeit als hypnotherapeutische Vorgehensweise. In: E. L. Rossi (Hrsg.): Gesammelte Schriften von Milton H. Erickson. Band VI: Innovative Hypnotherapie II. Heidelberg (Carl-Auer).]
Erickson, M. H. (1958): Naturalistic techniques of hypnosis. *American Journal of Clinical Hypnosis* 1: 3–8. [dt. (1995): Natürliche Hypnosetechniken. In: E. L. Rossi (Hrsg.): Gesammelte Schriften von Milton H. Erickson. Band I: Vom Wesen der Hypnose. Heidelberg (Carl-Auer).]
Erickson, M. H. (1959): Further clinical techniques of hypnosis: Utilization techniques. *American Journal of Clinical Hypnosis* 2: 3–21. [dt. (1995): Weitere klinische Techniken der Hypnose: Utilisationstechniken. In: E. L. Rossi (Hrsg.): Gesammelte Schriften von Milton H. Erickson. Band I: Vom Wesen der Hypnose. Heidelberg (Carl-Auer).]
Erickson, M. H. (1964a): A hypnotic technique for resistant patients. The patient, the technic, and its rational and field experiments. *American Journal of Clinical Hypnosis* 1: 8–32. [dt. (1995): Eine hypnotische Technik für Patienten mit Widerstand: Der Patient, die Technik, die Grundlagen und Feldexperimente. In: E. L. Rossi (Hrsg.): Gesammelte Schriften von Milton H. Erickson. Band I: Vom Wesen der Hypnose. Heidelberg (Carl-Auer).]
Erickson, M. H. (1964b): Pantomime Technique in hypnosis and the implications. *American Journal of Clinical Hypnosis* 7: 65–70. [dt. (1995): Pantomimetechniken in der Hypnose und deren Bedeutung. In: E. L. Rossi (Hrsg.): Gesammelte Schriften von Milton H. Erickson. Band I: Vom Wesen der Hypnose. Heidelberg (Carl-Auer).]

Erickson, M. H. (1964c): The confusion technique in hypnosis. 6: 183–207. [dt. (1995): Die Konfusionstechnik in der Hypnose. In: E. L. Rossi (Hrsg.): Gesammelte Schriften von Milton H. Erickson. Band I: Vom Wesen der Hypnose. Heidelberg (Carl-Auer).]

Erickson, M. H. (1965): A Special Inquiry with Aldous Huxley into the Nature of and Character of Various States of Consciousness. *American Journal of Clinical Hypnosis* 8: 14–33. [dt. (1995): Eine spezielle Untersuchung mit Aldous Huxley zu Wesen und Natur verschiedener Bewußtseinszustände. In: E. L. Rossi (Hrsg.): Gesammelte Schriften von Milton H. Erickson. Band I: Vom Wesen der Hypnose. Heidelberg (Carl-Auer).]

Erickson, M. H. (1966): The interspersal hypnotic technique for symptom correction and pain control. *American Journal of Clinical Hypnosis* 8: 198–209. [dt. (1998): Die Einstreutechnik der Hypnose zur Symptomkorrektur und Schmerzkontrolle. In: E. L. Rossi (Hrsg.): Gesammelte Schriften von Milton H. Erickson. Band V: Innovative Hypnotherapie I. Heidelberg (Carl-Auer).]

Erickson, M. H. (1983): Healing in hypnosis. (Ed. by E. L. Rossi, M. O. Ryan, F. A. Sharp). New York (Irvington).

Erickson, M. H. u. E. L. Rossi (1981): Hypnotherapie. Aufbau, Beispiele, Forschungen. München (Pfeiffer).

Erickson, M. H., E. L. Rossi u. S. L. Rossi (1978): Hypnose. München (Pfeiffer).

Falloon, I. R. H., C. W. McGill, J. L. Boyd (1984): Family care of schizophrenia. New York (Guilford).

Feldman Barrett, L. (2023): Wie Gefühle entstehen. Eine neue Sicht auf unsere Emotionen. Hamburg (Rowohlt).

Feuerlein, W. (1984): Alkoholismus-Mißbrauch und Abhängigkeit. Stuttgart (Thieme).

Foerster, H. von (1973): On constructing a reality. In: W. E. Preiser (ed.): Environmental design research. Strondsberg (Dowden, Hutchinson & Ross).

Foerster, H. von (1981): Das Konstruieren einer Wirklichkeit. In: P. Watzlawick (Hrsg.): Die erfundene Wirklichkeit. München (Piper).

Foerster, H. von (1985): Sicht und Einsicht. Wiesbaden/Braunschweig (Vieweg). [Online Ausgabe (2006): Heidelberg (Carl-Auer).]

Foerster, H. von (1993): KybernEthik. Berlin (Merve).

Fourie, D. (1994): Hypnose. Ein ökosystemischer Ansatz. Berlin (Quintessenz).

Gendlin, E. (1981): Focusing: Technik der Selbsthilfe bei der Lösung persönlicher Probleme. Salzburg (Otto Müller).

Gergen, K. (1996): Das übersättigte Selbst. Heidelberg (Carl-Auer).

Gilligan, S. (1982): Ericksonian approaches to clinical hypnosis. In: J. Zeig (ed.): Ericksonian approaches to hypnosis and psychotherapy. New York (Brunner/Mazel).

Gilligan, S. (1991): Therapeutische Trance. Das Prinzip Kooperation in der Ericksonschen Hypnotherapie. Heidelberg (Carl-Auer). [akt. Aufl.: 4, 2005]

Glasersfeld, E. von (1981): Einführung in den radikalen Konstruktivismus. In: P. Watzlawick (Hrsg.): Die erfundene Wirklichkeit. München (Piper).

Goodman, F. (1994): Wo die Geister auf den Winden reiten. Trancereisen und ekstatische Erlebnisse. Freiburg (Bauer).

Grinder, J. u. R. Bandler (1981): Neue Wege der Kurzzeit-Therapie: neurolinguistische Programme. Paderborn (Junfermann).

Grinder, J. u. R. Bandler (1985): Reframing – Ein ökologischer Ansatz in der Psychotherapie. Junfermann (Paderborn).

Guntern, G. (1984): Systemtherapie und die sog. psychosomatische Frage. *Der Kassenarzt* 24: 40 ff.

Haley, J. (1958): An interactional explanation of hypnosis. *American Journal of Clinical Hypnosis* 1: 41–57.

Haley, J. (1959): The family of the schizophrenic. A model system. *American Journal of Nerveous & Mental Diseases* 129: 357–374.

Haley, J. (1963): Strategies of psychotherapy. New York (Grune and Stratton).

Haley, J. (1976): Die Hypnotherapie von Milton H. Erickson. München (Pfeiffer).

Haley, J. (1978a): Die Psychotherapie von Milton Erickson. München (Pfeiffer).

Haley, J. (1978b): Gemeinsamer Nenner Interaktion – Strategien der Psychotherapie. München (Pfeiffer).

Hall, A., R. Fagen (1956): Definition of Systems. In: L. von Bertalanffy, A. Rappaport (1956): General systems yearbook I. Ann Arbor (Society for General Systems Research).

Harfst, T., S. Kawski, U. Koch, H. Schulz (2004): Ergebnisbericht zur Erhebung der Patientenzufriedenheit und der Ergebnisqualität QS Reha des Universitätsklinikums Hamburg-Eppendorf. Institut und Poliklinik für Medizinische Psychologie, Zentrum für psychosoziale Medizin.

Hart, O. van der (1982): Abschied nehmen. Abschiedsrituale in der Psychotherapie. München (Pfeiffer).

Heather, N. a. I. Robertson (1985): Problem drinking. The new approach. Harmondsworth (Penguin).

Hellinger, B. (1994): Ordnungen der Liebe. Heidelberg (Carl-Auer). [akt. Aufl.: 8, 2007]

Hellinger, B. u. G. ten Hövel (1995): Vom Himmel, der krank macht, und der Erde, die heilt / Leiden ist leichter als Lösen [Audiocassette]. Heidelberg (Carl-Auer).

Hellinger, B. (2001): Die Quelle braucht nicht nach dem Weg zu fragen. Ein Nachlesebuch. Heidelberg (Carl-Auer). [akt. Aufl.: 5, 2007]

Hennig, J. (1998): Psychoneuroimmunologie. Göttingen (Hogrefe).

Herbert, N. (1985): Quantenrealiät. München (Goldmann).

Herr, A. (2002): Zur Wirksamkeit von stationärer Psychotherapie bei depressiven Störungen, Angststörungen und Persönlichkeitsstörungen.

(Unveröffentlichte Diplomarbeit). Rupprecht-Karls-Universität Heidelberg, Psychologisches Institut.
Hesse, J. (1999): Möglichkeiten erleben, Ressourcen entdecken, Lösungswege entwickeln. In: J. Hargens u. W. Eberling (Hrsg.): Einfach kurz und gut. Dortmund (Modernes Lernen).
Hesse, P. U. (2000): Teilearbeit. Konzepte von Multiplizität in ausgewählten Bereichen moderner Psychotherapie. Heidelberg (Carl-Auer). [akt. Aufl.: 2, 2003]
Higgins, E. T. (1996): Knowledge activation: Accessibility, applicability, and salience. In: E. T. Higgins, A. W. Kruglanski (eds.): Social psychology: Handbook of principles. New York (Guilford), 133–68.
Hilgard, E. R. (1965): Hypnotic susceptibility. New York (Harcourt Brace Jovanovich).
Hoffman, L. (1982a): A co-evolutionary framework for systemic family therapy. *The Australian journal of family therapy* 4: 9–21.
Hoffman, L. (1982b): Grundlagen der Familientherapie. Hamburg (Isko).
Hoppe, F. (1983): Schmerzbeeinflussung mit der hypnotischen Einstreutechnik. *Zeitschrift für experimentelle und angewandte Psychologie* 30 : 232–262.
Hüther, G. (1998): Bedienungsanleitung für ein menschliches Gehirn. Göttingen (Vandenhoek & Ruprecht).
Hüther, G. (1999): Biologie der Angst. Wie aus Stress Gefühle werden. Göttingen (Vandenhoek & Ruprecht).
Hüther, G. (2000): Evolution der Liebe. Was Darwin bereits ahnte und die Darwinisten nicht wahrhaben wollen. Göttingen (Vandenhoek & Ruprecht).
Hüther, G. (2004): Die Macht der inneren Bilder. Göttingen (Vandenhoek & Ruprecht).
Isebaert, L. (1995): Lösungsorientierte Kurztherapie in Belgien / Frankreich / Holland [Audiocasseten]. Karlsruhe (Steinhardt).
Isebaert, L. e. M.-C. Cabie (1997): Pour une thérapie brève. Le libre choix du patient comme éthique en psychothérapie. Ramonville Saint-Agne (Érès).
Jantsch, E. (1982): Die Selbstorganisation des Universums. München (Hanser).
Jellinek, E. M. (1952): Phases of alcohol addiction. *Quarterly Journal of Studies on Alcohol* 13.
Kahler, T. (1979): Process Therapy in Brief. Little Rock, AR (Human Development Publications).
Karpel, M. (1977): Von der Fusion zur Individuation. *Familiendynamik* 2: 50 ff.
Kaufman, E. u. P. Kaufmann (1983): Familientherapie bei Alkohol- und Drogenabhängigkeit. Freiburg (Lambertus).
Keeney, B. (1983): Aesthetics of change. New York (Guilford).
Kershaw, C. (1992): The couples' hypnotic dance. New York (Brunner/Mazel).

Kim Berg, I. (1992): Solution oriented therapy for problem drinkers. New York (Norton).

Kline, P. u. B. Saunders (1996): Zehn Schritte zur Lernenden Organisation. Das Praxisbuch. Paderborn (Junfermann).

Körkel, J. u. G. Lauer (1988): Der Rückfall des Alkoholabhängigen: Einführung in die Thematik und Überblick über den Forschungsstand. In: J. Körkel (Hrsg.): Der Rückfall des Suchtkranken. Berlin/Heidelberg/New York (Springer).

Korzybski, A. (1973): Science and sanity. An introduction to Non-Aristotelian systems and general semantics. Lakeville, CN (International Non-Aristotelian Library).

Kossak, H. C. (1989): Hypnose. Ein Lehrbuch. München (Psychologie Verlags-Union).

Kostner, J. (1998): König Artus und die virtuelle Tafelrunde. Wien (Signum).

Kriz, J. (1990): Pragmatik systemischer Therapie-Theorie II: Der Mensch als Bezugspunkt systemischer Perspektiven. *System Familie* 3: 97–107.

Kriz, J. (1992): Chaos und Struktur. Systemtheorie. Bd. 1. München (Quintessenz).

Kropiunigg, U. (1990): Psyche und Immunsystem. Wien (Springer).

Kuypers, U. (1980): Familienbehandlung bei Suchtkranken. Freiburg (Lambertus).

Laing, R. A. a. A. Esterson (1964): Sanity, madness and the family. London (Tavistock).

Lake, T. (1990): Depressionen bewältigen. Zürich/Stuttgart/Wien (A. Müller).

Langen, D. (1972): Kompendium der medizinischen Hypnose. Basel/München/Paris (Karger).

Lankton, S. (1979): Practical magic. Cupertino, CA (Meta).

Lankton, S. a. C. Lankton (1983): The answer within. New York (Brunner/Mazel).

Lidz, T. (1968): The family language and the transmission of schizophrenia. In: D. Rosenthal a. S. Kety (eds.): The transmission of schizophrenia. Oxford (Pergamon).

Lieb, H. (1991): Süchtig nach Suchtdiagnosen. *Sucht* 6: 409–415.

MacKinnon, L. (1983): Contrasting strategie and Milan therapies. *Family Process* 23, 425–441.

Maturana, H. (1982): Erkennen: die Organisation und Verkörperung von Wirklichkeit. Wiesbaden/Braunschweig (Vieweg).

Maturana, H. u. F. Varela (1987): Der Baum der Erkenntnis. Bern/München/Wien (Scherz).

Montalvo, B. (1976): Observations of two natural amnesias. *Family Process* 15: 333–342.

Moran, L., E. Mosselwhite u. J. Zenger (1997): Effektives Team-Coaching. Düsseldorf (Econ).

Mücke, K. (2000): Probleme sind Lösungen: Systemische Therapie und Beratung. Ein pragmatischer Ansatz. Berlin (Ökosysteme-Verlag).
O'Brien, C. C. a. J. Quan (1965): Relapse and non-relapse in alcoholic patients. *Psychological Reports* 17.
O'Hanlon, W. H. (1989): Eckpfeiler. Hamburg (Isko).
O'Hanlon, W. H. u. a. Hexum (1994): Milton H. Ericksons gesammelte Fälle. Stuttgart (Klett-Cotta).
O'Hanlon, W. H. a. M. Weiner-Davis (1988): In search of solutions. New York/London (Norton).
O'Hanlon, W. H. a. J. Wilk (1982): Shifting contexts. The generation of effective psychotherapy. New York (Guilford).
Olson, D. a. B. Miller (eds.) (1983): Family studies review yearbook 1. Beverly Hills (Sage).
Olson, D., C. Russel a. D. Sprenkle (1972): Circumplex model of marital and family systems. *Family Process* 18: 3–28.
Ornstein, R. (1992): Multimind. Paderborn (Junfermann).
Osterhold, G. u. H. Molter (Hrsg.) (1992): Systemische Suchttherapie. Heidelberg (Asanger).
Owen, H. (2001): Open Space Technology: Ein Leitfaden für die Praxis. Stuttgart (Klett-Cotta).
Papp, P. (1973): Family sculpting in preventive work with "well" families. *Family Process* 12: 197–212.
Papp, P. (1980): The Greek chorus and other techniques of paradoxical therapy. *Family Process* 19: 45–57.
Papp, P. (1982): Zirkuläres Fragen. *Familiendynamik* 8: 198–220.
Penn, P. (1986): „Feed-Forward" – Vorwärtskopplung: Zukunftsfragen, Zukunftspläne. *Familiendynamik* 11: 206–222.
Peter, B. (Hrsg.): Hypnose und Psychotherapie nach Milton Erickson. München (Pfeiffer).
Peter, B. u. G. Schmidt (Hrsg.) (1992): Erickson in Europa. Heidelberg (Carl-Auer).
Reddemann, L. (2002): Imagination als heilsame Kraft. Stuttgart (Klett-Cotta).
Reddemann, L. (2004): Psychodynamisch-imaginative Traumatherapie, Stuttgart (Klett-Cotta).
Reddy, W. B. (1997): Prozessberatung von Kleingruppen. Leonberg (Rosenberger).
Reinert, R. E. and W. T. Bown (1968): Social drinking following treatment for alcoholism. *Bulletin of the Menninger Clinic* 32: 280–290.
Retzer, A. (Hrsg.) (1991): Die Behandlung psychotischen Verhaltens. Psychoedukative versus systemische Ansätze. Heidelberg (Carl-Auer).
Retzer, A., F. B. Simon, G. Weber, H. Stierlin u. G. Schmidt (1989): Eine Katamnese manisch-depressiver und schizo-affektiver Psychosen nach systemischer Familientherapie. *Familiendynamik* 14: 214–235.

Ritterman, M. (1980): Hypno-structural family therapy. In: L. Wolberg a. M. Aronson (eds.): Group and family therapy. New York (Brunner / Mazel).
Ritterman, M. (1983): Using hypnosis in family therapy. San Francisco (Jossey-Bass).
Ritterman, M. (1985): Family context, symptom induction, and therapeutic counterinduction: Breaking the spell of a dysfunctional rapport. In: J. K. Zeig (ed.): Ericksonian psychotherapy. Vol. 2: Clinical applications. New York (Brunner / Mazel).
Ritterman, M. (1986): Using hypnosis in family therapy. San Francisco (Jossey-Bass).
Rosen, S. (1985): Die Lehrgeschichten von Milton Erickson. Hamburg (Isko).
Rosenberg, M. B. (2001): Gewaltfreie Kommunikation. Aufrichtig und einfühlsam miteinander sprechen. Neue Wege in der Mediation und im Umgang mit Konflikten. Paderborn (Junfermann).
Rossi, E. (ed.) (1980): The collected papers of Milton H. Erickson on hypnosis. Vol. I–IV. New York (Irvington).
Rossi, E. (1986): The psychobiology of mindbody healing. New York (Norton).
Rossi, E. (Hrsg.) (1995): Gesammelte Schriften von M. H. Erickson. Heidelberg (Carl-Auer).
Rossi, E., M. Ryan, F. Sharp (eds.) (1983): Healing in hypnosis. The seminars, workshop and lectures of M. H. Erickson, Vol. I. New York (Irvington).
Roth, G. (1996): Das Gehirn und seine Wirklichkeit. Kognitive Neurobiologie und ihre philosophischen Konsequenzen. Frankfurt a. M. (Suhrkamp).
Roth, G. (1997): Das Gehirn und seine Wirklichkeit. Kognitive Neurobiologie und ihre philosophischen Konsequenzen. Frankfurt a. M. (Suhrkamp).
Roth, G. (2003): Aus Sicht des Gehirns. Frankfurt a. M. (Suhrkamp).
Ruesch, J. a. G. Bateson (1968): Communication: The social matrix of psychiatry. New York (Norton). [dt. (1995): Kommunikation. Die soziale Matrix der Psychiatrie. Heidelberg (Carl-Auer).]
Russel, P. (1979): The brain book. London (Routledge & Kegan Paul).
Sanborn, M. (1992): Team-Arbeit. München (Heyne).
Schauer, D. (2000): Zur Evaluation stationärer hypnosystemischer Therapie: Ein Pilotprojekt in der Fachklinik am Hardberg. (Unveröffentlichte Diplomarbeit). Johann Wolfgang Goethe Universität Frankfurt am Main, Institut für Psychologie.
Schiepek, G. (1991): Systemtheorie der klinischen Psychologie. Wiesbaden / Braunschweig (Vieweg).
Schlippe, A. von (1995): „Tu, was Du willst". Eine integrative Perspektive auf die systemische Therapie. *Kontext* 26 (1): 19–32.
Schlippe, A. von u. J. Schweitzer (1996): Lehrbuch der systemischen Therapie und Beratung. Göttingen (Vandenhoeck & Ruprecht).
Schmidt, G. (1984): Systematik der Interventionsgestaltung in der systemischen Therapie. (unveröffentl. Manuskript für die Ausbildungsteilnehmer in Systemischer Therapie).

Schmidt, G. (1985a): Gedanken zum Ericksonschen Ansatz aus einer systemischen Perspektive. In: B. Peter (Hrsg.): Hypnose und Psychotherapie nach Milton Erickson. München (Pfeiffer).
Schmidt, G. (1985b): Systemische Familientherapie als zirkuläre Hypnotherapie. *Familiendynamik* 10: 241–263.
Schmidt, G. (1985c): Systemische Familientherapie mit Familien von Adoleszenten. In: W. Rotthaus (Hrsg.): Psychotherapie mit Jugendlichen. Dortmund (Modernes Lernen).
Schmidt, G. (1986a): Eigenschaften verflüssigen. (Arbeitsmaterialen für Teilnehmer der systemischen Ausbildung).
Schmidt, G. (1986b): Familientherapie bei Patienten mit Eßstörungen, insbesondere bei Anorexia nervosa. In: J. Brakhoff (Hrsg.): Eßstörungen. Freiburg (Lambertus).
Schmidt, G. (1986c): Konferenzen mit der inneren Familie und deren hypnotische Wirkungen [Audio-Cassetten]. Schwarzach (Auditorium).
Schmidt, G. (1986d): Leitfaden zur Interviewführung und zur Interventionsgestaltung in der systemischen Therapie. (Ausbildungsmaterialien für die Internationale Gesellschaft für Systemische Therapie).
Schmidt, G. (1986e): Motivationsaufbau durch Utilisierung des Wertsystems mittels therapeutischer Double-binds. *Hypnose und Kognition* 3: 8–15.
Schmidt, G. (1987a): Beziehungsmuster und Glaubenssysteme bei Kindern von Suchtpatienten. In: J. Brakhoff (Hrsg.): Kinder von Suchtkranken. Freiburg (Lambertus), S. 25–52.
Schmidt, G. (1987b): Symptome als Trancephänomene. (unveröffentl. Manuskript für die Ausbildungsteilnehmer in Klinischer Hypnose).
Schmidt, G. (1988a): Rückfälle von als suchtkrank diagnostizierten Patienten aus systemischer Sicht. In: J. Körkel (Hrsg.): Der Rückfall des Suchtkranken. Heidelberg/New York (Springer), S. 173–213.
Schmidt, G. (1988b): Schritte einer lösungsorientierten Interviewführung. (unveröffentl. Manuskript für die Ausbildungsteilnehmer in Systemischer Therapie).
Schmidt, G. (1989a): Bulimie aus der Perspektive der systemischen Familientherapie. In: A. Kämmerer u. B. Klingenspor (Hrsg.): Bulimie. Stuttgart (Kohlhammer).
Schmidt, G. (1989b): Konferenzen mit der inneren Familie [Audiokassetten]. Müllheim (Audiotorium).
Schmidt, G. (1989c): Können wir dem System eine erfolgreiche Hypnose zumuten? *Kontext* 20.
Schmidt, G. (1992a): Sucht-„Krankheit" und/oder Such(t)-Kompetenzen: Lösungsorientierte systemische Therapiekonzepte für gleichrangig-partnerschaftliche Umgestaltung von „Sucht" in Beziehungs- und Lebensressourcen. In: K. Richelshagen (Hrsg.): Süchte und Systeme. Freiburg (Lambertus), S. 27–71.

Schmidt. G. (1992b): Systemische und hypnotherapeutische Konzepte für die Arbeit mit als psychotisch definierten Klienten. In: B. Peter u. G. Schmidt (Hrsg.): Erickson in Europa. Heidelberg (Carl-Auer).

Schmidt, G. (1993): Typische Phasen unserer hypnosystemischen Therapie von Alkohol- und Abhängigkeitsproblemen. (Unveröffentl. Seminarunterlagen zum Seminar Sucht als Such(t)-Kompetenz).

Schmidt, G. (1994): Systemische Supervision von EB-Teams – Einige grundsätzliche Reflexionen. In: K. Hahn u. F. W. Müller (Hrsg.): Systemische Erziehungs- und Familienberatung. Wege zur Förderung autonomer Lebensgestaltung. Mainz (Grünewald), S. 252–271.

Schmidt, G. (1996): Vom sog. „Rückfall" zur Nutzung von „Ehrenrunden" als wertvoller Informationsquelle. In: K. Richelshagen (Hrsg.): Systemische Suchttherapie. Freiburg (Lambertus).

Schmidt, G. (1998): Kompetenz- und lösungsorientierte Konzepte für Teamsysteme. Hypnosystemische Teamberatung. *Verhaltensmedizin Heute* 9: 8–19.

Schmidt, G. (1999): Hypno-systemische Kompetenzentfaltung. Nutzungsmöglichkeiten der Problemkonstruktion. In: H. Döring-Meijr (Hrsg.): Ressourcenorientierung – Lösungsorientierung. Etwas mehr Spaß und Leichtigkeit in der systemischen Therapie und Beratung. Göttingen (Vandenhoeck & Ruprecht), S. 70–129.

Schmidt, G. (2000): „Wahrgebungen" aus der „inneren" und „äußeren" Welt des Therapeuten und ihre Nutzung für zieldienliche therapeutische Kooperation. *Familiendynamik* 25 (2): 177–205.

Schmidt, G. (2001a): Hypno-Systemische Teamentwicklung – Auf dem Weg zum „Dreamteam". *Lernende Organisation. Zeitschrift für systemisches Management und Organisation* Juli / August: 6–17.

Schmidt, G. (2001b): Kompetente jugendliche Kunden und Familien als kotherapeutische Helfersysteme – Das Hardberg-Modell einer stationären systemisch-hypnotherapeutischen Jugendlichen-Psychosomatik. In: W. Rotthaus (Hrsg.): Systemische Kinder- und Jugendlichenpsychotherapie. Heidelberg (Carl-Auer), S. 313–358. [akt. Aufl.: 3, 2005]

Schmidt, G. a. B. Trenkle (1985): Integration of Ericksonian techniques with concepts of family therapy. In: J. Zeig (ed.): Ericksonian psychotherapy – clinical applications. New York (Taylor & Francis).

Schultz, J. H. (1979): Hypnose-Technik. Stuttgart / New York (Fischer).

Schulz von Thun, F. (1999): Miteinander reden 3. Das „innere Team" und situationsgerechte Kommunikation. Reinbek (Rowohlt).

Schwartz, R. (1997): Systemische Therapie mit der inneren Familie. München (Pfeiffer).

Scott, R. D. (1976): „Closure" in family relationships and the first official diagnosis. In: J. Jorstadt a. E. Ugelstad (eds.): Schizophrenia 1975. Oslo (Univ. forl.), S. 265-282.

Seligman, M. E. P. (1986): Erlernte Hilflosigkeit. München / Weinheim (PVU).
Selvini Palazzoli, M. (1980): Why a long interval between sessions? The therapeutic control of the family-therapist-suprasystem. In: M. Andolfi a. J. Zwerling (eds.): Dimensions of family therapy. New York (Guilford), pp. 161–169.
Selvini Palazzoli, M., L. Boscolo, G. Cecchin a. G. Prata (1974): The treatment of children through the brief the rapy of their parents. *Family Process* 13: 429–442.
Selvini Palazzoli, M., L. Boscolo, G. Cecchin u. G. Prata (1977): Die erste Sitzung einer systemischen Familientherapie. *Familiendynamik* 2: 197–207.
Selvini Palazzoli, M., G. Cecchin, L. Boscolo u. G. Prata (1978): Paradoxon und Gegenparadoxon. Stuttgart (Klett-Cotta).
Selvini Palazzoli, M., L. Boscolo, G. Cecchin a. G. Prata (1980): The problem of the referring person. *Journal of Marital and Family Therapy* 6: 3–10.
Selvini Palazzoli, M., L. Boscolo, G. Cecchin, u. G. Prata (1981): Hypothetisieren – Zirkularität – Neutralität: Drei Richtlinien für den Leiter der Sitzung. *Familiendynamik* 6: 123–139.
Selvini Palazzoli, M., S. Cirillo, M. Selvini, A. Sorrentino (1992): Die psychotischen Spiele in der Familie. Stuttgart (Klett-Cotta).
Selvini Palazzoli, M. u. G. Prata (1984): Eine neue Methode zur Erforschung und Behandlung schizophrener Familien. In: H. Stierlin, L. Wynne u. M. Wirsching (Hrsg.): Psychotherapie und Sozialtherapie der Schizophrenie. Berlin / Heidelberg / New York (Springer).
Senge, P. (1996): Die fünfte Disziplin. Kunst und Praxis der lernenden Organisation. Stuttgart (Klett-Cotta).
Shazer, S. de (1989a): Der Dreh. Überraschende Wendungen und Lösungen in der Kurzzeittherapie. Heidelberg (Carl-Auer). [akt. Aufl.: 9, 2006]
Shazer, S. de (1989b): Wege der erfolgreichen Kurztherapie. Stuttgart (Klett-Cotta).
Shazer, S. de (1990): Persönliche Mitteilung.
Shazer, S. de (1992): Das Spiel mit Unterschieden. Heidelberg (Carl-Auer). [akt. Aufl.: 5, 2006]
Sheehan, P. W. C. W. Perry (1976): Methodologics of hypnosis. Hillsdale (Lawrence Erlbaum).
Simon, F. B. (1984): Der Prozeß der Individuation. Über den Zusammenhang von Vernunft und Gefühlen. Göttingen (Vandenhoeck & Ruprecht).
Simon, F. B. (1990): Meine Psychose, mein Fahrrad und ich. Zur Selbstorganisation der Verrücktheit. Heidelberg (Carl-Auer). [akt. Aufl.: 11, 2006]
Simon, F. B. (2001): Tödliche Konflikte. Zur Selbstorganisation privater und öffentlicher Kriege. Heidelberg (Carl-Auer), 2., erw. u. korr. Aufl. 2004.
Simon, F. u. H. Stierlin (1984): Die Sprache der Familientherapie. Ein Vokabular. Stuttgart (Klett-Cotta).
Simon, F. B., H. Stierlin u. U. Clement (1999): Die Sprache der Familientherapie. Ein Vokabular. Stuttgart (Klett-Cotta), 5., überarb. u. erw. Aufl.

Simon, F. B. u. G. Weber (1988): Das Ding an sich. Wie man „Krankheit" erweicht, verflüssigt, entdinglicht ... *Familiendynamik* 13 (1): 56–61. [wieder veröff. (2004) in: Vom Navigieren beim Driften. „Post aus der Werkstatt" der systemischen Therapie. Heidelberg (Carl-Auer), 2. Aufl., 2006.]

Simon, F. B. u. G. Weber (1992): Vorfall oder Rückfall? Über den systemischen Umgang mit wiederkehrenden Verhaltensweisen. *Familiendynamik* 17: 93–99. [wieder veröff. (2004) in: Vom Navigieren beim Driften. „Post aus der Werkstatt" der systemischen Therapie. Heidelberg (Carl-Auer), 2. Aufl., 2006.]

Sluzki, C. a. D. Ranson (eds.) (1974): Double bind. The foundation of the communicational approach to the family. New York (Grune & Stratton).

Sparks, P. M. (1989): Organizational tasking: A case report. *Organizational Development Journal* Winter: 51–57.

Sparrer, I. (2001): Wunder, Lösung und System. Lösungsfokussierte Systemische Strukturaufstellungen für Therapie und Organisationsberatung. Heidelberg (Carl-Auer). [akt. Aufl.: 4, 2006]

Spencer-Brown, G. (1969): Laws of form. London (Allen and Unwin).

Spilker, J. (1999): Eine Evaluation von Aspekten Systemischer Psychotherapie: Die Balance von Problem und Lösung. (Unveröffentlichte Diplomarbeit). Universität Bielefeld, Fakultät für Psychologie und Sportwissenschaften.

Spilker, J. (2002): Selbstverantwortung vs. Fremdverantwortung und die Balance von Problem und Lösung. Familiendynamik 27 (2): 146–159.

Spitzer, M. (2000): Geist im Netz. Modelle für Lernen, Denken und Handeln. Heidelberg (Spektrum).

Steinglass, P. (1983): Ein lebensgeschichtliches Modell der Alkoholismusfamilie. *Familiendynamik* 8: 69–91.

Stierlin, H. (1971): Das Tun des Einen ist das Tun des Anderen. Frankfurt a. M. (Suhrkamp).

Stierlin, H. (1978): Delegation und Familie. Frankfurt a. M. (Suhrkamp).

Stierlin, H. (1980): Eltern und Kinder: Das Drama von Trennung und Versöhnung. Frankfurt a. M. (Suhrkamp).

Stierlin, H. (1983): Psychosomatic and schizopresent families: Vicissitudes of related individuation. In: A. Gyllensvärd a. K. Lauren (eds.): Psychosomatic diseases: Childhood. Trelleborg (Sven Jerring Foundation).

Stierlin, H. (1990): Zwischen Sprachwagnis und Sprachwirrnis. *Familiendynamik* 15 (3): 266–275.

Stierlin, H. (1994): Ich und die Anderen. Stuttgart (Klett-Cotta).

Storch, M. u. F. Krause (2002): Selbstmanagement – ressourcenorientiert. Bern (Huber).

Tomm, K. (1988): Das systemische Interview als Intervention. Teil III: Reflexive Fragen als Mittel zur Selbstheilung. *System Familie* 1: 220–243 [auch in K. Tomm (1994): Die Fragen des Beobachters. Heidelberg (Carl-Auer), 4. Aufl. 2004.]

Tomm, K. (1989): Das Problem externalisieren und die persönlichen Mittel und Möglichkeiten internalisieren. *Zeitschrift für systemische Therapie* 7:

200–205. [auch in K. Tomm (1994): Die Fragen des Beobachters. Heidelberg (Carl-Auer), 4. Aufl. 2004.]

Tomm, K. (1994): Die Fragen des Beobachters. Schritte zu einer Kybernetik 2. Ordnung in der systemischen Therapie. Heidelberg (Carl-Auer). [akt. Aufl.: 4, 2004]

Trenkle, B. u. G. Schmidt (1985): Erickson'sche Psychotherapie und Familientherapie- Möglichkeiten der Integration. *Hypnose und Kognition* 2 (1): 4–25.

Varela, F. (1984): Das Geben ist der Weg. In: R. Kakuska (Hrsg.): Andere Wirklichkeiten. Die neue Konvergenz von Naturwissenschaften und spirituellen Traditionen. München (Dianus-Trikont).

Vaughn, C. E. a. J. P. Leff (1976): The influence of family and social factors on the course of psychiatric illness: A comparison of schizophrenic and depressed neurotic patients. *British Journal of Psychiatry* 129: 125–137.

Watzlawick, P. (Hrsg.) (1981): Die erfundene Wirklichkeit. München (Piper).

Watzlawick, P., J. Beavin u. D. Jackson (1969): Menschliche Kommunikation. Bern (Huber).

Watzlawick P., J. Weakland u. R. Fish (1974): Lösungen – Zur Theorie und Praxis menschlichen Wandels. Bern (Huber).

Weber, G., F. B. Simon, H. Stierlin u. G. Schmidt (1987): Die Therapie der Familien mit manisch-depressivem Verhalten. *Familiendynamik* 12: 139–161.

Weik, K. (1985): Der Prozeß des Organisierens. Frankfurt a. M. (Suhrkamp).

Weisbord, M. (1996): Zukunftskonferenzen. *Organisationsentwicklung* 1: 4–13.

Westerlund, G. u. S.-E. Sjöstrand (1981): Organisationsmythen. Stuttgart (Klett-Cotta).

White, M. u. D. Epston (1990): Die Zähmung der Monster: Literarische Mittel zu therapeutischen Zwecken. Heidelberg (Carl-Auer). [akt. Aufl.: 5, 2006]

Whitney, D. u. D. Cooperider (2001): Appreciative Inquiry: Eine Einladung zum positiven Wandel. *Lernende Organisation. Zeitschrift für systemisches Management und Organisation* September/Oktober: 6–15.

Wiendieck, G. u. G. Wiswede (1990): Führung im Wandel. Stuttgart (Enke).

Willke, H. (1991): Systemtheorie. Stuttgart (Gustav Fischer).

Willi, J. (1975): Die Zweierbeziehung. Reinbek (Rowohlt).

Willi, J. (1978): Therapie der Zweierbeziehung. Reinbek (Rowohlt).

Witthaus, U. u. W. Wittwer (Hrsg.) (1997): Vision einer lernenden Organisation. Herausforderung für die betriebliche Bildung. Bielefeld (Bertelsmann).

Wittwer, W. (1997): Lernende Organisation – Auf der Suche nach einem Konzept. In: U. Witthaus u. W. Wittwer (Hrsg.): Vision einer lernenden Organisation. Herausforderung für die betriebliche Bildung. Bielefeld (Bertelsmann), S. 9–17.

Wolf, F. (1981): Der Quantensprung ist keine Hexerei. Die neue Physik für Einsteiger. Frankfurt a. M. (S. Fischer).

Wolinsky, S. (1993): Die alltägliche Trance – Heilungsansätze in der Quantenpsychologie. Freiburg (Alf Lüchow).

Wynne, L. u. M. T. Singer (1965): Denkstörung und Familienbeziehung bei Schizophrenen. *Psyche* 19: 81–160.
Yalom Irvin, D. (1996): Theorie und Praxis der Gruppenpsychotherapie. München (Pfeiffer).
Yapko, M. (1984): Trancework. An introduction to clinical hypnosis. New York (Irvington).
Yapko, M. (1989): Brief therapy approaches to treating anxiety and depression. New York (Brunner/Mazel).
Yapko, M. (1995): Depression und Hypnose. München (Pfeiffer).
Zeig, J. K. (1980a): A teaching seminar with Milton H. Erickson. New York (Brunner/Mazel). [dt. (1985): Meine Stimme begleitet Sie überallhin. Ein Lehrseminar mit Milton H. Erickson. Stuttgart (Klett-Cotta).]
Zeig, J. K. (1980b): Symptom prescription techniques: Clinical applications using elements of communication. *Journal of Clinical Hypnosis* 23.
Zeig, J. (1982): Ericksonian approaches to hypnosis and psychotherapy. New York (Brunner/Mazel).
Zeig, J. (Hrsg.) (1985): Meine Stimme begleitet Sie überallhin. Ein Lehrseminar mit Milton H. Erickson. Stuttgart (Klett-Cotta).
Zubin, J. a. B. Spring (1977): Vulnerability – a new view of Schizophrenia. *Journal of abnormal Psychology* 86: 103–126.
Zucker, B. u. C. Schmitz (2001): Wissen gewinnt. Innovative Unternehmensentwicklung durch Wissensmanagement. Düsseldorf/Berlin (Metropolitan).
Zwack, J. (2003): Evaluation des hypnosystemischen Therapiekonzepts der psychosomatischen Fachklinik am Hardberg im Hinblick auf seine Effektivität bei Patientinnen mit Essstörungen. (Unveröffentlichte Diplomarbeit). Universität Mannheim, Lehrstuhl für Psychologie II.

Veröffentlichungshinweise

Den Kapiteln dieses Buches liegen die folgenden Veröffentlichungen zu Grunde:

1. *Hypnosystemische Kompetenzentfaltung. Möglichkeiten der Nutzung der Problemkonstruktion*
   In: H. Döring-Meijer (Hrsg.) (1999): Ressourcenorientierte Lösungsorientierung. Etwas mehr Spaß in der systemischen Therapie und Beratung. Göttingen (Vandenhoeck & Ruprecht).

2. *Gedanken zum ericksonschen Ansatz aus einer systemorientierten Perspektive*
   In: B. Peter (Hrsg.) (1985): Hypnose und Hypnotherapie nach Milton H. Erickson. München (Pfeiffer).
3. *Systemische Familientherapie als zirkuläre Hypnotherapie*
   In: Familiendynamik, Heft 3/1985.

4. *„Wahrgebungen" aus der „inneren" und „äußeren Welt" des Therapeuten und ihre Nutzung für zieldienliche therapeutische Kooperation*
   In: Familiendynamik, Heft 2/2000.

5. *Systemische und hypnotherapeutische Konzepte für die Arbeit mit als psychotisch definierten Klienten*
   In: B. Peter, G. Schmidt (Hrsg.) (1992): Erickson in Europa. Europäische Ansätze der Ericksonschen Hypnose und Psychotherapie. Heidelberg (Carl-Auer).

6. *Systemisch-hypnotherapeutische Konzepte für die Kooperation mit als depressiv definierten Menschen und ihren Beziehungssystemen*
   In: Psychotherapie im Dialog (PiD) Heft 4/2001

7. *Können wir der Familie eine erfolgreiche Hypnosetherapie ihres „Patienten" zu-muten?*
   In: Kontext, Heft 17/1989.

8. *Sucht-„Krankheit" und/oder Such(t)-Kompetenzen – Lösungsorientierte systemische Therapiekonzepte für eine gleichrangig-partnerschaftliche Umgestaltung von „Sucht" in Beziehungs- und Lebensressourcen*
   Richelshagen, K. (Hrsg.) (1992): Süchte und Systeme. Freiburg (Lambertus).

9. *Vom so genannten Rückfall zur Nutzung von „Ehrenrunden" als wertvoller Informationsquelle*
   In: K. Richelshagen (Hrsg.) (1996): SuchtLösungen. Systemische Unterstellungen zur ambulanten Therapie. Freiburg (Lambertus).

10. *Das Team als Kompetenztreibhaus – Hypnosystemische Teamentwicklung*
    Erschienen unter dem Titel „Hypnosystemische Teamentwicklung – Auf dem Weg zum ‚Dreamteam'". In: Lernende Organisation, Heft 2/2001.

11. *Die Klinik als lernende Organisation*
    In: Systeme, Heft 2/2003 (überarbeitete Fassung eines Vortrages auf der Fachtagung der Systemischen Gesellschaft „Wie lernen Organisationen?", 23.–24.5.2003 in Köln.

Über den Autor

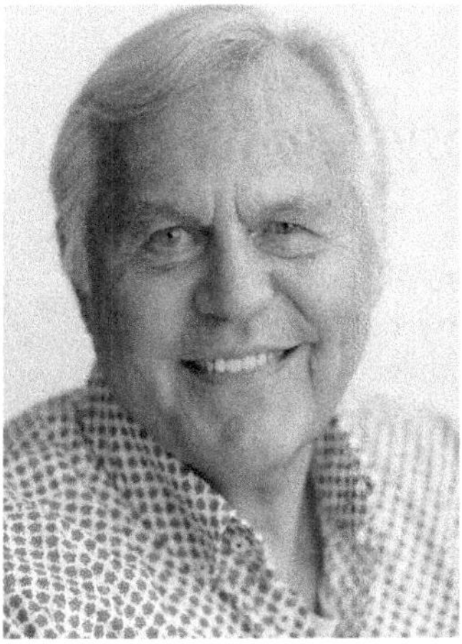

© Andreas Friese

Gunther Schmidt, Dr. med., Dipl. rer. pol., Facharzt für psychosomatische Medizin und Psychotherapie, Mitbegründer des Heidelberger Instituts für systemische Forschung und Beratung, der Internationalen Gesellschaft für Systemische Therapie (IGST), des Helm-Stierlin-Instituts in Heidelberg (HSI) und des Deutschen Bundesverbands Coaching (DBVC), Senior Coach DBVC, Lehrtherapeut und Lehrsupervisor der SG und der DGSF, Ausbilder der MEG. Er ist Leiter des Milton-Erickson-Institut Heidelberg und ist Ärztlicher Direktor der sysTelios Privatklinik für Psychotherapie und psychosomatische Gesundheitsentwicklung in Waldmichelbach-Siedelsbrunn. 2011 erhielt Gunther Schmidt den *Life Achievement Award* der Weiterbildungsbranche, 2014 war er Träger des Milton-Erickson-Preises der Milton-Erickson-Gesellschaft (M.E.G.), 2015 Träger des *Coaching Award* der Deutschen Coaching Convention und 2017 des Winwinno-Preises der Gesellschaft für Mediation DACH e. V. Deutschland, Österreich, Schweiz. Veröffentlichungen u. a.: *Einführung in die hypnosystemische Therapie und Beratung* (11. Aufl. 2024).

Kontakt: *www.meihei.de*